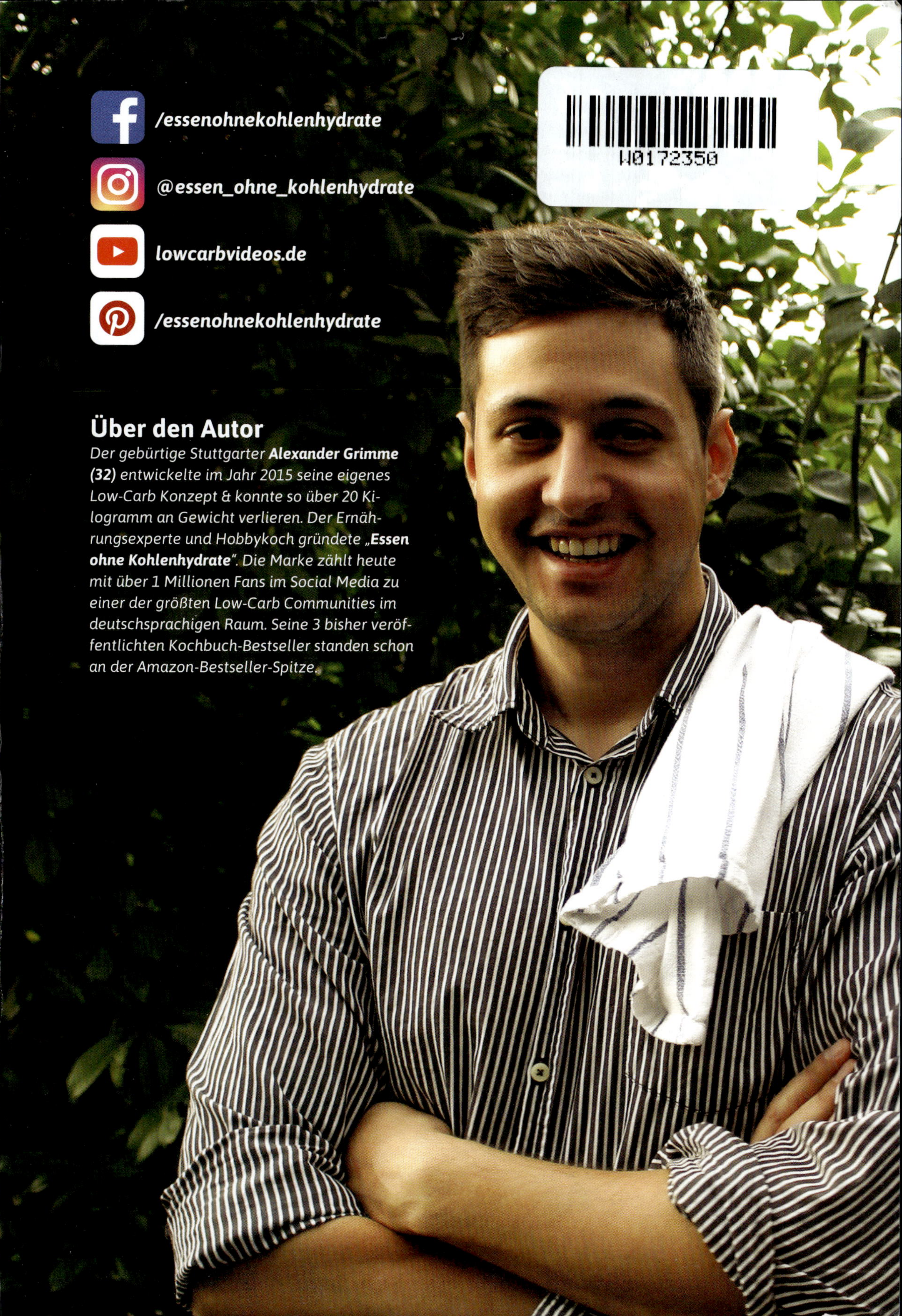

Über den Autor

Der gebürtige Stuttgarter ***Alexander Grimme (32)*** *entwickelte im Jahr 2015 seine eigenes Low-Carb Konzept & konnte so über 20 Kilogramm an Gewicht verlieren. Der Ernährungsexperte und Hobbykoch gründete* ***„Essen ohne Kohlenhydrate"****. Die Marke zählt heute mit über 1 Millionen Fans im Social Media zu einer der größten Low-Carb Communities im deutschsprachigen Raum. Seine 3 bisher veröffentlichten Kochbuch-Bestseller standen schon an der Amazon-Bestseller-Spitze.*

Auf einen Blick

Deine Low-Carb Einleitung & Theorie **6**
Kalorienberechnung **30**
Wie du dieses Buch verwendest **36**
Wie du die Rezepte verwendest **38**
Häufig gestellte Fragen **40**
Heißhunger & Fressattacken **44**
Empfehlungen für Schicht- & Nachtdienst **48**

Frühstück **52**
Low-Carb Rezepte ab **300** Kalorien **58**
Low-Carb Rezepte ab **400** Kalorien **120**
Low-Carb Rezepte ab **500** Kalorien **176**
Low-Carb Rezepte ab **600** Kalorien **234**
Low-Carb Rezepte ab **700** Kalorien **272**
Low-Carb Rezepte ab **800** Kalorien **298**
Low-Carb Salate **312**
Low-Carb Snacks **338**

Sportübungen für zu Hause **340**

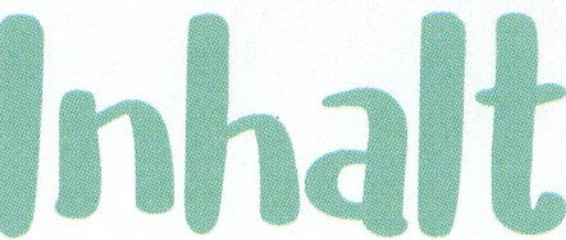

Inhalt

Deine Low-Carb Einleitung & Theorie

Willkommen im *#teameok* 6
Warum überhaupt gesunde Ernährung? 10
Mein Konzept: *Essen ohne Kohlenhydrate* 11
Die Makronährstoffe 12
Nährwertangaben auf Lebensmitteln 16
Zucker-Alkohol? Wie rechne ich das an? 17
Low-Carb Lebensmittel-Basics 18
Warum werden die Kohlenhydrate reduziert? 20
Kalorien - und die Energiedichte der Makros 22
Das Kaloriendefizit 24
Tipps & Anregungen für deine Ernährung 26

Kalorienberechnung

Schritt 1: Grundumsatz berechnen 30
Schritt 2: Leistungs- & Gesamtumsatz berechnen 32
Schritt 3: Kaloriendefizit berechnen 34

Wie du dieses Buch verwendest 36
Wie du die Rezepte verwendest 38
Häufig gestellte Fragen und wichtige Facts 40

Heißhunger & Fressattacke - Was kann ich tun? 44

Sonstiges

Auswärts essen & Tipps im Restaurant 46
Kalorienzählen im Restaurant? 47
Empfehlungen für Schicht- & Nachtarbeit 48
Die „fehlende Zeit" für gesunde Ernährung 50
Keine Küche/Mikrowelle am Arbeitsplatz 51

Low-Carb Rezepte

Frühstück 52
Low-Carb Rezepte ab **300** Kalorien 58
Low-Carb Rezepte ab **400** Kalorien 120
Low-Carb Rezepte ab **500** Kalorien 176
Low-Carb Rezepte ab **600** Kalorien 234
Low-Carb Rezepte ab **700** Kalorien 272
Low-Carb Rezepte ab **800** Kalorien 298
Low-Carb Salate 312
Low-Carb Snacks 338

Sport zu Hause

Einführung 340
Anweisungen 342
Warm-Up 342
Workout 345
Cool-Down 354
Training vor oder nach dem Essen? 355

Rezepteverzeichnis 356

Rechtliches

Generelle Informationen und Hinweise 360
Schwanger, Allergie & Unverträglichkeit 361
Haftung & rechtliche Hinweise 361
Impressum 362

Häufig gestellte Fragen ab Seite 40

Muss ich Sport treiben?
Kohlenhydrate nach 18 Uhr machen dick?
Ist ________ bei Low-Carb erlaubt?
Wie sieht es mit Cheatdays aus?
Ist Alkohol erlaubt?
Cardio oder Krafttraining?
Hilfe, ich habe über Nacht zugenommen!
Wie oft sollte ich mich wiegen?
Bei meinem Gewicht tut sich kaum was!

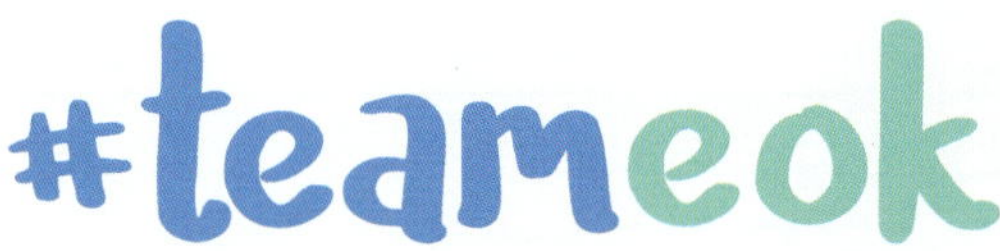

Zusammen zum Erfolg!

Was bringt es ***uns*** und was bringt es **DIR**, deine Erfolge mit den anderen Lesern dieses Buches zu teilen? Zunächst musst du wissen, dass dieses Buch und mein Konzept schon ein paar Vorgänger hat und inzwischen **über 100.000 Menschen** mit meinem Konzept erfolgreich und ohne Hunger ihr Wunschgewicht erreicht haben. In unseren Communities auf Instagram und Facebook veranstalten wir immer wieder coole Low-Carb Challenges (***#eokchallenge***) und motivieren uns gegenseitig. Außerdem werden alle Fragen & Probleme rund um die Ernährung durch mich, mein Expertenteam und alle anderen Menschen aus der Community schnell beantwortet.

Im Verlauf jeder Diät oder Ernährung gibt es **Tiefen**. Das ist völlig normal und auch nachvollziehbar. Aber gerade dann brauchst du nötige Motivation um schnell wieder in die Spur zu kommen und weiter den Weg zu deinem Ziel durchzuziehen! Die Challenges und unser Team helfen dir dabei. Werde am besten auch Teil unseres Teams und profitiere von allen Teilnehmern. **ZUSAMMEN** und **GEMEINSAM** motivieren wir uns in der EoK-Community.

Halte deine Entwicklung in Bildern fest!

Halte deinen Start auf jeden Fall in einem Bild vor dem Spiegel fest. Das Ziel ist deine Transformation, wie es bereits viele Tausend vor dir geschafft haben. Dieses Bild wird später deine beste Motivation und eine tolle Erinnerung an das was du geschafft und erreicht hast. Das ist so viel wert!

Hole dir jeden Tag neue Inspiration von allen Teilnehmern!

Im Team bekommst du regelmäßig noch mehr Ideen und Rezepte. Alles kleine Bausteine um weiter dran zu bleiben & **SPASS** an allem zu haben! Das ist sau wichtig!

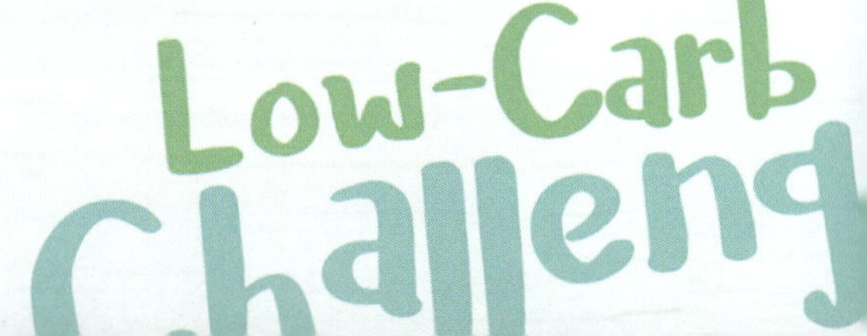

#teameok

So machst du im #teameok mit:

Poste deine gekochten Rezepte mit unseren Team-Hashtags auf Instagram:

#teameok
#eok
#essenohnekohlenhydrate

und markiere unseren Haupt-Instagram-Account

@essen_ohne_kohlenhydrate

zusätzlich kannst du deine Gerichte, Foodshots und alles Mögliche in unserer **Team-Premium-Gruppe** auf Facebook posten. Wie du in die Gruppe kommst erfährst du auf der nächsten Seite ▸

Teile deinen Weg zum Ziel mit den Team-Hashtags und erhalte einen Re-Post in der Insta-Story von Essen ohne Kohlenhydrate und markiere uns mit **@essen_ohne_kohlenhydrate** auf Instagram.

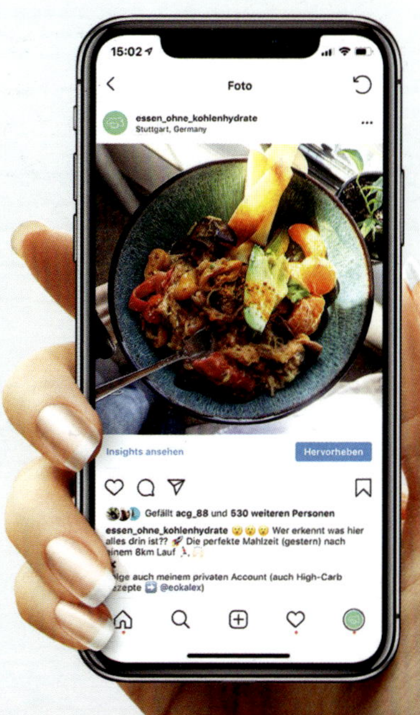

#teameok

Stories

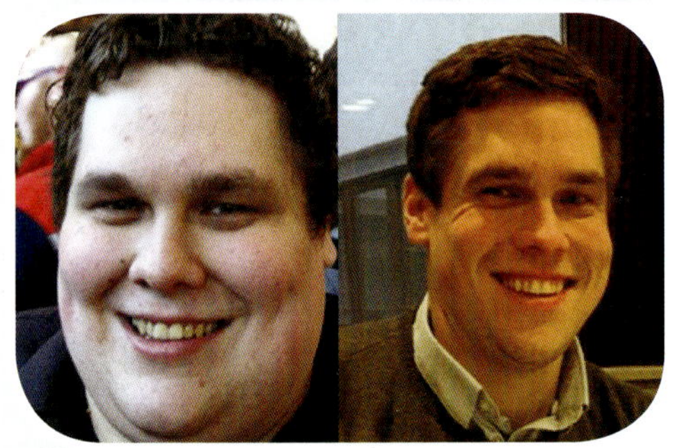

Patrick (31)
Ich ernähre mich seit 3 Jahren nach EoK und habe es so endlich geschafft nach vielen Versuchen abzunehmen. Mit den leckeren Rezepten von Alex habe ich nie das Gefühl, dass ich gerade eine Diät mache. Und das ist einfach perfekt! Danke!!!

 *über 70 Kilogramm abgenommen*

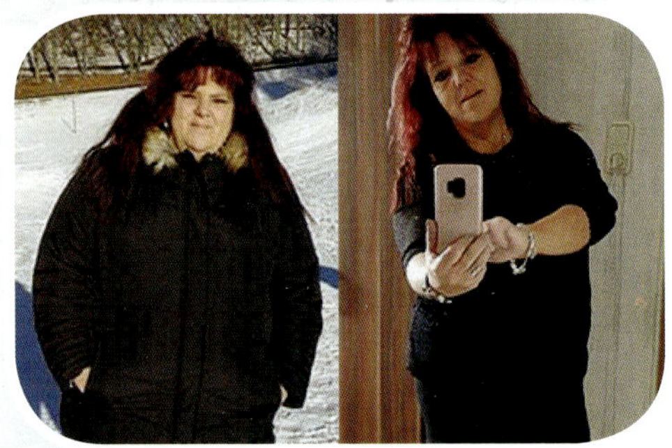

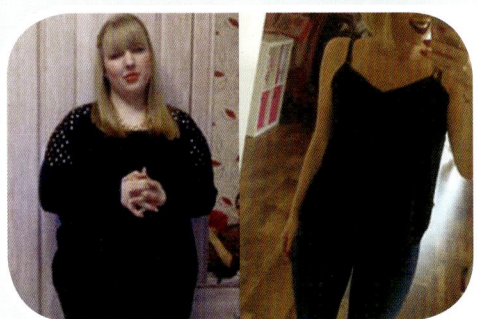

Gabi
Ich habe 50kg in 8 Monaten abgenommen. Dank der tollen Rezepte von Alex. Zb. Zoodle-Bolognese einfach lecker und schnell gemacht! Alle Rezepte sind leicht nach zu kochen das ist einfach klasse! Alle sind begeistert :)

 *50 Kilogramm abgenommen*

Desiree
Das tolle Konzept von Alex hat mich nach wenigen Tagen überzeugt. Leckere und einfache Mahlzeiten mit normalen Zutaten. Hätte nicht gedacht, dass am man sich in einer Diät regelmäßig satt essen kann. Vielen Dank für die tollen Rezepte!

 *43 Kilogramm abgenommen*

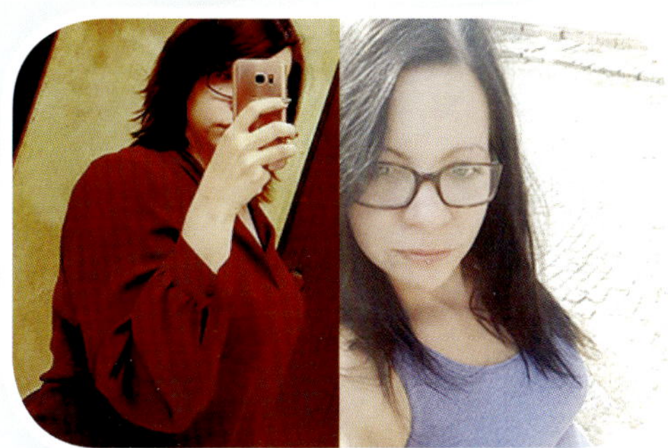

Sarah (31)
Die Rezepte von Alex sind super einfach umzusetzen, schmecken super lecker und man hat Spaß beim Kochen. Ich habe dank EoK 50kg abgenommen. EoK macht einfach Spaß, man nimmt mit Freude und Genuss ab, ohne ein schlechtes Gewissen zu haben.

 *50 Kilogramm abgenommen*

Premium-Team-Gruppe

Die Team-Premium-Gruppe ist eine versteckte und geheime Gruppe auf Facebook. Sie kann nicht über die Facebook-Suche gefunden werden. Deswegen musst du eine Anfrage zur Aufnahme in die Gruppe stellen. In der Regel dauert es dann bis zu 24 Stunden bis du eine E-Mail von Facebook erhältst. In dieser E-Mail befindet sich der Link um in die Gruppe zu kommen.

Möglichkeit 1

Tippe den Link **https://www.essen-ohne-kohlenhydrate.info/premiumgruppe** in deinen Browser ein um zum Anfrage-Formular zu gelangen.

Möglichkeit 2

Scanne den folgenden QR-Code mit einer passenden QR-App (neuere Modelle haben diese Funktion in der Kamera-App integriert) mit deinem Smartphone oder Tablet um zum Anfrage-Formular zu gelangen.

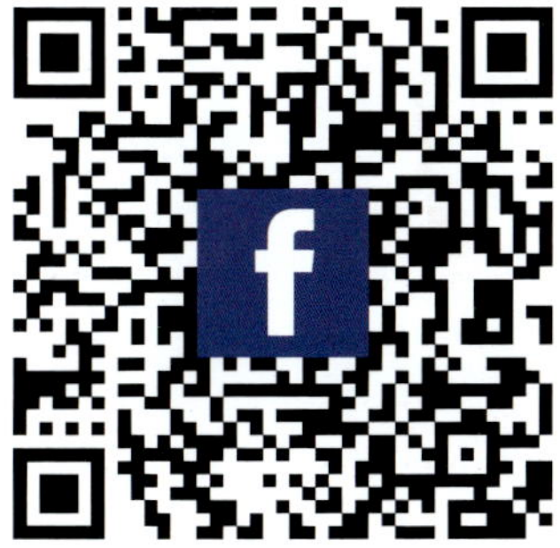

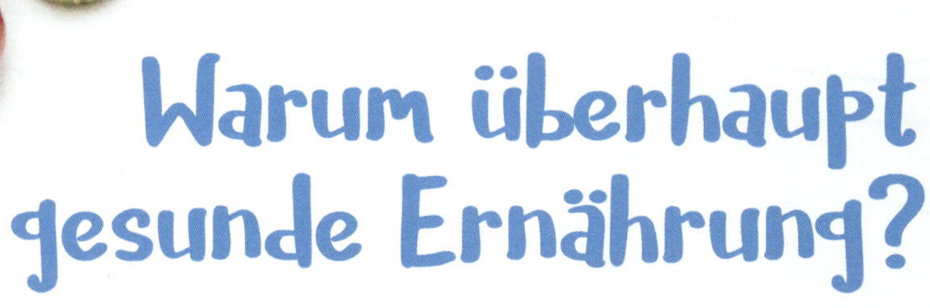

Warum überhaupt gesunde Ernährung?

Die wichtigsten Infos

Bei gesunder Ernährung geht es nicht nur um Kohlenhydrate - so viel schon mal vorab. In dieser Einführung möchte ich dir meine **Ernährungsbasics** mit an die Hand geben, welche du unbedingt „draufhaben" solltest. Dabei geht es vor allem darum, aus was genau unsere Lebensmittel bestehen & was damit in unserem Körper passiert. Wenn du das verstanden hast, steht deinem Erfolg eigentlich nichts mehr im Weg.

Was bedeutet gesunde Ernährung eigentlich?

Laut Definition handelt es sich dabei um eine Form der Ernährung welche zur Erhaltung und/oder Verbesserung der allgemeinen Gesundheit beiträgt. Die wichtigsten Stichworte beim Thema „gesunde Ernährung" sind dabei: **Wasser**, **Makronährstoffe** (Makros), **Vitamine**, **Mineralstoffe** und **Kalorien**. Alle Stoffe werden ich euch kurz und knackig erklären. Wir müssen schließlich kein Ernährungswissenschaftler werden - diese Dinge solltest du aber wissen. Vor allem bei dem was du mit deinem Körper vorhast. Die Herausforderung ist es also diese Dinge unter einen Hut zu bringen. Schwer? Nein, überhaupt nicht. Das werde ich dir gleich zeigen.

Was der Körper braucht

Makronährstoffe (Makros): Die wichtigsten Makros unserer Lebensmittel sind **Kohlenhydrate**, **Eiweiß** (Proteine) und **Fett**. Dabei übernehmen die Kohlenhydrate die Rolle des Energielieferanten (das sollten wir auch für den späteren Low-Carb Ernährungsplan und die Regeln nicht vergessen). Vor allem das Gehirn benötigt eine tägliche Portion Kohlenhydrate. Das Eiweiß bringt die essentiellen Bausteine für alle Körperzellen (bis hin zur Haut) in unseren Körper und wird vor allem auch für die Regeneration und den Aufbau von Muskeln verwendet. Fette sorgen als Transport-Träger für Vitamine in unsere Zellen.

Auf die **Energiedichte** (also wie viele **Kalorien** die verschiedenen Makros enthalten) gehe ich später auf ▸ **Seite 30** bei der Berechnung deines Kalorienzieles ein.

Vitamine: Vitamine lassen sich meistens in pflanzlichen Lebensmitteln finden. Sie sind wichtig für alle Bereiche im menschlichen Körper. Für die Augen, die Haut und unsere Organe. Die Menge an Vitaminen müssen wir aber nicht überwachen. Wenn wir uns an die passenden Lebensmittel halten nehmen wir automatisch die richtigen Vitamine auf. Die Ausnahme ist das Vitamin D, welches nicht über die Nahrung aufgenommen wird.

Auf Mineralstoffe, Spurenelemente und viele weitere Nährstoffe gehe ich in diesem Buch nicht weiter ein. Das ist für unseren Plan nicht weiter notwendig. Wenn du dich an die Tipps und Rezepte aus diesem Buch hältst, wirst du ausreichend mit allen Nährstoffen versorgt sein.

Mein Konzept: Essen ohne Kohlenhydrate

Ganz ohne Kohlenhydrate ist falsch

Zu Beginn und bevor es an die eigentlichen Regeln geht, ist es wichtig, dass du den Gedanken hinter meiner Low-Carb Ernährung genau verstehst. Viel zu viele Menschen stellen sich unter dem Begriff „Low-Carb" immer noch vor, auf Teufel komm raus möglichst bei jeder Gelegenheit auf Kohlenhydrate zu verzichten. Brot und Nudeln sind komplett verboten und sobald eine Banane angeschaut wird verabschiedet sich die Fettverbrennung für den Rest des Tages. Natürlich gibt es andere Konzepte und Ernährungsansätze (zum Beispiel die ketogene Ernährung), welche durchaus ihre Vorteile mit sich bringen. Mir persönlich hat das leider nicht getaugt. Ich habe verschiedene Varianten der Ernährung ausprobiert und meinen Weg gefunden. Und genau das ist auch deine Aufgabe. In diesem Buch stelle ich dir mein Konzept vor. Du musst einfach ausprobieren, ob das Ganze bei dir funktioniert. Ich kann dir aber versprechen, dass ich ein Konzept und Regeln erarbeitet habe, welche darauf ausgelegt sind **lecker und ohne Hunger** zum Ziel zu kommen.

Und dabei kann ich dir versichern: Auch in meinem Konzept kommen Kohlenhydrate vor. Wir werden uns in etwa bei ca. 100g pro Tag bewegen. Mal etwas mehr und mal etwas weniger.

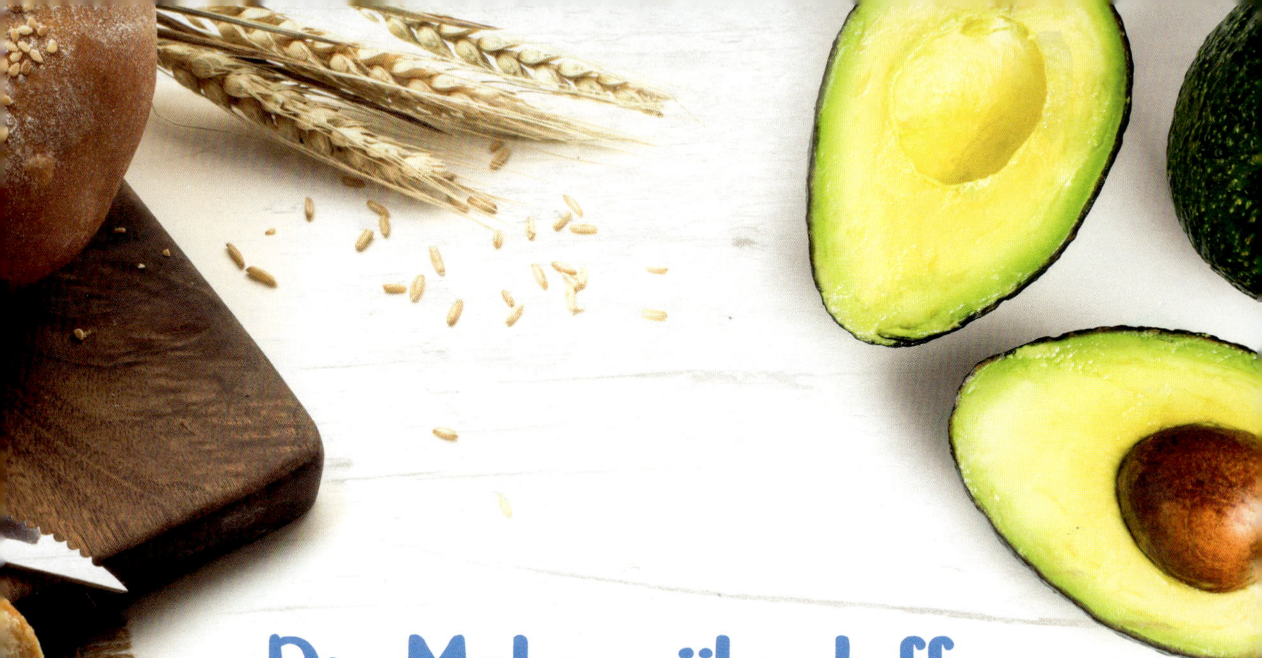

Die Makronährstoffe

Kohlenhydrate

Kohlenhydrate sind **Zucker** und spielen eine der **wichtigsten Rolle** bei der Deckung unseres Energiebedarfes. An dieser Stelle sei auch nochmals gesagt, dass wir Kohlenhydrate benötigen. Der entscheidende Punkt ist aber die **Menge** und die **Qualität der Quelle**. Kohlenhydrate bestehen aus verschiedenen Zuckermolekülen. Auf manche davon haben wir es abgesehen - auf andere weniger.

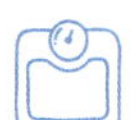

1g Kohlenhydrate hat 4 Kalorien

Kohlenhydrate bzw. die Zuckerverbindungen werden in mehrere verschiedene Gruppen eingeteilt. **Einfach-**, **Zweifach-** und **Mehrfachzucker**. Dabei wird, einfach ausgedrückt, die Komplexität der Verbindungen beschrieben. Die einfachen Verbindungen werden vom Körper schneller „bearbeitet" und gelangen so schneller ins Blut als komplexere Strukturen. Für unseren Speiseplan sind vor allem die komplexen und langkettigen Mehrfachzucker interessant. Unter Einfach- und Zweifachzucker fallen Weißmehl, Haushaltszucker und jede Form von Süßigkeiten oder Softgetränken (wieder Haushaltszucker). Bei den **Mehrfachzuckern** interessieren uns also Produkte aus **Vollkorn** und **Dinkel**. Gleichzeitig kommen so viele Vitamine, Mineralstoffe, sekundäre Pflanzenstoffe und Ballaststoffe in unseren Speiseplan. Diese lassen den Blutzucker langsamer ansteigen und müssen vom Körper erst zerlegt werden. Nebeneffekt: Man ist länger satt.

Fett

Fette sind von allen Nährstoffen am energiereichsten. Ihr grundlegender Bestandteil sind **Fettsäuren**. Davon finden sich in tierischen und pflanzlichen Lebensmitteln verschiedene Formen. Darüber hinaus ist Fett einer der wichtigsten **Aroma-** und **Geschmacksträger** beim Kochen. Somit spielen Fette und Öle auch in unserem Speiseplan eine entscheidende Rolle und sollten nicht zu kurz kommen.

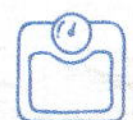

1g Fett hat 9 Kalorien

Bei den Fettsäuren sind **gesättigte**, **ungesättigte** und darin **einfach ungesättigte** und **mehrfach ungesättigte** Fettsäuren zu unterscheiden. Dabei kann man den Aufbau der verschiedenen Säuren in etwa mit dem Modell der Zuckerketten bei den Kohlenhydraten vergleichen. Die Bezeichnung der Sättigung hat dabei auf molekularer Ebene mit der Fähigkeit zu tun mehr oder weniger Wasserstoff-Atome zu binden. Das war es aber auch schon mit der Chemie.

Gesättigte Fettsäuren

Diese Fettsäuren werden von uns hauptsächlich über die Nahrung aufgenommen und stammen meistens von **tierischen Lebensmitteln** wie Fleisch und Wurst. Diese Fettsäuren sollten **moderat** konsumiert werden.

Einfach ungesättigte Fettsäuren

Fette aus **Olivenöl** oder **Rapsöl** gehören zu den einfach ungesättigten Fettsäuren. Man gewinnt sie also hauptsächlich aus **pflanzlichen** Rohstoffen. Der Konsum dieser Fettsäuren sollte über dem der gesättigten Fettsäuren liegen.

Mehrfach ungesättigte Fettsäuren

Hier kommt das nächste Modewort: **Omega-3-Fettsäuren**! Hier weiß jeder irgendwie sofort: Das ist gut! Das stimmt auch, denn die mehrfach ungesättigten Fettsäuren wie die Omega-3- oder auch die **Omega-6-Fettsäuren** sind essentielle Fettsäuren und können nicht selbst von unserem Körper produziert werden. **Wir müssen sie mit der Nahrung aufnehmen** und sie werden dringend benötigt. Hier kommen diese Fette vor: Fischsorten wie Lachs, Makrele, Thunfisch oder Hering. Aber auch Lein- oder Rapsöl, Avocados, Walnüsse, Mandeln oder Chia-Samen enthalten die gesunden Fettsäuren.

Eiweiß

Eiweiß (**Proteine**) sind der Grundbaustein aller Zellen. Sie sorgen für unsere Haut, die Organe. Aus Proteinen baut unserer Körper Hormone und Enzyme sowie Antikörper für unser Immunsystem. Die Bausteine der Eiweiße sind die sogenannten **Aminosäuren**. Auch hier gibt es wieder vom Körper benötigte essentielle Aminosäuren welche wir nicht selbst herstellen können.

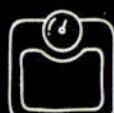

1g Eiweiß hat 4 Kalorien

Bei einer Low-Carb Ernährung sollte daher auch auf eine ausreichende Menge an Eiweiß in der Nahrung geachtet werden. Der Körper bedient sich zwar im Defizit zuerst an Kohlenhydraten & Fetten aber auch an Proteinen aus dem Muskelgewebe.

Tierische Eiweißquellen

- Fleisch / Geflügel
- Fisch & Meeresfrüchte
- Eier
- Milchprodukte wie Magerquark & Käse

Pflanzliche Eiweißquellen

- Hülsenfrüchte
- Soja
- Linsen
- Bohnen
- Lupinen
- Getreide
- Nüsse
- Pinienkerne
- Kürbiskerne
- Samen
- Tofu

Natürlich sind hier nicht alle genannten Lebensmittel auch in größeren Mengen für Low-Carb geeignet - verboten sind sie aber auch nicht.

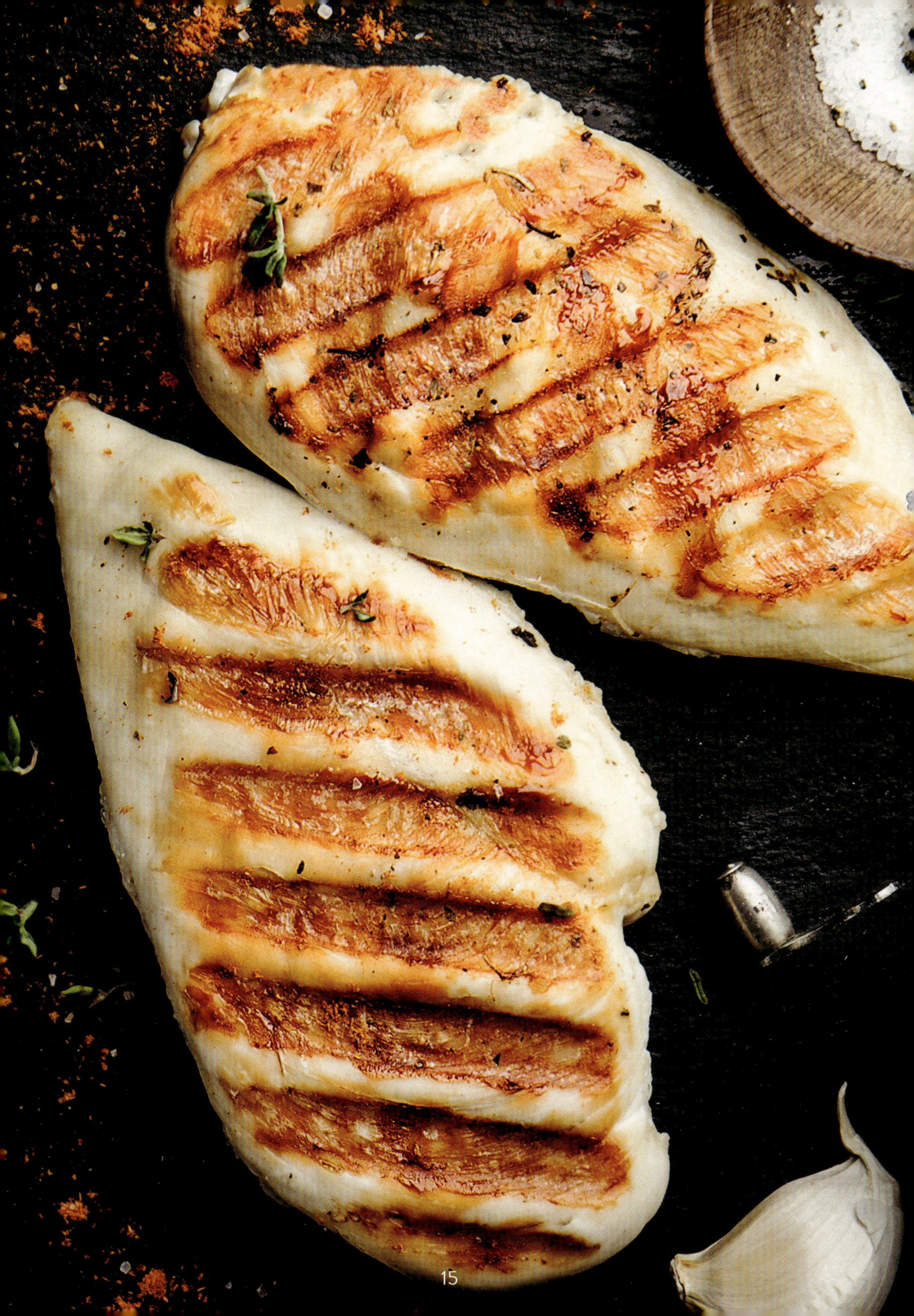

Nährwertangaben auf Lebensmitteln

Was steht denn da eigentlich?

Welches Lebensmittel sich für Low-Carb eignet und welches nicht ist im Prinzip genauso schwer zu beantworten wie die Frage danach wieviel Kalorien man essen darf. Ohne die Person genau zu kennen, kann man keine Antwort geben. Ohne die Gerichte und die Ernährung um ein Lebensmittel oder ein Rezept herum zu kennen, kann man das über ein bestimmtes Lebensmittel auch nicht sagen. So lange es in das Tagesziel und zu den Zielwerten passt ist (wie auch schon gesagt) eigentlich nichts komplett verboten. Auch keine Banane, Brot oder Nudeln.

Die Nährwerttabelle

Welche Angabe ist relevant? Für die Portionsberechnung immer die Rohmenge.

Je weniger der Kohlenhydrate auf Zucker fallen desto besser.

NÄHRWERTANGABEN	je 100g Mischung	je 100g gebacken
Brennwert (inkl. Energie aus Ballaststoffen)	811 kJ (211 kcal)	477 kJ (114 kcal)
Fett	4,4 g	4,7 g
- davon gesättigte Fettsäuren	2,5 g	2,2 g
- davon einfach ungesättigte Fettsäuren	0,5 g	1,4 g
- davon mehrfach ungesättigte Fettsäuren	1,3 g	0,7 g
Kohlenhydrate	11,5 g	4,6 g
- davon Zucker	3,6 g	2,7 g
- davon mehrwertige Alkohole	0,0 g	0,0 g
Ballaststoffe	20,1 g	4,9 g
Eiweiß	21,2 g	10,7 g
Salz (rechnerisch aus Natrium)	3,5 g	0,9 g

Die Kalorien darfst du natürlich auch nie vergessen!

Kennst du die restlichen Gerichte und Nährwerte von deinem Tag? Auf dieser Basis kannst du dann entscheiden, ob das aktuelle Lebensmittel für dich in diesem Moment Low-Carb-geeignet ist oder nicht.

Zucker-Alkohol? Wie rechne ich das an?

Was ist das überhaupt?

Zucker-Alkohol? Zum trinken? Zucker-Alkohol hat nichts mit Alkohol zu tun. Das kann schon mal zur Verwirrung beitragen. Wenn man dann gehört hat, dass diese tollen Zucker-Alkohole auch noch viel besser als Kohlenhydrate sind und zum Teil fast kalorienfrei daherkommen, dann kann man sich beim ersten Blick auf die Nährwerttabelle nur an den Kopf fassen. 100g Kohlenhydrate pro 100g. Was denn jetzt?

Xylit, Sorbit und Erythrit ist bei Low-Carb...

...und als Alternative zu normalem Haushaltszucker auf jeden Fall zu empfehlen. Xylit ist sogar ironischerweise zahnpflegend! Trotzdem haben diese Zuckeralkohole (mit Ausnahmen) noch Kalorien. Zwar nicht so viel wie Haushaltszucker, aber trotzdem so viel, dass sie getrackt und beachtet werden sollten. Beim Backen ist es sinnvoll auf Zucker-Alkohole umzusteigen. Ansonsten sollten diese Stoffe genauso selten verwendet werden wie normaler Zucker. Für den Umstieg (zum Beispiel bei Getränken) eignen sich die Zucker-Alkohole auch sehr gut. Auf lange Sicht solltest du aber auch ohne diese Stoffe auskommen. Außerdem ist diese Art zu Süßen im Verhältnis zu normalem Zucker sehr teuer.

Bei den Zuckeralkoholen handelt es sich um eine **spezielle Form der Kohlenhydrate**. Diese sind aber spezieller aufgebaut und können vom Körper nicht voll verarbeitet werden - wirken sich aber immer deutlich geringer auf den Blutzucker aus. Bei Xylit sind das weniger als 50%, bei Erythrit sind fast 100% vom Körper nicht zu verwerten. Erythrit ist somit fast kalorienfrei (20 Kalorien/100 Gramm).

Aus diesem Grund findest du diese Angabe dann in den Nährwerten auch zusammengefasst unter „Kohlenhydrate". Zum Anrechnen an deine persönliche Grenze von Kohlenhydraten reicht es aber aus, wenn du **die auf Zucker fallenden Kohlenhydrate verwendest**. Die Kalorien solltest du aber voll anrechnen. Im Beispiel von links wären das 3,6g Kohlenhydrate pro 100g der „Mischung" - trotz der Angabe von 11,5g als „Kohlenhydrate".

Low-Carb Lebensmittel-Basics

Was darf's denn sein?

Eine Einteilung in vier Gruppen ist die einfachste Anleitung bei einem Einkauf im Supermarkt:

Die Grundlage einer gesunden Ernährung sollten Obst, fast alle Arten von Gemüse in Verbindung mit gesunden Fetten bilden (**Stufe 1**). Diese Lebensmittel sind eigentlich immer erlaubt. Milchprodukte, Fleisch und Geflügel, Eier, Fisch, Käse, Nüsse und Hülsenfrüchte sollten oft Bestandteil eures Speiseplanes sein (**Stufe 2**). Kohlenhydrate stehen auf **Stufe 3**, was bedeutet, dass dieses Lebensmittel nicht so oft auf deinem Teller liegen sollten. Hier sollten bei Nudeln und Brot Vollkornprodukte auf dem Speiseplan stehen, sowie Reis und Kartoffeln.

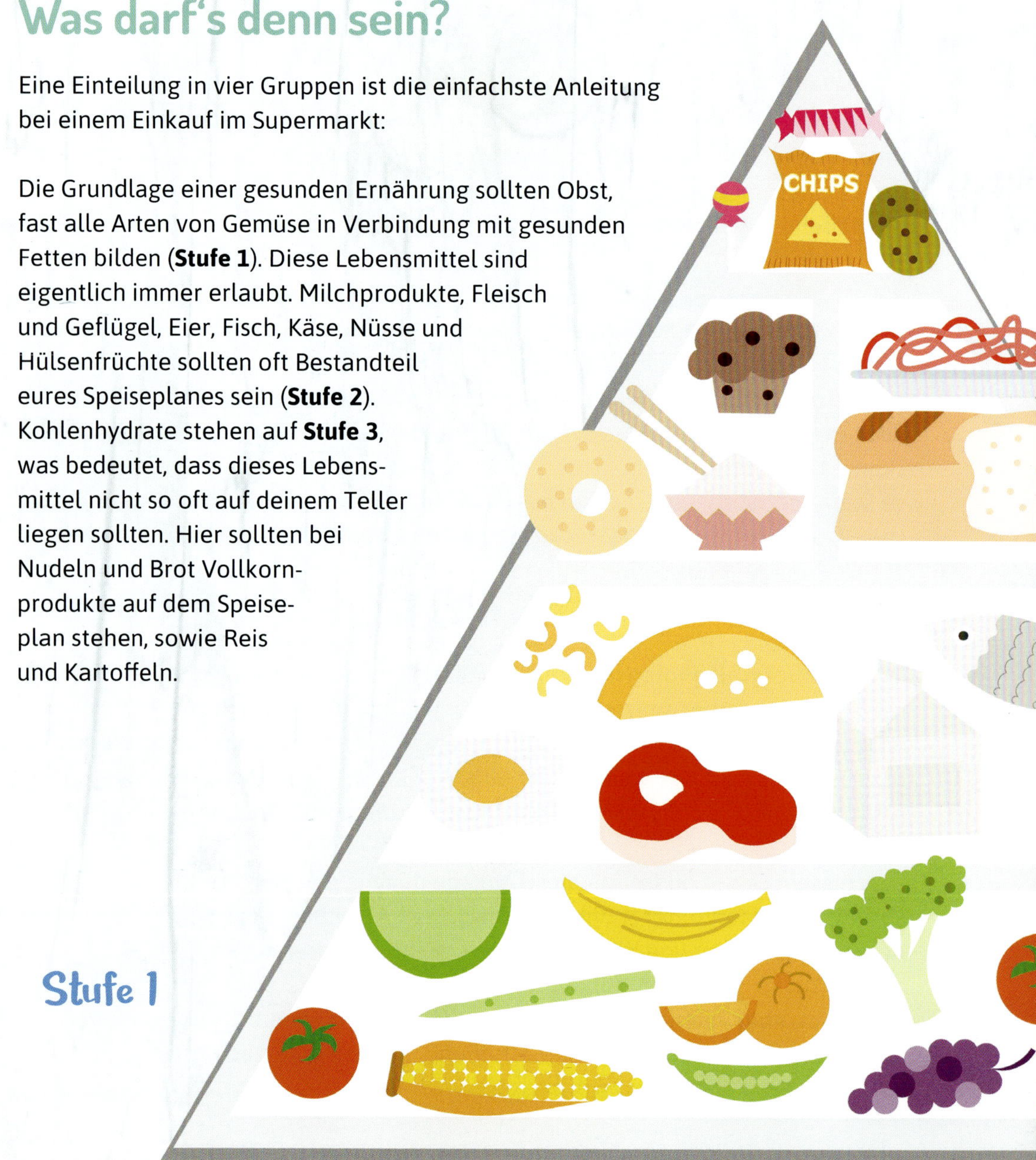

Stufe 1

Auf der letzten Stufe (Spitze) stehen Lebensmittel wie verarbeitetes Getreide (Weißmehl), Honig, Zucker und Süßigkeiten, Chips und Fast Food. Sie sollten selten bis möglichst gar nicht verzehrt werden. Wenn du diese Produkte nicht zuhause lagerst kannst du sie auch nicht verwenden!

Was kommt stattdessen in den Einkaufswagen?

Beim Einkaufen solltest du dafür diese rechtsstehenden Lebensmittel immer zur Hand haben:

Gewürze & Pflanzen

Salz, Pfeffer
Cayenne-Pfeffer
Curry
Kurkuma
Muskat
Chili (frisch oder getrocknet)
Pizzagewürz
Oregano
Thymian (frisch oder gemahlen)
Basilikum (frisch oder getrocknet)
Schnittlauch (frisch oder getrocknet)
Petersilie (frisch oder getrocknet)
Rosmarin (frisch oder gemahlen)
Koriander (frisch oder gemahlen)

Sonstige Basics

Senf
Mehl / Dinkelmehl
Flohsamen(schalen)
Mandeln/Mandelmehl
Chia-Samen
Leinsamen
Sesam
Butter
Milch
Zitronensaft / Zitronen
Tomatenmark
Gemüsebrühe
Joghurt
Quark / Magerquark
Zuckerersatz (Xylit, Erythrit, Stevia etc.)

Öle & Co.

Olivenöl
Rapsöl
Raffinierte Öle (Butterschmalz, Kokosöl)
Essig / Balsamico-Essig

Stufe 3

Stufe 2

Warum werden die Kohlenhydrate reduziert?

Die Background-Infos & Vorteile

Die neuste Studie: „Low-Carb ist ungesund" oder „Low-Carb ist nicht so gesund wie gedacht" ... ich frage mich dabei immer wer denn überhaupt eine Definition von Low-Carb festgelegt hat? Der durchschnittliche Deutsche isst heutzutage so viele Kohlenhydrate, dass bereits jede Form einer Reduzierung als „Low-Carb" bezeichnet werden kann. Der Grund, weshalb sich eine Reduzierung nur positiv auf dich auswirken wird, liegt bereits in der Evolution des Menschen. Kurz gesagt: früher hatten die Menschen keine Supermärkte, Bäckereien, Restaurants oder sogar Lieferdienste zur Verfügung. Das Essen musste man sich selbst beschaffen. Sammeln und jagen - so sah das Leben eines Menschen aus. Aus der Entstehungsgeschichte des Menschen hat sich der Körper so zu einer hoch effizienten Maschine entwickelt. Wir versuchen einfach nur unsere Ernährung wieder daran anzupassen. Paleo meine ich damit nicht - wir geben dem Körper einfach wieder ein bisschen von dem was er eigentlich erwartet.

Sättigung durch Alternativen mit hohem Volumen. Der Heißhunger wird weniger.

Den Hunger und auch den Heißhunger langfristig in den Griff zu bekommen ist das Ziel. Indem wir unserem Speiseplan Lebensmittel mit hohem Volumen aber geringer Energiedichte zuführen, können wir unser Hungergefühl langfristig positiv beeinflussen. Low-Carb bedeutet gleichzeitig, dass sich mehr Eiweiß und mehr Fett auf dem Speiseplan befindet (wenn man von der gleichen Energiemenge ausgeht). Diese beiden Makros werden langsamer verstoffwechselt und sorgen so für mehr Sättigung und weniger Insulin im Blut (Thema Blutzuckerspiegel behandle ich in diesem Buch nicht extra). Die Auswirkungen davon sind deutlich weniger Verlangen nach Süßem und ein viel besseres und fitteres Körpergefühl. Die Auswirkungen davon wirst du schon nach mehreren Tagen spüren.

2 Verbesserung deiner Leistungsfähigkeit und deines allgemeinen Wohlbefindens.

Die Reduzierung von Kohlenhydraten in den täglichen Mahlzeiten hat einen positiven Einfluss auf den Blutdruck und entlastet dein Herz und schützt vor kardiovaskulären Erkrankungen[1]. Zusätzlich wird das Herzinfarktrisiko reduziert. Das haben Studien bereits nachgewiesen. Du wirst schon nach mehreren Tagen und Wochen bemerken, dass du dich besser auf deine Arbeit und anstrengende Dinge konzentrieren kannst. Du fühlst dich besser und motivierter - was wiederum förderlich ist, dich auch weiter so zu ernähren.

Gewicht und Körperfett verlieren dank einer Ernährung mit wenig Kohlenhydraten.

Vorausgesetzt man ernährt sich in einem Kaloriendefizit (dazu später mehr auf ▸ Seite 24) sorgt die Low-Carb Ernährung zusätzlich dazu, dass verstärkt Körperfett als Energielieferant verbrannt wird. Kohlenhydrate als die schnellen Energielieferanten für den Körper werden (sofern verfügbar) immer als Energiequelle vorgezogen. Sind diese aber nur in geringer Menge vorhanden, so greift der Körper auf die angelegten Energiedepots (Körperfett) zurück.

Die reduzierten Kohlenhydrate sind also unser zusätzlicher Booster bei der Fettverbrennung. Je nach Ausgangssituation sind damit auch sehr schnelle Erfolge zu erzielen. Mehrere Kilos pro Monat sind dabei durchaus realistisch. Dennoch möchte ich darauf hinweisen, dass das Ziel nicht sein sollte möglichst schnell abzunehmen. Vergleiche dich nicht mit anderen Menschen! Jeder Mensch und jeder Körper ist verschieden und ein Gewichtsverlust sollte in einem gesunden Rahmen passieren. Dein Körper wird es dir danken.

[1] *Low-carb trumps low-fat for weight loss, heart health* - Tulane University, New Orleans

Kalorien - und die Energiedichte der Makros

Energie!

Ich muss mich nur Low-Carb ernähren um abzunehmen? **Nein!** Auch mit wenig Kohlenhydraten kann man Gewicht zulegen. **Die wichtigste Regel in jeder Diät**:

Zum Abnehmen ist ein Kaloriendefizit die Grundvoraussetzung.

Alle Informationen zum Berechnen deines Kaloriendefizites bekommst du später auf ▸ Seite 24 und ab ▸ Seite 30. Zunächst einmal ist wichtig, dass du verstehst, dass jeder der **Makronährstoffe** (ich wiederhole nochmals: **Kohlenhydrate**, **Eiweiß** und **Fett**) eine eigene Energiemenge aufweist. Wenn man diese Energie unter den Makros vergleicht spricht man auch von einer **Energiedichte**:

Die Energiedichte der Makros

Die Energiedichte beschreibt wie viel Energie (= Kalorien) jeder der Makros bei gleicher Menge aufweist. Um sich das am besten zu merken gibt es die **9-4-4 Regel**. Die Zahlen stehen dabei für Kalorien und bei der Menge geht es jeweils um 1 Gramm. Ganz einfach zu merken: die Zahl 9 steht dabei für das Fett. Die 4 steht gleichzeitig für Kohlenhydrate und auch für Eiweiß.

1g Fett = **9** Kalorien

1g Kohlenhydrate = **4** Kalorien

1g Eiweiß = **4** Kalorien

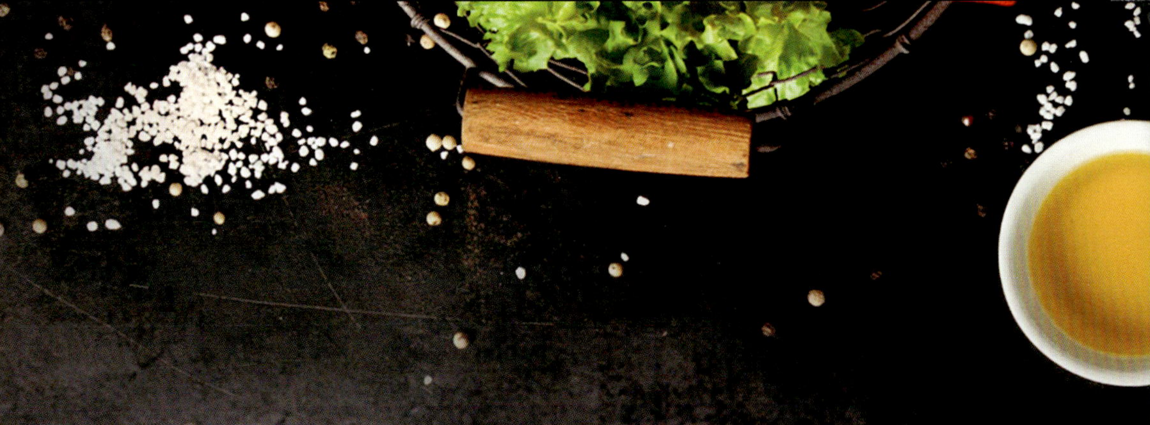

Mit dieser einfachen **9-4-4 Regel** und der Erfahrung welche du mit Lebensmitteln bekommen wirst, kannst du später zum Beispiel auch im Restaurant oder bei „auswärts essen" die Kalorienmenge abschätzen. Tipps für das Tracken von Kalorien, wenn du auswärts isst und nicht selbst kochst findest du auf ▸ Seite 46.

In der Aufstellung siehst du, dass Fett mit 9 Kalorien pro Gramm die höchste Energiedichte der Makros aufweist. Somit ist es logisch, dass Lebensmittel mit hohem Fettanteil auch sehr energiereich sind - also viele Kalorien haben. **Beispiel Lachs:**

Nährwerte Lachs pro 100g

11g Fett
0g Kohlenhydrate
20g Eiweiß

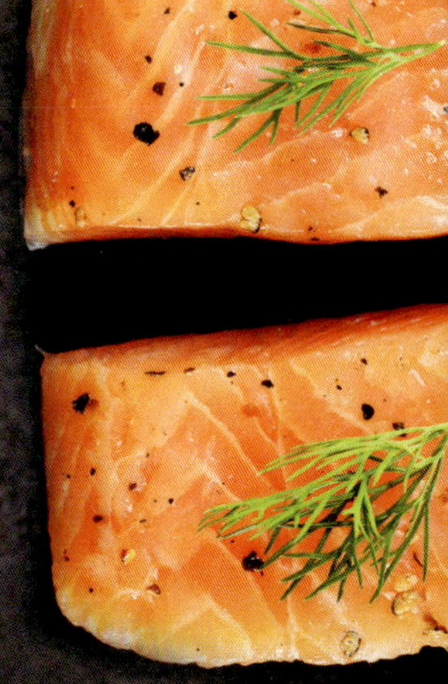

Mit der **9-4-4 Regel** berechnet:

11g Fett • 9 Kalorien =	*99 Kalorien*
0g Kohlenhydrate • 4 Kalorien =	*0 Kalorien*
20g Eiweiß • 4 Kalorien =	*80 Kalorien*
Summe	**179 Kalorien**

Diese Rechnung ist natürlich nicht zu 100% genau. Aber das muss sie auch nicht sein. Den exakten Kalorienbedarf eines Menschen kann man sowieso nicht feststellen. Außerdem ist dieser Wert jeden Tag verschieden. Die Berechnung ist trotzdem sehr genau und kann so bei jedem Lebensmittel verwendet werden. Als nächstes geht es an das bekannte **Kaloriendefizit**.

Das Kaloriendefizit

Kalorien sind nicht böse!

Die Kalorien haben leider nicht den besten Ruf. Dabei ist das völlig unverständlich. Kalorien stecken in jedem Lebensmittel (außer Wasser) und sind genauso wie Kohlenhydrate essentiell für die meisten Körperprozesse und deine Leistungsfähigkeit! **Wichtig: die richtige Menge und die passende Qualität der Kalorienquelle.**

Genügend Energie trotz Diät!

Abnehmen passiert primär durch ein Kaloriendefizit. Dieses Defizit sollte aber in einem passenden Rahmen liegen - sonst fehlt deinem Körper am Ende die Energie. Die Energie für was? Für alles was du machst! Durch die Einschränkung bzw. der gezielten reduzierten Energiezufuhr in deinen Körper willst du diesen dazu zwingen sich die Energie aus den eingelagerten Fettdepots zu holen. Auch dieses Fett muss vom Körper zuerst „bearbeitet" und in Zucker umgewandelt werden. Wenn du deinem Körper also zu viel Energie nimmst, wirst du schnell bemerken, dass das ganz und gar nicht der Weg zum Ziel ist. Du wirst träge, müde und langsam. Dein Körper und du sollen ja auch in einer Diät leistungsfähig bleiben.

Deswegen werden wir für dein Defizit und in meinem Konzept ein Defizit im Bereich von 15 bis maximal 30% festlegen. Prozent von was? Wovon wir einen entsprechenden Prozentsatz abziehen erkläre ich dir bei der Berechnung deines Zieles auf ▸ **Seite 34**. Ich möchte dir hier aber noch ein paar Infos zum Defizit geben.

Ich persönlich halte diesen Punkt für sehr wichtig und möchte deswegen von Konzepten, welche pauschal eine Vorgabe zu einer bestimmten Portionsgröße (oder dem Gewicht einer Mahlzeit) oder einem festgesetzten Abzug von zum Beispiel 1000 Kalorien machen, abraten. Jeder Mensch und jeder Körper bringt andere Voraussetzungen und andere Eigenschaften mit sich - in diesem Bereich kann man einfach nichts verallgemeinern.

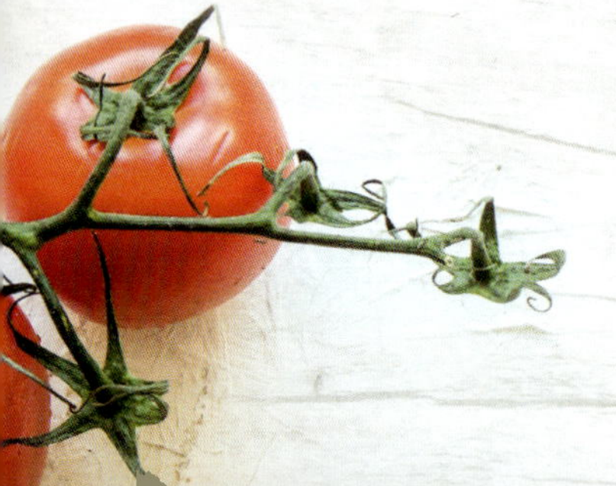

Kalorien zählen?

Kurz und knackig: **Nein**. Es werden keine Kalorien gezählt. Das macht erstens mein Konzept und meine Rezepte bereits für dich und zweitens ist es (eigentlich) auch nicht notwendig. Für die Erfahrung empfehle ich es aber jedem trotzdem mal für eine Woche wirklich jede Kleinigkeit zu zählen. Dazu gibt es inzwischen sehr hilfreiche Apps mit großen Lebensmitteldatenbanken. Ich habe das früher noch in Form einer Excel-Tabelle gemacht. Mit dieser Erfahrung lernt man die verschiedenen Lebensmittel einfach nochmals viel besser kennen. Das bringt einen in Zukunft und bei der weiteren Ernährungsumstellung noch weiter. Man lernt einfach unglaublich viel über Lebensmittel. Das kann ich also durchaus empfehlen.

Hilf deinem Körper mit Bewegung

Bewegung und Sport solltest du ebenfalls in deinen Alltag einplanen. Natürlich geht das Ganze auch ohne Cardio und dem Gang ins Fitnessstudio - aber Bewegung hat mehr als nur positive Auswirkungen auf deine Fitness. Gleichzeitig steigt dein Leistungsumsatz. Dein Leistungsumsatz ist die Menge an Energie welche du während einem Tag durch deine Aktivitäten (Laufen, Arbeiten, Bewegung, Sport etc.) verbrauchst. Dieser Wert ist mit Sicherheit jeden Tag verschieden. Aber jede Kalorie welche du zusätzlich verbrennst vergrößert zum einen dein mögliches Kaloriendefizit bzw. gibt dir die Möglichkeit mehr zu essen. Wenn du schon nicht ins Fitness oder Joggen gehen willst, dann geh Spazieren, gehe regelmäßig an die frische Luft und nimm die Treppe statt dem Aufzug.

Tipps & Anregungen für deine Ernährung

Mit den folgenden **Tipps & Anregungen** möchte ich dir zusätzlich zu den folgenden Regeln und der Anleitung zu diesem Buch ein paar Tipps mit an die Hand geben. Wenn du dich während deiner Umstellung oder auch danach an diese Tipps hältst, hast du schon sehr viel gewonnen. Los geht's mit den Klassikern:

Iss ausreichend Obst und Gemüse

Gemüse sowie **Obst** sollte (so gut es geht) **jeden Tag** zu deinem Speiseplan gehören. Vor allem Gemüse mit seinem **hohen Volumen** und dem hohen Anteil an Ballaststoffen solltest du in jede Mahlzeit einbauen. An der geringen Energiedichte, dem hohen Wasseranteil und den gesunden Vitaminen kannst du dich satt essen.

Obst enthält Fruchtzucker - das ist richtig. Trotzdem sind die weiteren Inhaltsstoffe wie Mineralstoffe und Vitamine aus frischem Obst viel mehr wert als ein paar Kohlenhydrate. Mach dir wegen Obst keine Gedanken. Eine Portion Obst pro Tag ist völlig in Ordnung. Außerdem ist es auch egal wann du diese Portion isst.

Qualität statt Quantität

Setzte auf **frische**, **hochwertige**, **saisonale** und (wenn möglich) **lokale** Lebensmittel. Wenn es dir möglich ist entscheide dich lieber für ein teureres Stück Geflügel vom Metzger als vom Discounter. Sowohl dein Körper als auch dein Gaumen werden es dir danken. Ich weiß, dass das leider nicht immer möglich ist, aber denke einfach beim nächsten Einkauf mal daran.

3 Unverarbeitete Produkte!

Wir kochen selbst und verwenden **frische** und **unverarbeitete** Lebensmittel für unsere Rezepte. Gegen passierte Tomaten aus dem TetraPak ist nichts einzuwenden - aber selbst hier schmeckt eine selbst gemachte Tomatensoße mit ein bis zwei frischen Fleischtomaten deutlich besser. Auch beim Gemüse wird frisch eingekauft. Schneiden, kochen und braten machen wir selbst.

Plastik

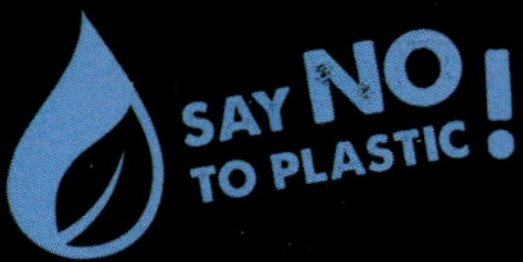

Wer mich kennt, weiß dass ich in jedem meiner Bücher darauf hinweise: Versuche Plastikmüll so gut es geht zu vermeiden. Bringe deine **eigene Einkaufstasche** mit oder verwende die recycelbaren Papiertüten. Bei den Produkten und Lebensmitteln geht es weiter: Kaufe lieber die einzelne Paprika statt dem 3er-Pack in der Plastikverpackung. Im besten Fall bedeutet das, dass zusätzlich auch weniger Lebensmittel weggeworfen werden. Ich weiß auch, dass es nicht in jedem Laden möglich ist so einzukaufen. Aber auch hier zählt es! Ich danke dir.

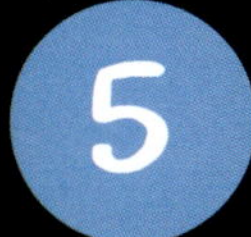

Gönn dir!

Kein Lebensmittel ist grundsätzlich verboten und wenn du mal nicht mehr kannst und es eine Pizza sein soll, dann triff die Entscheidung und steh dazu: Gönn dir, wenn du es brauchst! **DU LEBST NUR EINMAL**. Was du machst und isst entscheidest du. Wegen einer Pizza bricht nicht deine Diät auseinander.

6 Wasser & Alkohol

Unterscheide zwischen **Genussmittel** und **Lebensmittel**. Trinke mindestens 2 bis 3 Liter Wasser pro Tag und vermeide deine Kalorien in flüssiger Form zu dir zu nehmen. Auch mit dem Thema Alkohol solltest du sparsam umgehen. Dein Körper, dein Stoffwechsel und jede einzelne Zelle benötigt Wasser. Optimiere deine Stoffwechsel / Fettverbrennung durch ausreichend Treibstoff für deine Zellen.

Kochen & Genießen

Entspanne dich beim Kochen und **nimm dir die Zeit** danach ausschließlich zum Essen. Ohne Smartphone und ohne Netflix. Am Esstisch und nicht auf der Couch.Versuche vor allem auch regelmäßig in Gesellschaft zu Kochen (mit dem Partner und/oder mit Freunden) und auch zu essen. Du wirst sehen wie sich diese „Ruhe“ auf deine Sättigung auswirkt, wenn du keine „Ablenkungen“ während dem Essen hast.

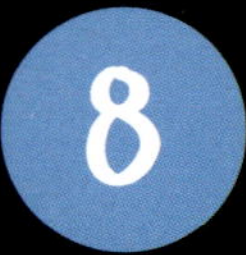

Nimm dir Zeit (für dich)

Du hast Geld in dieses Buch und mein Konzept investiert. **Investiere jetzt deine Zeit in deinen Körper.** Zeit ist etwas was ich dir nicht liefern kann. Jeder Mensch hat andere Prioritäten und einen anderen Alltag. Zeit musst du dir aber nehmen um dieses Ziel zu erreichen. Du musst planen, einkaufen, (vor-)kochen und in Ruhe essen. Viele haben Kinder, sind Alleinerziehend oder haben erschwerte Bedingungen durch Schichtdienst und so weiter. Ich sage dir aber, dass wenn du dir wirklich diese Zeit für dich und deinen Körper nehmen willst, dass es dann auch möglich ist. Nur so wirst du langfristig deinen Weg finden.

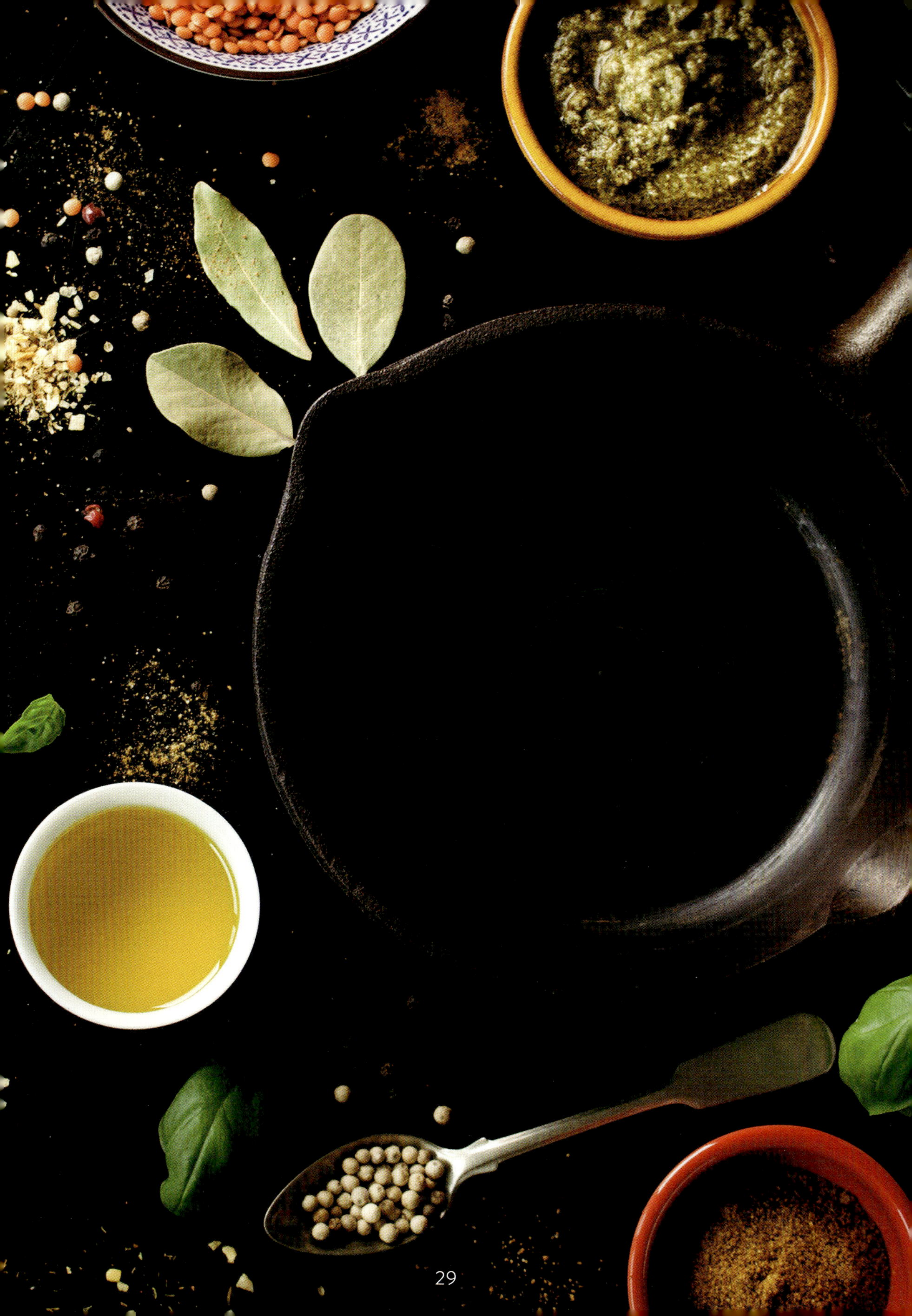

Deine Berechnung

Jetzt wird es ernst

Bevor du dich durch meine leckeren und einfachen Low-Carb Rezepte wühlen darfst, müssen wir zusammen ein paar **Werte von dir berechnen**. Den Rest machen dann dieses Buch und mein Konzept für dich. Alles was du dazu brauchst ist ein Taschenrechner (zum Beispiel auf deinem Smartphone).

Schritt 1: Grundumsatz berechnen

Um diese Werte zu berechnen benötigst du **ein Blatt Papier** und **einen Stift** sowie deinen **Taschenrechner**. Im Folgenden findest du die Formel um deinen Grundumsatz zu berechnen. Alternativ kannst du diese Werte auch mit meinem Kalorienrechner auf meiner Website **www.essen-ohne-kohlenhydrate.info** berechnen. Jetzt kommt noch etwas Mathe-Auffrischung: Bitte denke an die Punkt-vor-Strich-Regel beim Berechnen der Formel (Werte in den Klammern werden zuerst berechnet):

Für Männer

66,5 + (13,8 · Gewicht in kg) + (5 · Größe in cm) – (6,8 · Alter in Jahren)

Für Frauen

655 + (9,6 · Gewicht in kg) + (1,8 · Größe in cm) – (4,7 · Alter in Jahren)

Bitte wundere dich nicht über die verschiedenen Formeln für Männer und Frauen. Die Werte sind so richtig und liefern seit Jahrzehnten eine sehr genaue Berechnung des Grundumsatzes. Falls du mehr über diese Formel herausfinden willst: Die Formel heißt **Harris-Benedict-Formel** und wurde bereits im Jahr 1918 erfunden.

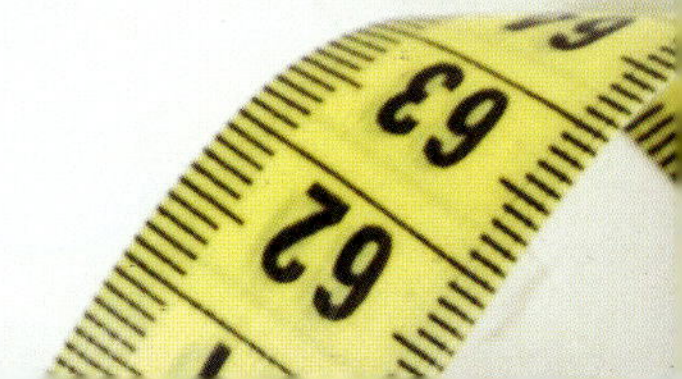

Parallel dazu zeige ich dir hier ein Rechenbeispiel für unsere Beispielperson **Anne**. Anne ist **27** Jahre alt, wiegt **76** Kilogramm und ist **169** Zentimeter groß. Zunächst setzten wir Anne's Werte an die passenden Stellen in die Formel ein:

Für Anne (weiblich)

655 + (9,6 · 76 kg) + (1,8 · 169 cm) – (4,7 · 27 Jahre)

Anschließend werden nach der Punkt-vor-Strich-Regel die Werte in den Klammern zuerst ausgerechnet. Das machst du am besten mit dem Taschenrechner.

Werte in den Klammern berechnet

655 + 729,6 + 304,2 – 126,9 = Grundumsatz

Jetzt kannst du das Ergebnis ganz einfach zusammenrechnen. Das Ergebnis (der Gesamtumsatz in Kalorien) für unsere Testperson Anne sieht wie folgt aus:

Ergebnis für den Grundumsatz von Anne

655 + 729,6 + 304,2 – 126,9 = 1561,9 Kalorien

Weiter geht es auf der nächsten Seite ▸

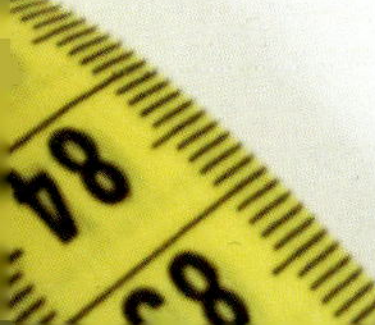

Ergebnis für den Grundumsatz von Anne

Grundumsatz = 1561,9 Kalorien

Der Grundumsatz beschreibt die Menge an Energie (Kalorien) welche Anne's Körper benötigt um die lebenserhaltenden Grundfunktionen aufrecht zu erhalten. Zur Erklärung: Wenn Anne den ganzen Tag für 24 Stunden im Bett liegt und schläft verbraucht Sie dabei ca. 1562 Kalorien (gerundet).

Schritt 2: Leistungs- & Gesamtumsatz berechnen

Anne liegt aber nicht den ganzen Tag im Bett, sondern steht um 7 Uhr auf und geht dann zur Arbeit. Nach der Arbeit (Bürojob) geht sie zum Auspowern eine Stunde Joggen (das macht sie 2-3 Mal pro Woche). Die gesamte Energie welche ihr Körper für diese Dinge benötigt ist der **Leistungsumsatz**. Dieser Leistungsumsatz muss also zu dem errechneten Grundumsatz dazugerechnet werden. Das Ganze berechnen wir mit einem Faktor. Wähle aus der folgenden Liste den Faktor aus welcher dich und deinen Alltag am besten beschreibt:

Faktor 1,2	Job: sitzend / kein Sport
Faktor 1,3	Job: sitzend / Sport: 1-2x pro Woche
Faktor 1,4	Job: sitzend & stehend / Sport: 1-2x pro Woche
Faktor 1,5	Job: sitzend & stehend / Sport: 2-3x pro Woche
Faktor 1,6	Job: gehend & stehend / Sport: 1-3x pro Woche
Faktor 1,8	Job: gehend & stehend / Sport: 2-3x pro Woche
Faktor 2,0	Job: sehr anstrengend / kein Sport
Faktor 2,2	Job: sehr anstrengend / mit Sport

Der **Gesamtumsatz** setzt sich also wie folgt zusammen:

Grundumsatz + Leistungsumsatz

Falls du Fragen bei der richtigen Auswahl des Faktors hast, melde dich doch mal per E-Mail, über Instagram (**@essen_ohne_kohlenhydrate** / **@eokalex**) oder per Telefon bei mir.

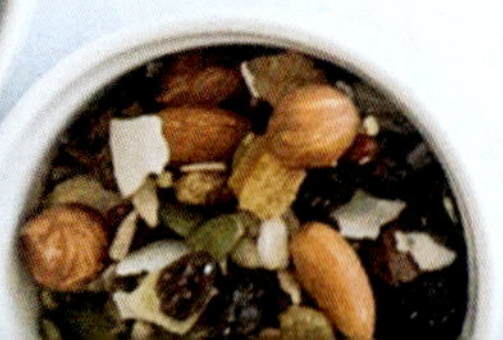

Wenn du den passenden Faktor ausgewählt hast, wird der berechnete Grundumsatz mit diesem Faktor multipliziert. Weil Anne im Job auch ab und zu unterwegs ist wählen wir für Sie den Faktor 1,5 aus. Das Beispiel folgt:

Für Anne mit Faktor 1,5

1561,9 Kalorien (Grundumsatz) · 1,5 = 2342,85 Kalorien

Jetzt sind wir auch schon fast fertig. Mit dem passenden Faktor haben wir jetzt den Gesamtumsatz für Anne berechnet. Dieser beträgt (siehe oben) 2342,85 Kalorien. Das Ergebnis runden wir an dieser Stelle auf den nächsten 10er-Wert auf oder ab. In diesem Fall runden wir auf das Ergebnis auf **2340 Kalorien** ab.

Ergebnis für den Gesamtumsatz von Anne

Gesamtumsatz = 2340 Kalorien

Der Gesamtumsatz beschreibt die Menge an Energie (Kalorien) welche Anne's Körper benötigt um die lebenserhaltenden Grundfunktionen (Grundumsatz) und ihren Alltag mit Job, Bewegung und Sport zu stemmen ohne zu- oder abzunehmen. Natürlich ist dieser Wert nur näherungsweise geschätzt und liegt sicherlich jeden Tag verschieden. In meinem Konzept und dem EoK-System macht eine Abweichung hier aber nichts aus.

Hast du eine Smartwatch oder Pulsuhr?

Falls du eine Smartwatch mit Health-Daten oder eine Pulsuhr hast und für den Leistungsumsatz genauere Werte verwenden kannst, dann solltest du in Schritt 2 die Werte deiner Uhr xverwenden. Vermutlich wird deine Uhr dir einen Kalorienwert angeben. Diesen kannst du dann einfach zum Grundumsatz dazu addieren. Diese Variante ist etwas genauer.

Jetzt sind wir mit dem Rechnen auch schon fast fertig. Wir müssen dem berechneten Gesamtumsatz nun nur noch etwas abziehen und schon haben wir **das aktuelle Kalorienziel** berechnet. War doch gar nicht so schwer oder?

Schritt 3: Kaloriendefizit berechnen

Defizit von 15% *Faktor 0,85*	kleines Defizit, einfach in der Durchführung, gesund & effizient
Defizit von 20% *Faktor 0,8*	moderates Defizit (empfohlen), einfach in der Durchführung, gesund & effizient
Defizit bis 30% *Faktor 0,7*	großes Defizit, schneller abnehmen, sollte nicht langfristig durchgeführt werden

Wähle dein Defizit aus (empfehlen würde ich ein moderates Defizit von 20%). Multipliziere den Gesamtumsatz einfach mit dem entsprechenden Faktor des Defizites.

Für Anne mit Defizit von 20%

2340 Kalorien (Gesamtumsatz) · 0,8 = <u>1872 Kalorien</u>

Das war's. Das Kalorienziel ist berechnet. Jetzt kann es losgehen. Im Folgenden findest du die Regeln und wie du die vielen leckeren Rezepte nach deinen Wünschen verwenden kannst. Bitte lese dir die Regeln aufmerksam durch. Das ist entscheidend für deinen Erfolg mit meinem Buch. Das Buch rechnet für dich. Die Rezepte sorgen für das passende Gleichgewicht der Nährstoffe, Vitamine und Ballaststoffe. Auf der rechten Seite kannst du deine aktuellen Berechnungen eintragen und so deine Erfolge festhalten.

	Kalorienziel	Gewichtsverlust	nach Wochen
Beispiel Anne	1872	- 4 kg	3

Wie du dieses Buch verwendest

Die Anleitung & der Aufbau

Damit du dieses Buch individuell und nach deinen eigenen Wünschen verwenden kannst, musst den Aufbau der Kategorien und der Rezepte verstehen. Im Buch findest du Rezepte in folgenden Low-Carb-Kategorien:

Frühstück (ab ▸ Seite 52)
Low-Carb Hauptmahlzeiten (ab ▸ Seite 58)
Rezepte für Salate (ab ▸ Seite 312)
Low-Carb Snacks (ab ▸ Seite 338)

Suche dir die passenden Rezepte nach deinen Vorlieben zusammen - jeden Tag

Die größte und wichtigste Kategorie „Low-Carb Hauptmahlzeiten" ist in 100er-Schritten und farblich verschieden nach Kalorien sortiert. Als Beispiel: Im Bereich „300" findest du logischerweise Rezepte mit einer Kalorienmenge um die 300 Kalorien und so weiter. Dein Kalorienziel hast du dir bereits berechnet (falls du das noch nicht gemacht hast, findest du alle Infos dazu ab ▸ Seite 30). Du kannst dich jetzt aus den Kategorien völlig frei bedienen. Dein Tag besteht also aus **Frühstück + 2 Hauptmahlzeiten**. Deine Aufgabe ist es nur mit den von dir frei ausgewählten Rezepten in etwa dein Kalorienziel zu treffen. Suchst du dir also zum Mittag „etwas mehr Kalorien" heraus, so werden es am Abend dementsprechend etwas weniger.

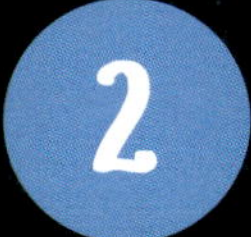

Akzeptable Abweichung der Kalorienmenge (+/- 150 Kalorien)

Du musst dein Kalorienziel nicht auf die Kalorie genau treffen. Als Beispiel: 1872 Kalorien genau mit den Rezepten zu treffen wird so gut wie unmöglich sein. Das ist aber auch gar nicht so wichtig. **Faustregel:** Du rundest dein Kalorienziel auf den nächsten 100er-Wert ab. Im Beispiel also auf 1800 Kalorien. **Nach oben und unten hast du nun ein Spielraum von 150 Kalorien.** Also einen Bereich von **1650 bis 1950 Kalorien**. In diesem Bereich musst du mit deinen frei gewählten Rezepten landen. Merke dir dieses Ziel einfach oder schreibe es auf.

Bei Gewichtsverlust oder Stagnierung: Starte eine neue Zielberechnung

Natürlich solltest du dich nicht jeden Tag wiegen. Aber einmal die Woche (zur gleichen Zeit und am gleichen Tag) macht das schon mal Sinn um deinen Fortschritt auch zu überwachen. Wenn sich nach mehreren Wochen nichts tut (Stagnierung), solltest du dein Kalorienziel neu berechnen (dann hast du vielleicht einen Fehler gemacht). Genauso solltest du dein Ziel neu berechnen, wenn du mehrere Kilos verloren hast. Deine neuen Werte in die Formel eingesetzt ergeben dann einen geringeres Kalorienziel. Die neue Berechnung startest du einfach wieder ab ▸ **Seite 30**.

Des Weiteren habe ich noch ein paar hilfreiche Tipps & Tricks für ein wichtige Sonderfälle im Bereich der Rezepte und der Zubereitung zusammengestellt:

Tipps für Nachschicht/Schichtbetrieb (ab ▸ Seite 48)

Keine Küche/Ofen/Mikro im Job (ab ▸ Seite 51)

Kalorien schätzen (Restaurant/auswärts) (ab ▸ Seite 46)

Wie du die Rezepte verwendest

Rezepte-Icons

Die Rezepte werden entsprechend ihrer Eignung mit verschiedenen Icons wie „**vegetarisch**“ oder „**geeignet zum Mitnehmen und Einpacken**“ gekennzeichnet.

Zutaten tauschen & wechseln

Ob du in einem Rezept eine Zucchini mit Tomaten oder einer Aubergine austauscht ist völlig egal. Wenn es zum Rezept passt und du diese Anpassung machen möchtest ist das überhaupt kein Problem. Natürlich gilt das vor allem für Gemüse. Hier kannst du dich gerne nach deinen Wünschen austoben. Was nicht funktioniert sind gravierende Änderungen an einem Rezept, welche das Rezept in den Grundzügen verändern. Zum Beispiel indem ein Stück Hähnchenbrust durch ein Lachsfilet ersetzt wird. Diese Änderung würde die Nährwerte und den Kaloriengehalt des Rezeptes drastisch verändern. Das gilt natürlich für alle Zutaten mit einer hohen Energiedichte. Aber ein 1:1 Tausch (auf die Kalorien bezogen) ist natürlich immer möglich.

Gemüse gegen Gemüse
Fett / Öl gegen ein anderes Fett / Öl
Hähnchen gegen Rindfleisch
Apfel gegen Kiwi (Obst gegen Obst)
und so weiter ...

Hintergrund ist vor allem, dass du deine Kühlschrankreste verwenden sollst. Wir wollen nichts was noch verwendet werden kann wegwerfen. Tausche also sinnvoll Zutaten, wenn möglich. Du sparst Lebensmittel und Geld.

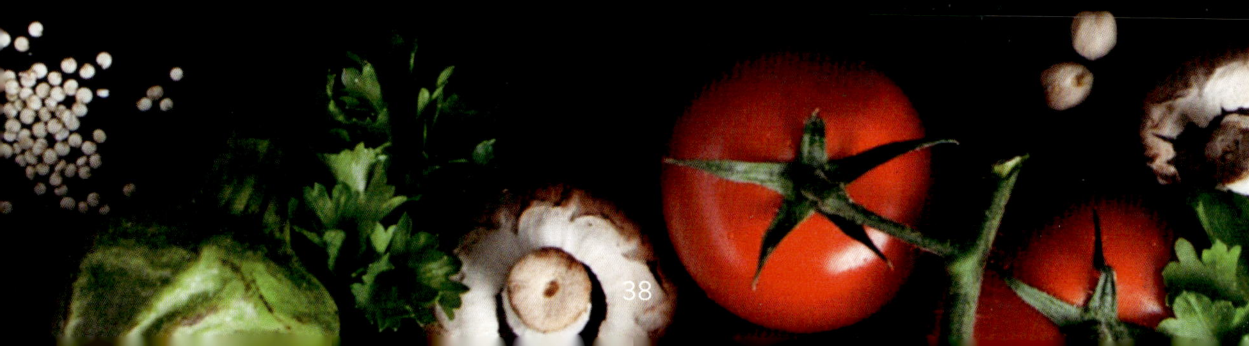

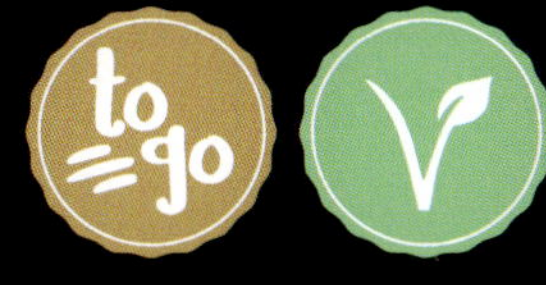
To-Go
Vegetarisch

Rezepte mit dem „**To-Go**“-Icon sind geeignet um mit passenden Dosen und Behältern transportiert zu werden. Außerdem eignet sich die Zusammensetzung der Zutaten gut für eine Haltbarkeit und das erneute Aufwärmen in einer Mikrowelle oder auf dem Herd. Statte dich mit hochwertigen Transportboxen aus.

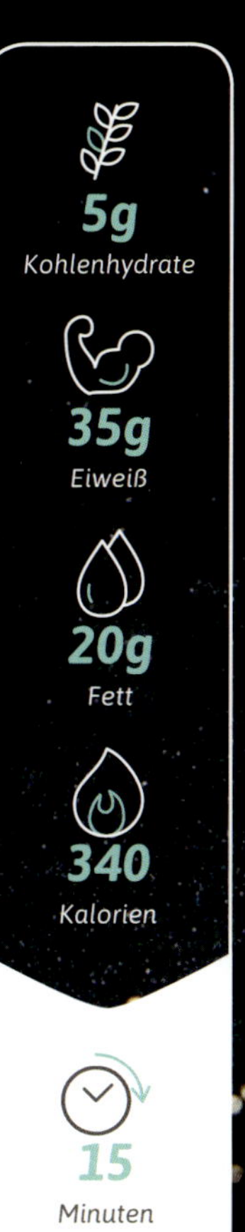
5g
Kohlenhydrate
35g
Eiweiß
20g
Fett
340
Kalorien
15
Minuten

Nährwerte

Die **Nährwerte-Box(en)** zeigen dir **immer die Nährwerte für genau eine Portion**. Auch wenn in den Zutaten manchmal die Mengen für zwei oder auch drei Portionen angegeben werden, gelten die Infos aus der Nährwerte-Box immer für eine dieser Portionen. So hast du auch die Kontrolle, falls du mal die halbe oder doppelte Portion von einem Gericht kochen möchtest.

Rezepte halbieren/verdoppeln

Die Rezepte aus den hohen Kalorienbereichen kannst du so zum Beispiel auch passend für deinen Bedarf halbieren.

Häufig gestellte Fragen und wichtige Facts

Muss ich Sport treiben?

Wie bereits bei der Berechnung des Kalorienwertes beschrieben ist es nicht gezwungenermaßen notwendig auch Sport zu treiben. Trotzdem ist Bewegung, Spazieren gehen, Joggen oder Krafttraining sinnvoll und nur förderlich. Positiv für Herz, Kreislauf und den Stoffwechsel. Mit Bewegung und Sport unterstützt du also nicht nur deine Diät, sondern tust auch deiner Gesundheit etwas Gutes.

Kohlenhydrate nach 18 Uhr machen dick?

Leider hat sich das irgendwie rumgesprochen. Wahr ist daran allerdings **nichts**! Mit einer Low-Carb Mahlzeit am Abend unterstützt man die Fettverbrennung in der Nacht. Wenn man aber ein Stück Brot anrührt soll gleich alles für die Katz sein? Nein, keine Sorge. Die Unterschiede sind zu vernachlässigen. Im Grunde ist es egal ob du Kohlenhydrate am Morgen oder am Abend isst. Trotzdem sind sie beim Frühstück und als Energielieferant deutlich sinnvoller am Morgen untergebracht.

Ist ______ bei Low-Carb erlaubt?

Ich werde das immer wieder gefragt. Und zwar zu allen möglichen Lebensmitteln. Mein erster Tipp ist immer ein Blick auf die Nährwertangaben des Lebensmittels oder Produktes (siehe ▸ **Seite 16**). Das hilft manchmal schon enorm. Wenn es nicht gerade um Haushaltszucker oder Verlgeichbares geht **ist eigentlich kein Lebensmittel kategorisch verboten**. Eine Banane ist genauso wenig verboten wie eine Portion Nudeln oder ein Brötchen. Alleine betrachtet ist das einfach nicht zu beantworten. Es kommt immer darauf an wie der Rest des Tages so aussieht oder was davor schon gegessen wurde. **So lange es in den Plan und das Ziel passt, ist alles erlaubt!**

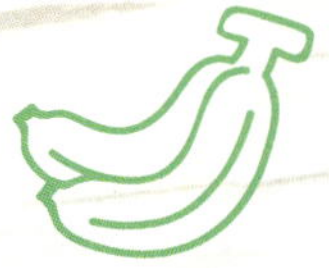

Wie sieht es mit Cheatdays aus?

Ein Cheatday oder auch mal ein Cheatmeal sind erlaubt, wenn sie euch das „Durchhalten" erleichtern. Aber natürlich sollte der Cheatday gesittet ablaufen. Zum Frühstück gibt es Pancakes mit Sirup und noch einen Donut. Um 13:00 Uhr trifft man sich dann mit der Freundin beim McDonald's und gönnt sich 1-2 Menüs. Am Abend ist der Pizza-Lieferdienst dran. Genauso sieht der Cheatday **nicht** aus. Wenn ihr nicht müsst, dann ist es natürlich besser auf den Cheatday zu verzichten.

Wenn es aber trotzdem zum **Cheatday** kommt, würde ich das Ganze wie folgt gestalten: Frühstück „ganz normal" mit Brötchen nach Wunsch (am besten an einem Sonntag mit Freunden). Und natürlich ist dann auch Nutella und Co. erlaubt (aber nicht gleich das halbe Glas). Mittags wird eine Kleinigkeit selbst gekocht (worauf man schon lange mal wieder Bock hat - zum Beispiel Spaghetti Bolognese) und am Abend könnte man sich ja auch noch mit einer Freundin gemütlich in einem Restaurant treffen und gemütlich was essen. Wenn man am Abend zum Beispiel beim Lieblings-Italiener reserviert hat, könnte man die Bolognese nach dem tollen Frühstück auch ausfallen lassen.

Bei einem **Cheatmeal** (das kann ja auch mal ungeplant passieren) muss man sich keine großen Gedanken machen. Das kann man einfach am nächsten Tag durch eine etwas kleine Portion wieder ausgleichen.

Ist Alkohol erlaubt?

Generell spricht nichts gegen ein gelegentliches Bier oder ein Viertelchen Wein. Aber auch alkoholische Getränke haben Kalorien. Das sollte man bedenken und dann auch mit einplanen. Ein kleines Bier bringt es alleine schon auf ca. 12g Kohlenhydrate und über 130 Kalorien. Ein Viertel Rotwein schlägt sogar mit ca. 200 Kalorien zu Buche. Bestenfalls ist auf Alkohol aber zu verzichten. Wasser tut dem Körper da deutlich besser.

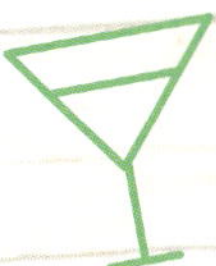

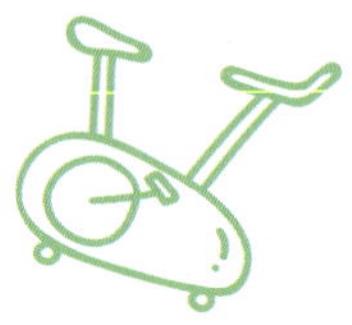

Cardio oder Krafttraining?

Wenn du deine Ernährung/Diät durch **Sport** unterstützen möchtest, ist das natürlich super. **Aber was ist sinnvoller während einer Diät?** Zunächst musst du wissen, dass dein Körper sich die fehlende Energie während einer Diät nicht nur aus den Fettreserven holt. Es werden auch Muskelmasse zur Bereitstellung von Energie herangezogen. Um einem starken Muskelschwund entgegen zu wirken ist gelegentliches Krafttraining zu empfehlen und deine Muskelmasse zu schützen. Cardio dagegen verbrennt im Vergleich kurzzeitig mehr Kalorien und verbessert auch die Regeneration nach oder zwischen zwei Trainings. Im Klartext ist eine Kombination aus Cardio- und Trainingseinheiten pro Woche zu empfehlen.

Hilfe, ich habe über Nacht zugenommen!

„Ich habe über Nacht 2 Kilo Fett zugenommen!!" - Keine Sorge! Noch niemand hat über Nacht X Kilogramm an Fett zugelegt. Das ist gar nicht möglich. Dein **Körpergewicht schwankt jeden Tag mehrere Kilogramm**. Außerdem verläuft dein Körpergewicht auch nicht in einer strikten Diät jeden Tag abwärts (das ist auch der Grund weshalb man sich nicht unbedingt jeden Tag wiegen sollte - mehr dazu im nächsten Abschnitt). Deine tägliche Zufuhr von Flüssigkeit, Kohlenhydraten, Salz aber auch deine täglichen Aktivitäten, hormonelle Aktivitäten und dein Stresslevel beeinflussen dein aktuelles und tägliches Körpergewicht. Der größte Teil ist dabei im Körper eingelagerte **Flüssigkeit (Wasser)**. Dein Gewicht am Abend und am nächsten Morgen haben also so gut wie nichts mit deiner Fettmasse zu tun. Um 1 Kilogramm Fett auf zu nehmen müsstest du bis zu 15 Tafeln Schokolade auf einmal essen (*„Challenge accepted?"* - Bitte nicht!)

Wie oft sollte ich mich wiegen?

Wie im vorausgehenden Abschnitt beschrieben schwankt dein Körpergewicht täglich aus verschiedenen Gründen und um mehrere Kilogramm. Sich jeden Tag auf die Waage zu stellen ist daher ganz und gar nicht förderlich. Vor allem nicht für deine Motivation. Wie oft also und unter welchen Bedingungen sollte man sich wiegen? Um eine reale Gewichtsentwicklung darzustellen, solltest du immer zum Beispiel einen Wochendurchschnitt deines Gewichtes tracken und notieren. Dazu reicht es aus sich **2 bis maximal 3 Mal in der Woche** zu wiegen. Ich wiege mich ak-

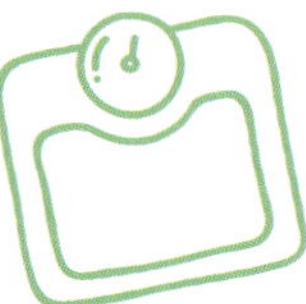

tuell nur noch ein Mal pro Woche. Dabei solltest du dich immer an den **gleichen Tagen und zur gleichen Zeit** wiegen. Wiege dich also zum Beispiel Montag, Mittwoch und Samstag. Berechne den Durchschnitt der drei Werte. Das ist dann dein Wochenwert, welchen du mit dem Durchschnitt der Folgewoche vergleichen kannst. Wenn du so nach zum Beispiel 2 bis 3 Wochen bemerkst, dass es nicht weiter voran geht, kannst du deine Werte neu berechnen und ein neues Kalorienziel festlegen.

Bei meinem Gewicht tut sich kaum was! Bin ich auf dem richtigen Weg?

Dein Gewicht ist natürlich der erste messbare Wert an welchem du den Erfolg deiner Diät misst. Trotzdem gibt es zahlreiche weitere und sogar (aus meiner Sicht) noch **wichtigere Faktoren** um den Erfolg deiner Ernährung zu messen:

- Du freust dich auf deine nächste Trainingseinheit
- Du freust dich auf die nächste gesunde Mahlzeit mit viel Gemüse
- Du hast gute Laune und fühlst die Motivation
- Du gönnst dir kleine süße Snacks ohne ein schlechtes Gewissen

Außerdem verändern sich folgende weitere Dinge bereits nach wenigen Wochen unabhängig von dem Stand der Waage:

- Deine Körpermaße (zum Beispiel Bauchumfang) ändern sich
- Du machst Fortschritte bei Ausdauer und im Training
- Du fühlst die Energie und bist fitter
- Du siehst optische Veränderungen an deinem Körper
- Du bemerkst die Veränderung auch sehr gut bei Klamotten

Von Nichts kommt Nichts!

Gesunde Ernährung und auch mein Konzept ist kein Weg um möglichst schnell abzunehmen. Wenn das dein Anspruch ist, solltest du deine Denkweise verändern. **Ein Ziel zu erreichen ist harte Arbeit** und man muss ich auch den Arsch dafür aufreißen. So ist es einfach! Langfristig denken und sich Zeit für seine Ziele nehmen ist auf Dauer mehr Wert, als möglichst schnell abzunehmen. Mit Jo-Jo-Effekt nach Crash-Diäten bist du mit der „langsameren Variante" trotzdem schneller!

Heißhunger & Fressattacke Was kann ich tun?

Wenn der Anfall kommt...

Wenn du ein typischer Kandidat für **Heißhunger-Attacken** bist gebe ich dir hier ein paar Tipps an die Hand. Wenn du eine gewisse Zeit Rezepte aus diesem Buch gekocht und gegessen hast, sollten diese Attacken oder das plötzliche Verlangen nach etwas zum Naschen (oder generell auf irgendetwas zum Essen) deutlich nachlassen. Wenn du dem Verlangen nicht nachgeben kannst, dann verwende **die richtigen Snacks** zum Knabbern (siehe Snacks auf auf ▸ Seite 338) oder eine Portion Obst.

Eine Attacke dauert meist nicht lange an aber in diesen paar Minuten wird über alles hergefallen was sich so im Vorratsschrank oder dem Kühlschrank versteckt (kenne ich selbst aus eigener Erfahrung). Aber: du kannst während einer Attacke nichts essen, wenn du nichts eingekauft hast. Denke also vorher daran und kauf erst gar keine Schokolade oder Knabberzeugs im Überfluss ein. Natürlich möchte ich dir nicht verbieten eine Tüte Chips oder eine Schokolade im Schrank liegen zu haben, aber es hilft auch einfach „keinen direkten Zugriff" auf etwas Süßes zu haben. So erging es mir zumindest oft. Man geht dann zwar trotzdem 2-3 Mal (innerhalb von 5 Minuten) zum Kühlschrank und überprüft immer wieder ob sich da nicht doch noch irgendwas drin versteckt hat (obwohl man es eigentlich besser weiß). Wenn man dann nichts findet, bleibt „nur" die Alternative von zum Beispiel einem Apfel. Weil dieser das Verlangen aber ganz und gar nicht befriedigt, verpufft die Attacke dann gezwungenermaßen. Das ist zwar in diesem Moment sehr frustrierend, aber auch dieser Zustand hält nicht lange an. Das Gefühl welches danach folgt ist dann umso besser. Du hast erfolgreich Widerstand geleistet (auch wenn du dazu gezwungen warst und dir eigentlich was „reingestopft" hättest, wenn denn etwas da gewesen wäre). Die nächste Stufe ist dann etwas „da zu haben" und gezielt zu widerstehen. Das geht soweit, dass man in die Küche geht und die Tafel Schoki schon in der Hand hat und dann „Nein!" sagen kann. Probiers mal aus. Desweitern folgen ein paar hilfreiche Tipps:

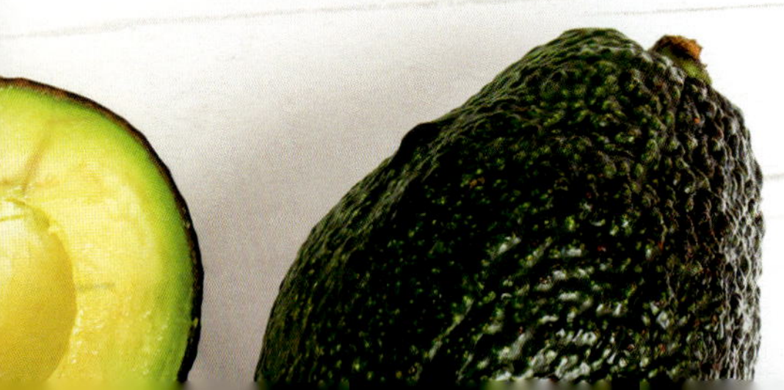

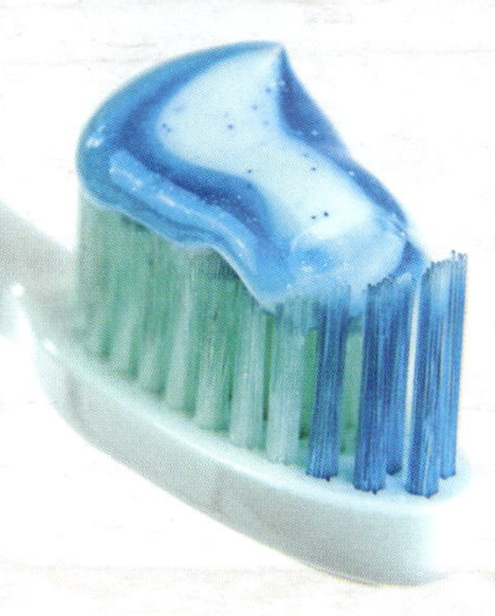

Zähne putzen

Das Abendessen ist schon eine Weile her, du bist aber noch wach und plötzlich ist es wieder da: das Verlangen. Ab ins Bad und Zähne putzen. Glaub mir, es hilft!

Beschäftigung

Wenn du eine Ablenkung hast und dir nicht langweilig ist, hat es der Heißhunger auch schon etwas schwerer. Sollte der Heißhunger aber trotzdem „angreifen" kannst du zum Beispiel auch eine Freundin anrufen oder eine Ablenkung starten welche auch etwas Spaß mit sich bringt (für Jungs z.B. eine Runde PlayStation oder Ähnliches). Meistens ist Heißhunger ein Gefährte der Langeweile. Achte darauf was du gerade machst oder gemacht hast während dich das Verlangen übermannt.

Trinke Wasser (am besten heiß) oder Tee

Ein heißes Getränk hilft ebenfalls gegen Heißhunger. Wer die Geduld nicht hat sich erst einen Tee aufzubrühen der kann auch einfach ein großes Glas Wasser trinken.

Abstand der Mahlzeiten

Mach nicht zu große Pausen zwischen zwei Mahlzeiten. In der Regel sollten zwischen zwei Mahlzeiten bis zu 5 Stunden liegen. Wenn bei jeder Mahlzeit eine große Portion Gemüse auf deinem Teller landet, gehören Heißhunger-Attacken bald der Vergangenheit an.

Kaugummi kauen

Fange bei einer Attacke an Kaugummi zu kauen. Die Flüssigkeit welche sich im Mund durch den Kaugummi bildet und das Kauen an sich können das Verlangen nach etwas zu Naschen schnell verdrängen.

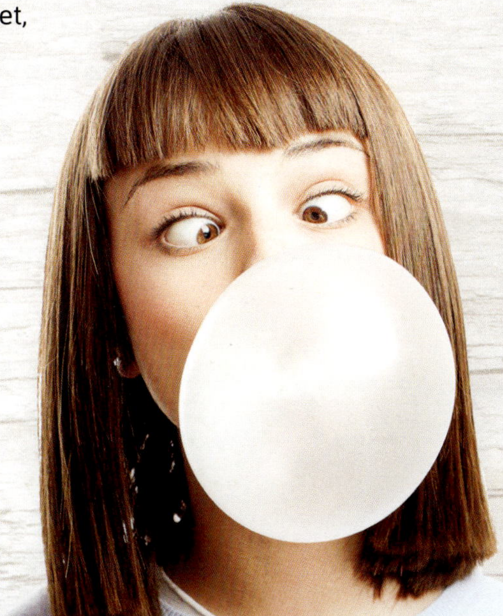

Auswärts essen & Tipps im Restaurant

Du warst eigentlich so gut „drin" mit deiner Ernährung, da kommt dein Mitbewohner oder eine Freundin und fragt dich, ob du dich mit ein paar Freunden in der Pizzeria um die Ecke zum Essen treffen willst. Da passiert es schnell, dass man schwach wird und sich eine Pizza gönnt. Die noch schlechtere Alternative ist, sich wegen diesen Gründen komplett von dem Treffen fern zu halten um die Fortschritte der Ernährung nicht kaputt zu machen. **Wähle den Mittelweg!** In fast jedem Restaurant findet sich auf der Speisekarte etwas Passendes für deine Low-Carb Ernährung. Auch wenn es nicht extra als Low-Carb gekennzeichnet ist. Du solltest also in etwa wissen, welche Kategorie von Lebensmitteln und Gerichten sich dafür eignet und welche nicht. Dabei hilft dir auch das wichtige Kapitel „Low-Carb Lebensmittel" ab ▸ Seite 18. Außerdem lässt sich mit jeder Bedienung reden. So können auch Beilagen mit vielen Kohlenhydraten meistens kostenlos zum Beispiel durch frisches Gemüse ersetzt werden.

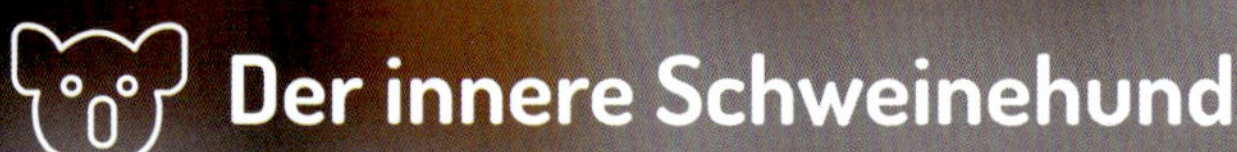

Der innere Schweinehund

Natürlich musst du auch etwas **Disziplin** an den Tag legen. Ohne die geht es nicht. Während alle anderen am Tisch sich eine leckere und große Pizza bestellen, musst du durchhalten und einen großen Salat, ein Fischfilet oder ein Stück Fleisch mit Gemüse bestellen. Die ersten paar Male sind sehr schwer. Aber wenn du das durchziehst darfst du auch super stolz auf dich sein! Wenn das später mal Routine wird (und eine Pizza gönnst du dir natürlich auch immer wieder mal) dann ist es wirklich super easy! Mit den Getränken ist es das Gleiche! Mache Alkohol und Cola zu den Ausnahmen und bestelle Wasser! Wenn du bei Freunden zum Essen eingeladen bist, gibt es eigentlich nur zwei Möglichkeiten: Entweder du sprichst vorher mit deinem Gastgeber und fragst nach ob Alternativen möglich sind oder du planst den Besuch einfach in deinem Speiseplan ein und vergisst an diesem Abend alles Weitere und genießt den Abend bei Freunden oder Bekannten.

Bevor es losgeht...

Auf dem Tisch landen ein Brotkorb, Butteraufstrich, Öl und Oliven. Natürlich ist das lecker, **spare dir deinen Appetit aber lieber auf dein Hauptgericht**. Alles was du jetzt isst, ist später nach deiner Hauptmahlzeit „too much". So sparst du dir unnötige Kalorien und Kohlenhydrate. Konzentriere dich lieber auf das Gespräch am Tisch.

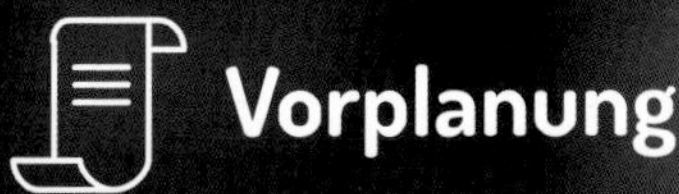

Vorplanung

Ein Blick in die Online-Speisekarte schon zuhause oder bevor du losgehst schadet oft nicht. So kannst du dir schon mal etwas Passendes aussuchen. Außerdem fällt es dir am Tisch dann auch leichter bei deiner Wahl zu bleiben.

Kalorienzählen im Restaurant?

„Herr Ober können Sie mir bitte eine Waage bringen?" - ein Satz den du im Restaurant nicht sagst. Wie zählst du deine Kalorien im Restaurant? Richtiges Zählen geht hier natürlich nicht. Du kannst allenfalls schätzen. Und das geht nicht ohne Erfahrung. Eine Portion Nudeln auf dem Teller zu schätzen ist gar nicht so einfach. Aber, und jetzt kommt es: **Es ist auch nicht notwendig**. Du sollst beim Essen im Restaurant auch etwas genießen und nicht zusätzlich zu deiner Low-Carb Gerichtwahl auch noch Kopfrechnen. **Mein Tipp:** Versuche bei geplanten Restaurantbesuchen deine anderen Tagesmahlzeiten darauf anzupassen. Zum Beispiel diese etwas zu verkleinern, wenn du im Restaurant gerne etwas mehr essen möchtest. Dabei kannst du auch rein nach Gefühl vorgehen.

Empfehlungen für Schicht- & Nachtarbeit

Die passende Kost

Arbeiten, wenn andere sich im Bett umdrehen und der **Bio-Rhythmus** eigentlich im Schlaf-Modus ist. Für viele von euch ist das Alltag. Aber wie meistere ich die gesunde Ernährung auch in diesen schweren Bedingungen? Um die Belastungen auf den Körper entgegenzuwirken gibt es ein paar Tipps. Vor allem zu später Stunde und nachts ist eine passende Kost für Magen-Darmtrakt zu empfehlen. Auswirkungen von falscher und schlechter Ernährung können unter anderem Schlafstörungen, Appetitlosigkeit und Müdigkeit sein.

Optimale Ernährungszeiten bei Schichtarbeit

Frühschicht: Um 5 Uhr am Morgen haben die wenigsten Menschen Hunger. Wer hier etwas essen möchte sollte es bei einem kleinen Snack belassen. In der ersten Pause sollte dann erst das eigentliche Frühstück eingenommen werden. Zur Mittagszeit oder nach Schichtende das Mittagessen einnehmen.
Spätschicht: In die Spätschicht solltest du satt mit etwas Vorlauf starten. Je nach Arbeitsbeginn kann das also ein normales Mittagessen und/oder eine Mahlzeit am Nachmittag sein. Ein Snack in der Schicht und ein normales Abendessen gegen Ende oder nach der Schicht.
Nachtschicht: Du solltest weder zu voll noch zu hungrig in eine Nachtschicht starten. Es empfiehlt sich also ein gesundes sättigendes Abendessen bevor es losgeht. Während der Nacht ist dein Körper nicht so leistungsfähig. Ich empfehle daher 1-2 kleine Mahlzeiten. Zwischen 1 und 4 Uhr solltest du allerdings nichts essen. Verteile die Mahlzeiten auf die Stunde nach Mitternacht und erst wieder ab 4 Uhr am Morgen. Ideale Getränke in dieser Zeit sind **warme Tees**. Nach deiner Nachtschicht solltest du ein kleines bis normales und leichtes Frühstück zu dir nehmen. So kannst du später ohne Hunger einschlafen.

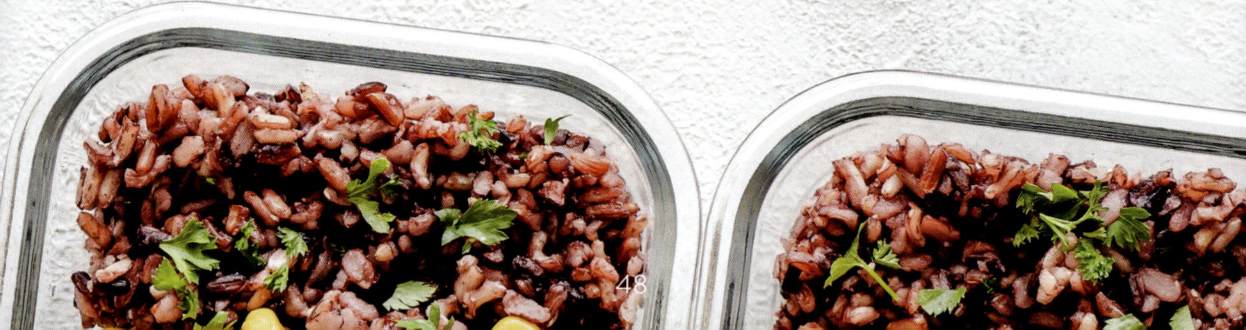

Passende Mahlzeiten & Snacks (für Nachtschicht)

Vor allem während einer Nachtschicht ist es empfehlenswert eher mehrere kleine Mahlzeiten (Snacks) einzunehmen als wenige große Gerichte. Bestenfalls sind die Mahlzeiten auch **warm**. Also zum Beispiel eine **warme Suppe** aus dem Thermosbehälter. Einpacken lassen sich eigentlich alle Gerichte mit dem passenden Equipment. Suche dir bei den Rezepten aus diesem Buch einfach die gewünschten Rezepte heraus.

Leichte Kost in der Nacht:

- Milch & Milcherzeugnisse: Joghurt und Quark mit Beeren
- Eiweißbrot mit Frischkäse & Gurke
- Rohkost: Gurke, Karotten, Paprika mit Dip (z.B Tsatsiki oder Quark)
- Obst und leckere Salate
- Fettarmes Fleisch/Fisch wie zum Beispiel Pute oder Kabeljau
- Eier (gekocht)
- Für Energie sind hier auch gesunde Kohlenhydrate wie etwas Reis oder Vollkornnudeln empfehlenswert
- zu trinken: warme Tees, Mineralwasser und Muntermacher wie Kaffee oder schwarzer Tee (aber nicht mehr gegen Ende der Nachtschicht)

Planung und Vorbereitung

Nimm dir die Zeit und plane deine Mahlzeiten auch für deine Nachtschicht. So musst du Gerichte nur noch aufwärmen und kommst nicht in die Situation, dass du etwas von der Kantine oder vom Kiosk holen musst. Ein Absprechen mit Kollegen ist auch eine tolle Möglichkeit. Man kann sich zum Beispiel mit dem Kochen abwechseln.

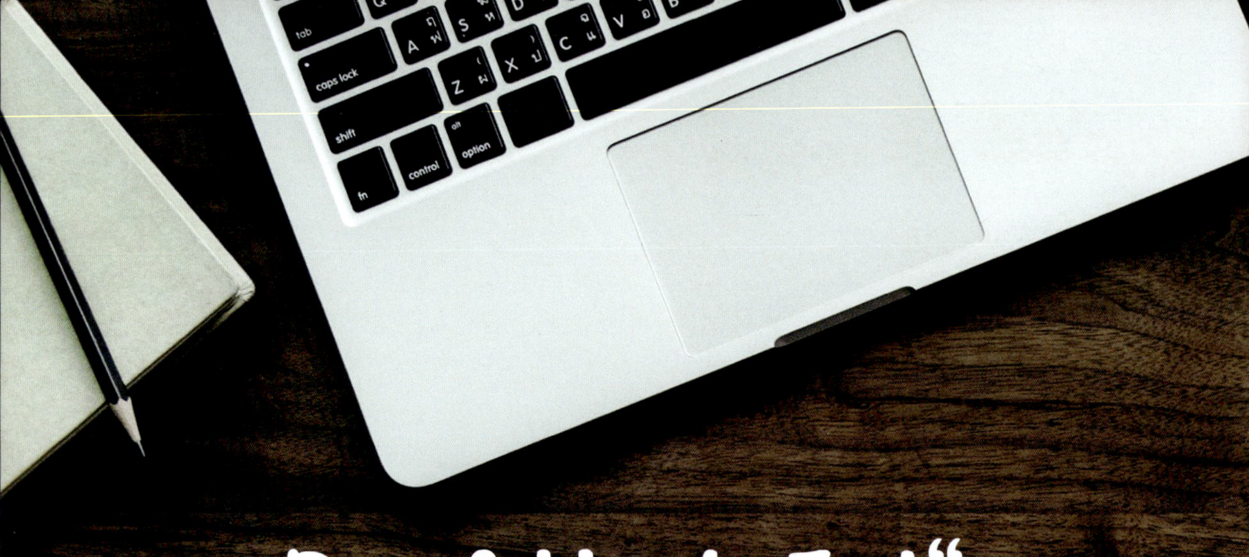

Die „fehlende Zeit" für gesunde Ernährung

Ich hab keine Zeit. Achja?

Zu (gesunder) Ernährung gehören viele Kleinigkeiten. Wissen, Bereitschaft, Freude am Kochen und an den Lebensmitteln, Genuss und vieles mehr. Das Wichtigste aber ist die **Zeit**. Wir müssen uns Zeit nehmen um Mahlzeiten zu planen, um einzukaufen, um zu kochen und alles entsprechend vorzubereiten. Wenn einem aber im Alltag und während der Arbeitszeit keine Küche zur Verfügung steht, sondern nur die Kantine oder der Bäcker an der Tankstelle, sieht es schnell düster aus. Ja, man könnte sich ja was mitbringen und schnell in der Mikro warm machen. Das bringt aber zwei Voraussetzungen mit sich: zum einen sollte natürlich eine Mikrowelle vorhanden sein. Zusätzlich muss eine Mahlzeit zum Aufwärmen vorbereitet werden. Dazu kommt, dass man sich am Vortag überlegen muss, was man morgen essen will und das Ganze dann auch noch einkaufen und zubereiten muss. Und eigentlich weiß man auch noch nicht was es eigentlich heute zu Abend geben soll?! Nun, um es kurz und schmerzlos zu machen: Für dieses Problem gibt es keine Lösung. Außer dass **man sich diese Zeit nimmt**, wenn es einem wichtig ist. *„Aber ich habe zwei Kinder zu versorgen und sonst keine Zeit mehr"* - auch dieser Part ist nicht einfach zu meistern, aber egal ob Ernährungsplan, Kochbuch, leckeres Low-Carb Rezept oder Tipps & Tricks: was du aber in jedem Fall aufbringen musst und was ich dir niemals liefern kann ist **Zeit**. Wenn du Veränderung an deinem Körper willst musst du nicht nur etwas tun, du musst dir den Arsch aufreißen. Ich verspreche dir, dass Zeit zum Planen, Einkaufen und Vorkochen immer verfügbar ist. Denn essen muss nun mal jeder.

Zeitsparen 1 - Kurz & knackig

Achte bei den Rezepten in diesem Buch (zusätzlich zu den Kalorien) auch auf die Zeitangabe und das To-Go-Icon (siehe Beschreibung der Icons auf ▸ **Seite 38 und 39**). Verwende Rezepte mit kurzen Zubereitungszeiten und spare so Zeit.

Zeitsparen 2 - Planung ist ALLES!

Investiere einmalig pro Woche einen großen Teil Zeit und plane deine ganze Woche. So kannst du zum Beispiel auch den Großteil der Lebensmittel in einem einzigen Einkauf erledigen und musst nicht jeden Tag zum Supermarkt gehen.

Zeitsparen 3 - Die Doppelte Menge (oder mehr)

Koche leckere Gerichte in einem Ruck gleich doppelt oder in mehrfachen Portionen. Vieles lässt sich so direkt für den nächsten Tag vorbereiten oder auch einfrieren.

Zeitsparen 4 - Küchenordnung

Halte Ordnung in deiner Küche. Wenn du weißt wo deine Geräte und Utensilien liegen sparst du Zeit. Auch wenn das vielleicht blöd klingt. Es lohnt sich!

Zeitsparen 5 - Effizient kochen (und Energie sparen)

Verwende Deckel beim Aufkochen auf Töpfen und Pfannen. So sparst du nicht nur Zeit (Wasser kocht schneller) sondern auch Energie und bares Geld.

Keine Küche/Mikrowelle am Arbeitsplatz

Die Kollegen gehen zum Imbiss oder bestellen Pizza. Du hast vorgekocht aber **eine Küche oder eine Mikrowelle fehlt?** Hier ist es genau das gleiche Thema wie mit der Zeit: Was nicht da ist kann dieses Buch dir auch nicht liefern. Die Lösung ist ganz einfach: Finde einen passenden Mix aus vorgekochten kalten Gerichten für dein Mittagessen, passe dich der Situation an und verlege deine warme Mahlzeit zum Beispiel auf den Abend. Du kannst ja trotzdem hin und wieder mit deinen Kollegen zum Essen gehen.

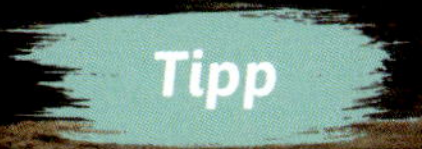

Das Thema beim Chef ansprechen wirkt oft auch Wunder.

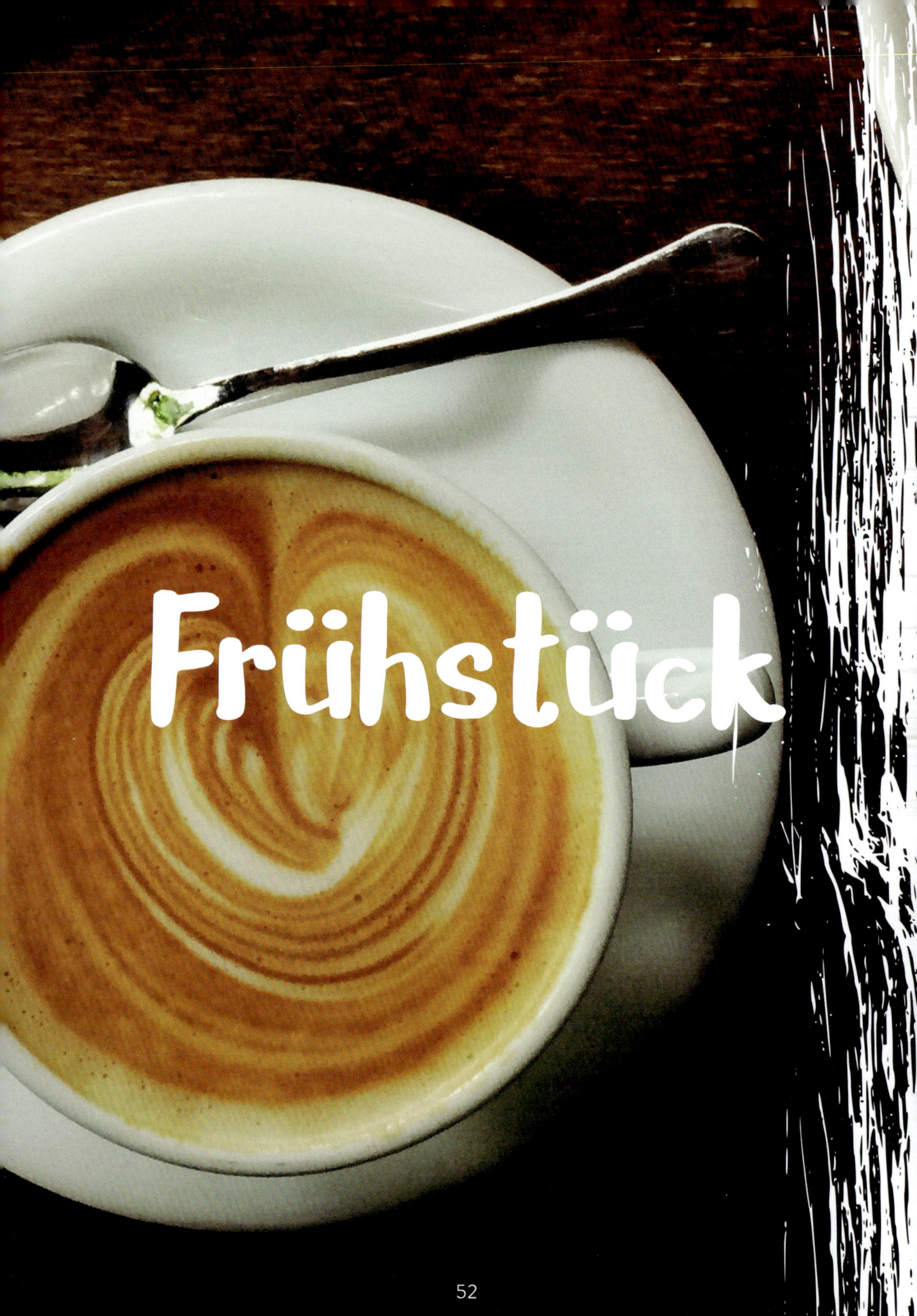

Frühstück

Wähle dein Frühstück selbst aus

Ich hätte gerne...

Wir wollen den Tag nicht gleich im vollen Low-Carb Modus starten, denn am Morgen brauchst du Energie und die wichtigste Mahlzeit des Tages ist doch bekanntermaßen das Frühstück, oder? Ist das tatsächlich so? Nun, nicht ganz - viel wichtiger ist aber, dass jeder Mensch anders ist und anders tickt. Es gibt viele Menschen die sehr selten frühstücken oder am Morgen einfach noch nicht direkt Hunger haben.

Für dein Frühstück: Wähle dir aus den folgenden Frühstücksblöcken jeweils eine Zutat aus und fertig ist dein Frühstück. Dabei kannst du jeden Tag nach Lust und Laune variieren. Wenn du einer der erwähnten Nicht-Frühstücker bist, dann lässt du auch hier das Frühstück einfach aus. Dafür werden dein Mittag- und Abendessen etwas größer. Für dein Frühstück rechnest du einfach mit den folgenden Durchschnittswerten - völlig egal wie du dir dein Frühstück aus den Blöcken 1 bis 3 zusammenstellst:

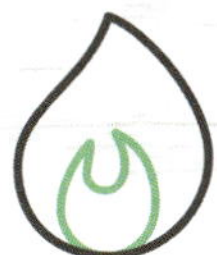

450

Kalorien

So lange du dein Frühstück aus den Blöcken mit den dort angegebenen Mengen auswählst, kannst du dein Frühstück mit 450 Kalorien berechnen. Diese Kalorien werden natürlich bereits von deinem berechneten Tagesziel abgezogen. Wenn du mehr beim Frühstück essen möchtest, beachte das Plus an Kalorien und berücksichtige die übrige Menge für deine Auswahl von Mittag- und Abendessen.

Block 1

Wähle ein Lebensmittel aus dem Block 1 für dein heutiges Frühstück aus:

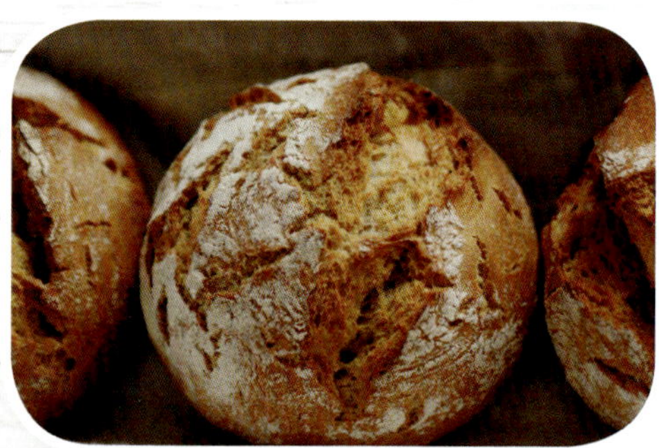

1 Brötchen ca. 80g
Nach Möglichkeit ein Dinkel- oder Vollkornbrötchen. Perfekt für den Start in den Tag und für eine kleine Energie-Portion am Morgen. Kombiniere das Brötchen mit Elementen aus Block 2 und 3.

 *bis zu 30g Kohlenhydrate* ***181 kcal***

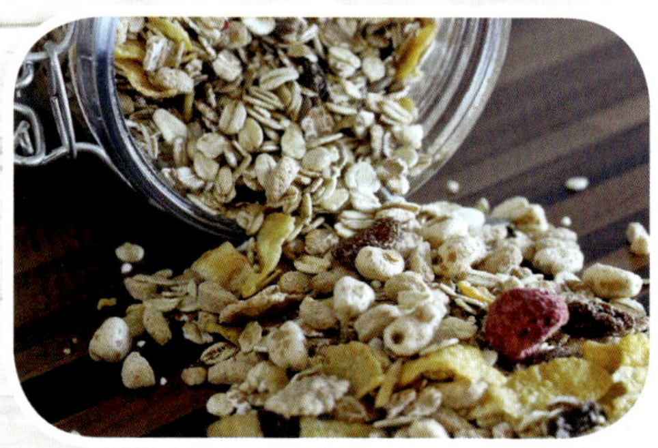

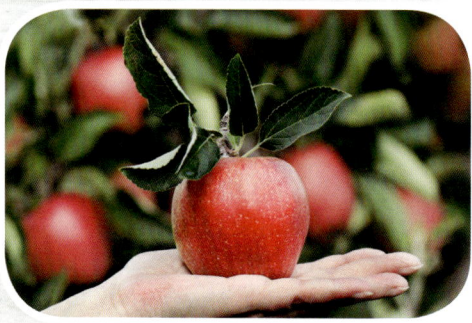

1 Portion Haferflocken ca. 50g
Vollgepackt mit Ballaststoffen, Mineralstoffen und Vitaminen. Eine kleine Vollkorn-Portion in Kombination mit Quark oder Joghurt und Nüssen ist der perfekte Start in den Tag. Mischungen sind auch ok! Zuckerfrei sollten sie sein!

 *bis zu 28g Kohlenhydrate* ***177 kcal***

1 Portion Obst
Zum Beispiel einen Apfel, eine Banane oder eine Kiwi. Mach dir über den Fruchtzucker am Morgen keine Gedanken! Sekundäre Pflanzenstoffe, Vitamine und Mineralstoffe, Ballaststoffe ... perfekt!

 *bis zu 30g Kohlenhydrate* ***140 kcal***

Block 2

Wähle ein Lebensmittel aus dem Block 2 für dein heutiges Frühstück aus:

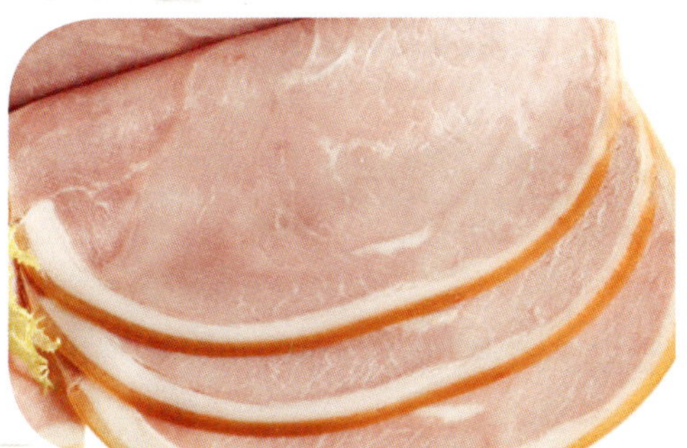

2-3 Scheiben Schinken ca. 50g
oder eine Portion Käse (Block 3)

Empfehlenswert sind hier magere und frische Putenbrust oder gekochter Schinken. Auf Salami, Lyoner & andere fetthaltige verarbeitete Wurst sollte verzichtet werden.

 *bis zu 0,4g Kohlenhydrate* ***94 kcal***

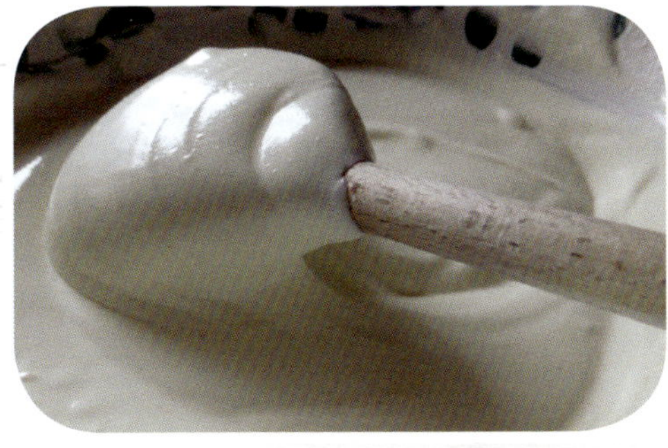

150g Magerquark 0,2%
oder eine Portion Joghurt (Block 3)

Die perfekte Eiweiß-Kombination für Haferflocken und Beeren oder Nüsse. Einfach den Magerquark mit etwas Wasser oder Milch anrühren.

 *bis zu 6g Kohlenhydrate* ***102 kcal***

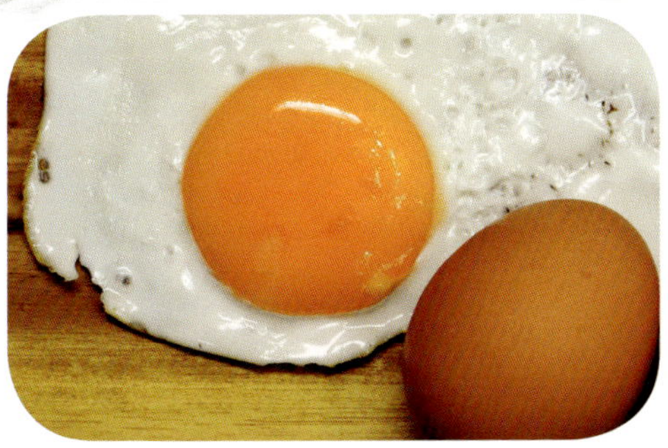

1 großes Ei
Als Rührei mit Kräutern und Gewürzen, als Spiegelei oder weichgekocht mit etwas Salz.

 *bis zu 1g Kohlenhydrate* ***86 kcal***

Block 3

Wähle ein Lebensmittel aus dem Block 3 für dein heutiges Frühstück aus:

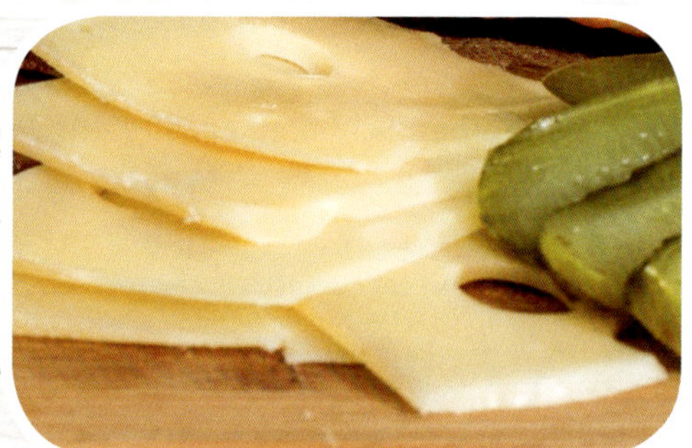

1 Scheibe Käse ca. 30g
oder eine Portion Schinken (Block 2)

Die Klassiker wie Gouda, Tilsiter oder Emmentaler als Scheibe auf's Vollkornbrötchen ... ein Traum!

 *bis zu 0g Kohlenhydrate* ***107 kcal***

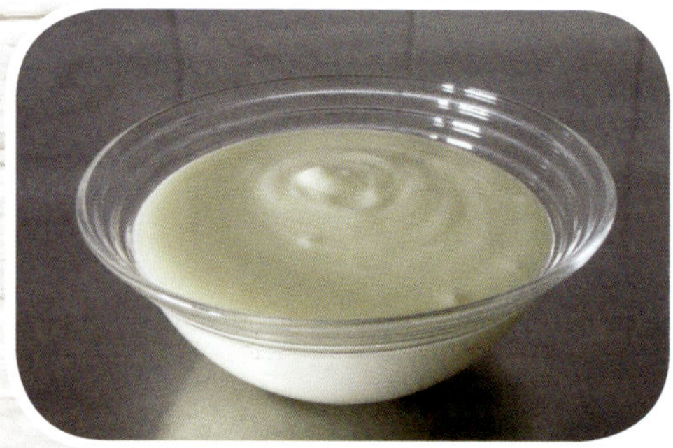

180g Joghurt natur 1,8%
oder eine Portion Magerquark (Block 2)

Der Klassiker mit einer Portion Obst und ein paar Chia-Samen oder mit Beeren und einer Portion Haferflocken.

 *bis zu 10g Kohlenhydrate* ***106 kcal***

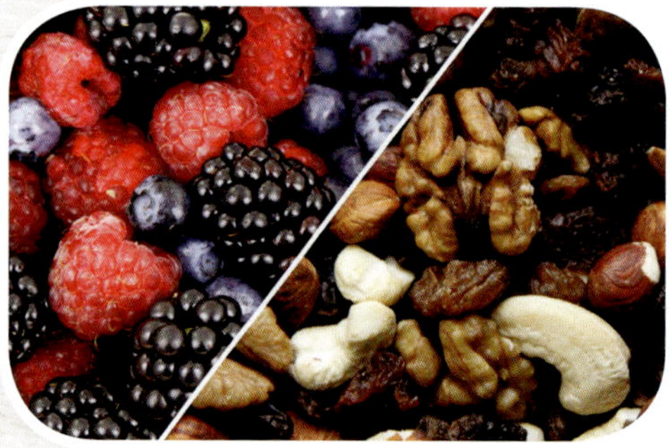

100g Beeren oder 20g Nüsse
oder eine Portion Obst (Block 1)

Beeren wie Himbeeren, Blaubeeren, Erdbeeren. Nüsse wie Walnüsse, Haselnüsse oder Mandeln.

 *bis zu 7,5g Kohlenhydrate* ***120 kcal***

Passend zur Auswahl immer erlaubt:

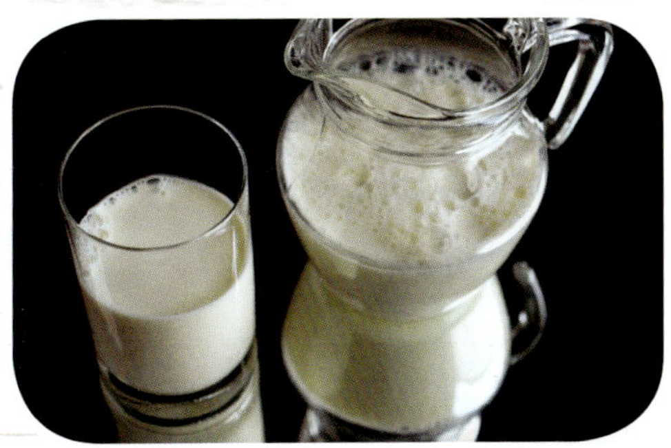

Ergänzende Milchprodukte

Passend zur Auswahl eine Portion Butter oder ein Schuss Milch zum Quark. Alternativ sind natürlich auch Mandelmilch kein Problem.

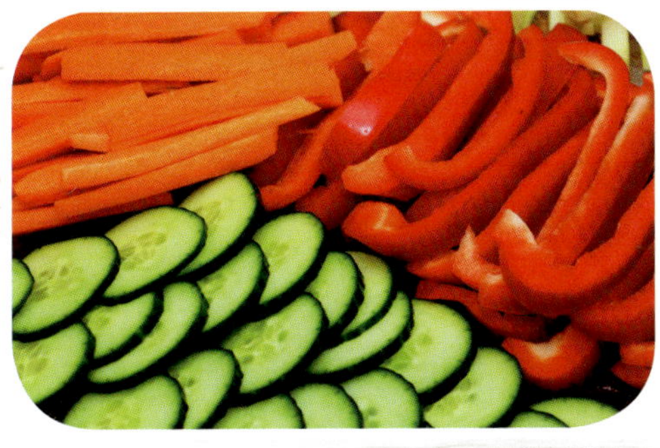

Rohkost

Die Frühstück-Lebensmittel aus allen Blöcken können jederzeit mit Rohkost-Portionen wie Paprika, Salatgurke und Karotten ergänzt werden. Die Rohkost-Häppchen eignen sich auch super als Snack für Zwischendurch.

Sonstiges

Weitere Lebensmittel natürlich erlaubt zur freien Verwendung:

Gewürze und Süßungsmittel (kein Zucker) jeder Art
Wasser & Tee (mit Ingwer)
Toppings wie Chia-Samen, Kokosflocken
Toppings wie Kürbiskerne, Sonnenblumenkerne, Leinsamen (in kleinen Mengen)

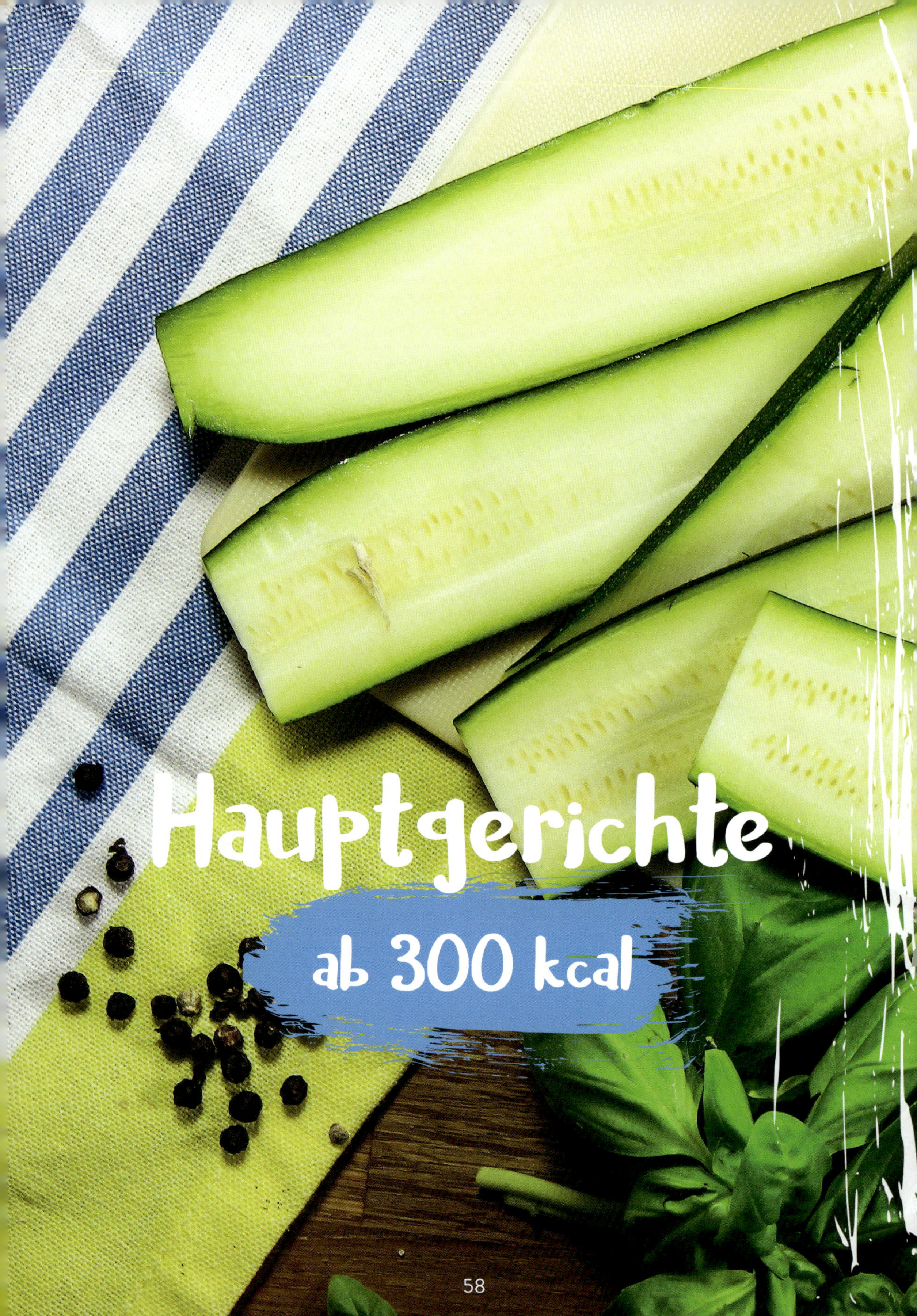

Hauptgerichte

ab 300 kcal

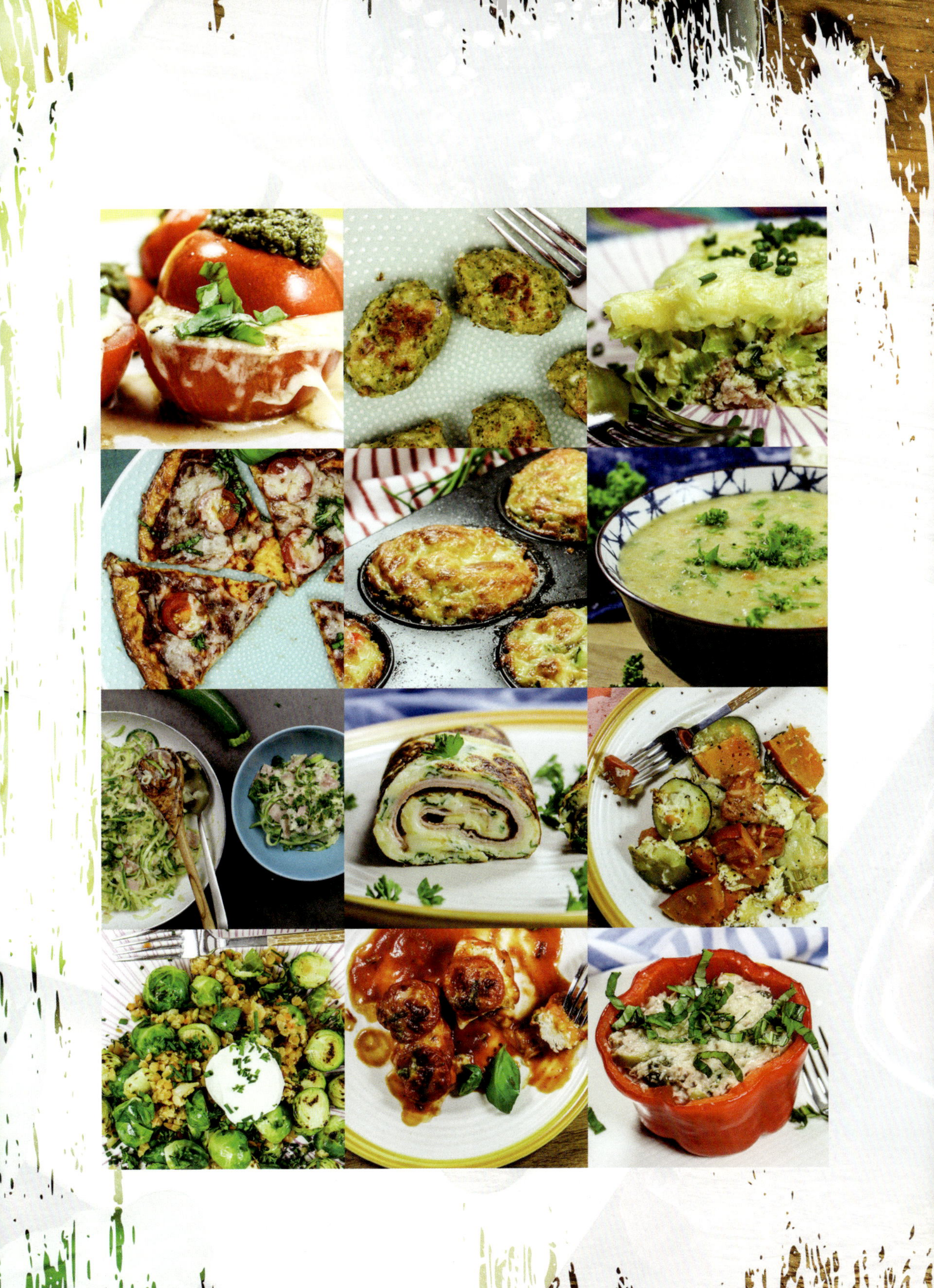

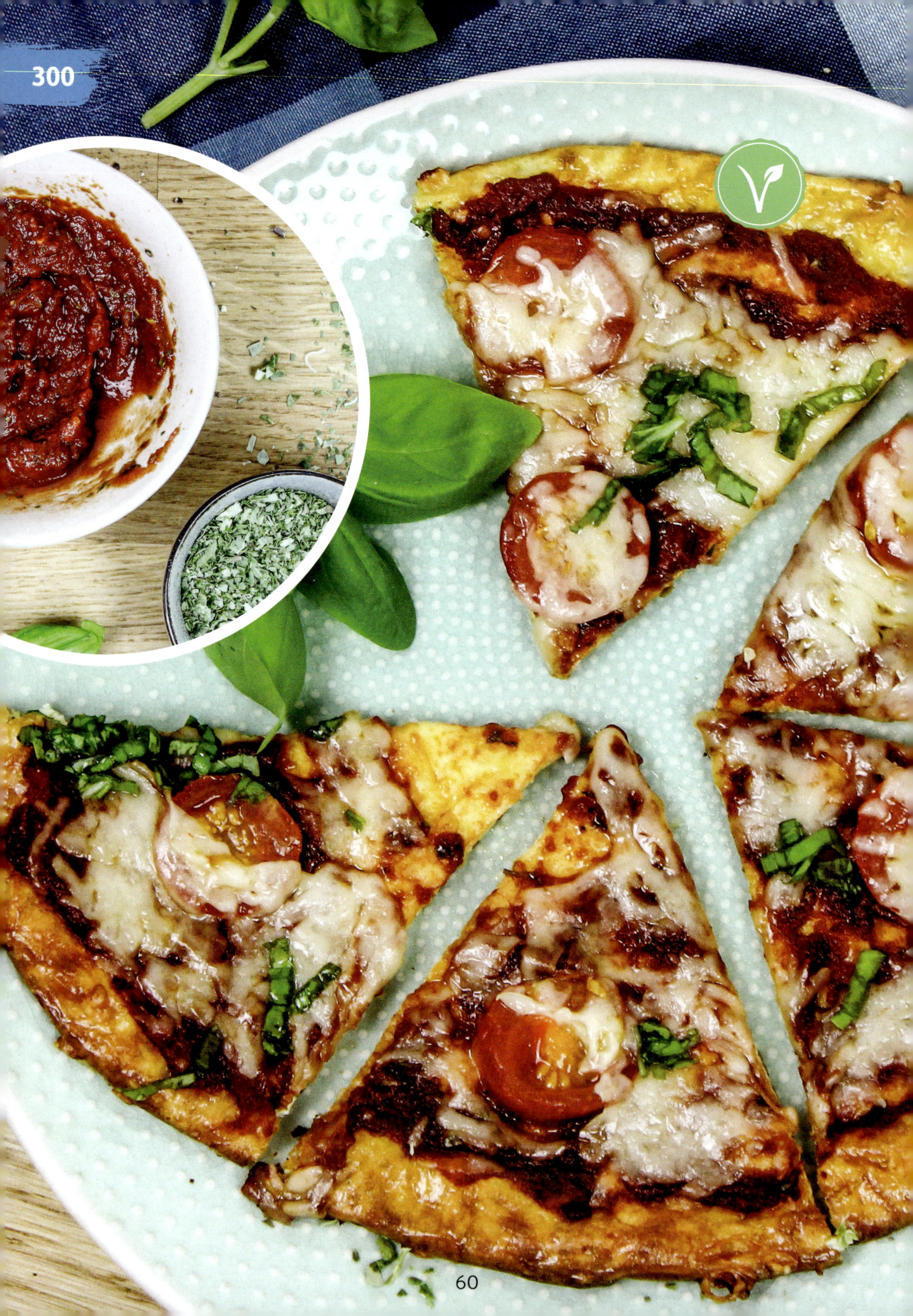

Pizza (ohne Mehl)

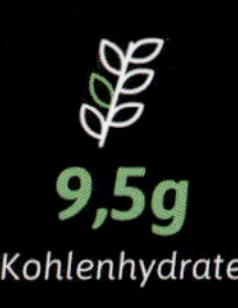

9,5g
Kohlenhydrate

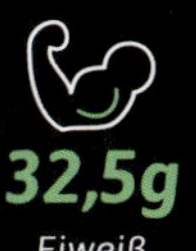

32,5g
Eiweiß

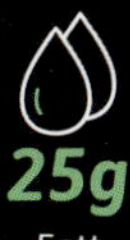

25g
Fett

391
Kalorien

30
Minuten

Zutaten

60g Quark (20%)
1 mittelgroßes Ei
60g Käse, gerieben
etwas Salz & Pfeffer
etwas Tomatenmark
etwas Wasser

Zubereitung

Backofen auf 180 °C mit Ober- und Unterhitze vorheizen. Backblech mit Backpapier bereitlegen.

Den Quark mit dem Ei und dem gerieben Käse in einer Schüssel mischen und kreisrund auf einem Backblech ausstreichen.

Für ca. 15 Minuten backen. Dann aus dem Ofen nehmen. Tomatenmark mit etwas Wasser und Gewürzen mischen und auf dem Teig ausstreichen.

Nach Belieben belegen und noch mal mindestens 10 Minuten in den Ofen. Lecker!

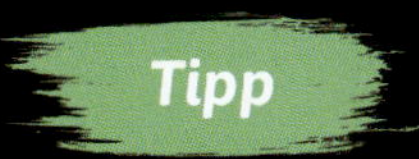

Eine tolle Empfehlung für den Belag ist zum Beispiel Gemüse (wie Artischocken, Brokkoli oder Champignons) und leichter Schinken.

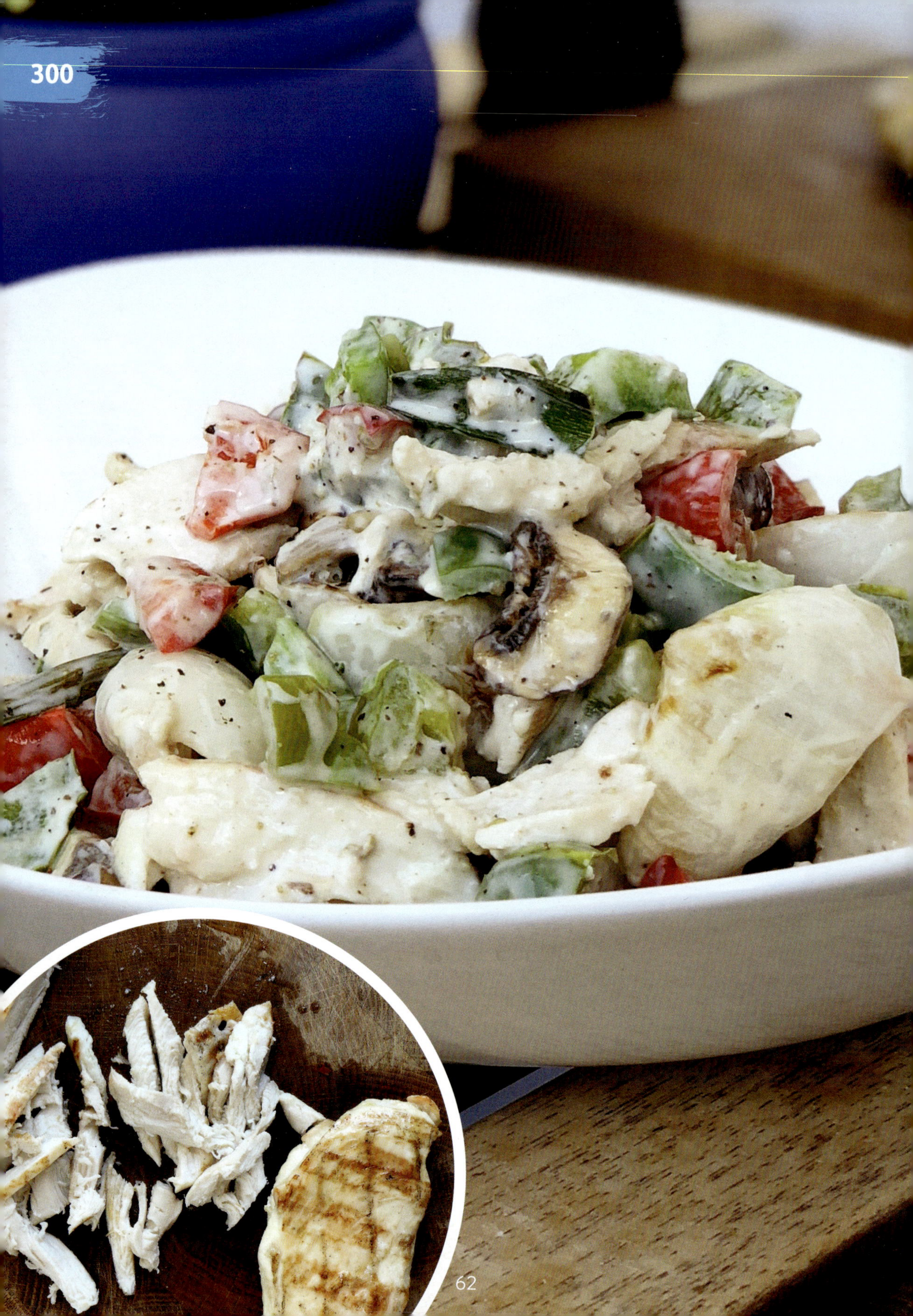

Hähnchen-Gemüse mit Joghurt

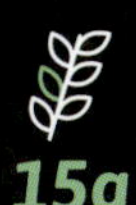
15g
Kohlenhydrate

42g
Eiweiß

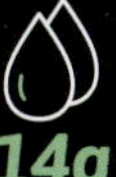
14g
Fett

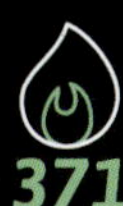
371
Kalorien

15
Minuten

Zutaten

10ml Olivenöl
75g Joghurt
1 Stange Frühlingszwiebel
1 grüne Paprika
1/2 rote Paprika
50g Champignons
150g Hähnchenbrust
etwas Salz & Pfeffer

Zubereitung

Grill anwerfen. Alternativ kann auch alles in einer Pfanne zubereitet werden.

Gemüse waschen und von Kernen etc. befreien. Fleisch kurz abwaschen und abtupfen.

Alles auf den Grill geben. Ggfs. etwas mit Olivenöl bepinseln.

Alles vom Grill nehmen. Gemüse kleinschneiden und das Fleisch mit zwei Gabeln zerzupfen oder mit einem Messer kleinschneiden. Alles in eine kleine Schüssel geben.

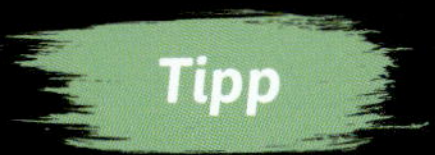

Tolles und leichtes Gericht für warme Tage. Schmeckt am besten leicht abgekühlt und lauwarm.

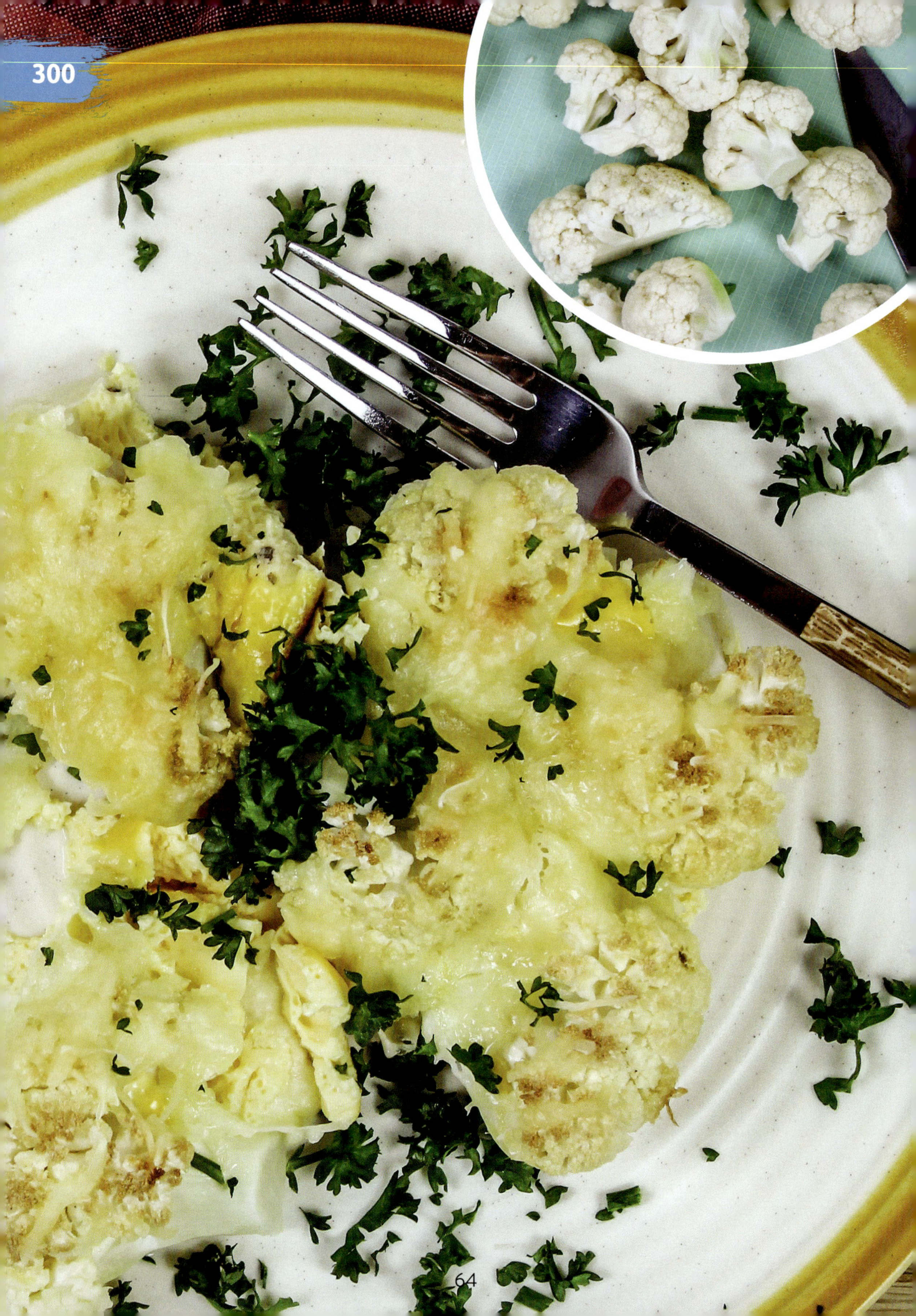

Blumenkohl-Gratin

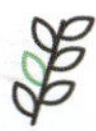	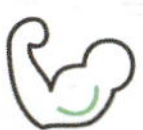	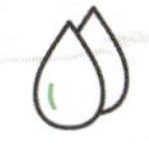		
7,5g	28g	16g	300	30
Kohlenhydrate	Eiweiß	Fett	Kalorien	Minuten

Zutaten

1/2 Blumenkohl
75g Gouda, gerieben (16%)
1 mittelgroßes Ei
20ml Milch (3,5%)
etwas Salz & Pfeffer
etwas frische Petersilie

Zubereitung

Backofen auf 180 °C mit Umluft und Oberhitze vorheizen & eine Auflaufform bereitstellen.

Blumenkohl vom Strunk entfernen und in kleine Röschen schneiden.

Ein Ei mit etwas Milch verdünnen und mit einer kleiner Gabel oder einem Schneebesen verrühren und dann als Boden in die Auflaufform geben.

Den Blumenkohl in der Auflaufform verteilen und mit dem geriebenen Käse bestreuen. Mit Salz und Pfeffer würzen.

Alles auf mittlerer/oberer Schiene für ca. 20 bis 25 Minuten backen. Wenn alles fertig aussieht (vor allem der Käse) alles aus dem Ofen nehmen und auf dem Teller verteilen. Noch mit etwas frischen Kräutern wie frischer Petersilie bestreuen. Lecker!

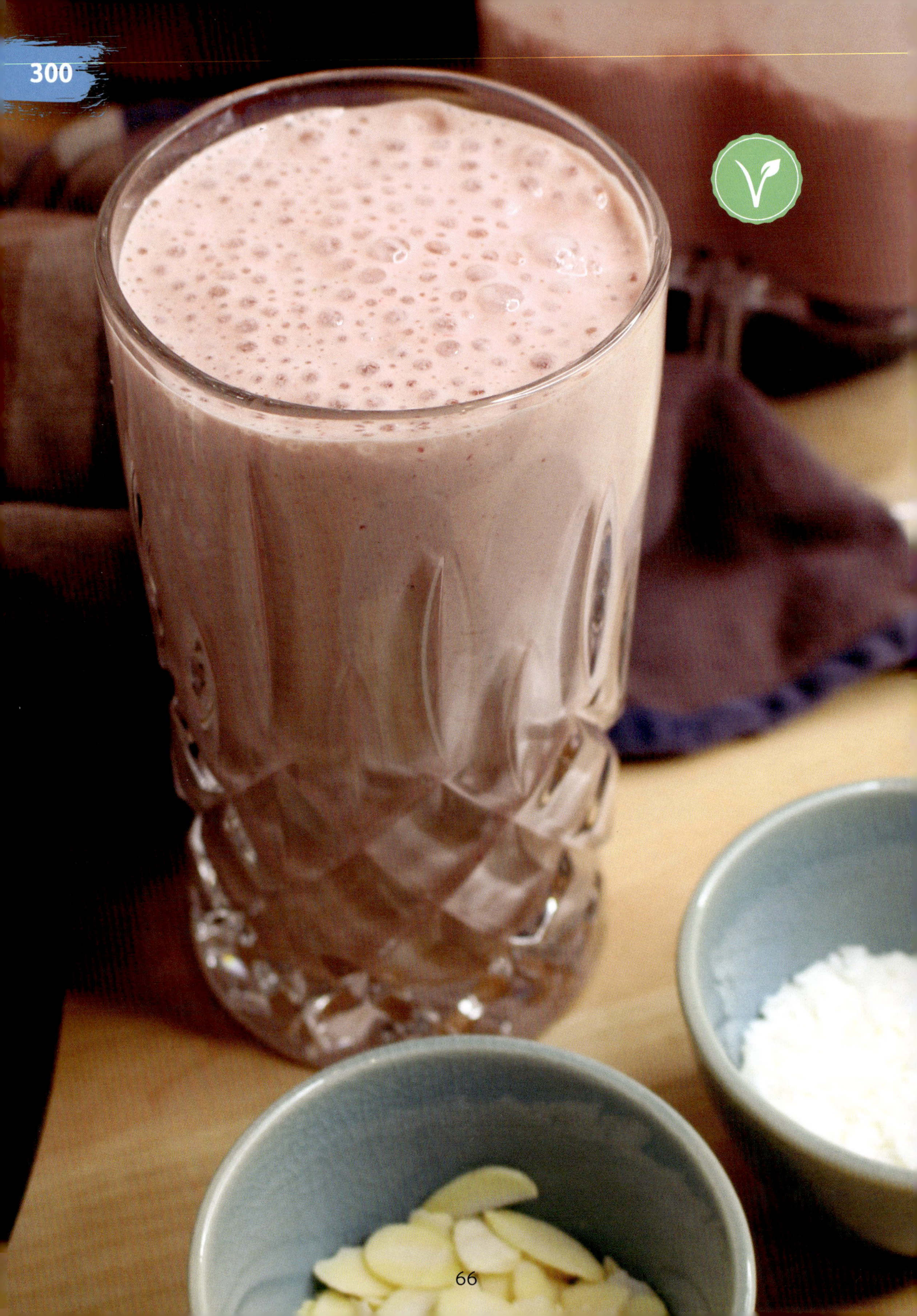

Quark-Protein-Bombe

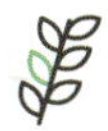		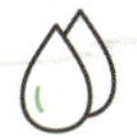		
13,5g	57g	2g	306	5
Kohlenhydrate	Eiweiß	Fett	Kalorien	Minuten

Zutaten

250g Magerquark
30g Proteinpulver nach Wahl
200ml Wasser
50g Beeren nach Wahl

Zubereitung

Idealerweise einen Küchen-Mixer verwenden (oder einen Pürierstab als Alternative). Zur Not geht es auch mit einem Löffel und einer großen Schale (ist aber dann etwas anstrengender und das Ergebnis ist eher zum Löffeln geeignet).

Magerquark, Wasser, Proteinpulver und die Beeren mixen/durchrühren bis eine flüssige Creme entsteht. In der Regel reicht dazu (auch bei TK-Beeren) die mittlere Stufe für ca. 30 Sekunden.

Ohne Beeren kann optional etwas Süße (zum Beispiel Xylit) hinzugegeben werden.

In ein großes Glas (1 Liter Fassungsvermögen) füllen. Protein-Bombe genießen.

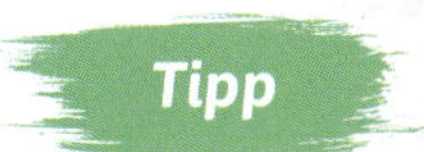

Mit Kokosraspeln und/oder Mandelsplittern verfeinern.
Geht auch gut zum Löffeln aus einer Schale.

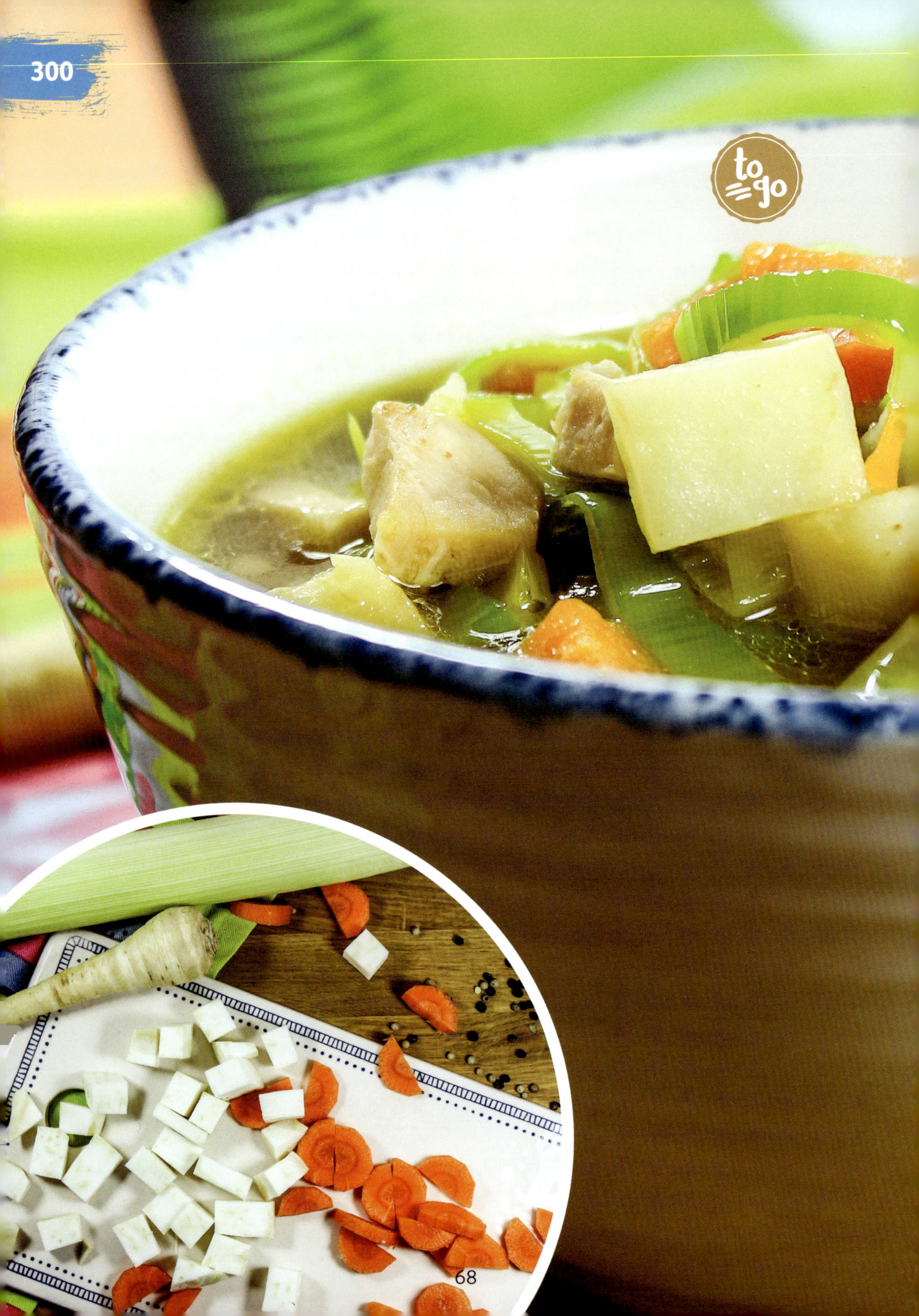
300
to go

Einfache Gemüsesuppe

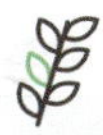
15g
Kohlenhydrate

28g
Eiweiß

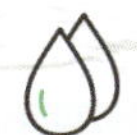
12g
Fett

301
Kalorien

30
Minuten

Zutaten

100g Knollensellerie
100g Lauch
80g Karotten
50g Petersilienwurzel
100g Hähnchenkasseler
400ml Gemüsebrühe
1 Lorbeerblatt
1 TL Butter

Zubereitung

Sellerie, Petersilienwurzel und Karotten waschen, schälen und in Stücke schneiden. Butter in einem Topf erhitzen und Gemüse darin etwa 2 Minuten anbraten.

Kasseler in Würfel schneiden, zum Gemüse geben und kurz mitbraten. Gemüsebrühe und Lorbeerblatt hinzufügen und alles bei mittlerer Hitze etwa 15 Minuten köcheln lassen.

Lauch putzen und in Ringe schneiden. Zu der Suppe geben und 5 Minuten kochen lassen.

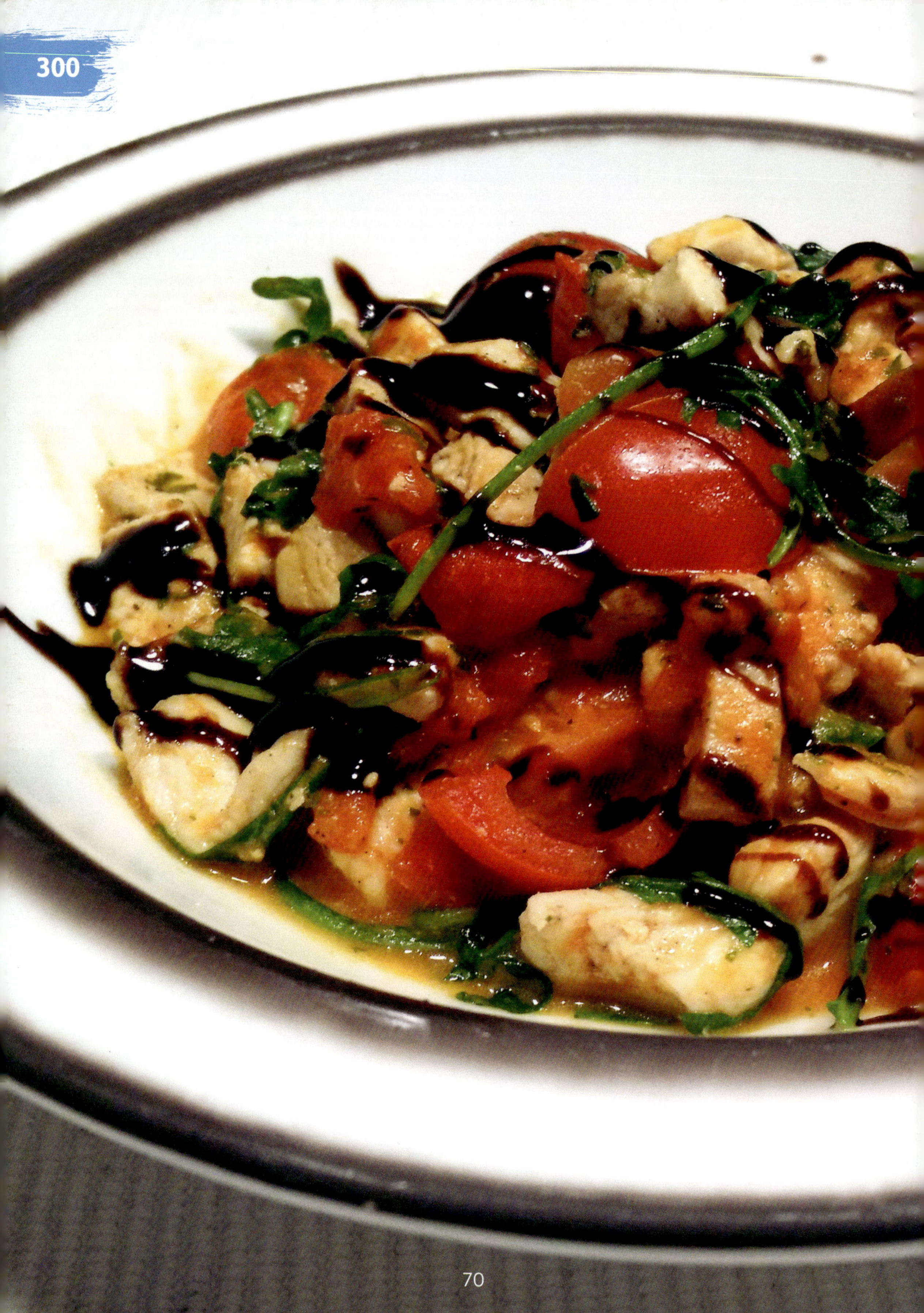
300

Hähnchen in Tomatensoße mit Rucola

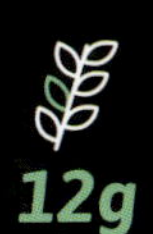

12g
Kohlenhydrate

42g
Eiweiß

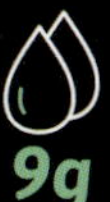

9g
Fett

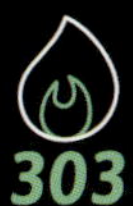

303
Kalorien

18
Minuten

Zutaten

200g Hähnchenfilet
1/2 Dose gehackte Tomaten
2 Cherrytomaten
1/4 Packung Rucola
1 TL Kokosöl
1 Schuss Sahne
etwas cremiger Balsamico
etwas Salz & Pfeffer

Zubereitung

Das Hähnchenfilet unter kaltem Wasser kurz abwaschen und mit Zewa oder einem Küchentuch trockentupfen. Alles in sehr kleine Stücke schneiden.

Kokosöl in einer Pfanne erhitzen und das Fleisch ein paar Minuten scharf anbraten, bis es anfängt leicht braun zu werden.

In der Zwischenzeit den Rucola und die Cherrytomaten waschen und kleinhacken. Rucola nach Belieben fein oder grob schneiden, Tomaten vierteln.

Rucola zur Seite stellen. Cherrytomaten in die Pfanne geben. Kurz durchbraten, dann mit der Dose gehackten Tomaten und einem Schuss Sahne ablöschen und aufkochen lassen.

Ordentlich mit Salz und Pfeffer würzen. Tomatensoße abschmecken und ggfs. nachwürzen.

Wenn alles schmeckt, die Pfanne vom Herd nehmen. Jetzt den Rucola dazu geben und mit zwei Löffeln vorsichtig unterheben. Dann direkt auf den Teller geben.

Den Teller mit cremigem Balsamico verzieren.

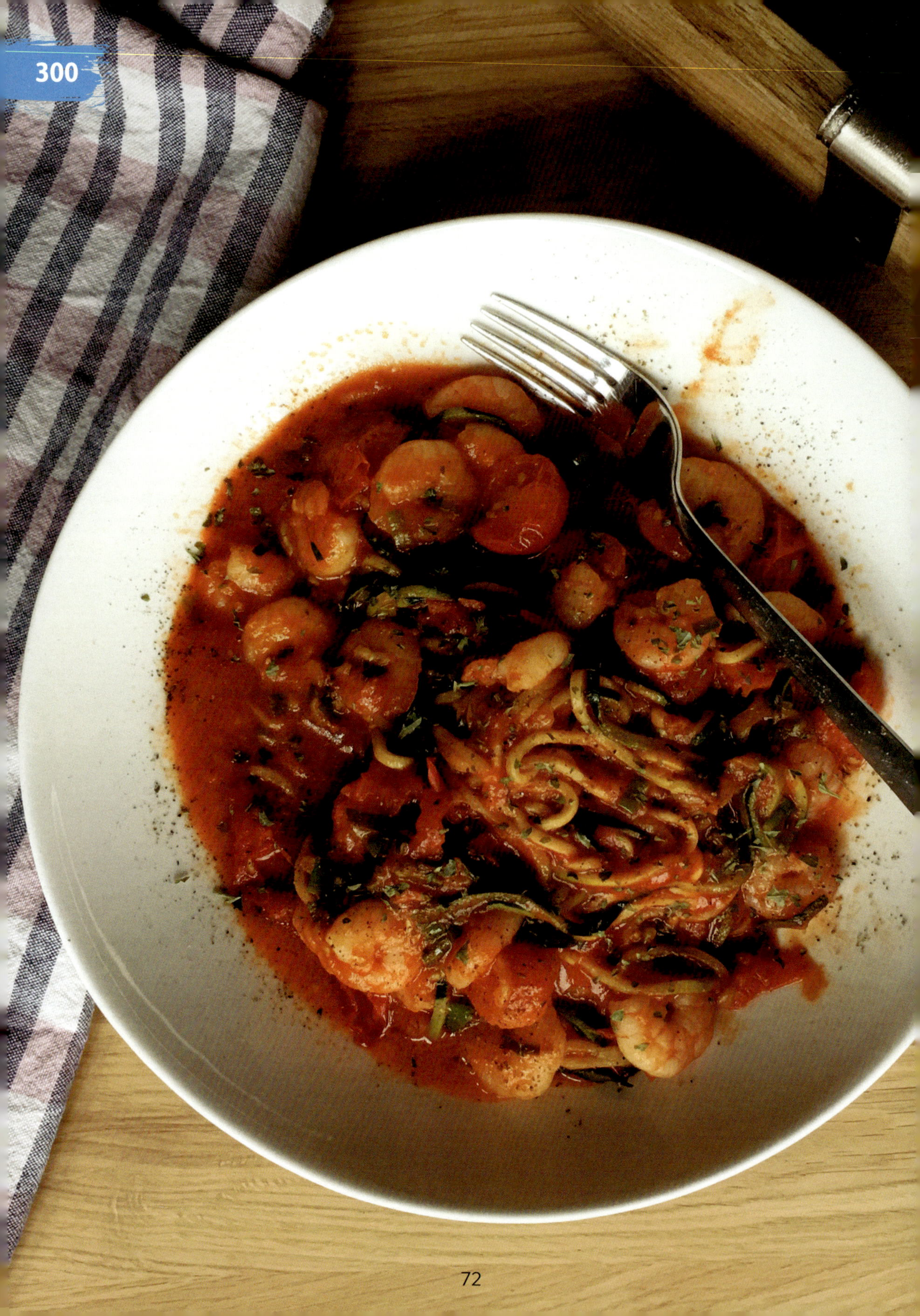
300

Tomaten-Garnelen-Pfanne mit Zoodles

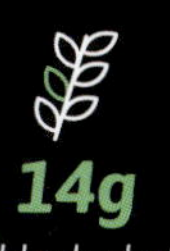

14g
Kohlenhydrate

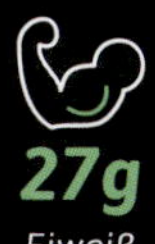

27g
Eiweiß

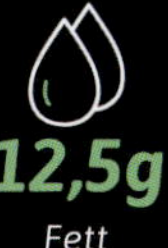

12,5g
Fett

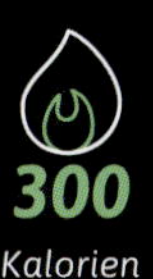

300
Kalorien

20
Minuten

Zutaten

1 kleine Zucchini
150g Garnelen
1 Knoblauchzehe
1 EL Kokosöl
1 Stange Frühlingszwiebeln
10 Cherrytomaten
etwas Salz & Pfeffer
1 TL Tomatenmark
1 Schuss Milch

Zubereitung

Zucchini und Tomaten waschen. Zucchini mit einem Spiralschneider zu Nudeln verarbeiten. Knoblauch und Frühlingszwiebeln kleinhacken.

Garnelen in die Pfanne geben und erhitzen. Sobald das Wasser (bei TK-Garnelen) verdampft ist, Kokosöl und Knoblauch dazu geben und kurz andünsten.

Anschließend die Tomaten dazu geben. Dann die Frühlingswiebeln. Die Tomaten platzen und geben ihren Saft ab. Eventuell mit einem Kochlöffel die Tomaten zerquetschen oder vorher halbieren. Alles eine Weile köcheln lassen.

Wenn die Tomaten etwas Saft abgegeben haben, das Tomatenmark und einen Schuss Milch dazu geben und alles verrühren. Dann die Zoodles dazu geben und unterheben. Nur noch kurz für 1 bis 2 Minuten braten.

Mit Salz und Pfeffer würzen und abschmecken. Lecker!

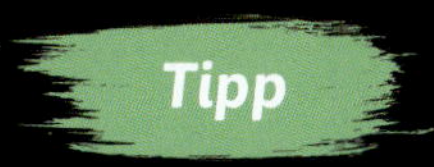

Die Anschaffung eines Spiralschneiders lohnt sich nicht nur für dieses Gericht. Kleine Schneider gibt es schon für kleines Geld.

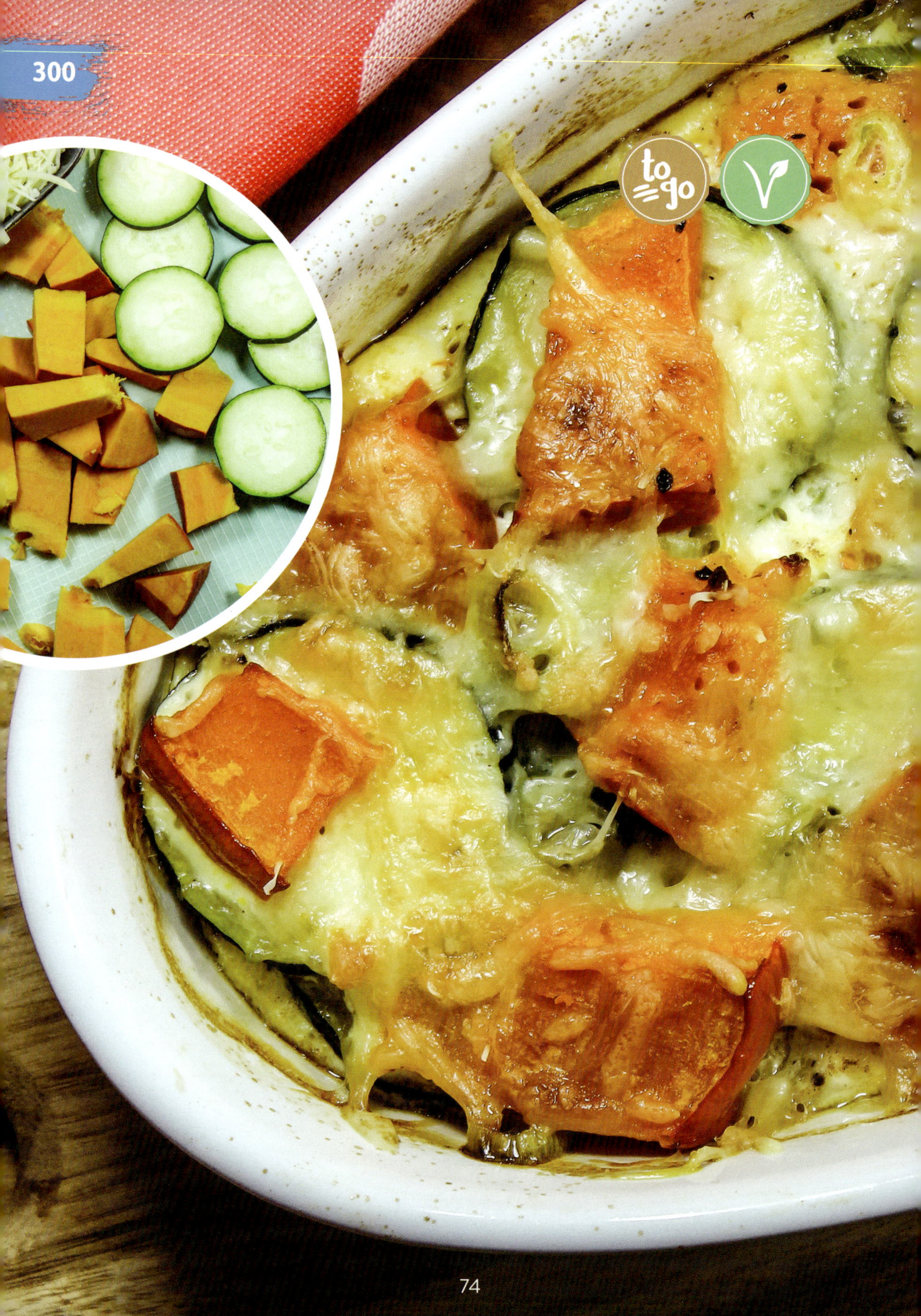
300
to go

Zucchini-Kürbis-Auflauf

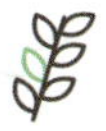

20g

Kohlenhydrate

22g

Eiweiß

15g

Fett

307

Kalorien

50

Minuten

Zutaten

100g Zucchini
100g Hokkaidokürbis
20g Lauchzwiebel
1 Ei
30g Reibekäse
50ml Milch
etwas Olivenöl
etwas Muskat
etwas Salz & Pfeffer

Zubereitung

Ofen auf 180 Grad vorheizen.

Zucchini waschen, trocknen und in Scheiben schneiden. Frühlingszwiebel waschen und hacken. Kürbis gut waschen, vierteln, entkernen und mit der Schale in Stücke schneiden. Die Auflaufform mit wenig Olivenöl einfetten und das Gemüse darin verteilen.

Ei mit der Milch verquirlen. Mit Muskat, Salz und Pfeffer würzen. Die Hälfte des Reibekäses unterrühren. Die Eiermilch über das Gemüse gießen und den restlichen Käse darüber streuen.

Im Ofen für 40-45 Minuten überbacken.
Eventuell in den letzten 10 Minuten mit Alufolie abdecken.

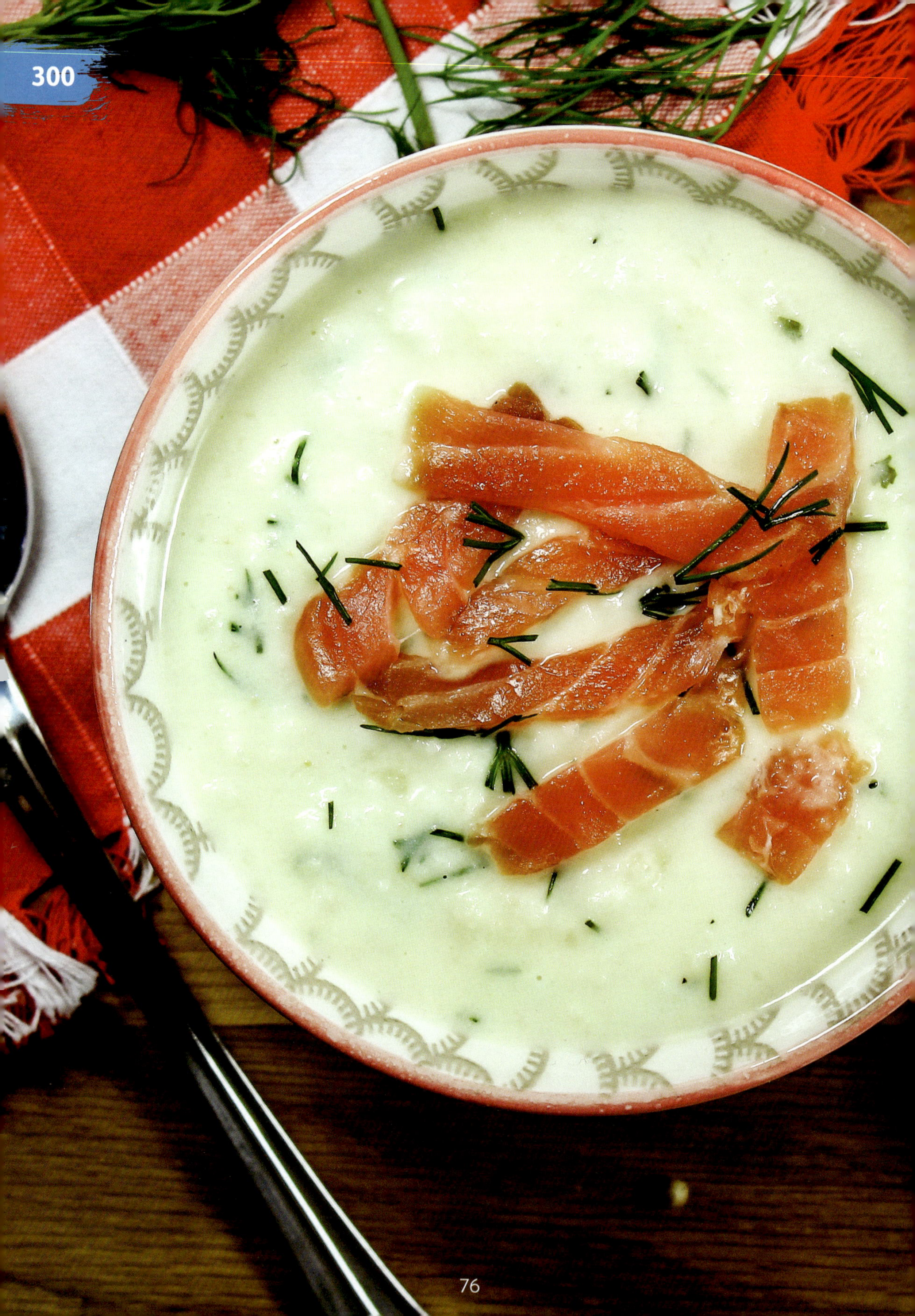

Selleriesuppe mit Räucherlachs

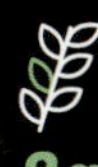

8g
Kohlenhydrate

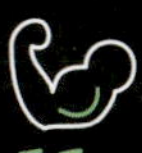

11g
Eiweiß

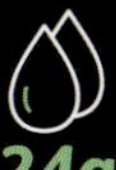

24g
Fett

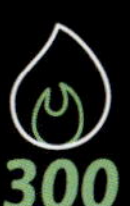

300
Kalorien

30
Minuten

Zutaten

150g Knollensellerie
20g Zwiebel
250ml Gemüsebrühe
50ml Kochsahne (15%)
1 TL Zitronensaft
1 TL Butter
3g Dill
30g Räucherlachs
etwas Salz & Pfeffer

Zubereitung

Sellerie waschen, schälen und in Würfel schneiden. Zwiebel hacken. Butter in einem Topf erhitzen und beides darin anbraten. Mit Gemüsebrühe ablöschen und etwa 15 Minuten bei mittlerer Hitze köcheln lassen.

Die Suppe mit dem Stabmixer pürieren. Zitronensaft und Kochsahne hinzufügen und gut verrühren. Mit Salz und Pfeffer abschmecken und alles nochmals kurz erwärmen.

Lachs in Streifen schneiden und Dill hacken. Beides vor dem Servieren über die Suppe streuen.

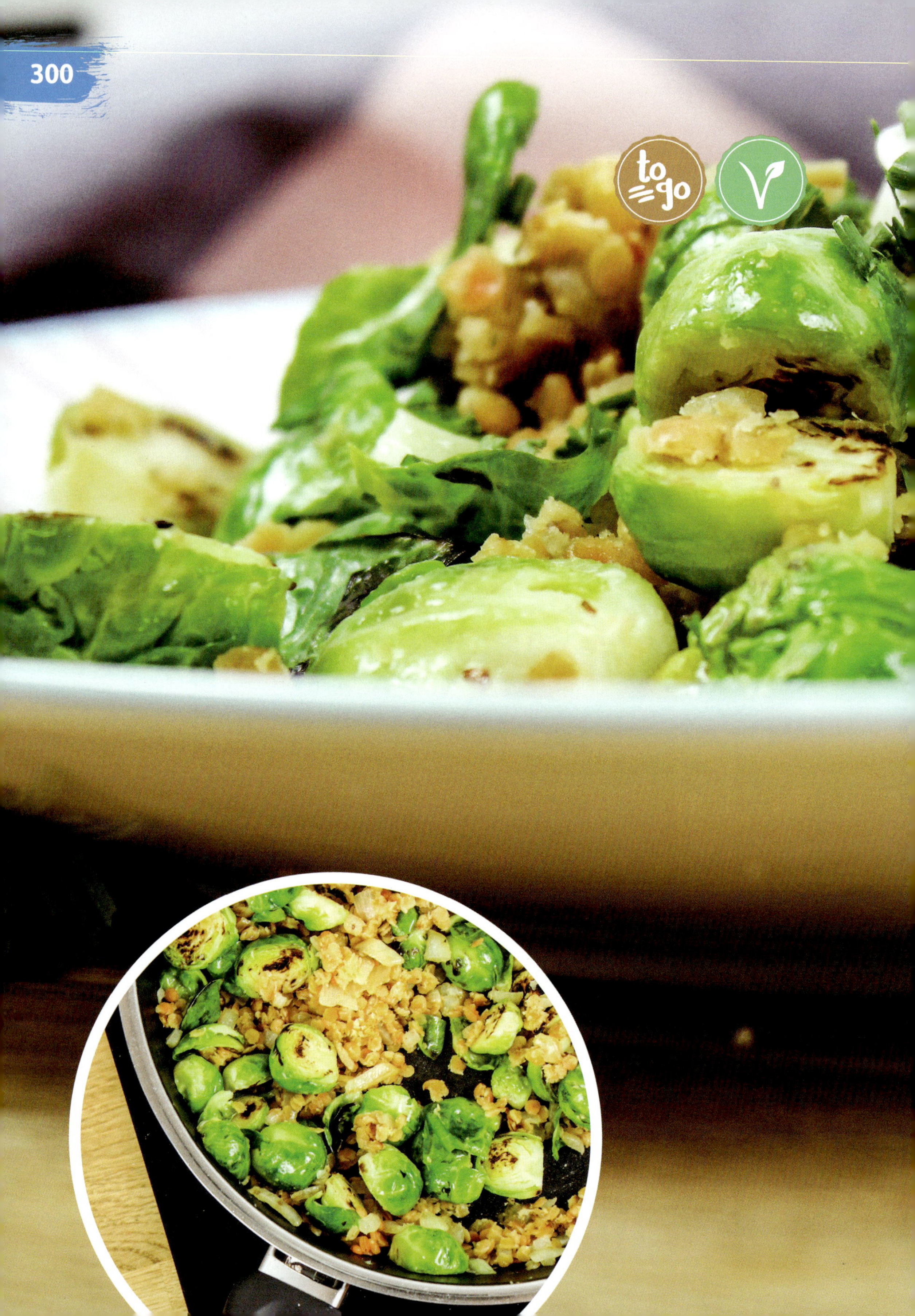
to go

Rosenkohl-Linsen-Pfanne

		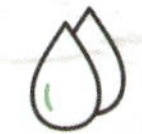		
26g	18g	19g	358	25
Kohlenhydrate	Eiweiß	Fett	Kalorien	Minuten

Zutaten

200g Rosenkohl
1/2 Zwiebel
10g frische Kräuter
40g rote Linsen
1 EL Crème Fraîche
2 EL Rapsöl
200ml Wasser
etwas Salz & Pfeffer

Zubereitung

Rosenkohl putzen und halbieren. Zwiebel und Kräuter hacken.

Öl in einer Pfanne erhitzen und die Zwiebeln darin kurz andünsten. Linsen hinzufügen und ebenfalls kurz andünsten. Wasser angießen und bei schwacher Hitze etwa 10-15 Minuten köcheln lassen. Eventuell etwas Wasser nachgießen.

In der Zwischenzeit in einer zweiten Pfanne ebenfalls etwas Öl erhitzen. Rosenkohl etwa 2 Minuten anbraten und etwa 8 Minuten bissfest garen.

Rosenkohl und Linsen miteinander vermengen. Mit Salz und Pfeffer würzen.

Mit Crème Fraîche und frischen Kräutern garnieren und servieren.

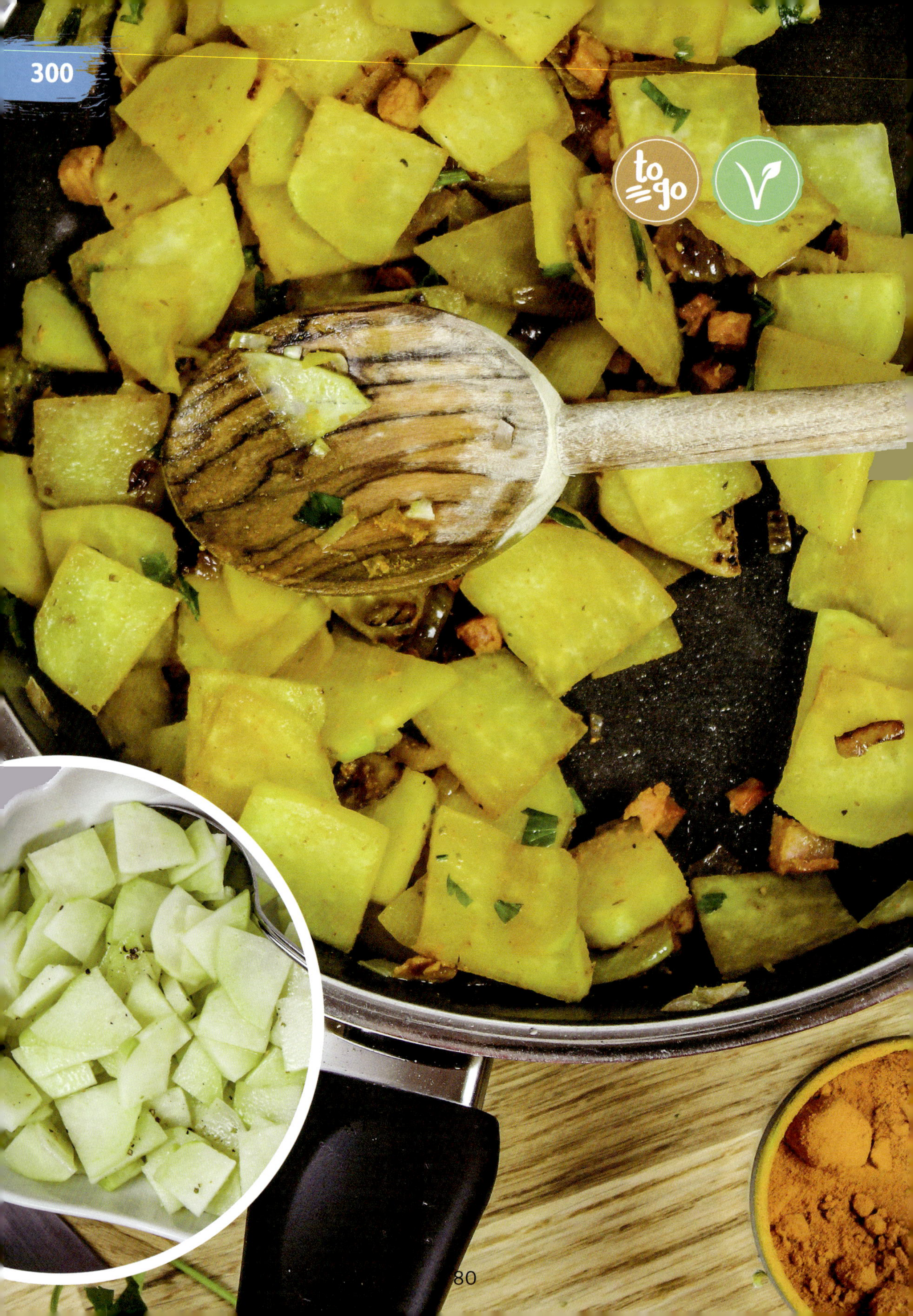
300
to go

Gebratener Kohlrabi

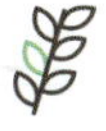	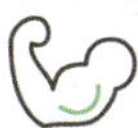		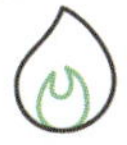	
16g	20g	26,5g	398	20
Kohlenhydrate	Eiweiß	Fett	Kalorien	Minuten

Zutaten

1 Kohlrabi
1 mittelgroße Zwiebel
30g Katenschinken, gewürfelt
1 Handvoll frische Petersilie
etwas Salz & Pfeffer
etwas Cayennepfeffer
etwas Oregano
2 EL Olivenöl
etwas Curcuma
1 Schuss Wasser

Zubereitung

Kohlrabi schälen und in kleine Blöcke schneiden. Mit einer Raspel/Vierkantreibe die Blöcke in kleine dünne Stücke raspeln und in einer Schüssel sammeln. Zwiebel schälen und hacken. Einen Esslöffel Olivenöl in einer Pfanne erhitzen und die Zwiebeln darin glasig anbraten.

In der Zwischenzeit, den Kohlrabi mit einem Esslöffel Olivenöl, Oregano, Salz & Pfeffer und Cayennepfeffer würzen und alles vermischen.

Alles zu den Zwiebeln dazu geben und die Hitze auf mittlere Stufe reduzieren. Regelmäßig durchrühren. Eine Handvoll frische Petersilie kurz abwaschen und kleinhacken. Gewürfelten Katenschinken, etwas Curcuma und Petersilie mit in die Pfanne geben und mit anbraten und durchmengen.

Kohlrabi probieren und ggfs. noch einem Schuss Wasser mit in die Pfanne geben und verkochen (dass der Kohlrabi noch etwas weicher wird). Die Menge geht auch gut als Beilage für zwei Personen.

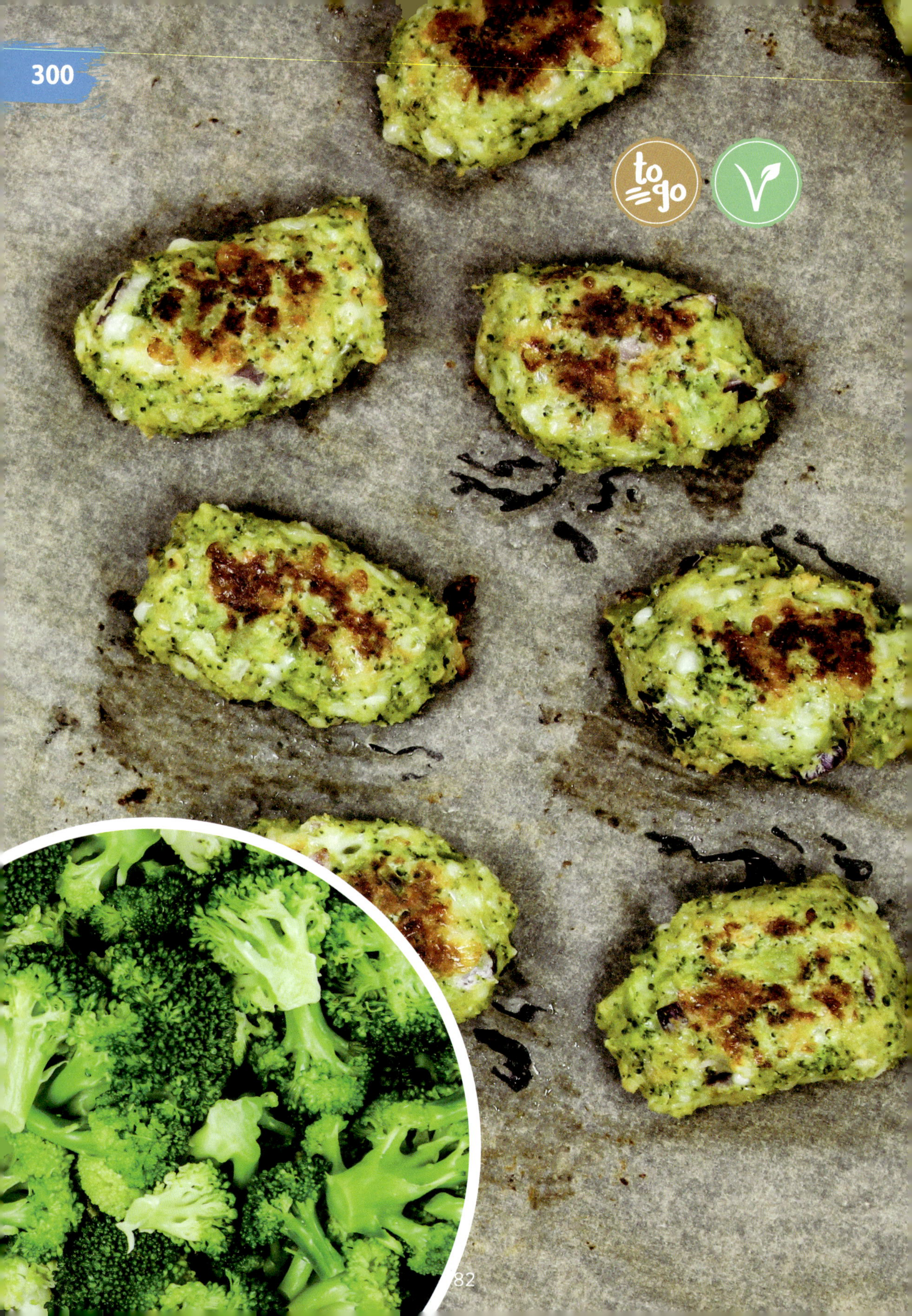
to go

Brokkoli-Cheese-Nuggets

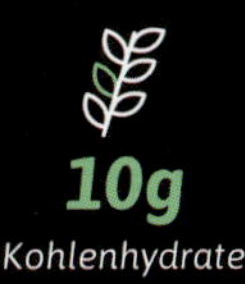

10g
Kohlenhydrate

28g
Eiweiß

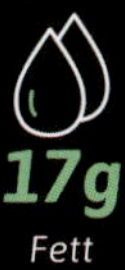

17g
Fett

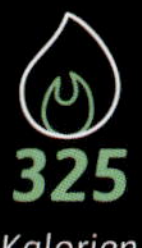

325
Kalorien

22
Minuten

Zutaten

150g Brokkoli
1 kleine rote Zwiebel
50g Käse, gerieben
1/2 Scheibe Zwieback
1 kleines Ei
1 EL Mandelmehl
etwas Salz & Pfeffer

Zubereitung

Backofen auf ca. 180 °C mit Umluft und Oberhitze vorheizen und ein Backblech mit Backpapier bereitstellen.

Die Brokkoli-Röschen vom Stamm trennen und in leicht gesalzenes kochendes Wasser geben. Mindestens 10 Minuten durchgaren, so dass der Brokkoli zart weich ist.

Nach dem Abgießen direkt mit kaltem Wasser abschrecken. So bleibt der Brokkoli länger schön grün.

Den Brokkoli auf einem Küchentuch ausbreiten und etwas abkühlen lassen. In dieser Zeit „trocknet“ er auch noch ein bisschen und verliert Wasser. Die Zwiebel schälen und in kleine feine Würfel schneiden. In eine Schüssel geben.

Brokkoli fein hacken und zusammen mit dem Ei, Käse in eine Schüssel geben und vermengen.

Den Zwieback in einem Küchentuch zerdrücken und die Brösel zu der Masse geben. Jetzt auch die 2 EL Mandelmehl dazu geben. Sollte die Masse noch zu nass sein, noch etwas Mandelmehl hinzugeben.

Alles noch etwas würzen und anschließend mit 2 Esslöffeln kleine Nuggets aus der Masse formen. Dabei die Masse immer von Löffel zu Löffel schaben, bis das Nugget schön gleichmäßig rundlich wird.

Danach ab aufs Backblech und alles wiederholen bis die Masse aufgebraucht ist. Für ca. 10-12 Minuten auf hoher Stufe backen und immer im Auge behalten.

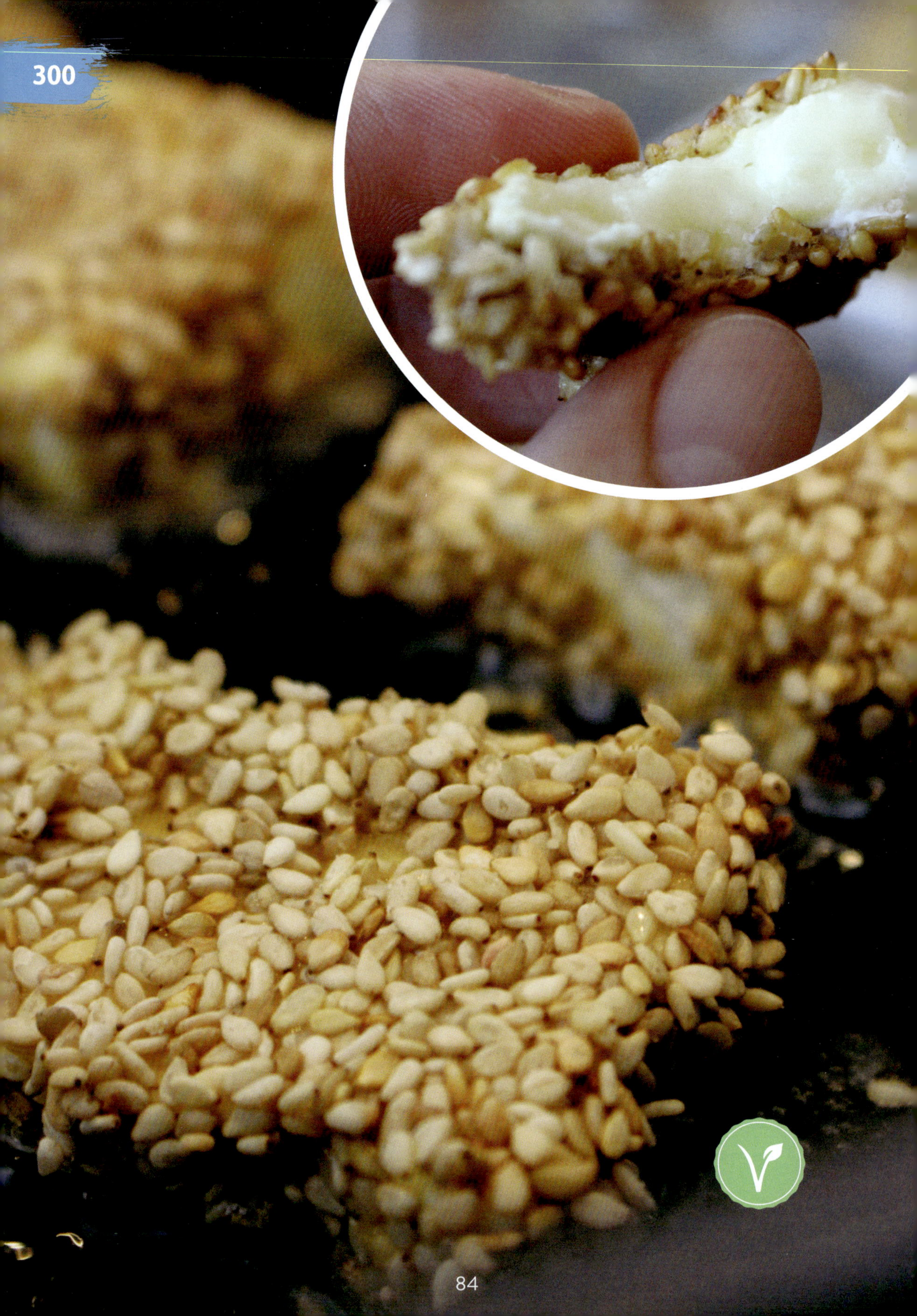

Cheese-Nuggets mit Sesamkruste

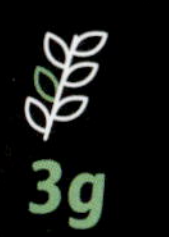

3g
Kohlenhydrate

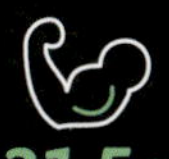

21,5g
Eiweiß

27g
Fett

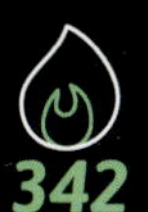

342
Kalorien

20
Minuten

Zutaten

60g Camembert
etwas Mandelmehl
1 mittelgroßes Ei
etwas Sesam (hell)
1 EL Olivenöl

Zubereitung

3 Schalen bereitstellen. Je eine Schale mit Mandelmehl, einem Ei und Sesamsamen füllen. Das Ei mit einer Gabel verquirlen.

Käse in etwa ein Zentimeter dicke Stücke schneiden.

Käse zuerst in der Schale mit Mandelmehl wenden bis das gesamte Stück mit Mehl bedeckt ist. Anschließend in die Schale mit dem Ei geben und darin wenden. Dann in die Schale mit Sesam geben und ebenfalls darin wenden bis das Stück komplett mit Sesam bedeckt ist.

Wiederholen bis alle Nuggets „paniert" sind. Alle Nuggets auf einem Teller sammeln.

Olivenöl in einer Pfanne erhitzen. Den Herd maximal auf mittlere Stufe stellen und die Nuggets langsam braten. Nach kurzer Zeit wenden, bis die Nuggets und der Sesam goldbraun werden.

Nach dem Braten kurz auf ein Küchentuch geben, damit das restliche Öl abtropfen kann. Warm servieren, so lange der Käse im Inneren noch weich ist.

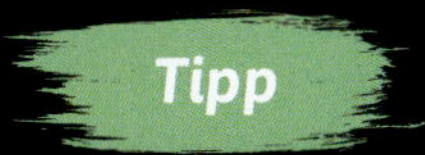

Die Nuggets eignen sich super als Snack (auch kalt) oder als Fingerfood für eine Party.

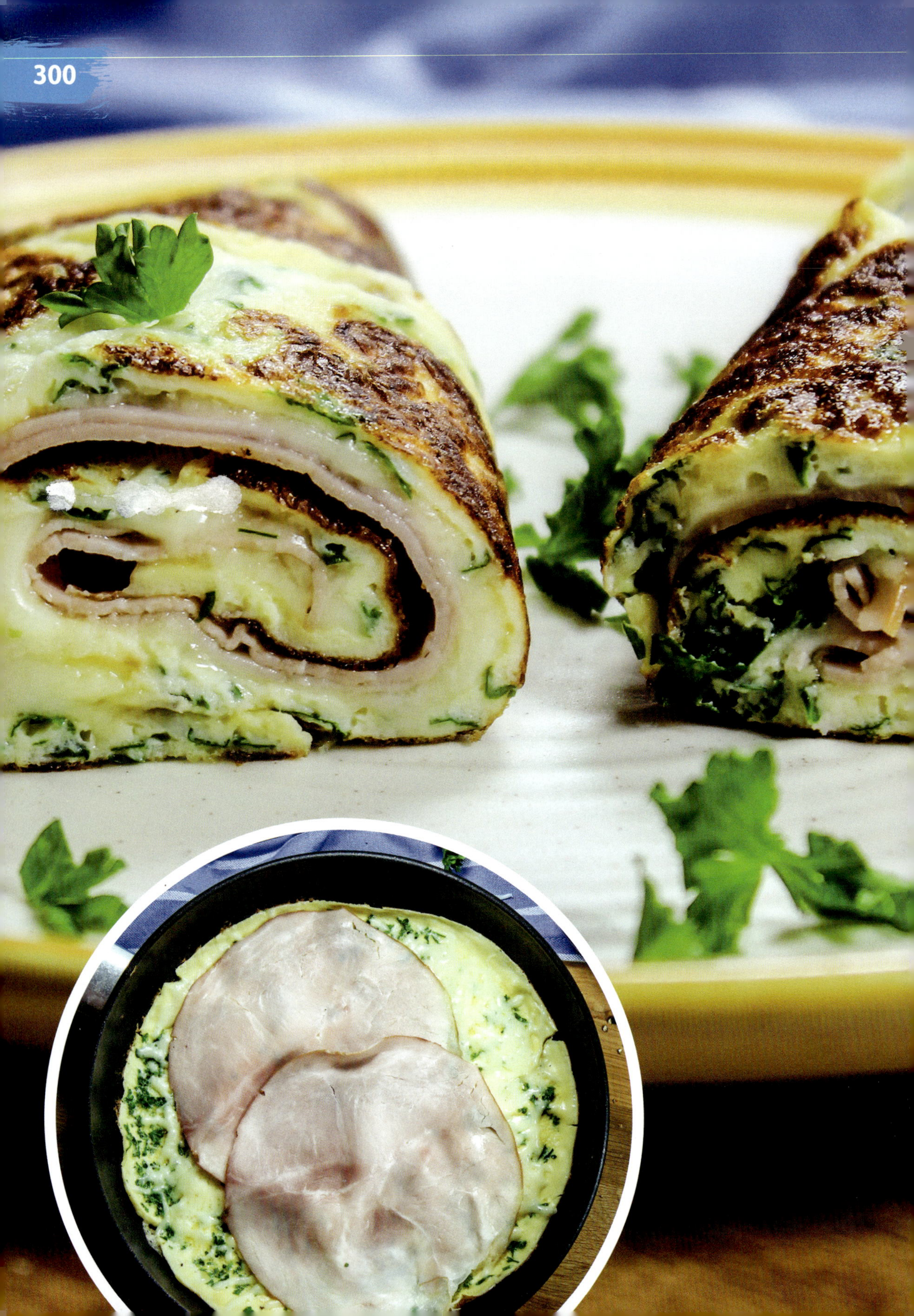

Pfannkuchenrolle mit Schinken

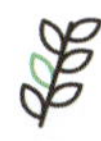		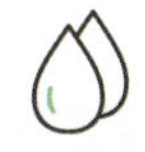		
5,5g	36g	24g	378	15
Kohlenhydrate	Eiweiß	Fett	Kalorien	Minuten

Zutaten

2 Eier
2 große Scheiben Schinken
50ml Milch
1 TL Rapsöl
30g Emmentaler, gerieben
10g Petersilie
etwas Salz & Pfeffer

Zubereitung

Eier und Milch verquirlen und mit Salz und Pfeffer würzen. Petersilie waschen, hacken und zu der Eimischung geben. Öl in einer Pfanne erhitzen und den Teig hineingießen. Bei mittlerer Hitze etwa 3 Minuten stocken lassen.

Den geriebenen Käse auf den Eierkuchen geben und etwa 2 Minuten schmelzen lassen.

Den Schinken darauflegen und etwa 1 Minute warm werden lassen.

Den Eierkuchen vorsichtig aus der Pfanne nehmen und einrollen. In der Mitte halbieren und servieren.

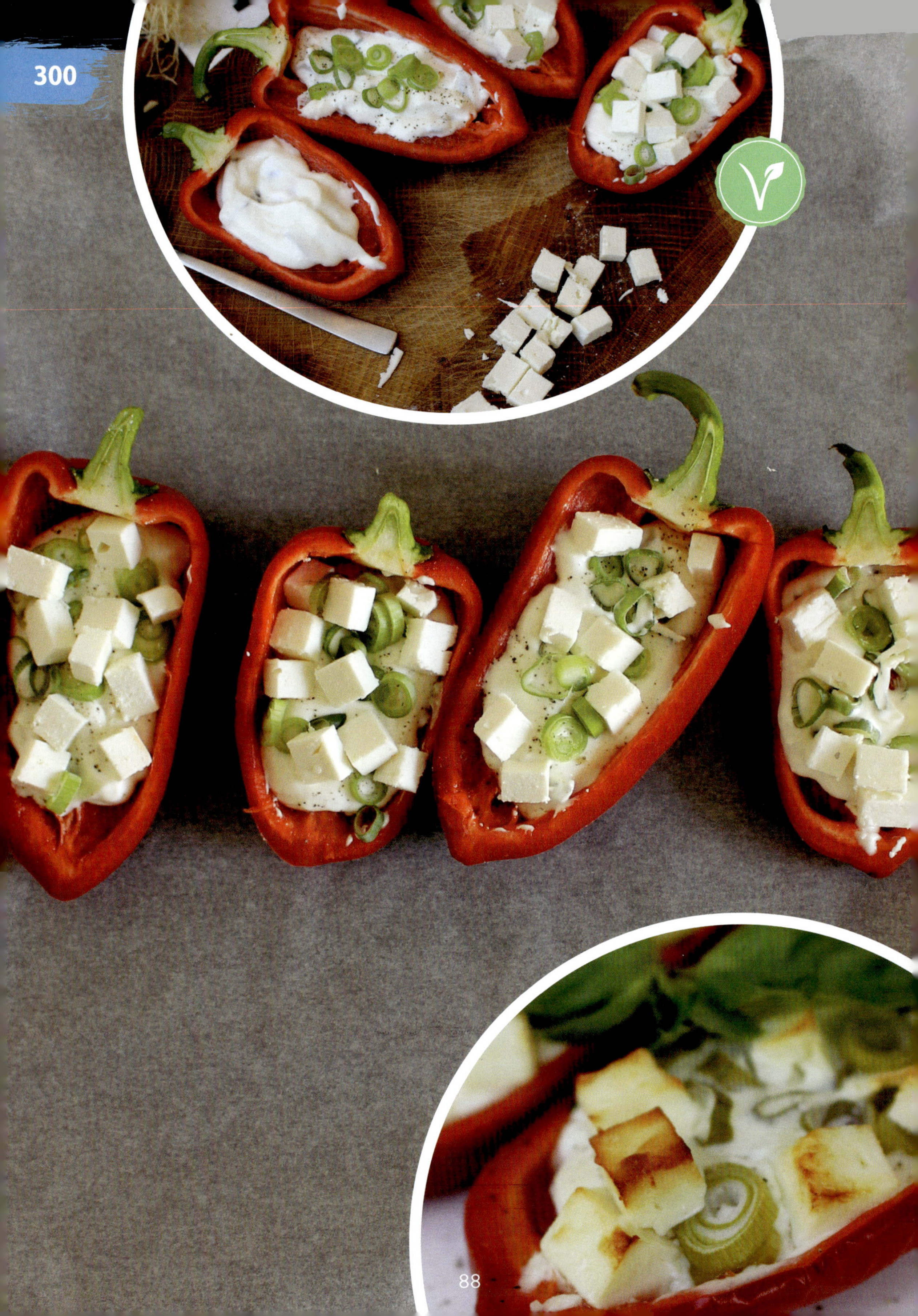

Tsatsiki-Feta Spitzpaprika

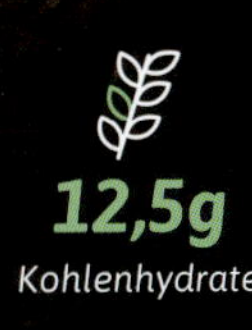

12,5g
Kohlenhydrate

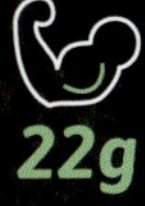

22g
Eiweiß

26g
Fett

366
Kalorien

35
Minuten

Zutaten

2 große Spitzpaprika
4 EL Zaziki
1/2 Block Feta
1 Stange Frühlingszwiebel
Prise Salz, Pfeffer
etwas Basilikum
etwas Petersilie

Zubereitung

Backofen auf 180 °C mit Umluft vorheizen und ein Backblech mit Backpapier bereitstellen.

Spitzpaprika mit einem scharfen Messer vorsichtig halbieren und mit einem Löffel von den „Innereien" entfernen. Dann kurz unter kaltem Wasser außen und innen abwaschen.

Einen Esslöffel Zaziki in jede Paprikahälfte geben und ausstreichen. Feta in kleine Würfel schneiden. Frühlingszwiebeln kurz abwaschen und in kleine Ringe schneiden.

Erst die Fetawürfel, dann die Frühlingszwiebeln auf die Paprikahälften verteilen. Jede Hälfte leicht mit Salz und Pfeffer würzen

Alles für ca. 15 bis 20 Minuten in den Ofen geben. Immer wieder ein Auge darauf haben. Sobald der Feta anfängt leicht braun zu werden, könnt ihr die Paprika aus dem Ofen nehmen.

Etwas abkühlen lassen und dann servieren.

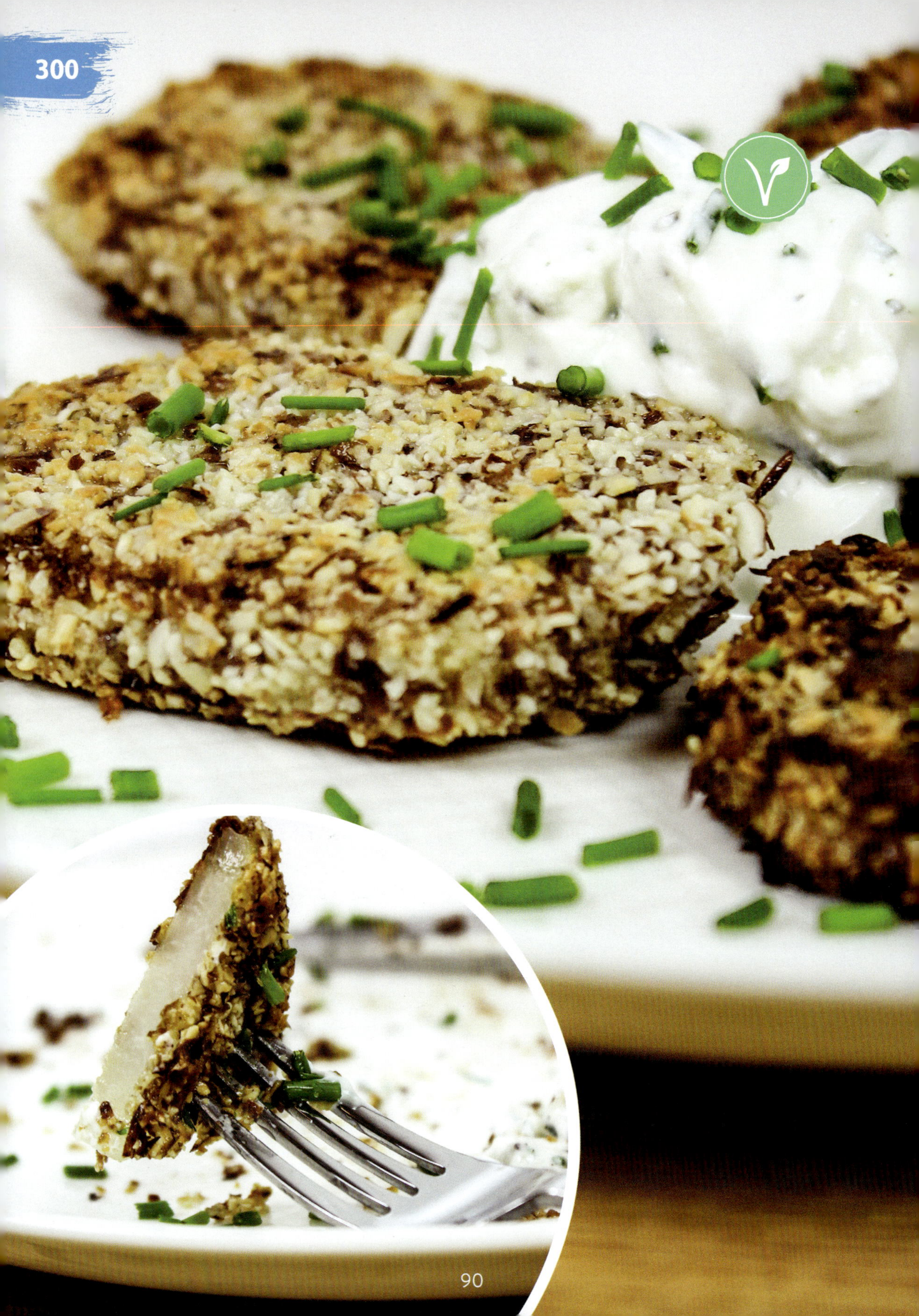

Kohlrabi-Schnitzel

	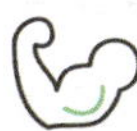	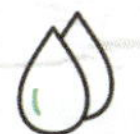		
7g	17g	32g	368	30
Kohlenhydrate	Eiweiß	Fett	Kalorien	Minuten

Zutaten

1 kleiner Kohlrabi (ca. 250g)
1 Ei
100g Mandeln (gemahlen)
1 EL Kokosöl
50g Quark
etwas Salz & Pfeffer
etwas frische Kräuter

Zubereitung

Den Kohlrabi vom Kraut entfernen und mit einem Sparschäler die Schale entfernen. In der Zwischenzeit Wasser in einem Topf zum Kochen bringen, anschließend etwas Salz hinzufügen. Den Kohlrabi darin etwa 20 Minuten köcheln lassen.

2 Eier in einem tiefen Teller mit Salz und Pfeffer verquirlen, die gemahlenen Mandeln ebenfalls in einen tiefen Teller geben.

Kohlrabi vom Herd nehmen, das Wasser abgießen und etwas abkühlen lassen. Den Kohlrabi quer in ca. 1 cm dicke Scheiben schneiden.

Kohlrabischeiben erst im Ei und anschließend in den Mandeln wälzen. Kokosöl in der Pfanne erhitzen und die Kohlrabi-Schnitzel darin rundherum goldbraun anbraten.

Quark mit etwas Kräutersalz würzen und je nach Belieben Kräuter dazugeben und vermengen. Die Kohlrabi-Schnitzel auf einem Teller anrichten und mit dem Kräuterquark garnieren.

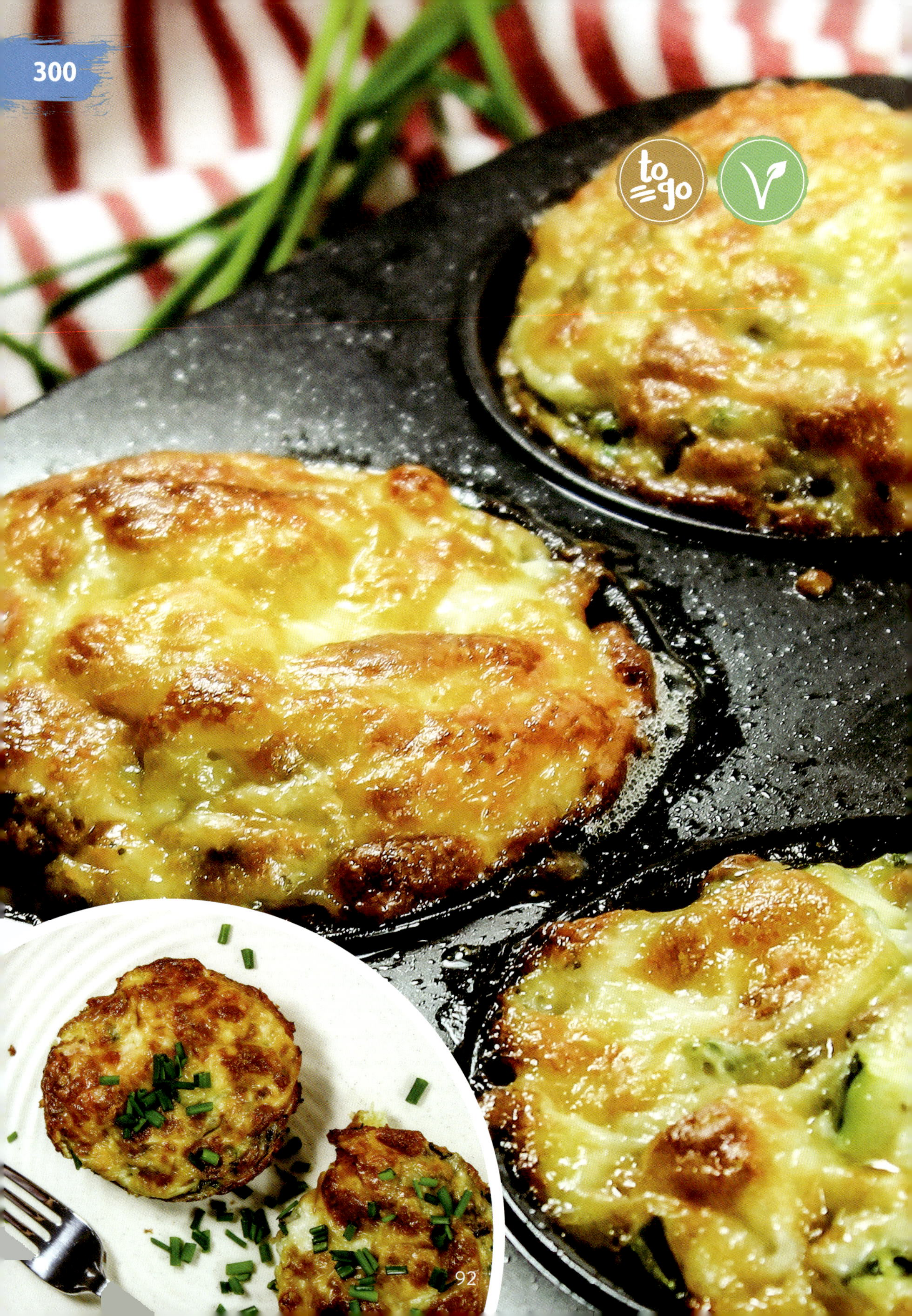
to go

Gemüse-Muffins

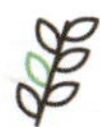		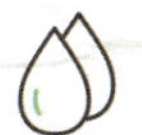		
7g	24g	22g	326	30
Kohlenhydrate	Eiweiß	Fett	Kalorien	Minuten

Zutaten

2 Eier
60g Zucchini
60g Champignons
40g Paprika
2g Schnittlauch
1 EL Sahne
30g Gouda, gerieben
etwas Muskat
etwas Salz & Pfeffer

Zubereitung

Ofen auf 200 Grad vorheizen.

Gemüse waschen, trocknen und in kleine Stücke schneiden. Schnittlauch waschen und hacken.

Eier mit der Sahne verquirlen und mit Muskat, Salz und Pfeffer würzen. Gemüse mit der Eiersahne vermischen und in die Muffinförmchen füllen. Käse darüber streuen und im Ofen für etwa 20 Minuten backen.

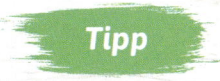

Schmecken auch kalt aus dem Kühlschrank und lassen sich super als Snack einpacken.

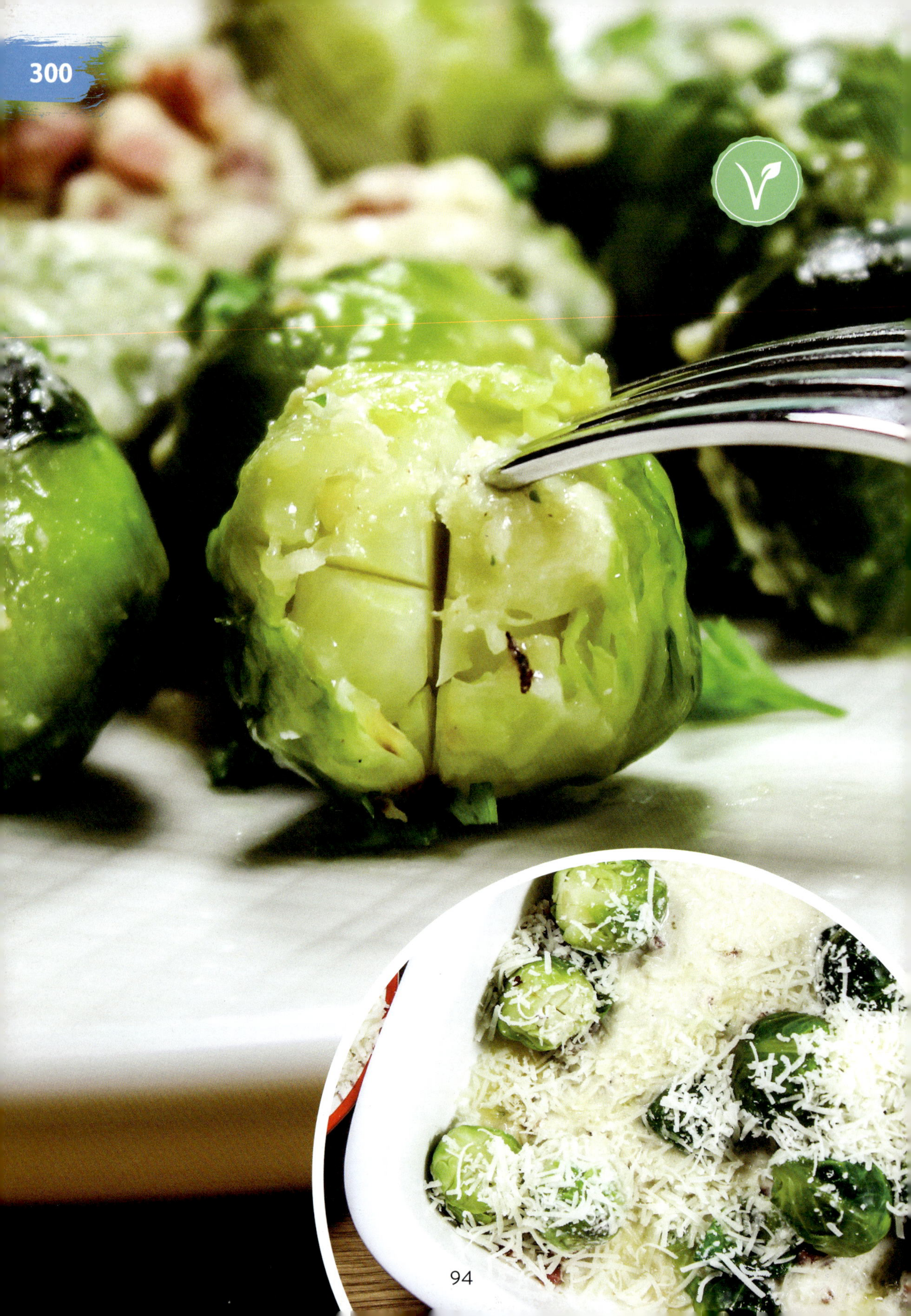

Rosenkohl aus dem Ofen

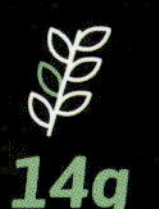

14g
Kohlenhydrate

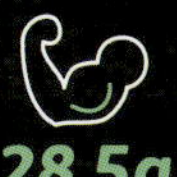

28,5g
Eiweiß

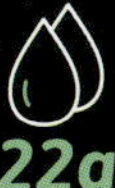

22g
Fett

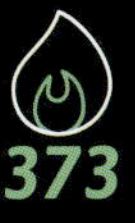

373
Kalorien

35
Minuten

Zutaten

200g Rosenkohl
25g Speckwürfel
125ml Milch
20g Parmesan
1 TL Butter
1 TL Olivenöl
etwas Salz & Pfeffer

Zubereitung

Ofen auf 200 Grad vorheizen.

Rosenkohl putzen, waschen und den Stiel kreuzförmig einschneiden. Etwa 10 Minuten in kochendem Salzwasser garen. Abgießen und in eine Auflaufform geben.

Butter in die heiße Pfanne geben und den Speck darin anbraten. Herausnehmen und zur Seite stellen. Das Mehl im Bratfett anschwitzen, Milch dazugeben und etwa 5 Minuten köcheln lassen. Mit Salz und Pfeffer würzen.

Die Soße und die Speckwürfel zu dem Rosenkohl geben und mischen. Parmesan reiben und darüberstreuen. Im Ofen 5-10 Minuten überbacken.

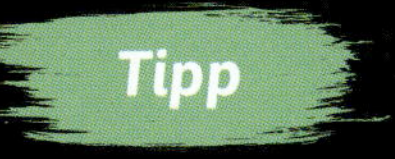

Perfekt geeignet für kalte Tage.

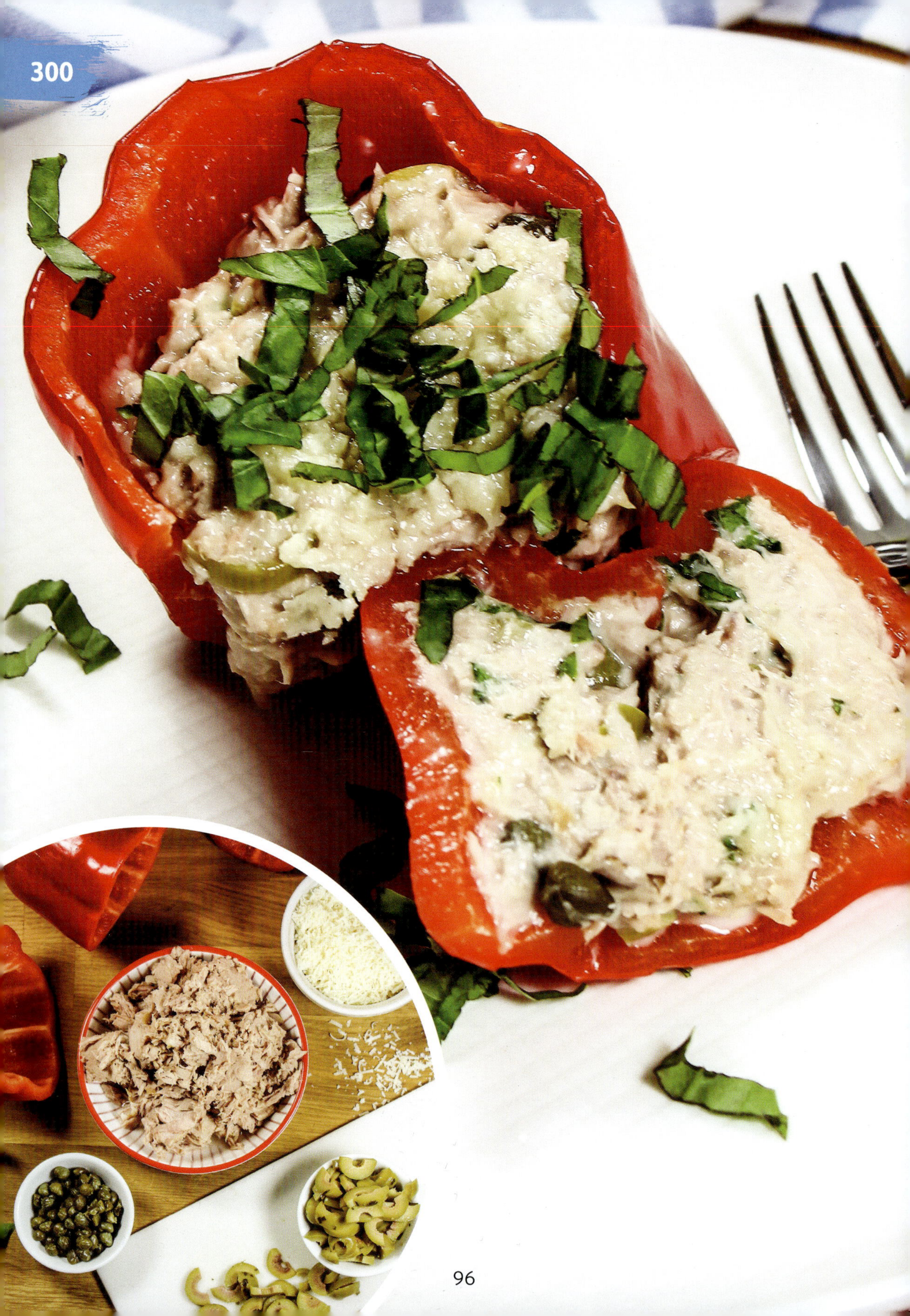
300

Gefüllte Paprika mit Thunfisch

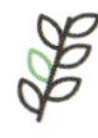				
15g	34,5g	10,5g	301	25
Kohlenhydrate	*Eiweiß*	*Fett*	*Kalorien*	*Minuten*

Zutaten

1 rote Paprika
100g Thunfisch aus der Dose
20g Kapern
20g Oliven
etwas Basilikum
20g Parmesan
1 TL getrockneter Oregano
1 EL Mayonnaise (leicht)
etwas Salz & Pfeffer

Zubereitung

Ofen auf 200 Grad (Grillfunktion) vorheizen.

Paprika waschen und trocknen. Das obere Drittel abschneiden und die Paprika entkernen. In einem Topf Salzwasser aufkochen und die Paprika etwa 5-10 Minuten darin weich kochen. Abkühlen lassen. Ein Backblech mit Backpapier auslegen und die Paprika daraufstellen.

Thunfisch in einer Schüssel mit der Mayonnaise verrühren. Basilikum und Oliven hacken und mit den Kapern und dem Oregano zum Thunfisch geben. Parmesan reiben und die Hälfte zu der Thunfisch-Masse geben. Mit Salz und Pfeffer würzen.

Die Thunfisch-Masse in die Paprika füllen und mit dem restlichen Parmesan bestreuen. 5 Minuten im Backofen grillen.

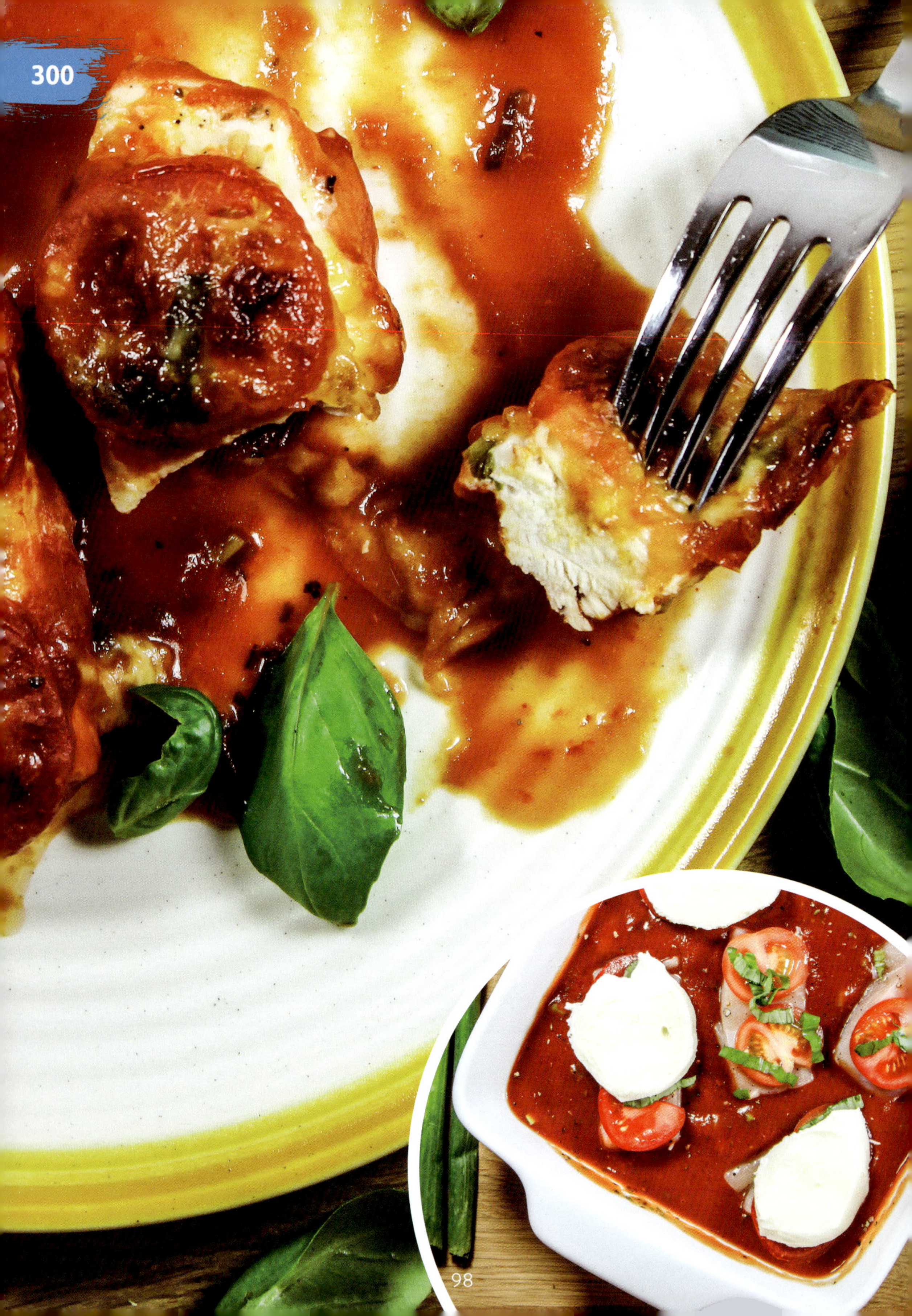

Ofenhähnchen mit Mozzarella

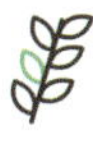		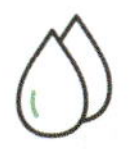		
14g	50g	13g	376	50
Kohlenhydrate	Eiweiß	Fett	Kalorien	Minuten

Zutaten

150g Hähnchenbrustfilet
60g Mozzarella
1-2 Tomaten
1 Stange Lauchzwiebel
etwas Basilikum
1 TL getrockneter Oregano
1 Knoblauchzehe
150ml passierte Tomaten
etwas Salz & Pfeffer

Zubereitung

Ofen auf 200 Grad vorheizen.

Passierte Tomaten mit Salz, Pfeffer und Oregano würzen. Knoblauch fein hacken und zu der Soße geben. Frühlingszwiebeln hacken und ebenfalls zu der Soße geben und verrühren. Die Tomatensoße in eine Auflaufform füllen.

Hähnchenbrustfilet in etwa 5 cm große Stücke schneiden, mit Salz und Pfeffer würzen und in die Auflaufform legen. Tomaten in Scheiben schneiden, Basilikum hacken und auf den Hähnchenstücken verteilen. Mozzarella in Scheiben schneiden und auf das Hähnchen legen. Im Ofen etwa 35-40 Minuten backen.

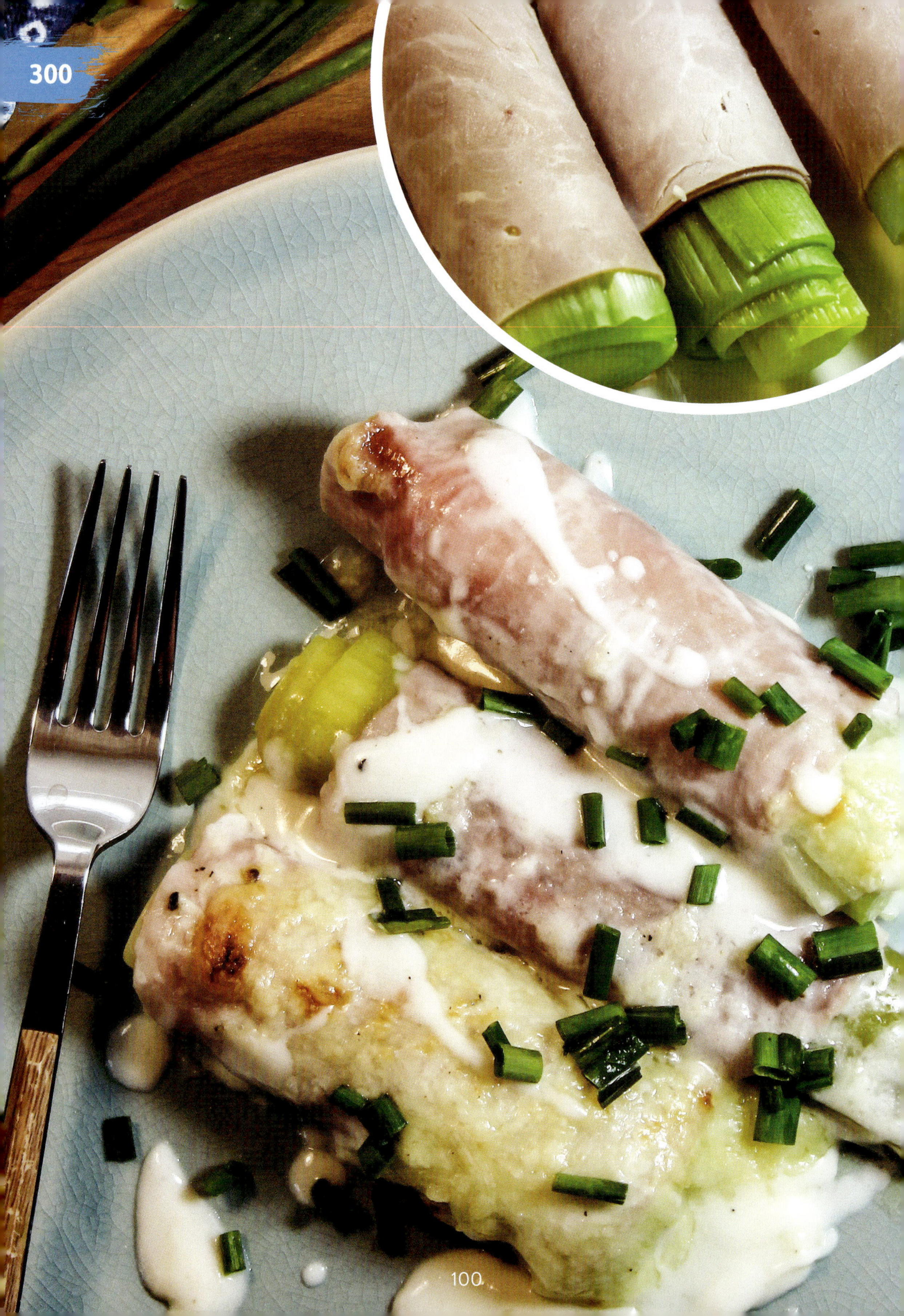
300

Überbackener Lauch

		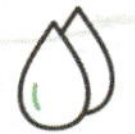		
15g	20g	18g	316	30
Kohlenhydrate	Eiweiß	Fett	Kalorien	Minuten

Zutaten

1 Stange Lauch
1 Scheibe Schinken
etwas Schnittlauch
20g Reibekäse
1 TL Johannisbrotkernmehl
100ml Cremefine zum Kochen (7%)
etwas Muskat
etwas Salz & Pfeffer

Zubereitung

Ofen auf 220 Grad vorheizen.

Lauch waschen, putzen und jeweils in 3 Stücke schneiden. Den Lauch in kochendem Salzwasser etwa 10 Minuten garen. Abgießen, abschrecken und abtrocknen.

Schinken halbieren und die Lauchstangen damit umwickeln. Den umwickelten Lauch in die Auflaufform legen.

Sahne in einen Topf geben, Johannisbrotkernmehl hinzufügen und unter Rühren aufkochen. Kurz weiter köcheln lassen. Mit Salz, Pfeffer und Muskat würzen. Die Soße über den Lauch gießen und den Reibekäse darüber streuen.

Im Ofen etwa 15 Minuten überbacken. Schnittlauch hacken und den gebackenen Lauch damit garnieren.

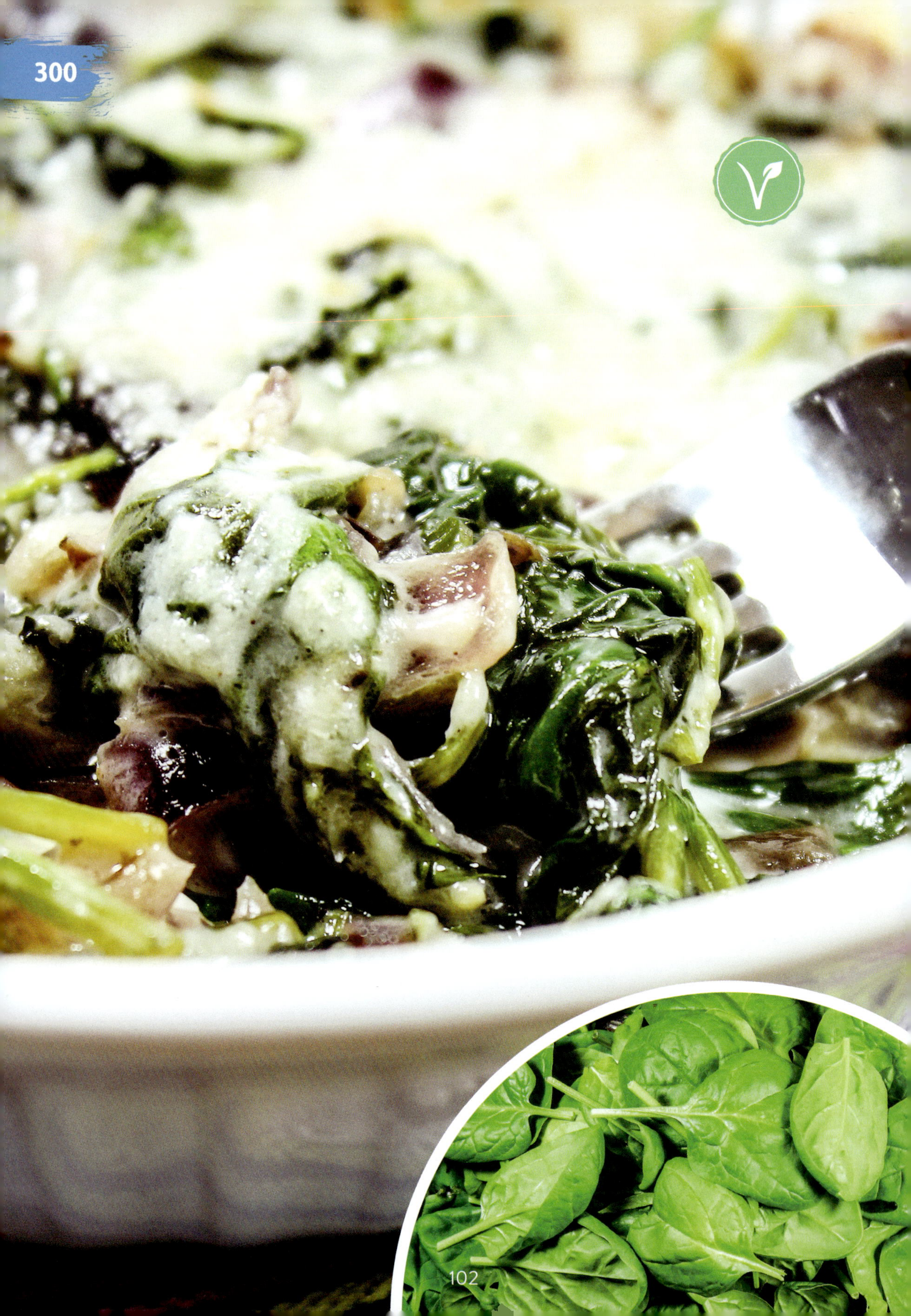
300

Spinatgratin

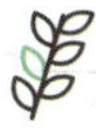	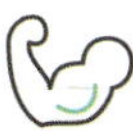	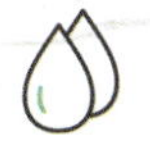		
9g	16g	24g	319	20
Kohlenhydrate	Eiweiß	Fett	Kalorien	Minuten

Zutaten

125g Babyspinat
1 Knoblauchzehe
40g rote Zwiebel
1 EL Olivenöl
50ml Milch
1 EL Mayonnaise (Balance)
30g Parmesan
etwas Muskat
etwas Salz & Pfeffer

Zubereitung

Ofen auf 200 Grad vorheizen.

Spinat waschen und gut abtropfen lassen.
Zwiebel und Knoblauch schälen und fein hacken.

Olivenöl in der Pfanne erhitzen und die Zwiebel darin kurz anbraten. Knoblauch hinzufügen und mit der Zwiebel vermengen. Spinat in die Pfanne geben und köcheln bis er zusammenfällt. Alles in eine kleine Gratinform füllen.

Milch in einem Topf erhitzen und die Mayonnaise einrühren. Mit Muskat, Salz und Pfeffer würzen und über den Spinat gießen.

Parmesan reiben und über den Spinat streuen. Im Ofen für etwa 10 Minuten überbacken.

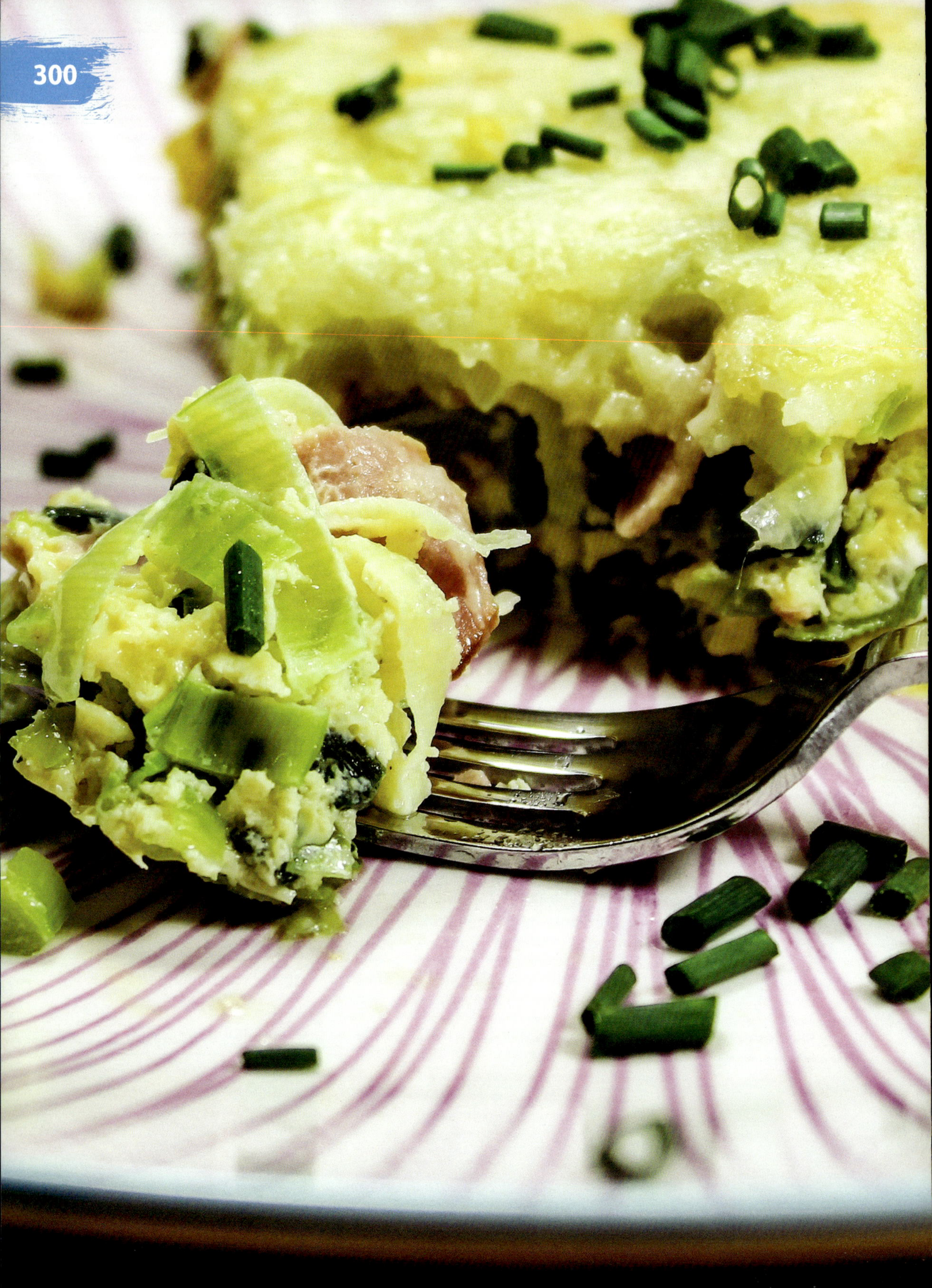
300

Lauch-Schinken-Auflauf

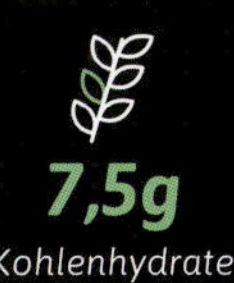
7,5g
Kohlenhydrate

31g
Eiweiß

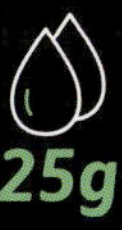
25g
Fett

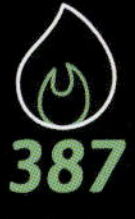
387
Kalorien

30
Minuten

Zutaten

1 Stange Lauch
1-2 Eier
50g gekochter Schinken
etwas Schnittlauch
30g Gratinkäse
etwas Salz & Pfeffer
1 TL Rapsöl

Zubereitung

Ofen auf 200 Grad vorheizen.

Lauch waschen, gut trocknen und in feine Ringe schneiden. Schnittlauch waschen und hacken. Schinken in kleine Stücke schneiden. Alles kurz in Rapsöl anbraten.

Eier verquirlen, mit Salz und Pfeffer würzen und in eine Auflaufform gießen. Lauch, Schinken und Schnittlauch hinzugeben und mit dem Gratinkäse bestreuen. Etwa 20 Minuten im Ofen backen.

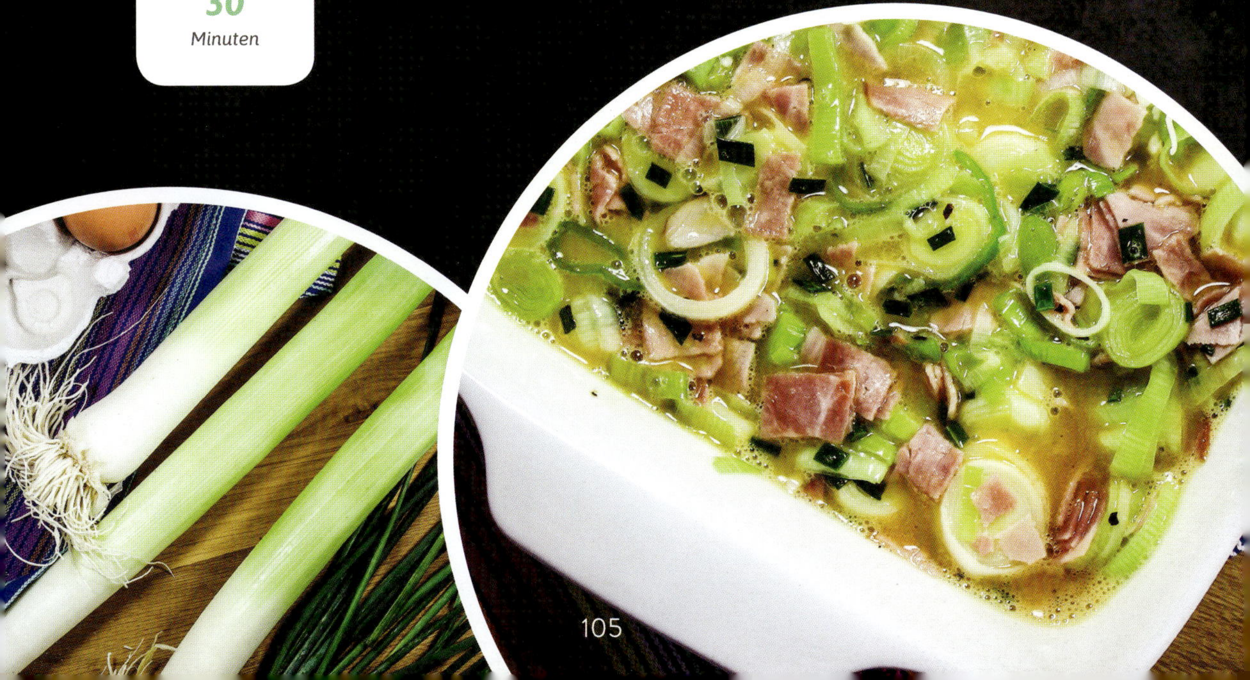

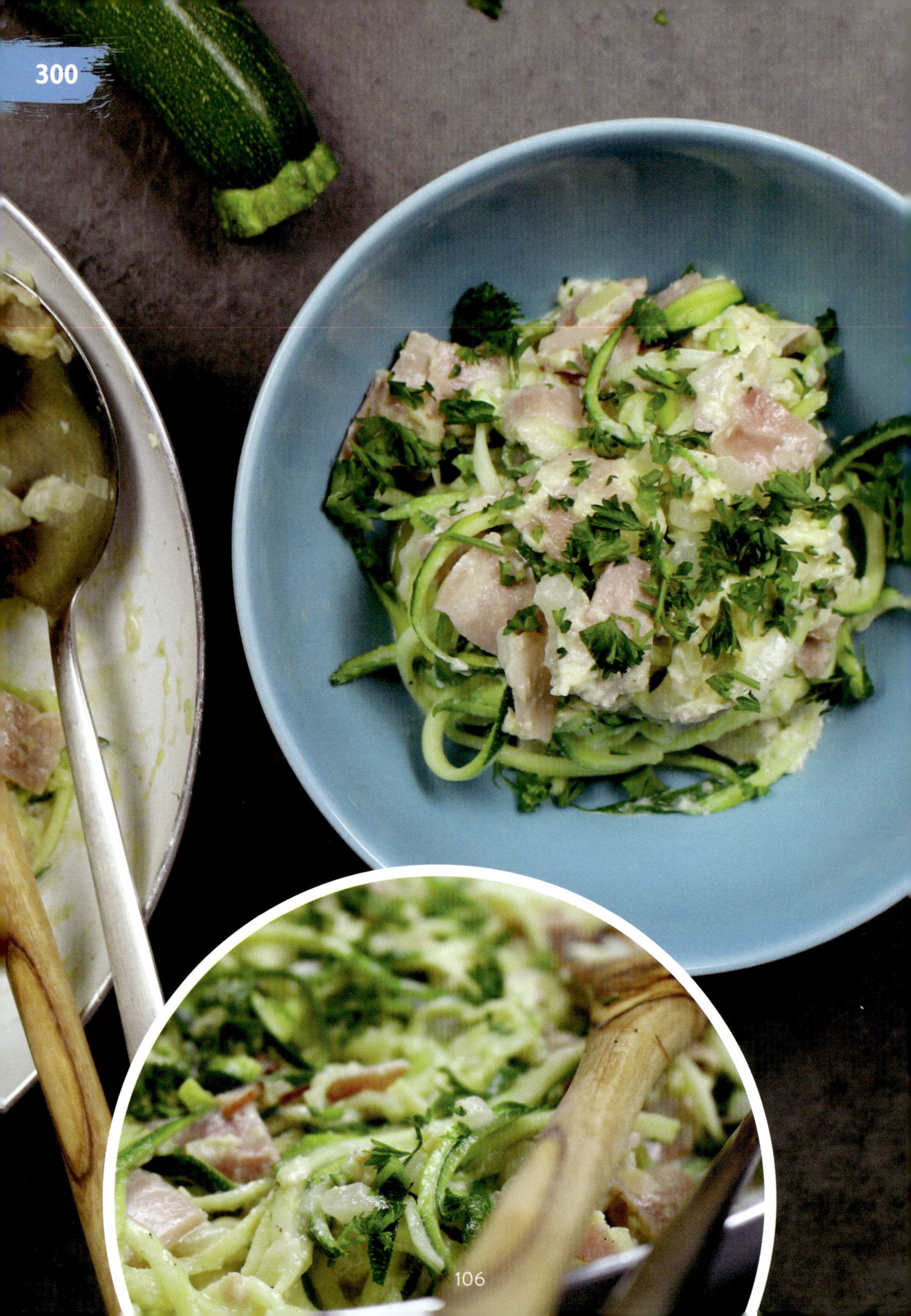
300

Zoodles Carbonara

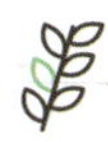	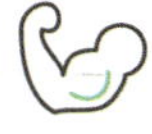	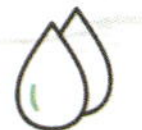		
10,5g	21,5g	27g	377	25
Kohlenhydrate	Eiweiß	Fett	Kalorien	Minuten

Zutaten

1-2 kleine Zucchini
Prise Salz & Pfeffer
1 EL Olivenöl
50g Kochschinken
1 kleine Speisezwiebel
50ml Sahne (30%)
1 Ei
etwas Petersilie
optional Parmesan

Zubereitung

Zucchini waschen. Dann durch einen Spiralschneider drehen. Anschließend auf einem oder mehreren Küchentüchern ausbreiten, leicht salzen und ein paar Minuten liegen lassen. Dann abtupfen.

Olivenöl in einer Pfanne erhitzen und die Zwiebeln darin andünsten. Dann Schinken dazu geben und ebenfalls leicht anbraten. Mit Sahne aufgießen und alles aufkochen lassen. Währenddessen die Eier dazu geben und alles durchrühren.

Unmittelbar danach die Zucchini-Nudeln in die Pfanne geben und alles vorsichtig vermischen. Noch ein paar Minuten bei leichter Hitze köcheln lassen.

Auf dem Teller verteilen und ggfs. mit Petersilie und/oder etwas Parmesan garnieren.

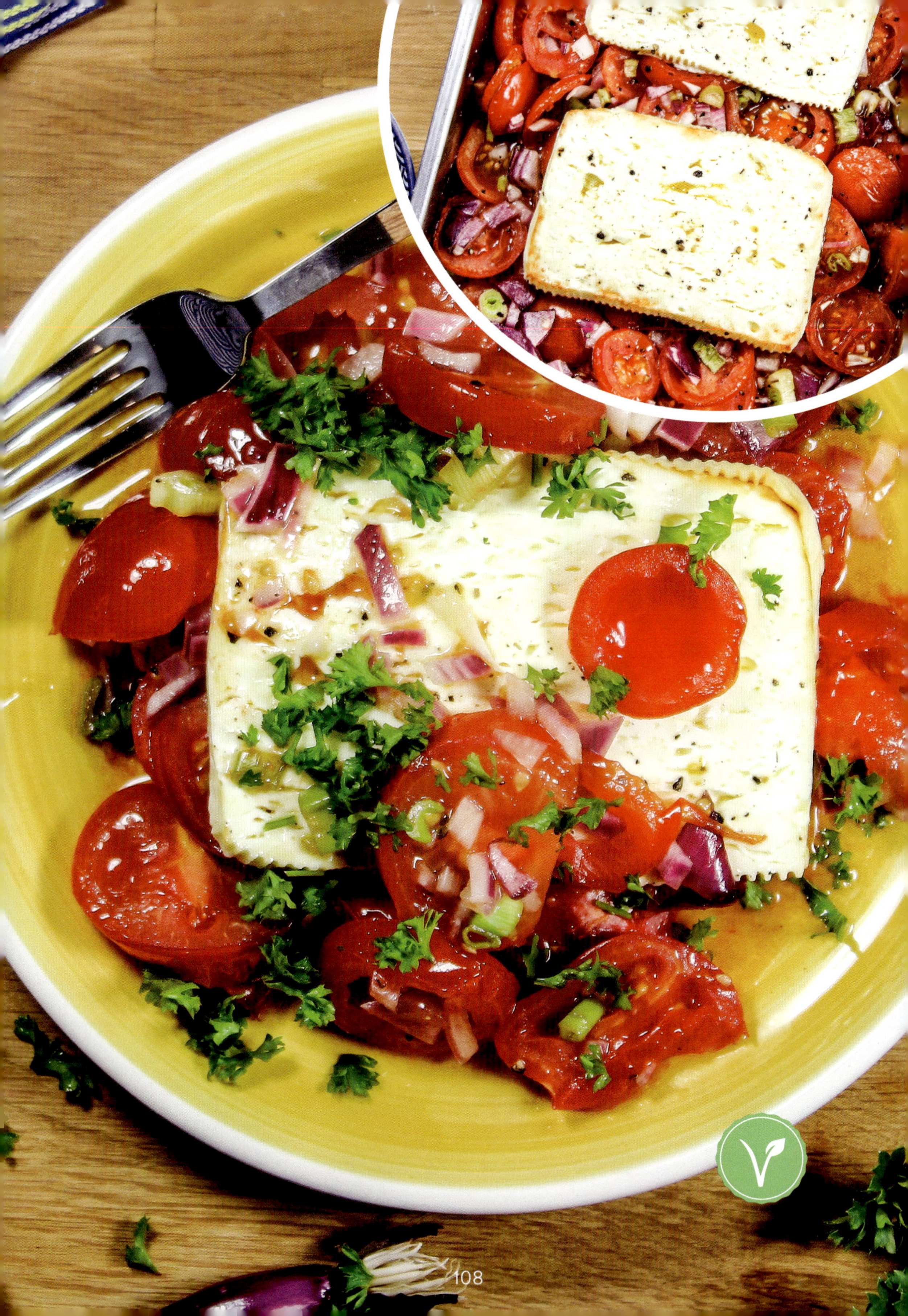

Feta aus dem Ofen

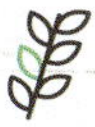	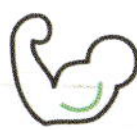	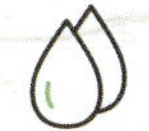	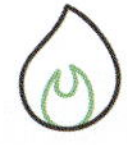	
9g	19g	27,5g	368	30
Kohlenhydrate	Eiweiß	Fett	Kalorien	Minuten

Zutaten

100g Feta
125g Tomaten
1 kleine Zwiebel
1 Stange Lauchzwiebel
etwas Petersilie
1 EL Olivenöl
etwas Salz & Pfeffer

Zubereitung

Ofen auf 250 Grad vorheizen.

Tomaten waschen, trocknen und in Scheiben schneiden. Lauchzwiebeln waschen und in Ringe schneiden. Zwiebel fein hacken. Alles in eine Auflaufform geben und mit Salz und Pfeffer würzen.

Feta halbieren und in die Auflaufform legen. Mit Salz und Pfeffer würzen und mit dem Olivenöl beträufeln.

Im Ofen 15-20 Minuten backen.
Petersilie hacken und über den gebackenen Feta streuen.

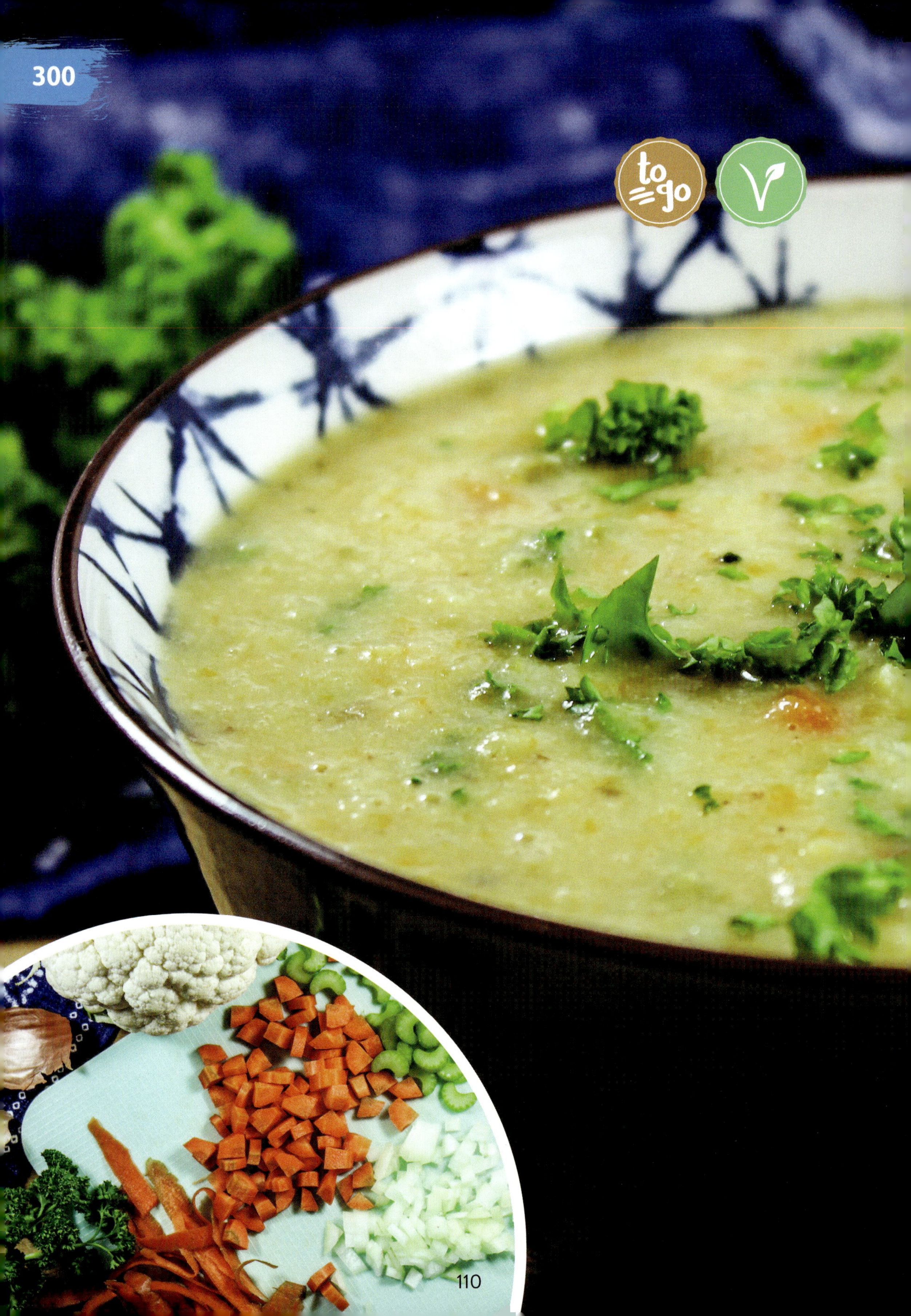
300
to go

Blumenkohlsuppe

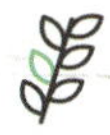

17g

Kohlenhydrate

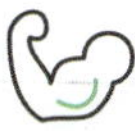

12g

Eiweiß

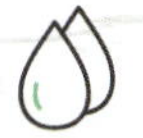

19g

Fett

309

Kalorien

30

Minuten

Zutaten

250g Blumenkohl
1 Stange Sellerie
30g Zwiebel
40g Karotte
1 Knoblauchzehe
etwas Petersilie
1 EL Butter
100ml Milch
300ml Gemüsebrühe
1 TL Johannisbrotkernmehl
etwas Salz & Pfeffer

Zubereitung

Karotte schälen und in kleine Stücke schneiden. Sellerie in feine Ringe schneiden. Zwiebel und Knoblauch hacken. Blumenkohl waschen und in Röschen zerteilen.

Butter in einem Topf erhitzen. Karotte, Sellerie, Zwiebel und Knoblauch hinzufügen und etwa 3 Minuten anbraten. Blumenkohl in den Topf geben und ebenfalls 3-5 Minuten anbraten. Johannisbrotkernmehl zum Gemüse geben und gut verrühren.

Gemüsebrühe und Milch einrühren und andicken lassen. Kurz aufkochen und dann bei mittlerer Hitze 15 Minuten köcheln lassen. Mit Salz und Pfeffer würzen.

Die Suppe mit dem Stabmixer pürieren. Nochmals mit Salz und Pfeffer abschmecken. Petersilie hacken und vor dem Servieren in die Suppe streuen.

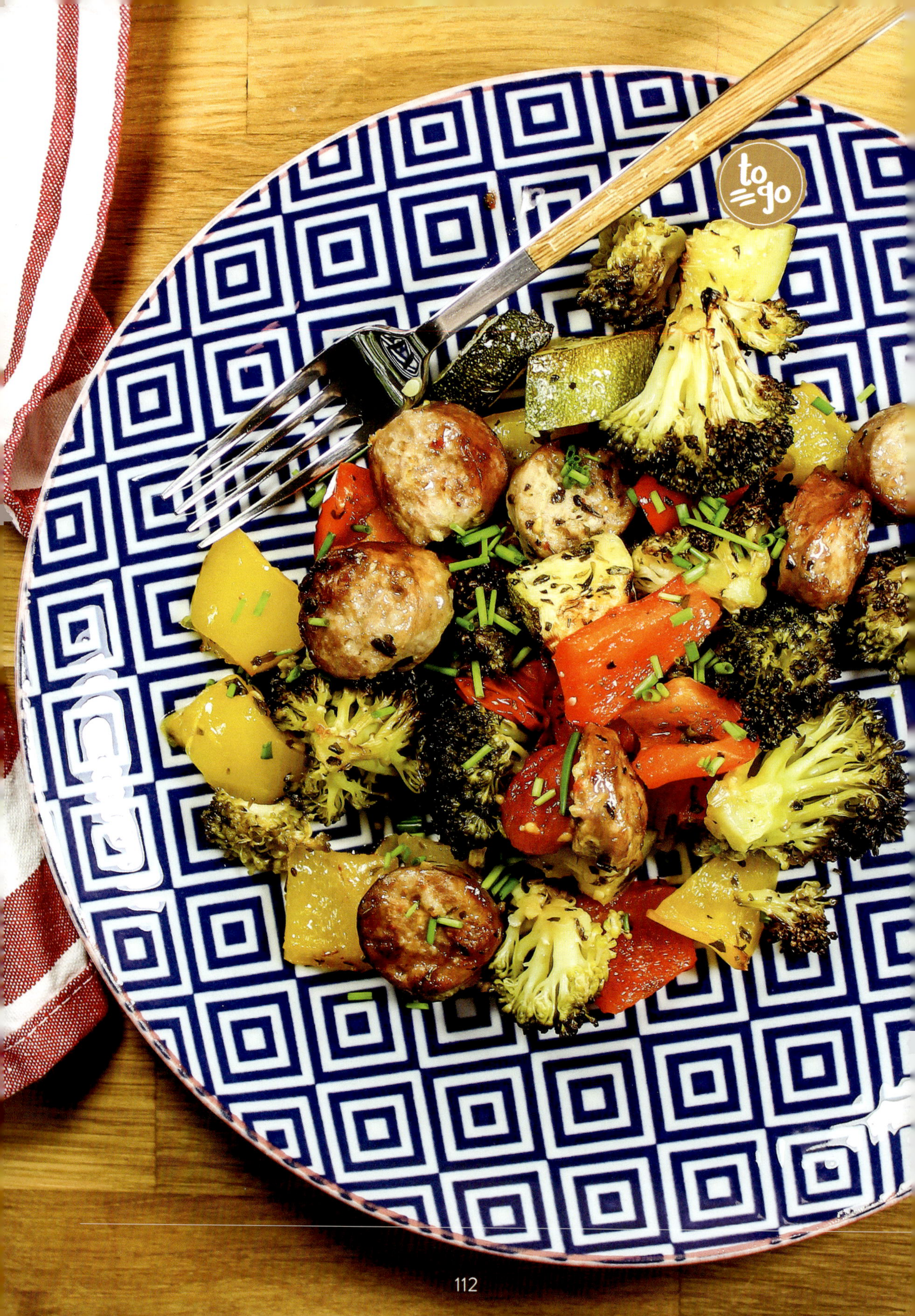
to go

Salsiccia mit Ofengemüse

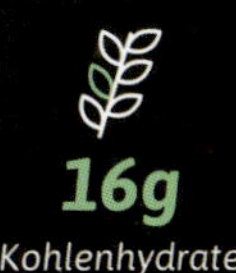

16g
Kohlenhydrate

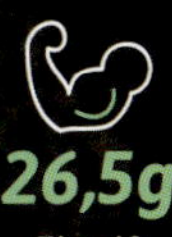

26,5g
Eiweiß

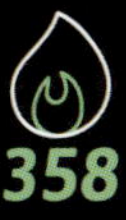

20g
Fett

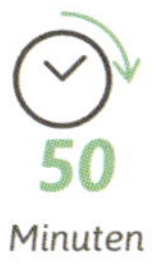

358
Kalorien

50
Minuten

Zutaten

1/2 kleine Zucchini
1 kleine Paprika
60g Kirschtomaten
100g Brokkoli
1 Salsiccia Bratwürste
1 EL Olivenöl
1 TL getrockneter Basilikum
1 TL getrockneter Oregano
etwas Knoblauchpulver
etwas Salz & Pfeffer

Zubereitung

Ofen auf 200 Grad vorheizen.

Das Gemüse putzen, waschen, gut trocknen und in Stücke schneiden. Brokkoli in kleine Röschen zerteilen. Alles in eine große Schüssel geben und mit dem Olivenöl, den Kräutern, Knoblauch,Salz und Pfeffer vermischen. In die Auflaufform geben. Salsiccia in Scheiben schneiden und unter das Gemüse mischen.

Im Ofen etwa 40 Minuten backen. Nach der Hälfte der Zeit einmal wenden.

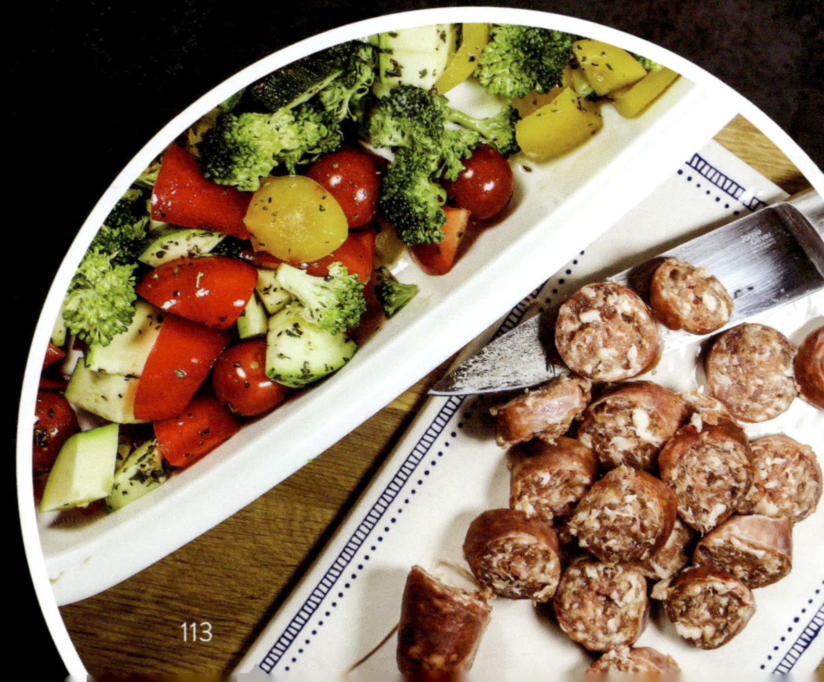

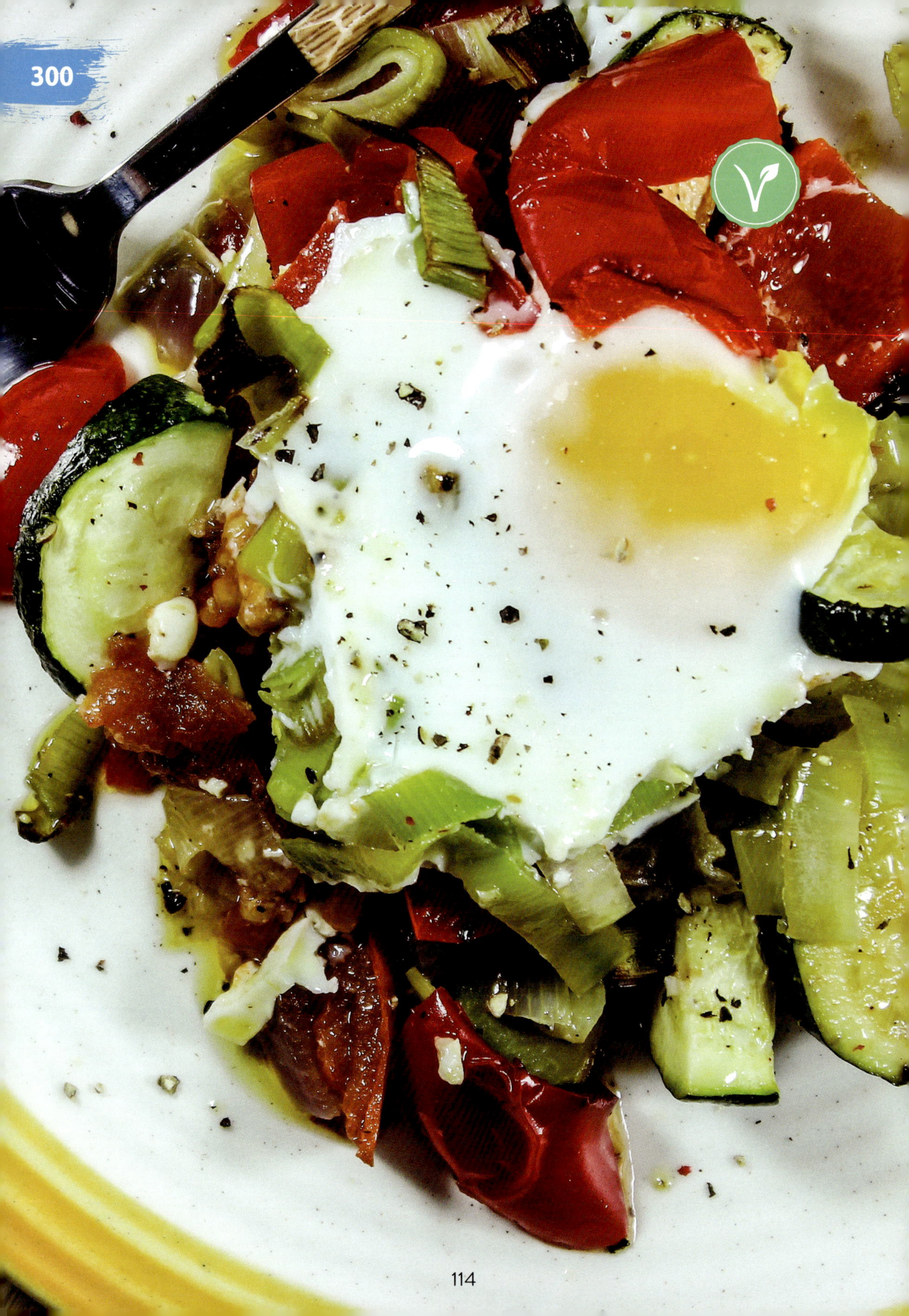
300

Ofengemüse mit Ei

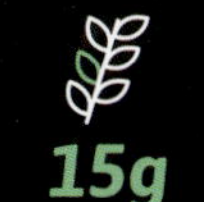

15g
Kohlenhydrate

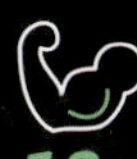

18g
Eiweiß

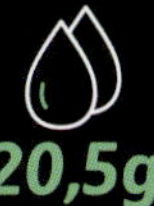

20,5g
Fett

326
Kalorien

40
Minuten

Zutaten

100g Zucchini
70g Paprika
1 Tomate
70g Lauch
30g Zwiebel
1 Knoblauchzehe
2 Eier
etwas Ingwer
abgeriebene Zitronenschale
etwas Salz & Pfeffer

Zubereitung

Ofen auf 200 Grad vorheizen.

Zwiebel und Knoblauch hacken. Gemüse waschen und in Stücke schneiden. Etwas Schale von einer Zitrone abreiben. Ingwer fein hacken. Alles mit Olivenöl vermengen und mit Salz und Pfeffer würzen.

Das Gemüse in eine Auflaufform geben und etwa 20-25 Minuten im Ofen backen. Eier darauf schlagen und weitere 5-7 Minuten im Ofen garen bis das Eiweiß gestockt ist. Pfeffer darüber mahlen und servieren.

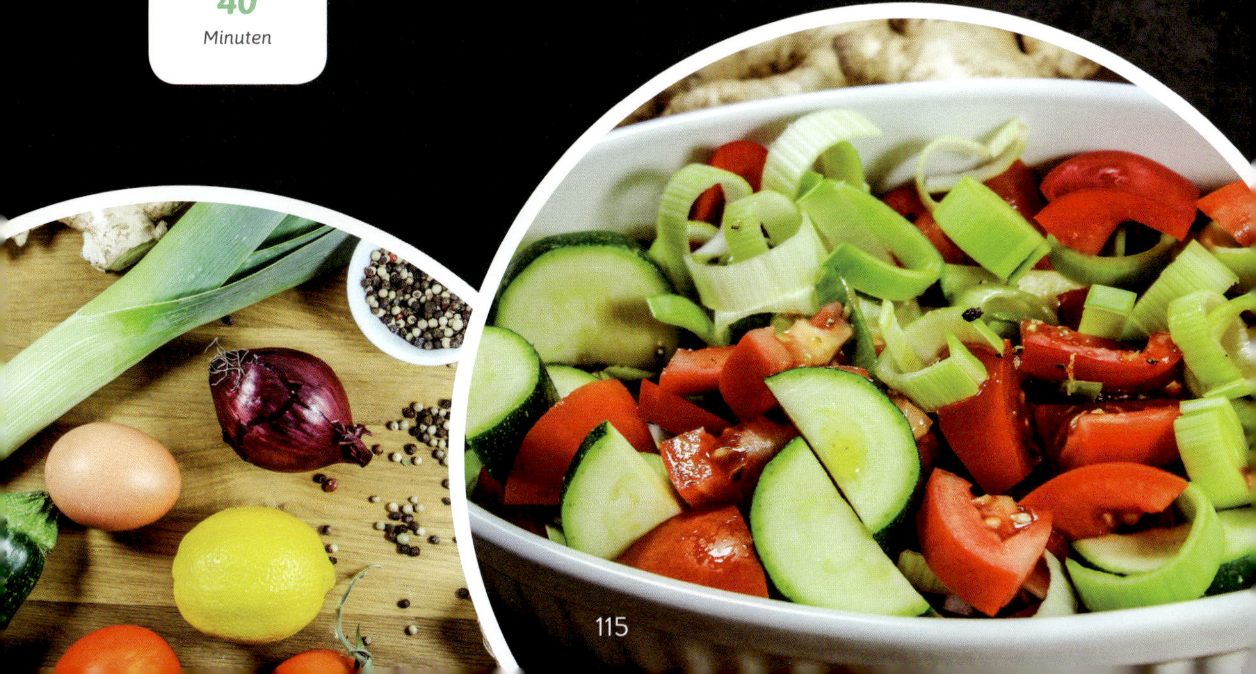

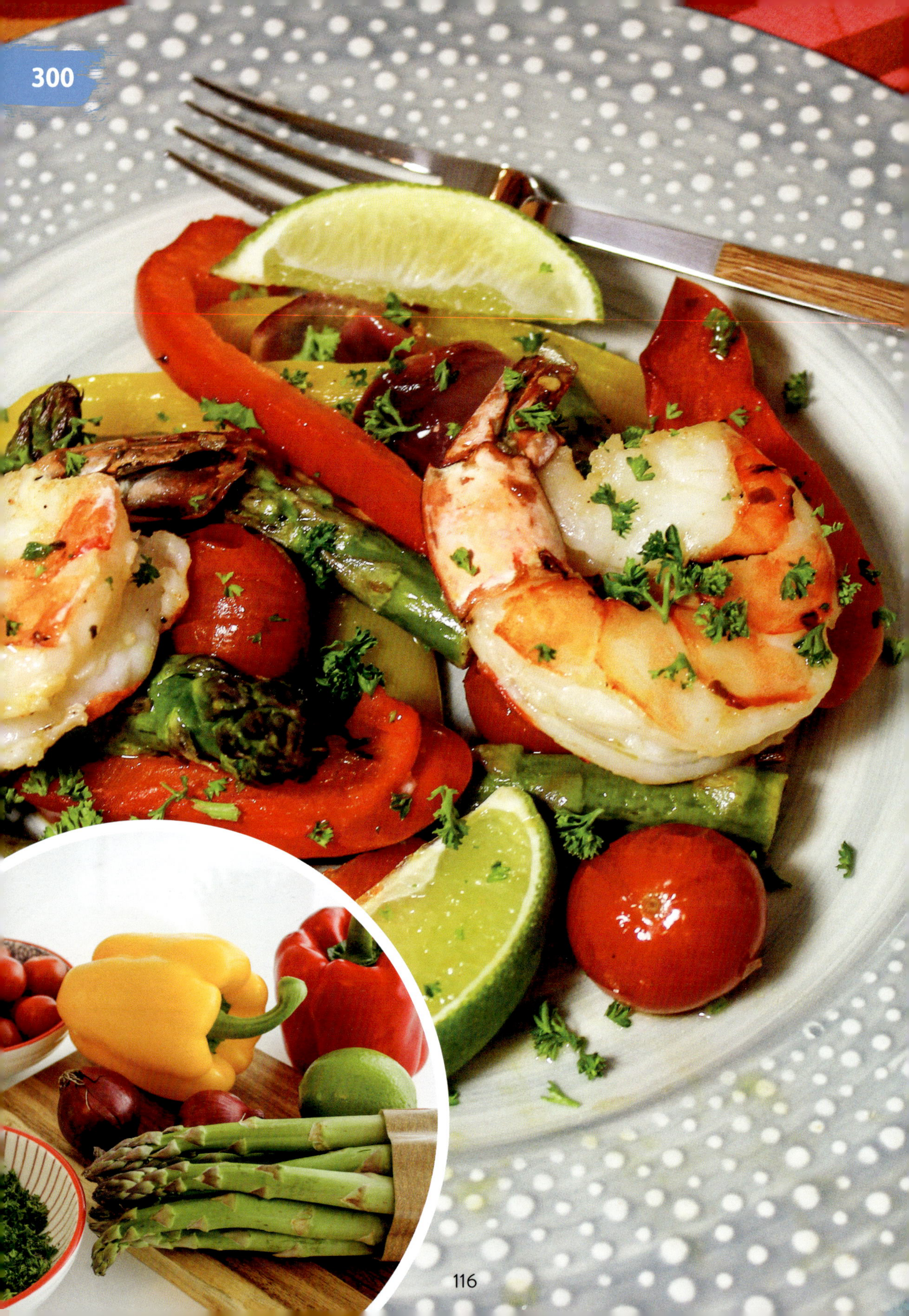
300

Riesengarnelen mit Gemüse vom Blech

	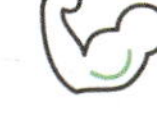			
18,5g	48g	12g	363	30
Kohlenhydrate	Eiweiß	Fett	Kalorien	Minuten

Zutaten

4 Riesengarnelen (ca. 150g)
50g Cherrytomaten
1 Paprika
200g grüner Spargel
1 kleine rote Zwiebel
1 Knoblauchzehe
1/2 Limette
2 EL Olivenöl
etwas Petersilie
etwas Salz & Pfeffer
etwas grobes Meersalz
etwas Paprikapulver
etwas Chiliflocken

Zubereitung

Ofen auf 200 Grad vorheizen.

Paprika, Spargel und die Zwiebel in große Stücke schneiden. Knoblauch und Petersilie hacken. Limette halbieren. Eine Hälfte in Scheiben schneiden, die andere Hälfte auspressen.

Riesengarnelen schälen und gegebenenfalls den Darm entfernen (schwarzer „Faden" an der Oberseite).

Olivenöl zusammen mit Chiliflocken, Paprikapulver, Salz, Pfeffer, Knoblauch und Limettensaft in eine große Schüssel geben. Das Gemüse, die Zwiebel und die Garnelen hinzugeben und vorsichtig vermengen.

Gemüse und Garnelen auf ein mit Backpapier ausgelegtes Backblech geben und mit etwas grobem Meersalz bestreuen. Das Blech in den Ofen schieben und bei 200 Grad etwa 15 Minuten backen. Die Garnelen sollten eine schöne rötliche Farbe bekommen.

Die fertigen Garnelen und das Gemüse mit den Limettenscheiben anrichten und mit Petersilie bestreuen.

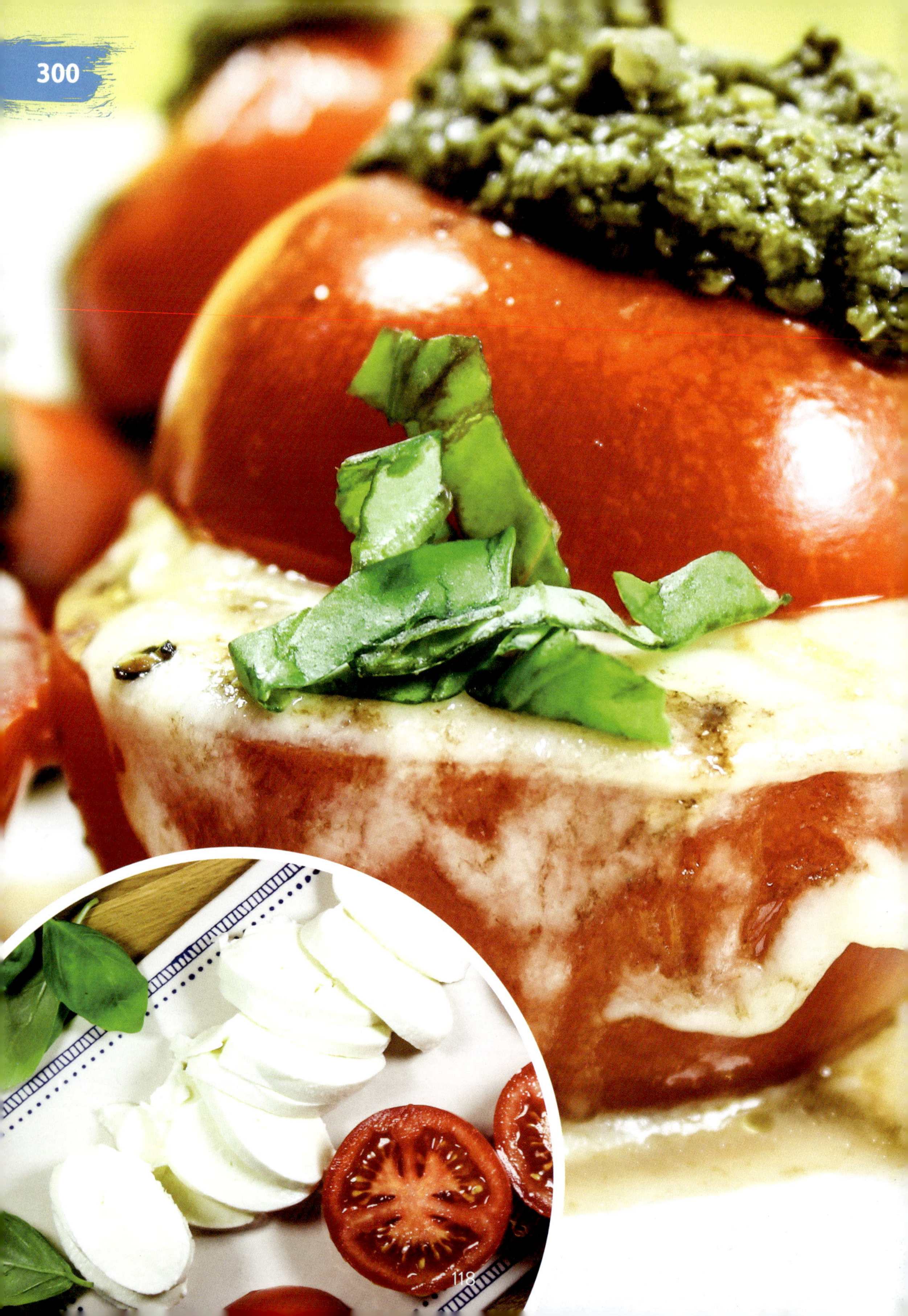

Ofentomaten mit Mozzarella

12g
Kohlenhydrate

14g
Eiweiß

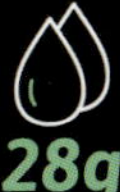
28g
Fett

360
Kalorien

30
Minuten

Zutaten

2 Tomaten
70g Mozzarella
1 Stiel Basilikum
2 TL grünes Pesto
1 EL Olivenöl
1/2 TL Honig
1 EL Balsamico
etwas Salz & Pfeffer

Zubereitung

Ofen auf 200 Grad vorheizen.

Tomaten waschen und gut abtrocknen. Waagrecht halbieren und wieder zusammensetzten. Auf das Backblech stellen und 15 Minuten im Ofen backen.

Mozzarella in dünne Scheiben schneiden. Mit Küchenpapier ausdrücken. Basilikum waschen und die Blättchen von den Stielen zupfen. Honig, Balsamico und Olivenöl zu einer Vinaigrette verrühren und mit Salz und Pfeffer würzen.

Die Tomaten nach 15 Minuten aus dem Ofen nehmen. Die obere Tomatenhälfte zur Seite legen. Die untere Hälfte mit Salz und Pfeffer würzen, mit Mozzarella und etwas Basilikum belegen. Die obere Hälfte wieder darauflegen und mit der Vinaigrette beträufeln. Weitere 5 Minuten im Ofen backen.

Die Tomaten aus dem Ofen nehmen und je 1 TL Pesto auf die Tomaten geben.

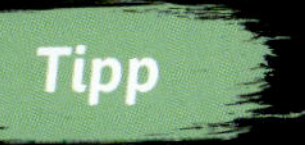

Schmeckt auch kalt (ohne Backen).

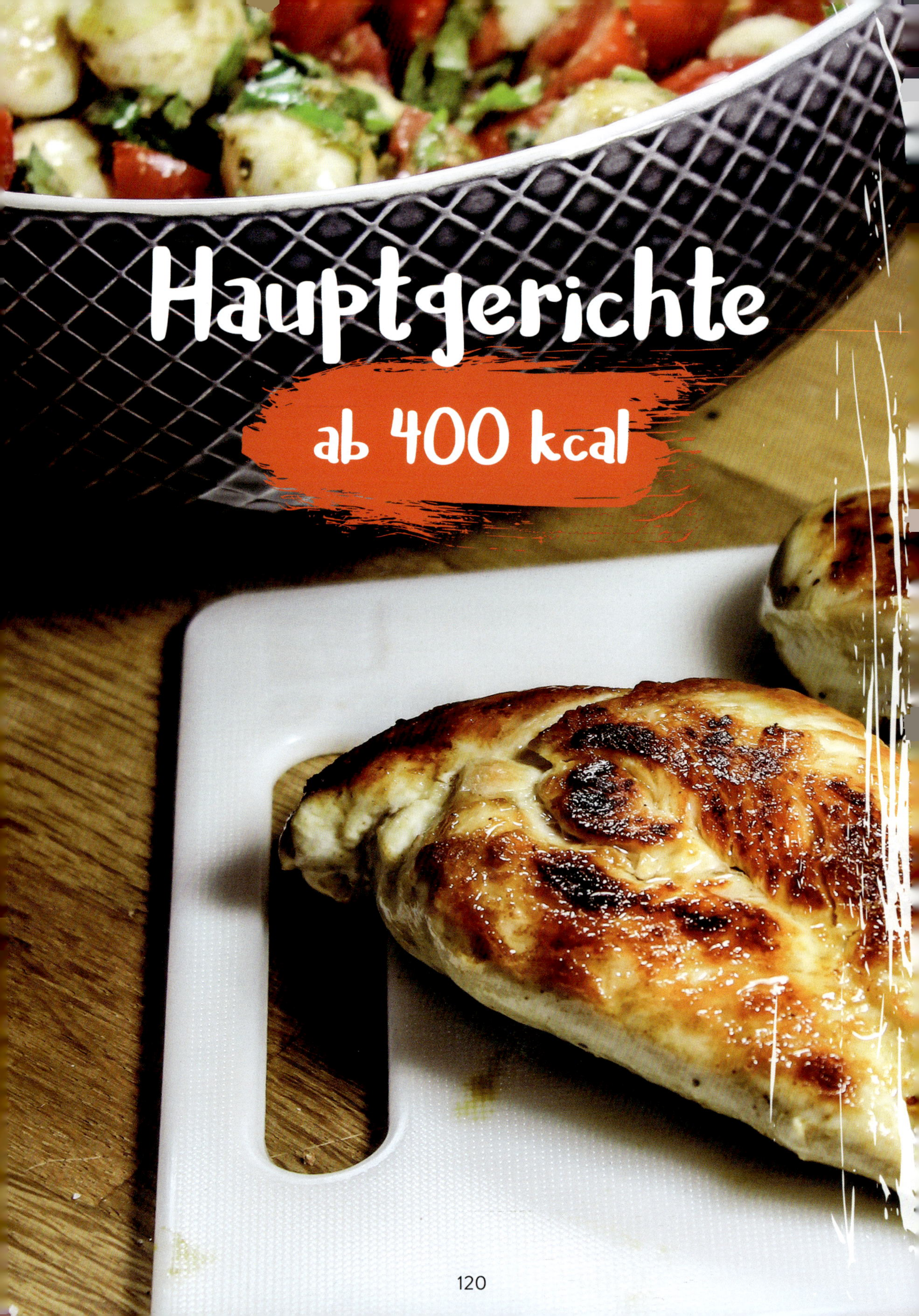
Hauptgerichte
ab 400 kcal

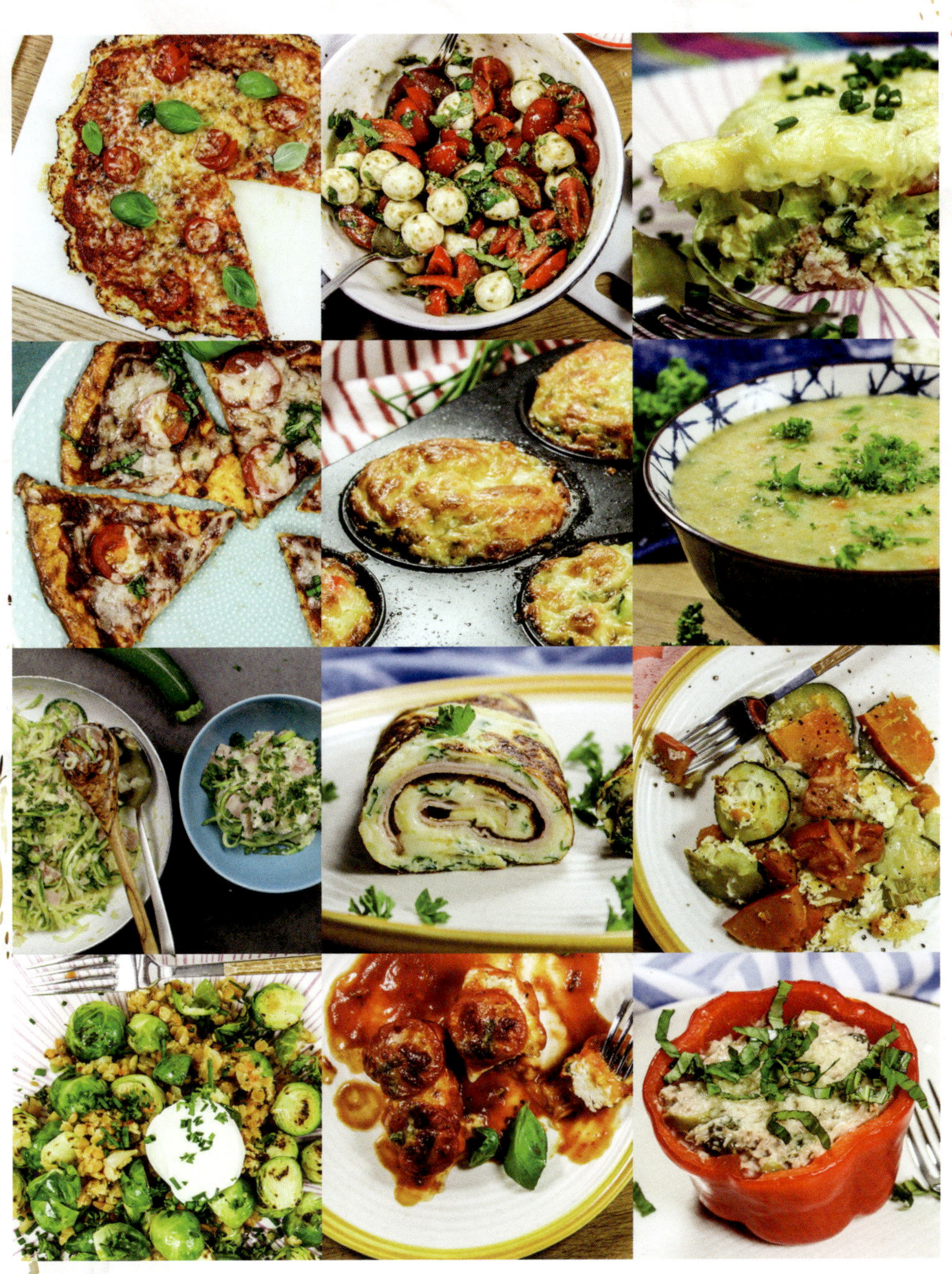

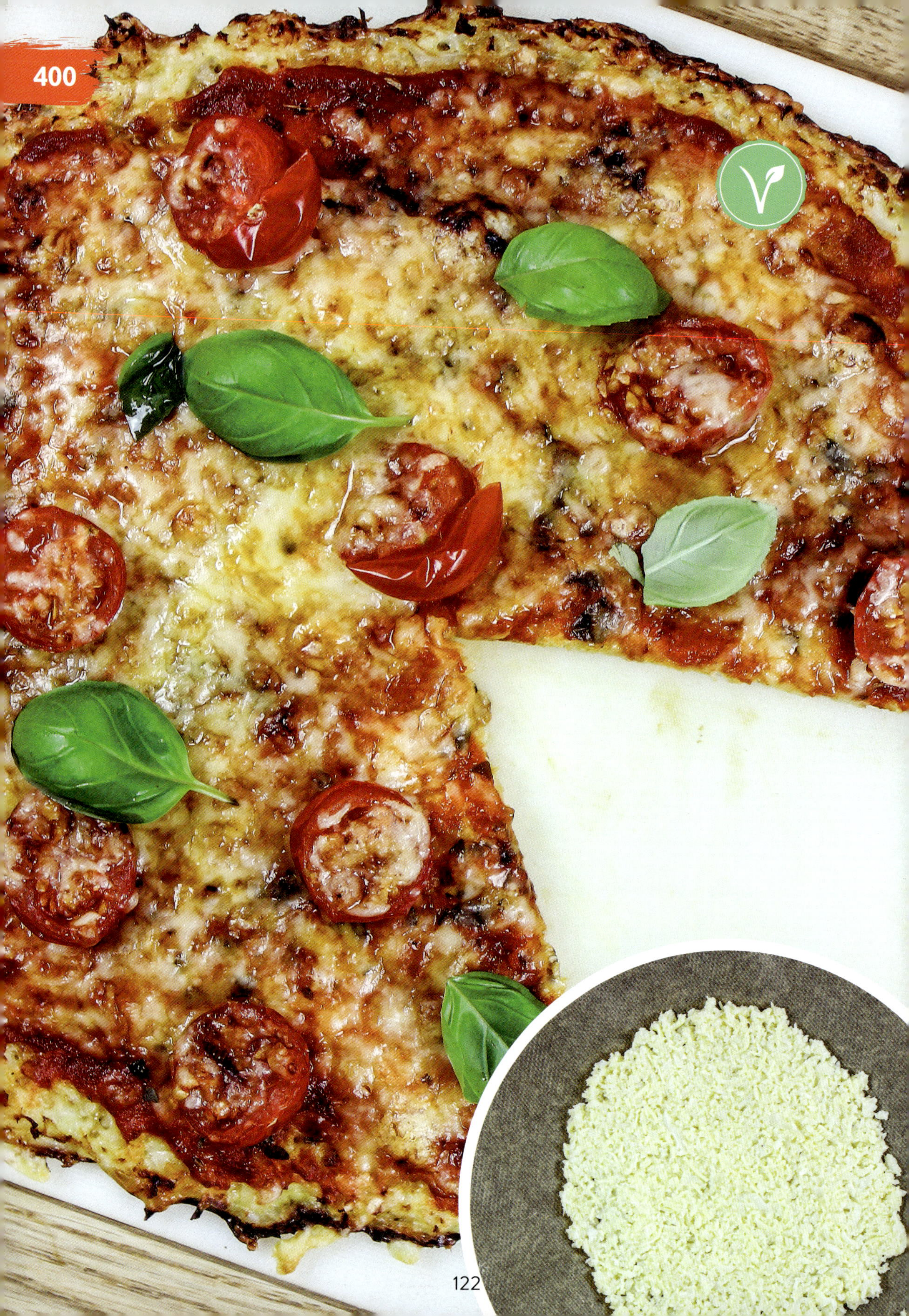
400

Blumenkohl-Pizza

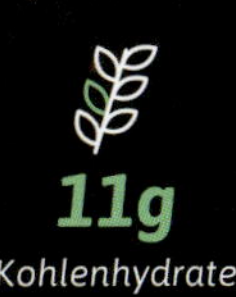

11g
Kohlenhydrate

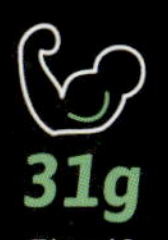

31g
Eiweiß

25g
Fett

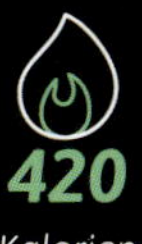

420
Kalorien

35
Minuten

Zutaten

250g Blumenkohl
1 Ei
70g Reibekäse
30g passierte Tomaten
100g Kirschtomaten
etwas Basilikum
etwas italienische Kräuter
etwas Salz & Pfeffer

Zubereitung

Ofen auf 220 Grad vorheizen. Backblech mit Backpapier auslegen.

Blumenkohl putzen und in Röschen zerteilen. Etwas Salzwasser in einem Topf zum Kochen bringen. Die Blumenkohlröschen ins Wasser geben und etwa 5 Minuten köcheln lassen. Abgießen und mit kaltem Wasser abschrecken.

Blumenkohl entweder in einem Mixer oder mit einem Messer klein hacken und in eine Schüssel füllen.

1 Ei und 50g Käse zum Blumenkohl geben. Mit Salz und Pfeffer würzen und alles gut miteinander vermengen.

Die Blumenkohlmasse kreisförmig auf dem Backblech verteilen und für etwa 14 Minuten im Ofen backen.

Pizzaboden aus dem Ofen nehmen.

Passierte Tomaten mit Salz und Pfeffer würzen und auf dem Pizzaboden verteilen. Etwas italienische Kräuter darüber streuen. Mit halbierten Kirschtomaten belegen und 20g Reibekäse darüber geben. Im Ofen für weitere 10-12 Minuten backen.

Pizza aus dem Ofen nehmen und mit etwas frischem Basilikum garnieren. Heiß servieren.

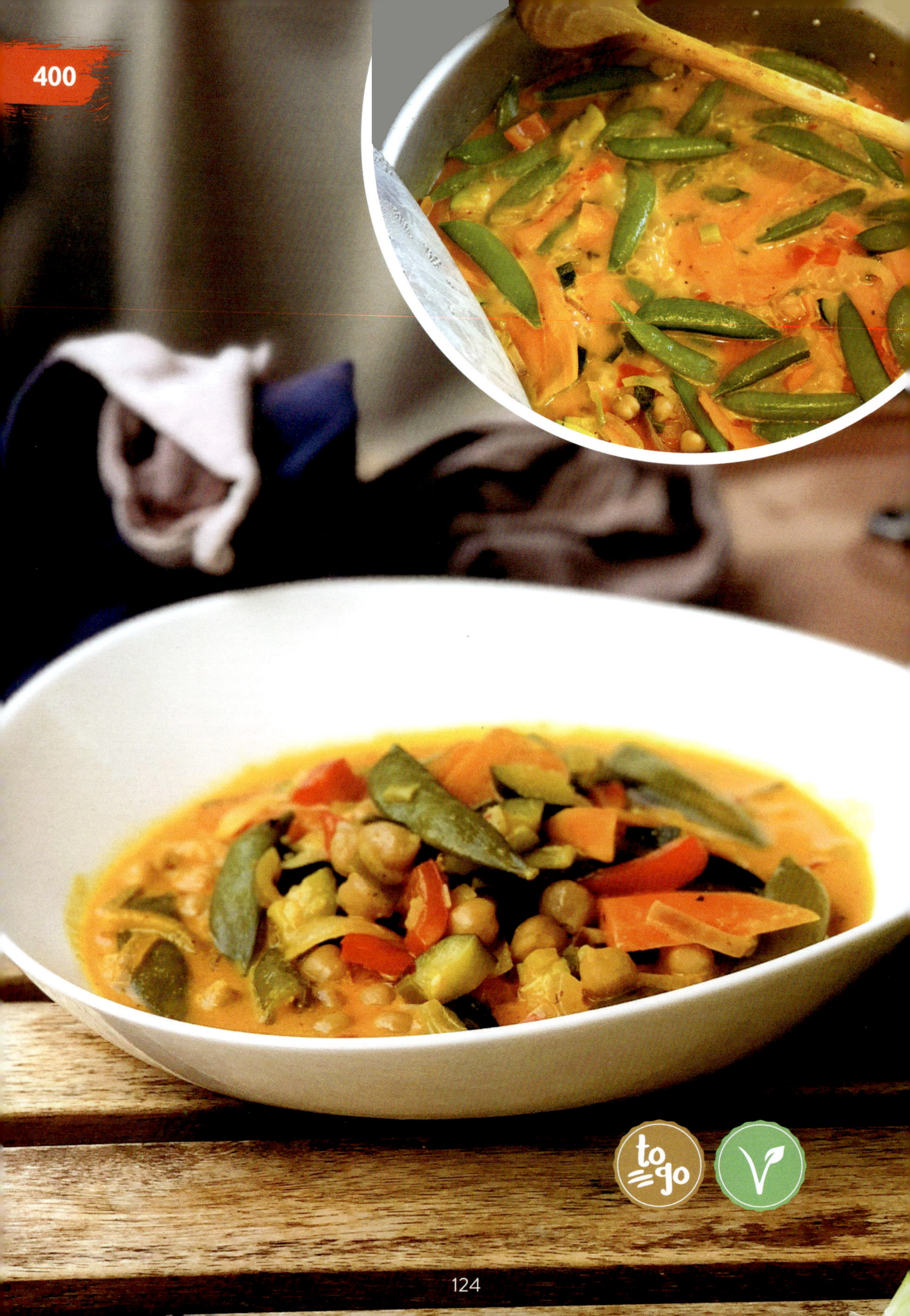
to go

Gemüse-Curry

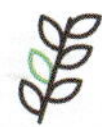	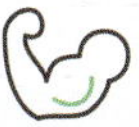	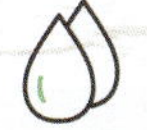		
24,5g	8,5g	29,5g	410	50
Kohlenhydrate	Eiweiß	Fett	Kalorien	Minuten

Zutaten für 2 Portionen

10ml Kokosöl
1 TL Erdnussöl
30g Currypaste
1 Knoblauchzehen
1 rote oder helle Zwiebeln
200ml Kokosmilch (1 Dose)
25ml Orangensaft
30ml Sahne
50g Knackerbsen / Brechbohnen
100g Kichererbsen
1 kleine Zucchini
1 kleine Karotte
1 Stange Frühlingszwiebel
1/2 rote Paprika
frische Chilis
1 TL Kurkuma
1 TL Curry
1 TL Xylit
etwas Salz & Pfeffer

Zubereitung

Bevor es losgeht bereiten wir das komplette Gemüse vor (schälen, waschen, kleinschneiden etc.). Das vorbereitete Gemüse wird zusammen mit allen Zutaten (Ölen, Gewürzen etc.) neben dem Herd griffbereit bereitgestellt.

Kokosöl in einer großen Pfanne / Schale erhitzen. Currypaste und Knoblauch dazu geben und alles ordentlich und die ganze Zeit durchrühren damit nichts anbrennt. Nach 1 Minute die Zwiebel(n) dazu geben und alles kurz durchschwenken.

Anschließend die komplette Kokosmilch dazu geben und mit etwas Orangensaft ablöschen. Alles aufkochen lassen. Dann die Knackerbsen / Knackbohnen dazu geben. Kurze Zeit später das gesamte Gemüse dazu geben. Jetzt auch das Erdnussöl dazu geben.

Jetzt Chili und Gewürze zugeben und vorsichtig (heiß) abschmecken. Dann alles auf niedrige Stufe stellen und 20 Minuten vor sich hin köcheln lassen.

Am Ende noch etwas Sahne hinzugeben und einrühren. Als Beilage eignet sich entweder eine kleine Portion Naturreis oder ein frischer gemischter Salat! Lasst es euch schmecken!

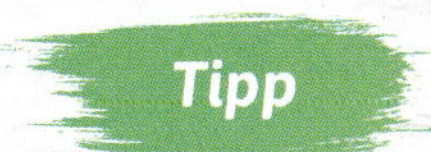

Ich empfehle euch das Curry immer für mindestens zwei Mahlzeiten oder mehr zu kochen. Lohnt sich!

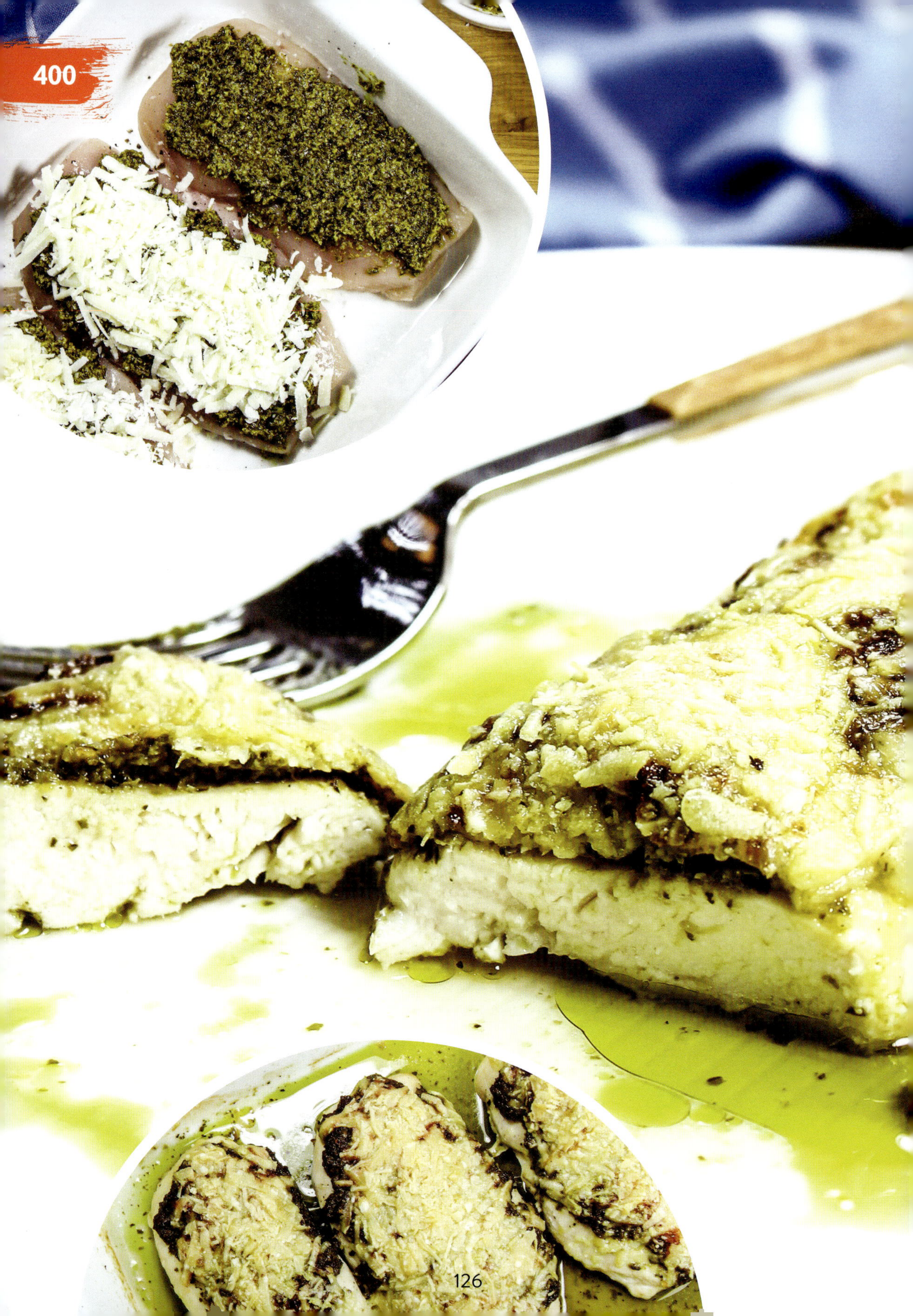
400

Pesto-Parmesan-Hähnchen

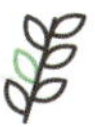

2g	56g	19g	401	40
Kohlenhydrate	Eiweiß	Fett	Kalorien	Minuten

Zutaten

200g Hähnchenbrustfilet
2 EL grünes Pesto
25g Parmesan
etwas Salz & Pfeffer

Zubereitung

Ofen auf 200 Grad vorheizen.

Eine Auflaufform mit etwas Olivenöl einfetten und die Hähnchenbrustfilets nebeneinander hineinlegen.

Mit Salz und Pfeffer würzen. Je zwei Esslöffel Pesto auf die Hähnchenfilets geben und verstreichen.

Parmesan reiben und auf die Hähnchenfilets streuen.

Bei 200 Grad etwa 30 Minuten im Ofen backen.

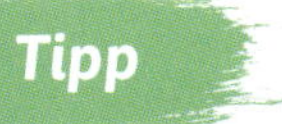

Perfekt dazu macht sich ein leichter gemischter Salat mit einfachem Dressing. Rezepte findest du in der Kategorie **Salate**.

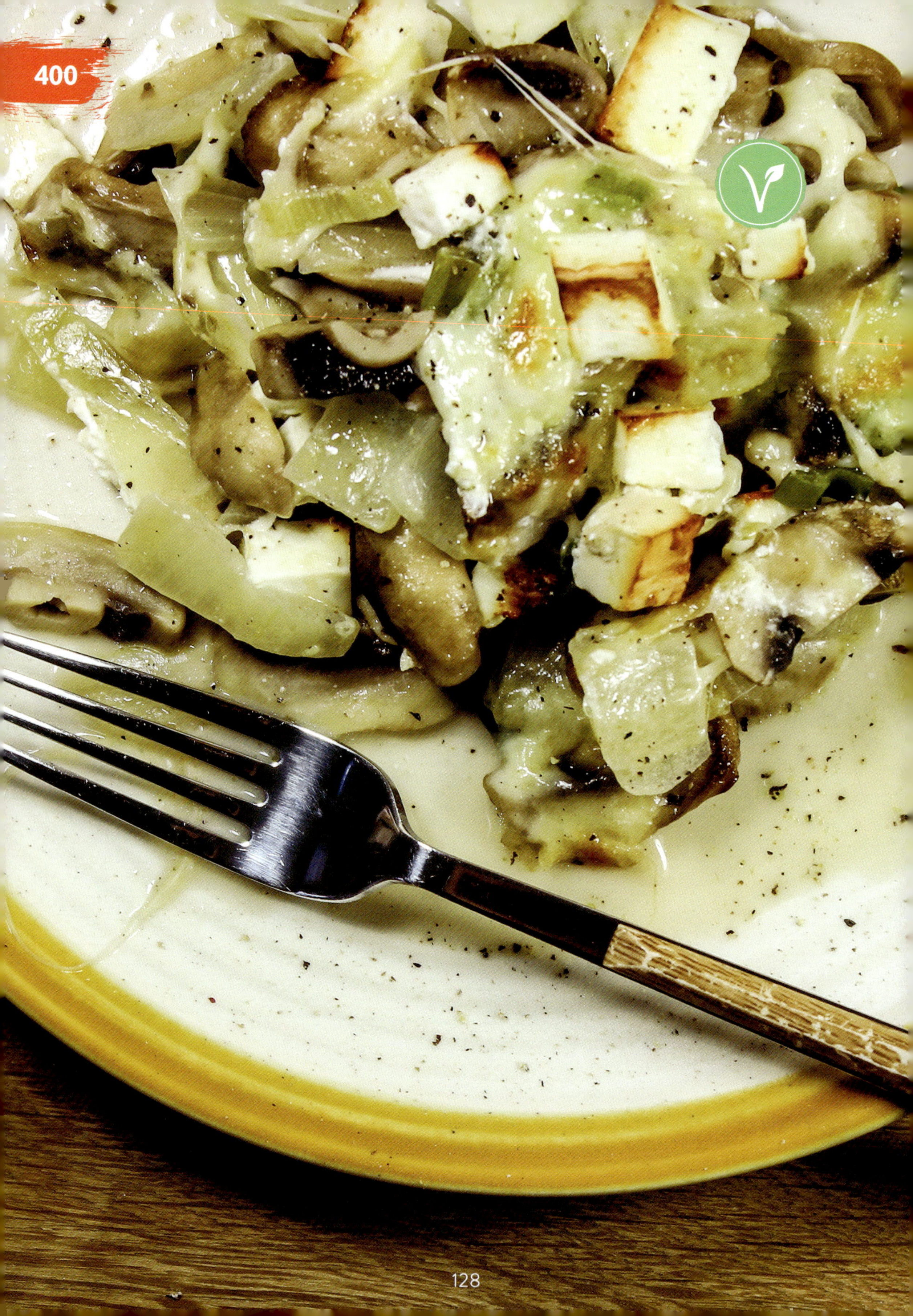
400

Champignon-Gratin mit Feta

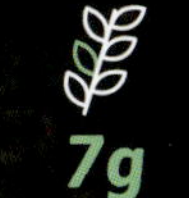

7g
Kohlenhydrate

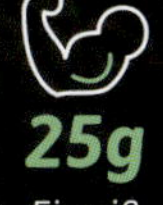

25g
Eiweiß

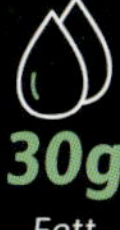

30g
Fett

400
Kalorien

35
Minuten

Zutaten

150g Champignons
35g Lauchzwiebel
40g Zwiebel
1/2 Knoblauchzehe
50g Mozzarella
75g Feta
1 EL Olivenöl
etwas Salz & Pfeffer

Zubereitung

Ofen auf 160 Grad vorheizen.

Champignons putzen und in Scheiben schneiden. Zwiebel grob, Knoblauch fein hacken. Lauchzwiebel in Ringe schneiden. Alles in eine Schüssel geben und mit dem Olivenöl vermischen. Mit Salz und Pfeffer würzen und in eine Auflaufform füllen.

Mozzarella und Feta über die Champignons bröseln und das Gratin im Ofen für etwa 30 Minuten überbacken.

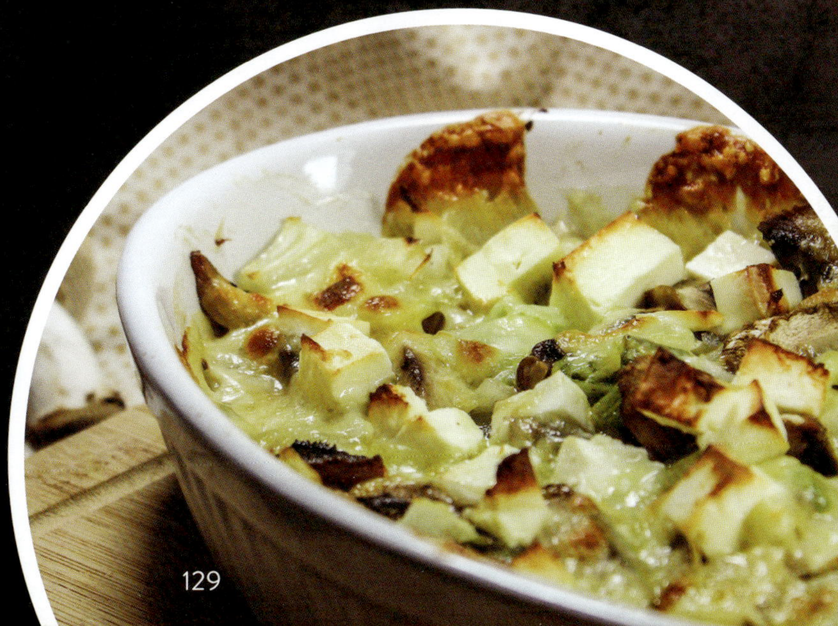

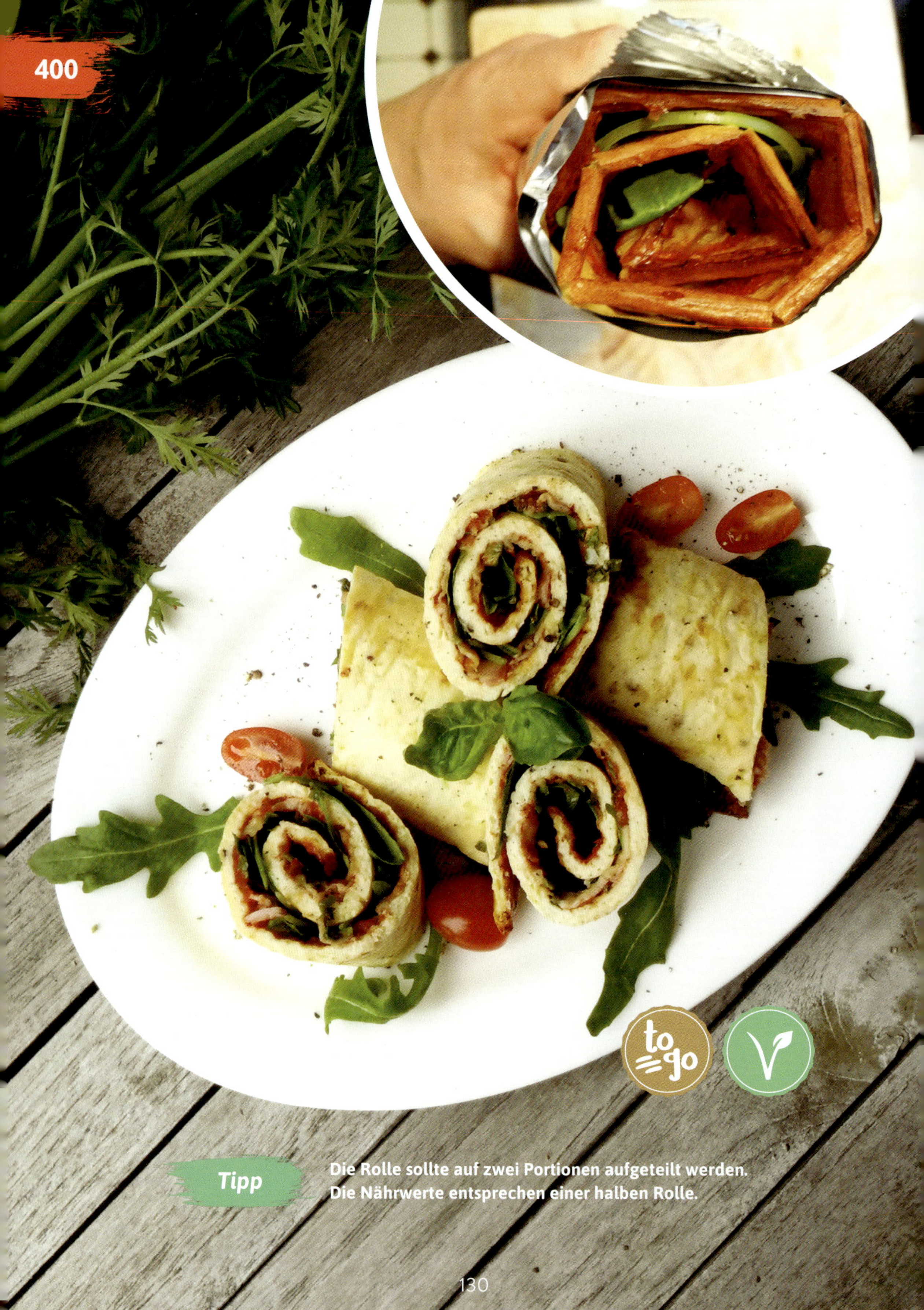

Tipp

Die Rolle sollte auf zwei Portionen aufgeteilt werden. Die Nährwerte entsprechen einer halben Rolle.

Low-Carb Pizzarolle

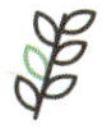	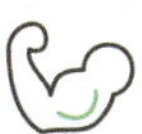	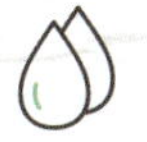		
8,5g	48g	27g	463	40
Kohlenhydrate	Eiweiß	Fett	Kalorien	Minuten

Zutaten für 2 Portionen

180g Gouda, gerieben (16%)
180g Quark (20%)
3 mittelgroße Eier
8 EL Tomatensoße (Dose)
1 Scheibe gek. Schinken
2 Stangen Frühlingszwiebeln
1 Handvoll Rucola
etwas Basilikum
etwas Salz & Pfeffer
etwas Pizzagewürz (optional)

Zubereitung

Backofen auf ca. 170 °C (mit Umluft) vorheizen und ein Backblech mit Backpapier bereitlegen. Das Backpapier habe ich nicht extra eingeölt. Wenn man die Pizza etwas abkühlen lässt, bevor man sie einrollt, lässt sich - mit etwas Vorsicht - alles problemlos einrollen.

Den Speisequark, etwa zwei Drittel vom Käse und die Eier zu einer Masse vermengen. Mit etwas frischem Pfeffer und Meersalz würzen. Auf das Backblech leeren und mit einem Teigschaber alles gleichmäßig in der Form eines Rechtecks verteilen.

Etwa 15 Minuten auf mittlerer Schiene im Ofen backen. Wenn sich Blasen bilden, einfach im Ofen lassen. Das macht gar nichts! Während der Boden im Ofen ist alle anderen Vorbereitungen treffen: Schinken würfeln, Zwiebeln schälen und in Ringe schneiden und die Tomatensoße (aus der Dose) etwas würzen und verfeinern. Abschmecken nicht vergessen!

Blech aus dem Ofen nehmen und eine Minute kühlen lassen. Dann gleichmäßig mit der Tomatensoße einstreichen. Schinken, Frühlingszwiebeln und den restlichen Käse darüber verteilen und nochmal ab in den Ofen. Zwischen 6 und 10 Minuten backen, bis alles fertig aussieht. In der Zwischenzeit Rucola waschen und schneiden.

Aus dem Ofen nehmen und wieder kurz abkühlen lassen. Dann eine Handvoll Rucola über der Pizza verteilen und dann vorsichtig einrollen. Die Rolle dann in eine Alufolie geben, diese schließen. Jetzt könnt ihr einen leichten Druck auf die Rolle ausüben und diese leicht rollen. Aber wirklich mit Gefühl. Die Rolle schmeckt warm super - kann aber auch problemlos noch Stunden später oder am nächsten Tag kalt gegessen werden. Einfach aus der Alufolie nehmen und in gewünschte Scheiben/Stücke schneiden.

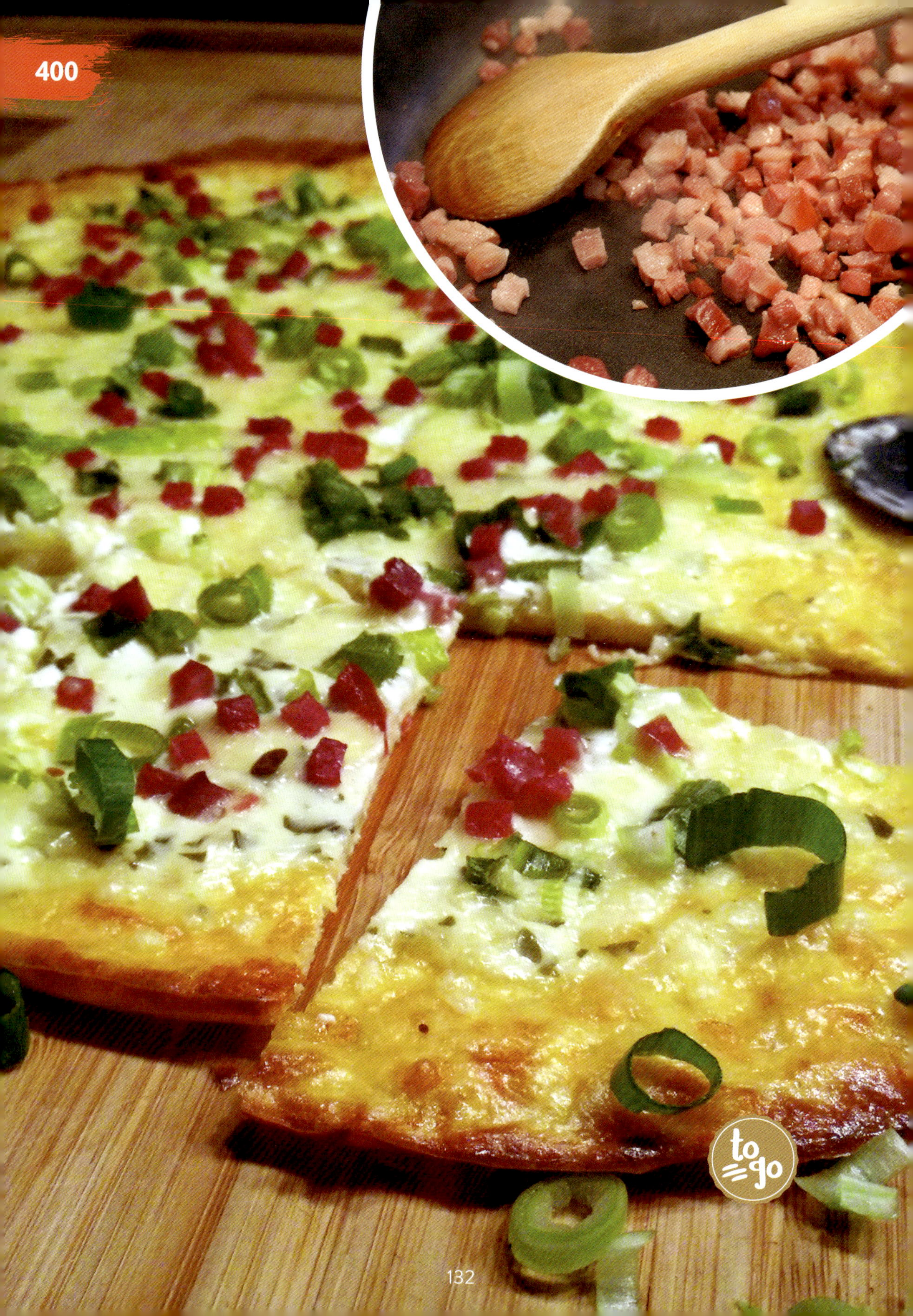
400
to go

Low-Carb Flammkuchen

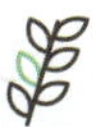
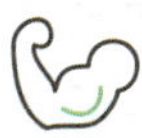

4g	32g	35g	452	45
Kohlenhydrate	Eiweiß	Fett	Kalorien	Minuten

Zutaten für 2 Portionen

2 Eier
120g Speisequark (ca. 20%)
1 TL Mandelmehl (ca. 15g)
150g Gouda, gerieben
60g Crème Fraîche
2-3 Stangen Frühlingszwiebeln
50g Speckwürfel
Prise Salz

Zubereitung

Den Backofen auf ca. 170-180 °C Umluft vorheizen.
Ein Backblech mit Backpapier bereitlegen.

Quarkboden: Speisequark mit den Eiern und ca. 80g vom Käse in einer Schüssel miteinander verrühren. Etwa 15g Mandelmehl dazu geben (ca. 1 TL) und nochmals vermengen. Die Teigmasse auf das mit Backpapier ausgelegte Backblech kippen und glattstreichen.

Dann für ca. 15 Minuten auf mittlerer Schiene in den Backofen. Es könnte sein, dass sich die ein oder andere Blase im Teig bildet und groß wird. Das macht aber gar nichts. Diese wird später einfach eingedrückt.

Das Backblech herausnehmen, den Teigboden mit Crème Fraîche bestreichen (ich habe eine Crème Fraîche mit Kräutern verwendet) und mit Speckwürfeln, Lauchzwiebeln und dem restlichen Käse bestreuen. Leicht salzen.

Alles für weitere 15-20 Minuten in den Backofen. Danach herausnehmen und kurz abkühlen lassen. Am besten mit einem Pizzaroller in kleine Häppchen schneiden und auf einem passenden Holzbrett servieren.

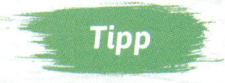

Alternativ einfach mit einem anderen Belag belegen.
Zum Beispiel etwas Räucherlachs oder Artischocken.
Die Nährwerte entsprechen einem halben Blech.

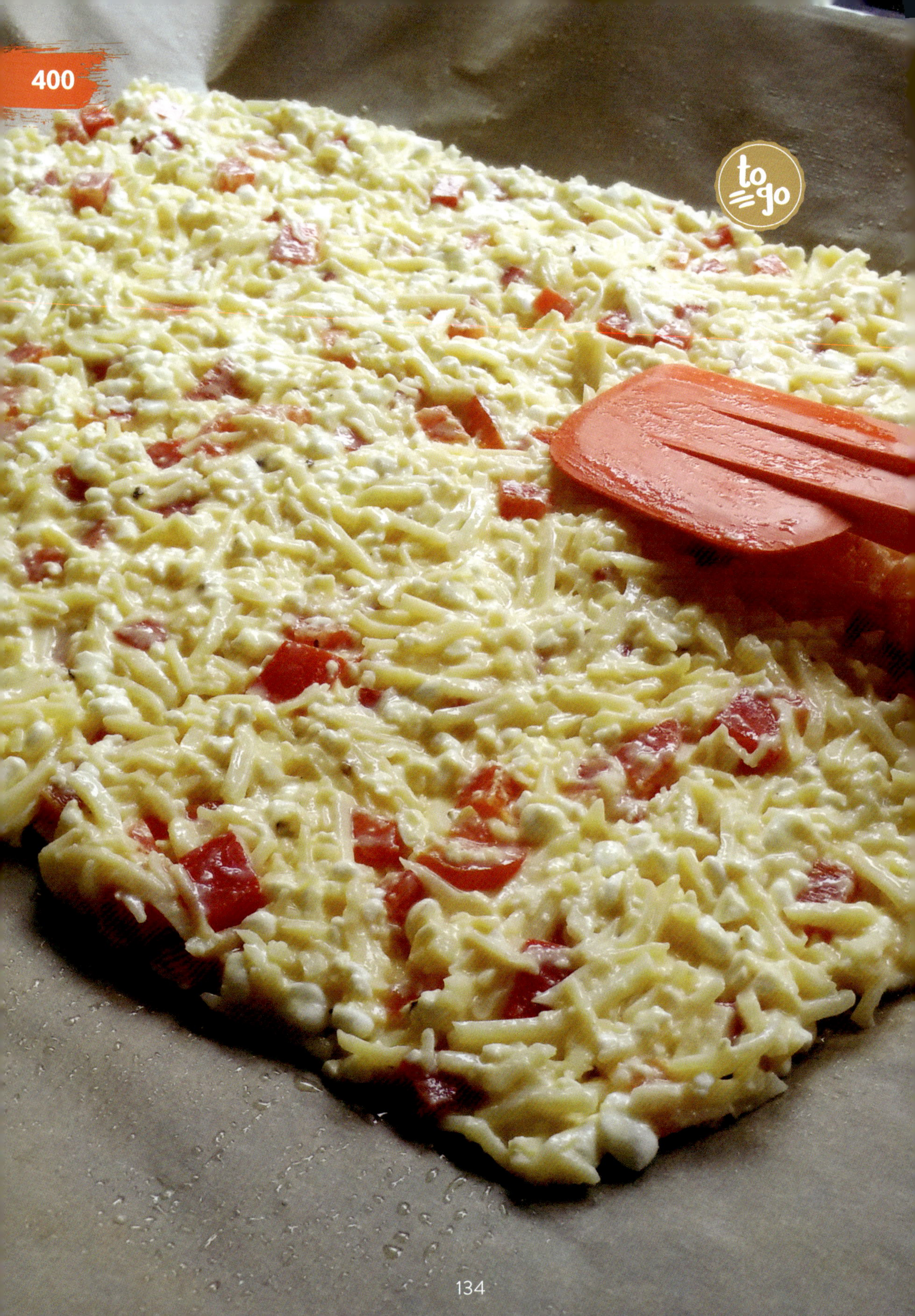
to go

Schnelle Low-Carb Schüttelpizza

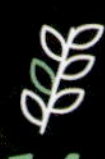
14g
Kohlenhydrate

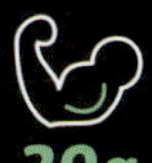
39g
Eiweiß

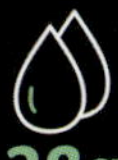
28g
Fett

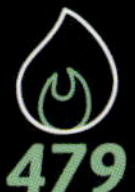
479
Kalorien

25
Minuten

Zutaten für 2 Portionen

200g Hüttenkäse light
100g Käse, gerieben
2 Eier
1 kleine Paprika
40g getrocknete Tomaten
25g gemahlene Mandeln
1 Zwiebel
etwas Salz & Pfeffer
frischen Basilikum

Zubereitung

Den Backofen auf 200 °C mit Umluft vorheizen. Backblech mit Backpapier bereitstellen.

Alle Zutaten kleinschneiden und miteinander in einer Schüssel vermengen. Auf dem Backblech verteilen und würzen.

Optional mit Belag nach Wunsch belegen. Zum Beispiel Hähnchen- oder Putenstreifen, Dönerfleisch, Gyros, Salami usw...

Ca. 20 Minuten im Ofen backen. Je nach Optik auch etwas länger.

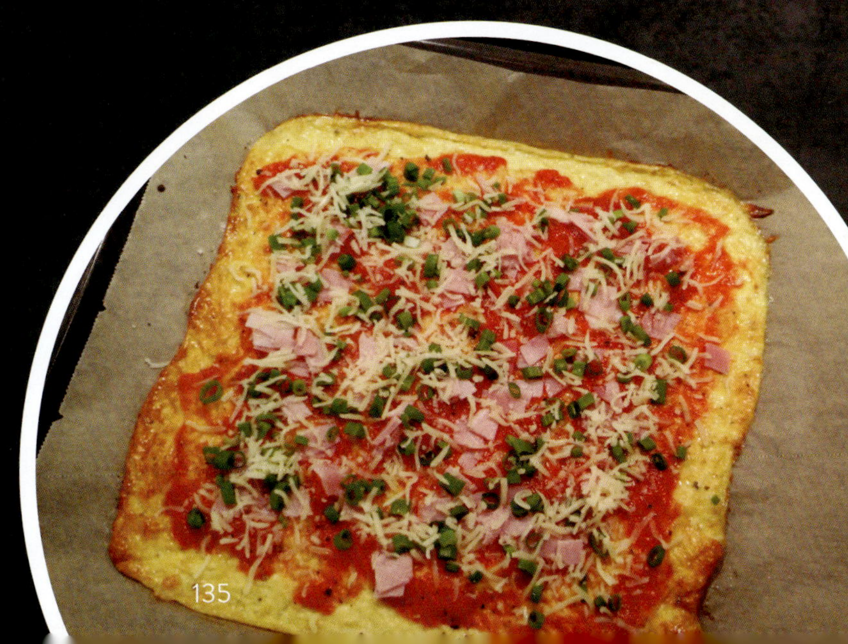

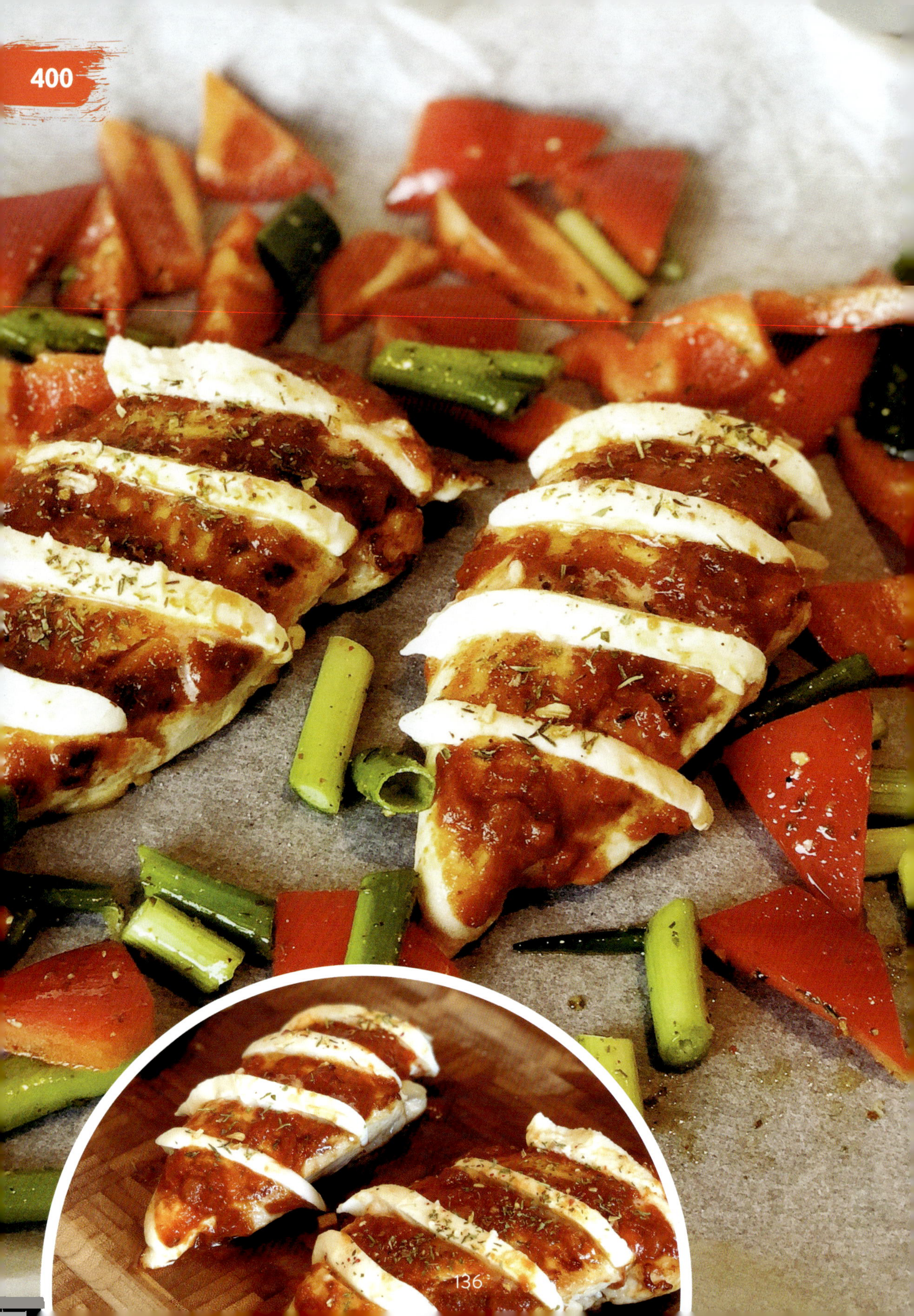
400

Fächer-Hähnchen mit Blechgemüse

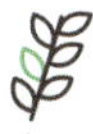				
9g	58g	23g	485	35
Kohlenhydrate	Eiweiß	Fett	Kalorien	Minuten

Zutaten

200g Hähnchenbrust
2 EL Tomatenpesto (ca. 25g)
1/2 Mozzarella
1 Knoblauchzehe
1/2 Paprika (rot)
1 kleine Tomate
1 Lauchzwiebel
etwas Salz & Pfeffer
frische Kräuter

Zubereitung

Backofen auf 180 °C mit Umluft vorheizen.
Ein Backblech mit Backpapier oder eine Auflaufform bereitstellen.

Gemüse kleinhacken und in einer kleinen Schüssel auf das Backblech stellen. Oder in die Auflaufform füllen. Das Gemüse mit Salz und Pfeffer würzen.

Hähnchenbrust kurz unter kaltem Wasser abwaschen und trockentupfen. Vorsichtig mit einem scharfen Messer gefächert einschneiden.

Jede Brust mit etwa 2 EL Tomatenpesto einreiben. Anschließend den frischen Mozzarella in Scheiben schneiden und in die Fächer der Hähnchenbrust füllen. Mit Salz und Pfeffer würzen.

Die Hähnchenbrust entweder neben die Schüssel mit dem Gemüse auf das Backblech legen oder in die Auflaufform direkt auf das Gemüse legen.
Im Ofen für etwa 25 Minuten backen.
Fertig gebacken mit frischen Kräutern bestreuen.

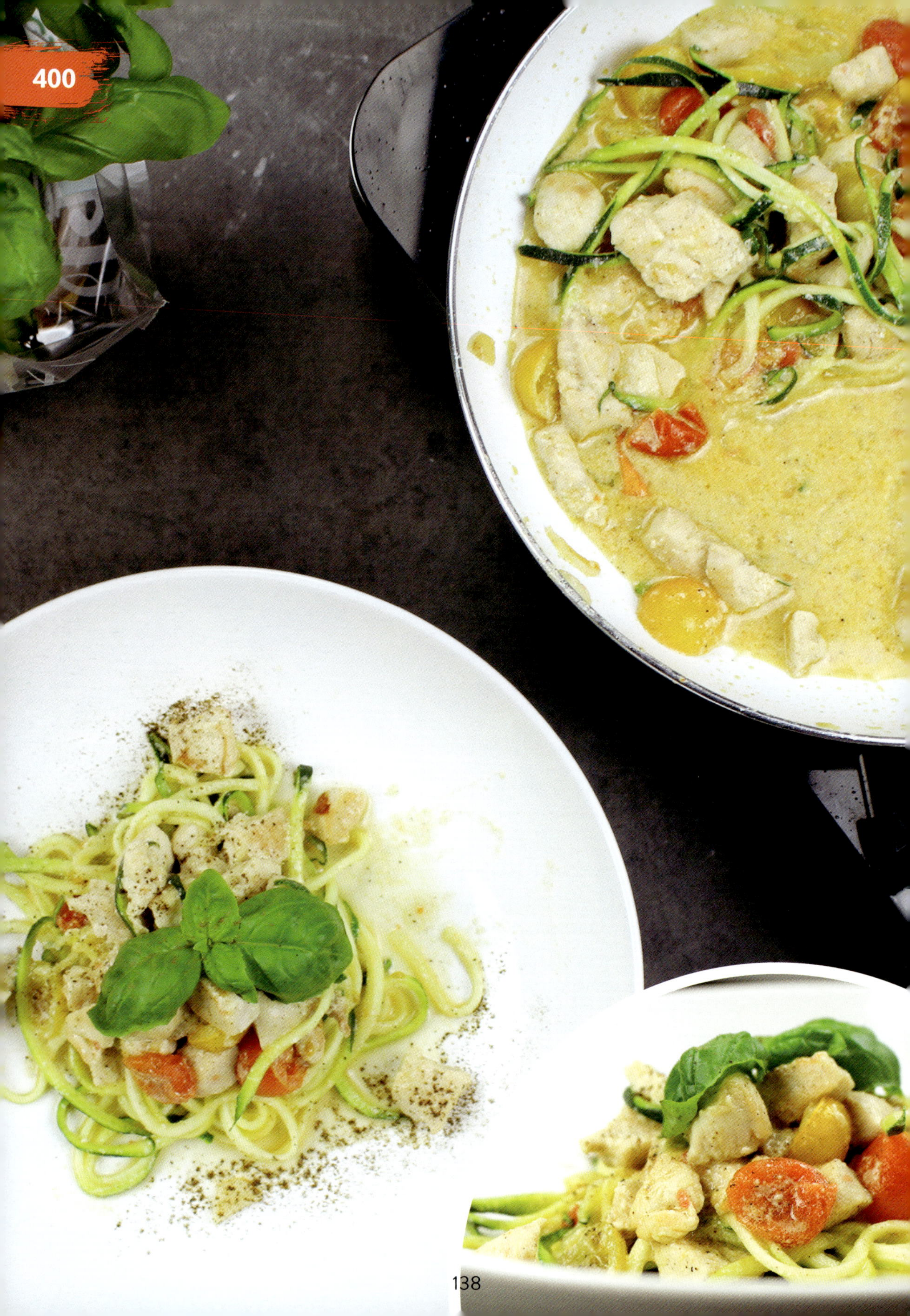

Hähnchen-Zoodle-Pfanne in Parmesansoße

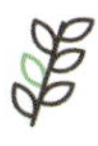	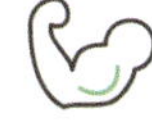			
11g	40,5g	25g	436	20
Kohlenhydrate	Eiweiß	Fett	Kalorien	Minuten

Zutaten

- 150g Hähnchenfilet
- 100g Cherrytomaten
- 1 Knoblauchzehe
- 1 EL Olivenöl
- 1/2 Zucchini
- 1 EL Crème Fraîche
- 1 Schuss Milch
- 20g Parmesan, gerieben
- etwas Salz & Pfeffer
- etwas Basilikum

Zubereitung

Fleisch unter kaltem Wasser kurz abwaschen und in kleine Stückchen schneiden. Butter in einer Pfanne erhitzen und das Fleisch scharf anbraten bis es goldbraun ist. Mit etwas Meersalz würzen.

Währenddessen die Cherrytomaten waschen und halbieren. Anschließend mit einem EL Olivenöl, einer Knoblauchzehe zum Fleisch in die Pfanne geben.

Die Zucchini waschen und durch einen Spiralschneider drehen. Parmesan in eine kleine Schüssel reiben oder bereits geriebenen Käse verwenden.

Die Hitze vom Herd etwas reduzieren und die Pfanne mit einem Schuss Milch ablöschen. 2 EL Crème Fraîche und Parmesan dazu geben und alles aufkochen lassen. Dabei ständig umrühren. Nochmals salzen und die Soße abschmecken.

Anschließend die Zoodles in die Pfanne geben und vorsichtig unterheben. Herd ausschalten und alles noch ein paar Minuten ziehen lassen.

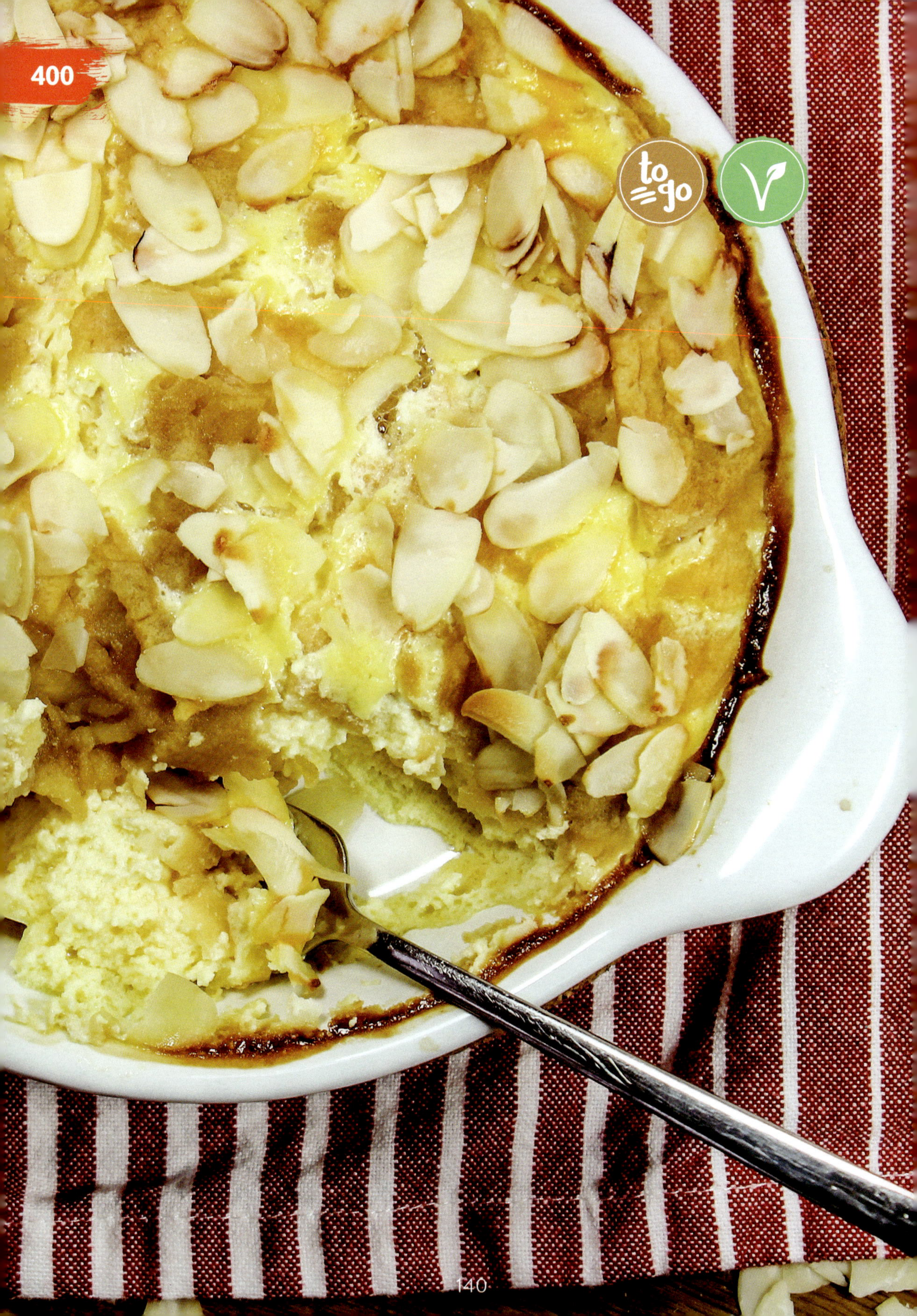
400
to go

Apfel-Quark-Auflauf

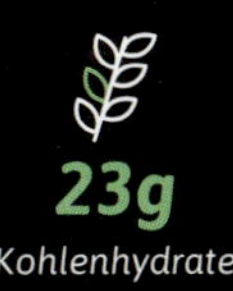

23g
Kohlenhydrate

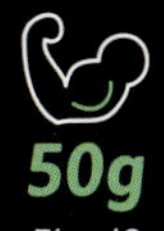

50g
Eiweiß

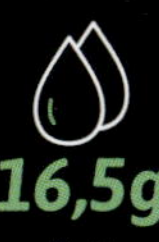

16,5g
Fett

441
Kalorien

40
Minuten

Zutaten

150g Magerquark
100g Apfel
30g Erythrit
20g Proteinpulver Vanille
2 Eier
10g Mandelblättchen

Zubereitung

Ofen auf 175 Grad vorheizen.

Eier, Erythrit, Magerquark und Proteinpulver gut miteinander verrühren. In eine kleine Gratinform füllen.

Apfel grob raspeln und auf dem Teig verteilen. Mandelblättchen darüber streuen und im Ofen für etwa 30 Minuten backen.

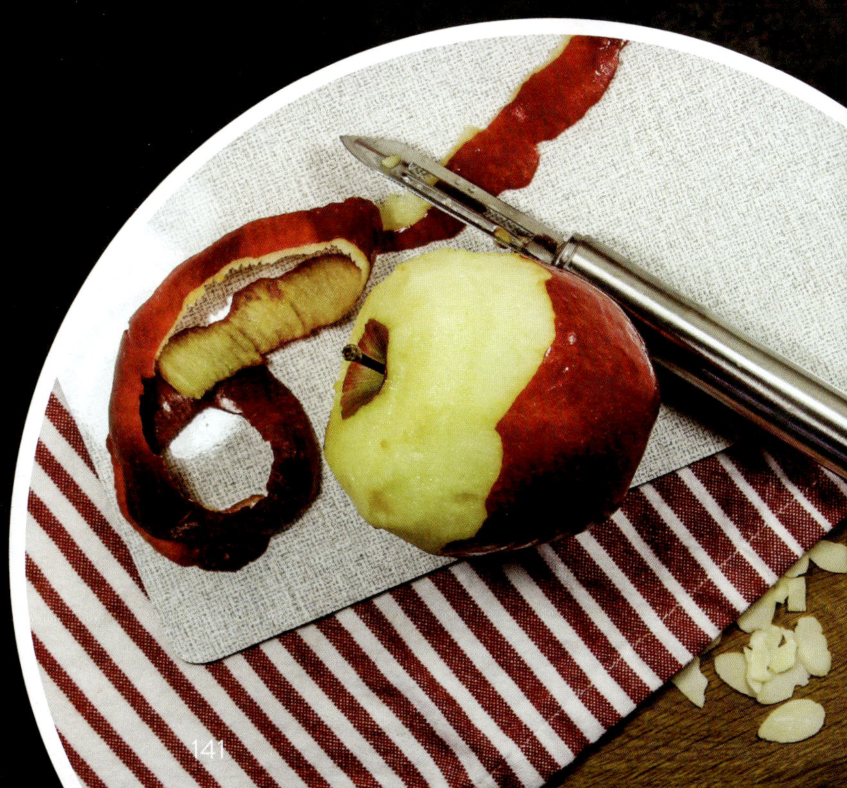

400

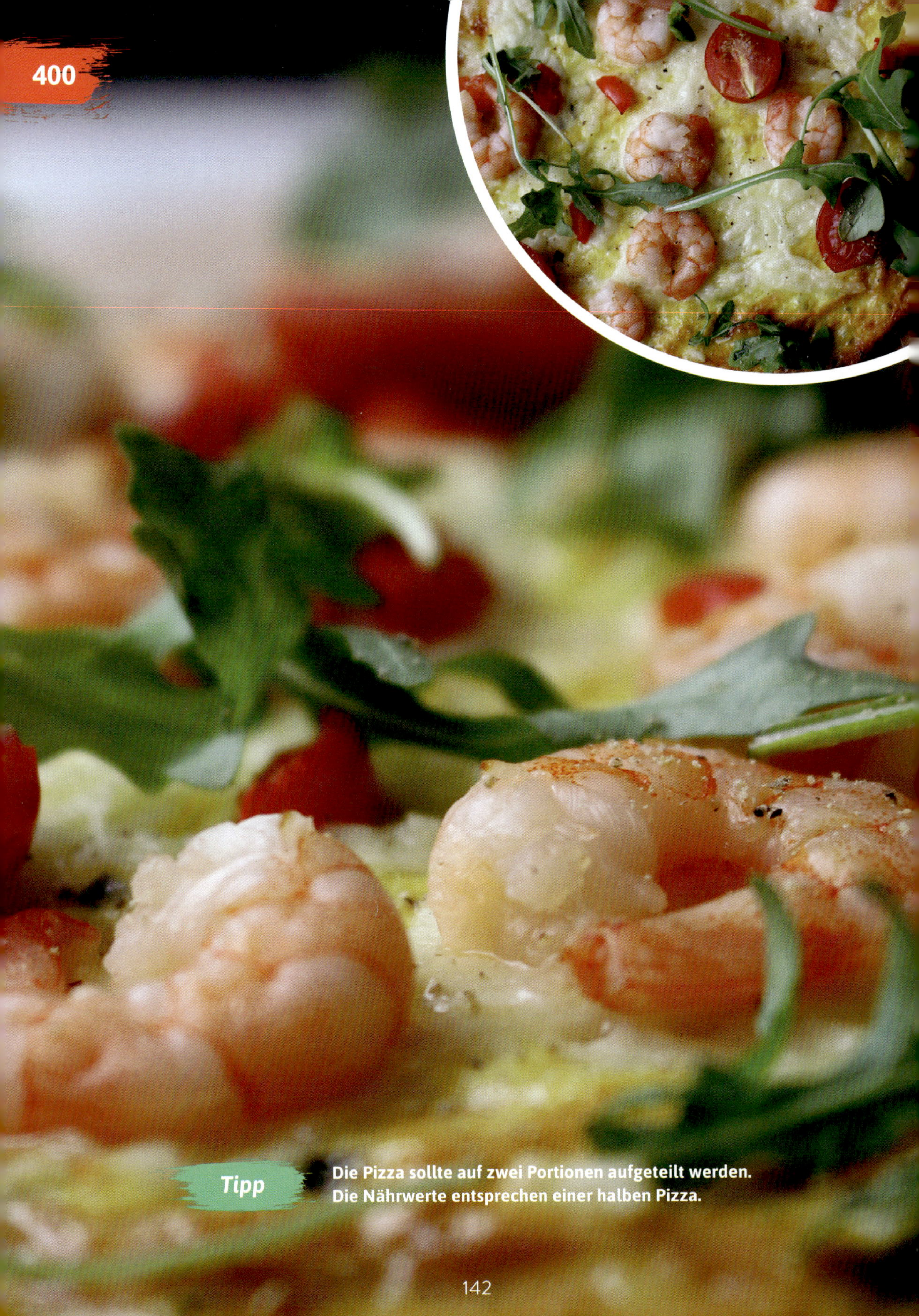

Tipp Die Pizza sollte auf zwei Portionen aufgeteilt werden. Die Nährwerte entsprechen einer halben Pizza.

Low-Carb Pizza mit Garnelen

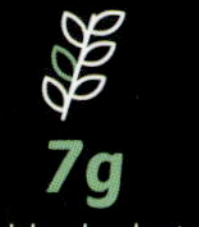

7g
Kohlenhydrate

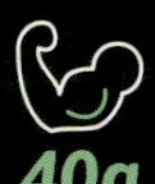

40g
Eiweiß

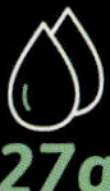

27g
Fett

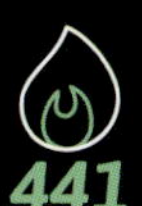

441
Kalorien

40
Minuten

Zutaten für 2 Portionen

2 mittelgroße Eier
120g Kräuterquark (10%)
150g Käse, gerieben
4 Cherrytomaten (ca. 60g)
60g Partygarnelen
20g Paprika (rot)
etwas Salz & Pfeffer
etwas Rucola

Zubereitung

Den Backofen auch ca. 170-180 °C auf Umluft vorzeigen. Ein Backblech mit Backpapier bereitlegen.

Käseboden: Kräuterquark mit den Eiern und ca. 80g vom Käse in einer Schüssel miteinander verrühren. Kurz salzen. Die Teigmasse auf das mit Backpapier ausgelegte Backblech kippen und kreisrund ausstreichen.

Dann für ca. 15 Minuten auf mittlerer Schiene in den Backofen. Es könnte sein, dass sich die ein oder andere Blase im Teig bildet und groß wird. Das macht aber gar nichts. Diese wird später eingedrückt.

Das Backblech herausnehmen, den Teigboden mit dem restlichen Käse bestreuen und mit den Garnelen und halbierten Cherrytomaten und kleinen Paprikastücken belegen.

Alles für weitere 10-15 Minuten in den Backofen. Danach herausnehmen und kurz abkühlen lassen. Mit etwas frisch gewaschenem Rucola garnieren und leicht pfeffern.

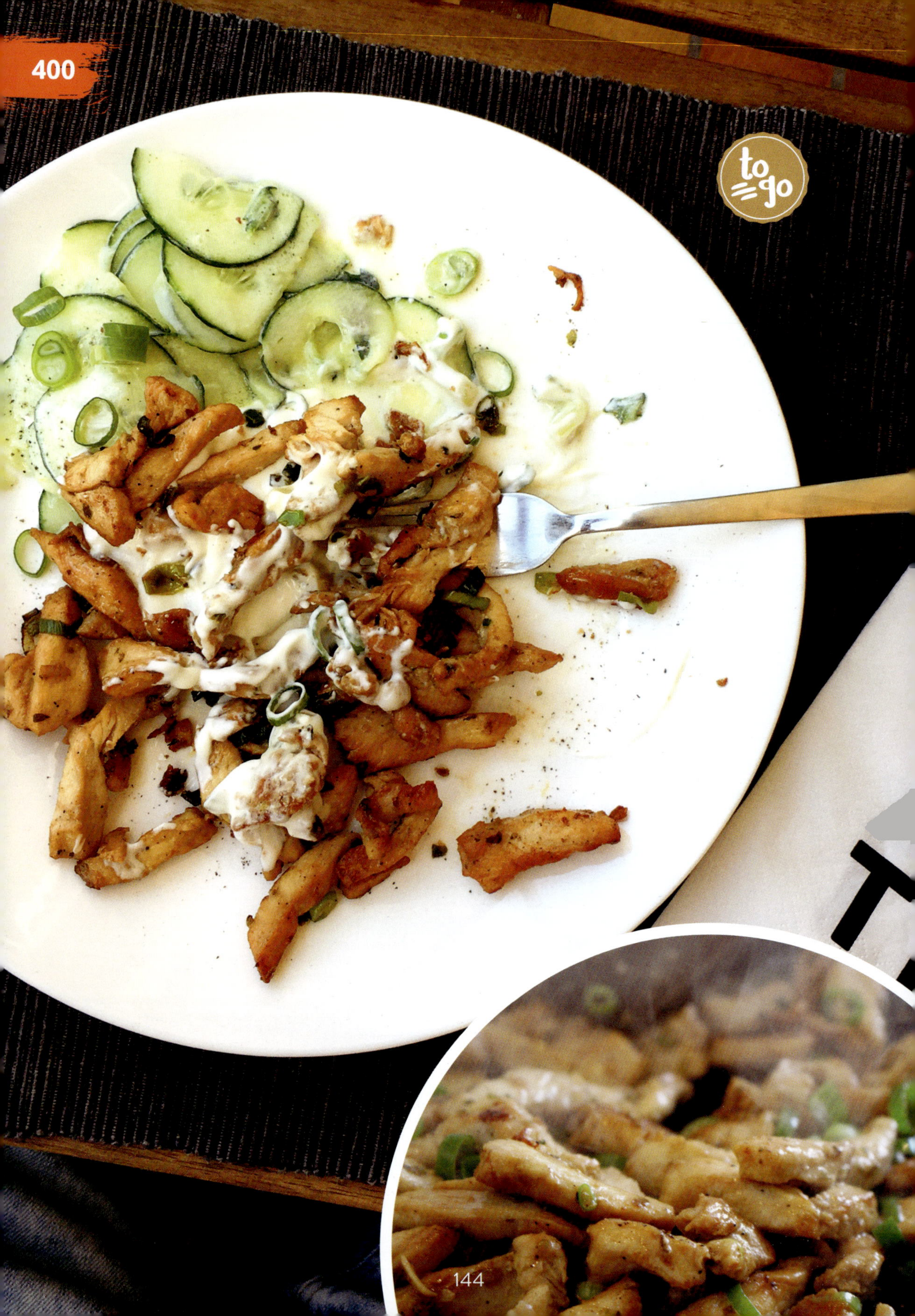
to go

Hähnchen-Gyros an Gurkensalat

	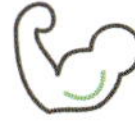	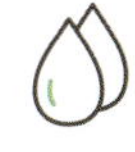		
9g	51g	28g	485	20
Kohlenhydrate	Eiweiß	Fett	Kalorien	Minuten

Zutaten

200g Hähnchengeschnetzeltes
2 EL Olivenöl
1 EL Sojasoße
1 TL Oregano
1/2 TL Paprikapulver
etwas Rosmarin
1 Stange Frühlingszwiebel
1/2 Salatgurke
1/2 TL Senf
1 EL Joghurt
1 Schuss Milch
etwas Salz & Pfeffer
1-2 EL Zaziki

Zubereitung

Hähnchengeschnetzeltes noch feiner in kleine Streifen schneiden. In einer Schüssel mit drei Esslöffeln Olivenöl, Salz & Pfeffer, Paprikapulver, Oregano, Rosmarin und der Sojasoße vermischen und kurz stehen lassen.

Pfanne erhitzen (ohne Öl). Dann das Fleisch in die heiße Pfanne geben (ggfs. die Pfanne mit einem Spritzschutz abdecken) und scharf von allen Seiten anbraten. In der Zwischenzeit Die Frühlingszwiebel in feine Ringe schneiden.

Gurke waschen und mit einer Raspel in Scheiben schneiden. Alles in eine Schale geben und mit Senf, Joghurt, Milch, einem Esslöffel Olivenöl, Salz und Pfeffer anmachen. Alles gut vermischen.

Wenn das Fleisch in der Pfanne gut angebraten ist, den Herd ausmachen und die frischen Frühlingszwiebeln darüber verteilen und nochmal durchmischen.

Fleisch auf den Teller geben.
Salat dazu geben und einen Esslöffel Zaziki dazu geben.

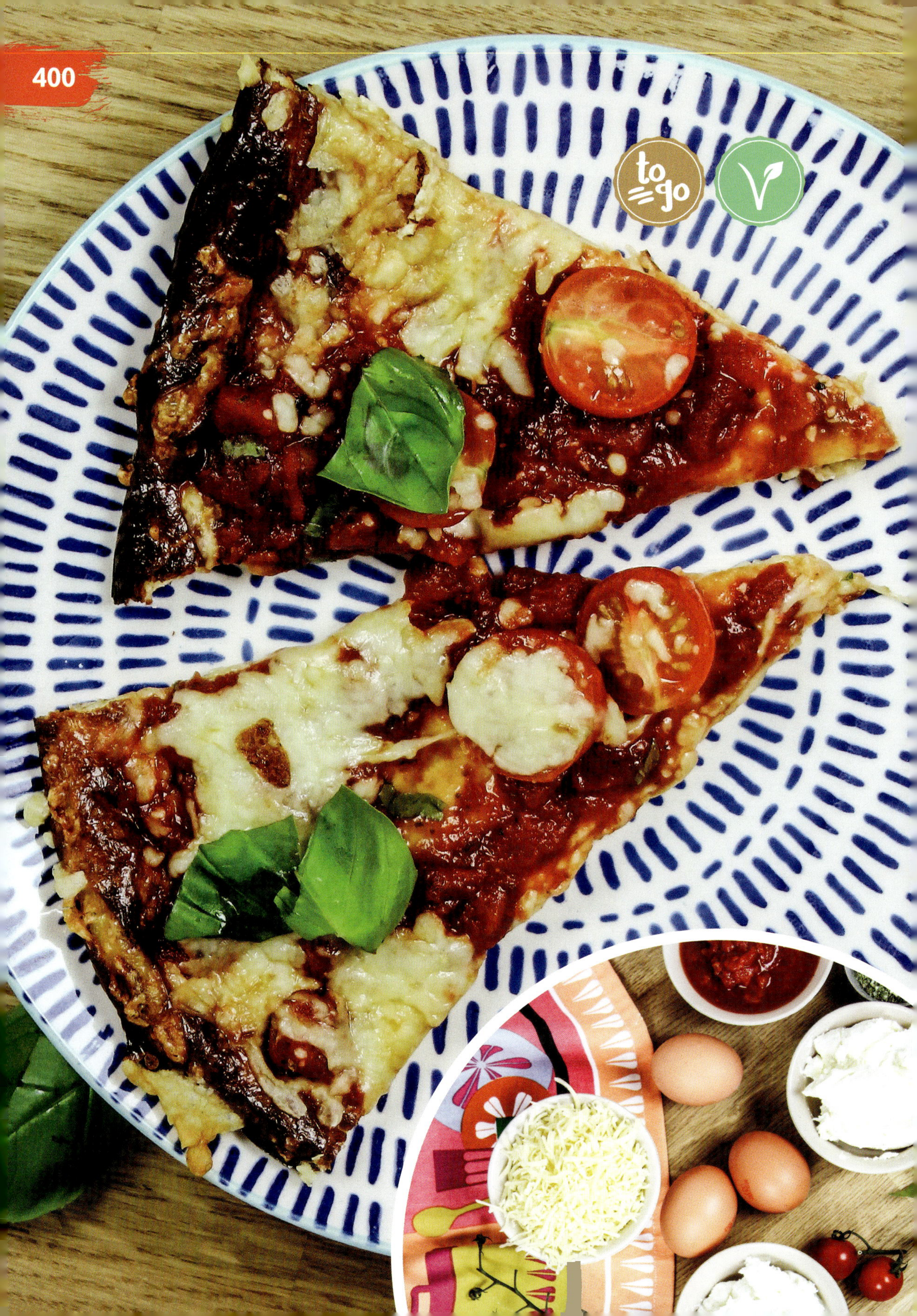
to go

Magerquark-Pizza

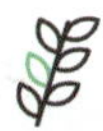	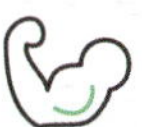			
15g	51g	22g	473	40
Kohlenhydrate	Eiweiß	Fett	Kalorien	Minuten

Zutaten für 2 Portionen

200g Magerquark
150g Frischkäse (0,2%)
100g Streukäse Light
3 mittelgroße Eier
etwas Pfeffer & Salz

etwas italienische Kräuter
150g Dose gehackte Tomaten
80g Kirschtomaten
50g Mozzarella, gerieben
etwas Basilikum

Zubereitung

Backofen auf 200 °C auf Ober- und Unterhitze vorheizen und ein Back- oder Pizzabackblech bereitstellen. Mit Backpapier auslegen.

Erst die Eier schlagen dann Quark und Frischkäse unterrühren. Mit etwas Salz und Pfeffer würzen. Den Reibekäse hinzufügen und ebenfalls unterrühren. Den Teig auf das Backblech geben und kreisförmig verteilen. Im Ofen für etwa 15 Minuten backen. Der Teig darf ruhig Farbe bekommen!

150g gehackte Tomaten mit Salz, Pfeffer und italienischen Kräutern würzen. Etwas frischen Basilikum hacken und hinzufügen. Wer keine Stückchen mag kann die Tomaten mixen. Hier kann dann noch etwas Tomatenmark hinzugefügt werden.

Pizzaboden aus dem Ofen nehmen und mit der Tomatensoße bestreichen. Dann nach Wunsch belegen. Zum Schluss mit etwas Mozzarella bestreuen.

Die Pizza für weitere 10-15 Minuten im Ofen backen.

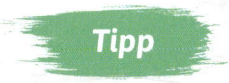

Alternativ einfach mit einem anderen Belag belegen.
Zum Beispiel etwas magerem Schinken oder Champignons.
Die Nährwerte entsprechen einem halben Blech.

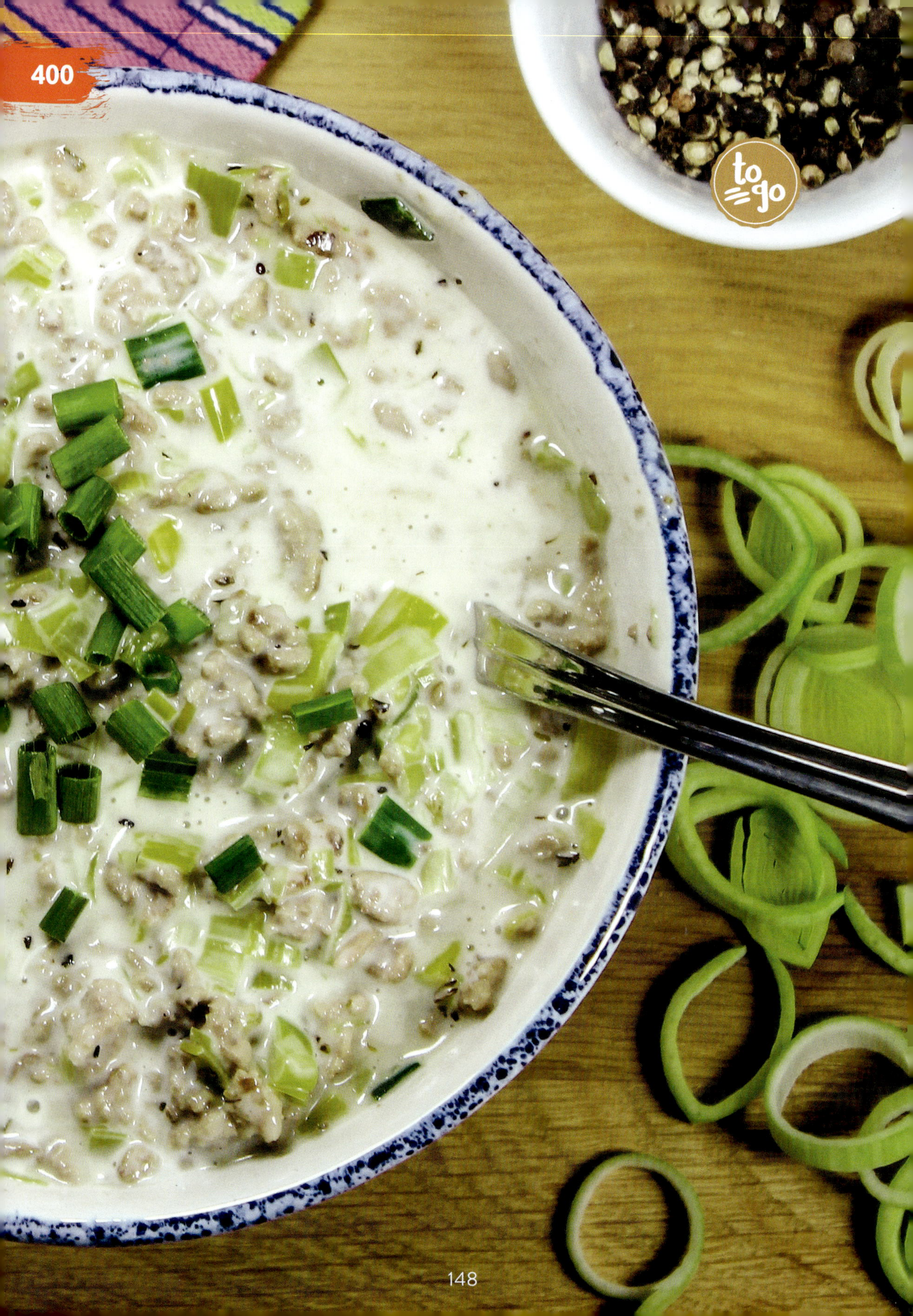
to go

Lauchsuppe mit Hack

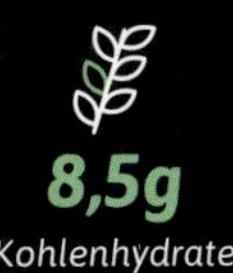

8,5g
Kohlenhydrate

29g
Eiweiß

36,5g
Fett

489
Kalorien

30
Minuten

Zutaten

100g Rinderhack
1/2 Knoblauchzehe
100g Lauch
20g Schnittlauch
1 EL Olivenöl
25g Schmelzkäse
1 EL Crème légère
75ml Cremefine zum Kochen (7%)
250ml Gemüsebrühe
etwas Muskat
etwas Salz & Pfeffer

Zubereitung

Lauch waschen, putzen und in Ringe schneiden. Knoblauch und Schnittlauch hacken.

Das Öl in einer Pfanne erhitzen. Hackfleisch und Knoblauch in die Pfanne geben und gut anbraten. Mit Salz und Pfeffer würzen. Den Lauch hinzufügen und kurz mitbraten. Gemüsebrühe dazu gießen und etwa 10 Minuten köcheln lassen.

Den Schmelzkäse zum Hackfleisch legen, schmelzen lassen und gut verrühren. Crème légère und Cremefine hinzufügen und einrühren. Kurz aufkochen lassen. Mit Salz, Pfeffer und Muskat abschmecken. Schnittlauch hacken und in die Suppe streuen.

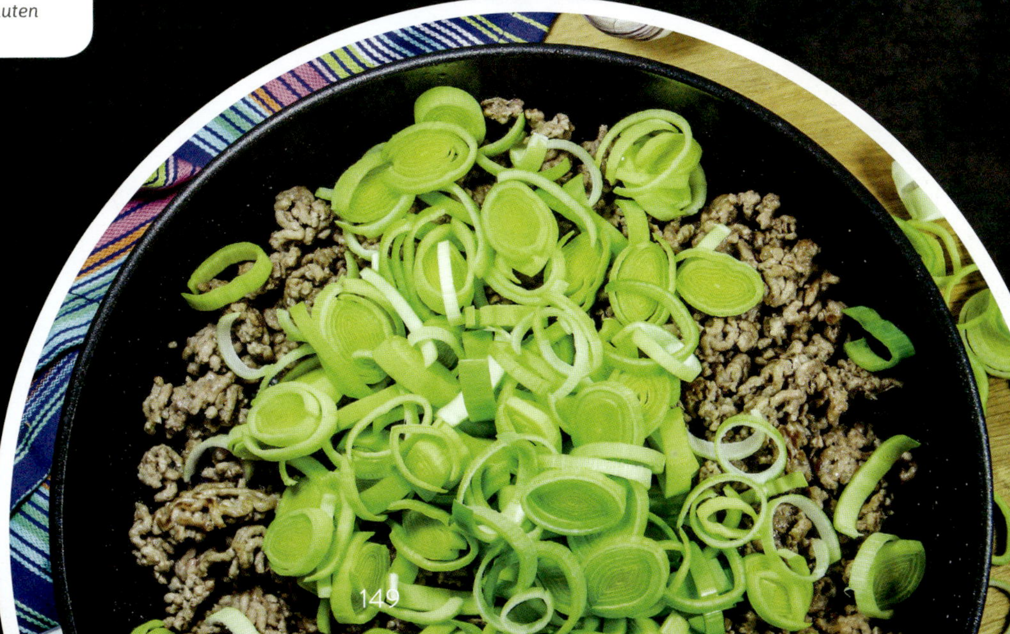

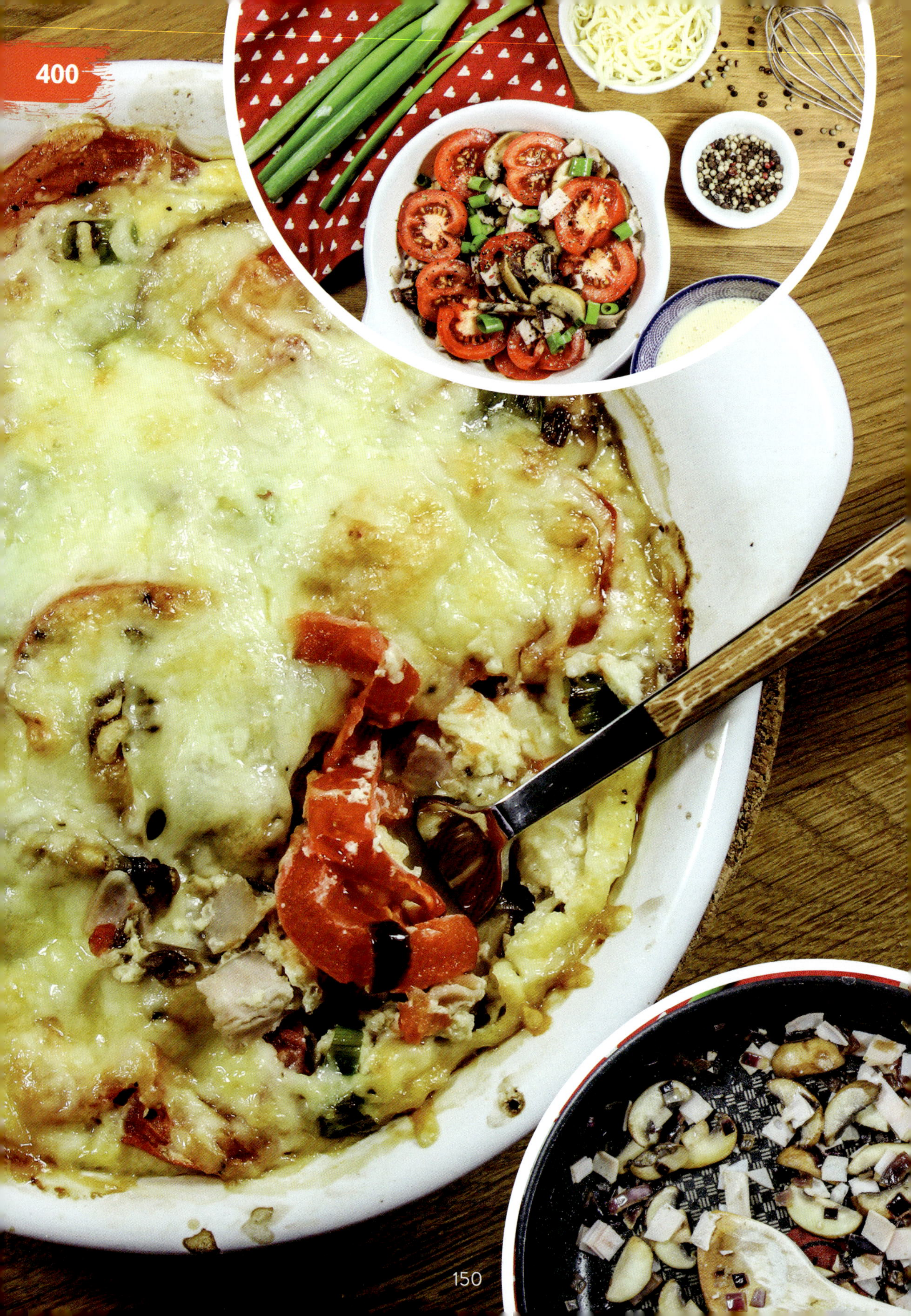

Tomaten-Champignon Gratin

12,5g

Kohlenhydrate

30g

Eiweiß

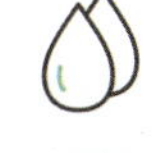

27g

Fett

424

Kalorien

30

Minuten

Zutaten

100g Champignons
60g gekochter Schinken
2 Tomaten
30g Zwiebel
20g Lauchzwiebel
1 Ei
50ml Kochsahne
50g Gouda
1 TL Olivenöl
etwas Muskat
etwas Salz & Pfeffer

Zubereitung

Ofen auf 200 Grad vorheizen.

Champignons putzen und in Scheiben schneiden. Zwiebel hacken. Beides in heißem Olivenöl etwa 5 Minuten andünsten. Mit Salz und Pfeffer würzen. Schinken würfeln, zu den Champignons geben und kurz mitbraten.

Tomaten waschen und in Scheiben schneiden. Lauchzwiebel waschen und hacken. Alles zusammen mit den Champignons in eine Gratinform füllen.

Ei mit Sahne verquirlen. Mit Salz, Pfeffer und etwas Muskat würzen. Über das Gemüse gießen. Käse darüber streuen und im Ofen für etwa 15 Minuten überbacken.

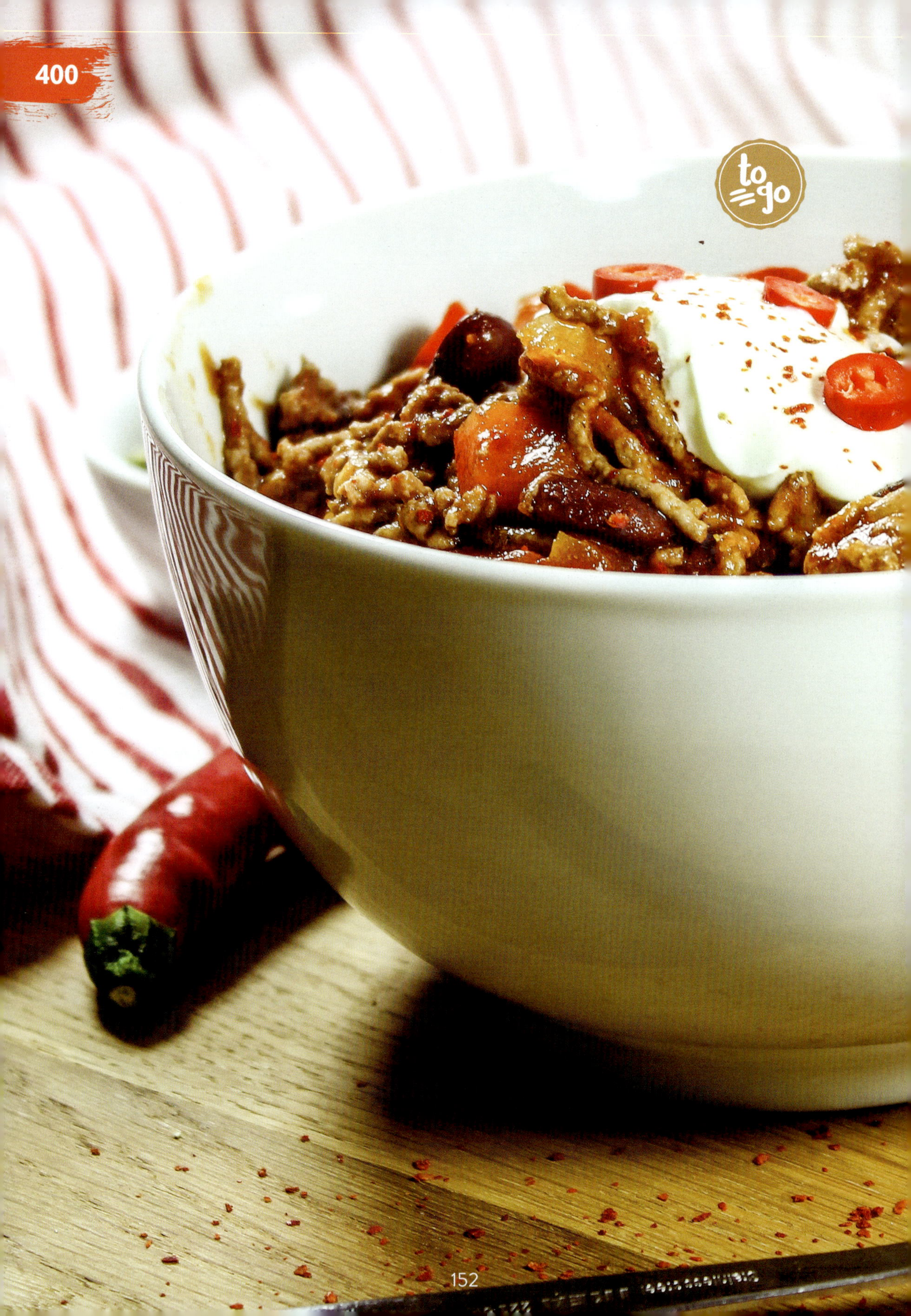
to go

Chili con Carne mit Paprika

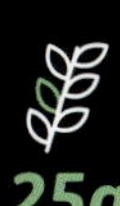

25g
Kohlenhydrate

28g
Eiweiß

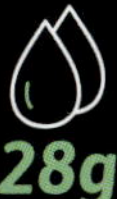

28g
Fett

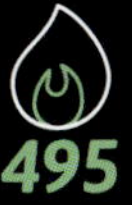

495
Kalorien

40
Minuten

Zutaten

100g gemischtes Hackfleisch
100g Paprika
50g Kidneybohnen
100g Tomaten
40g Zwiebel
1 Knoblauchzehe
1/2 Chilischote (scharf)
150ml Rinderbrühe
100g passierte Tomaten
etwas Paprikapulver
etwas Chiliflocken
etwas Salz & Pfeffer
1 TL Crème Légère

Zubereitung

Zwiebel und Knoblauch hacken. Das Olivenöl in einer Pfanne erhitzen und beides darin andünsten. Hackfleisch hinzufügen und anbraten, bis das Fleisch krümelig und braun ist.

Paprika und Tomaten waschen und in kleine Stücke schneiden. Chilischote hacken. Alles zusammen mit den Kidneybohnen zum Hackfleisch geben und kurz mit anschwitzen.

Die passierten Tomaten und die Brühe hinzufügen. Mit Salz, Pfeffer, Paprikapulver und Chiliflocken abschmecken und alles für etwa 20 Minuten bei mittlerer Hitze köcheln lassen. Auf einen Teller geben, mit einem TL Creme Légère garnieren und servieren.

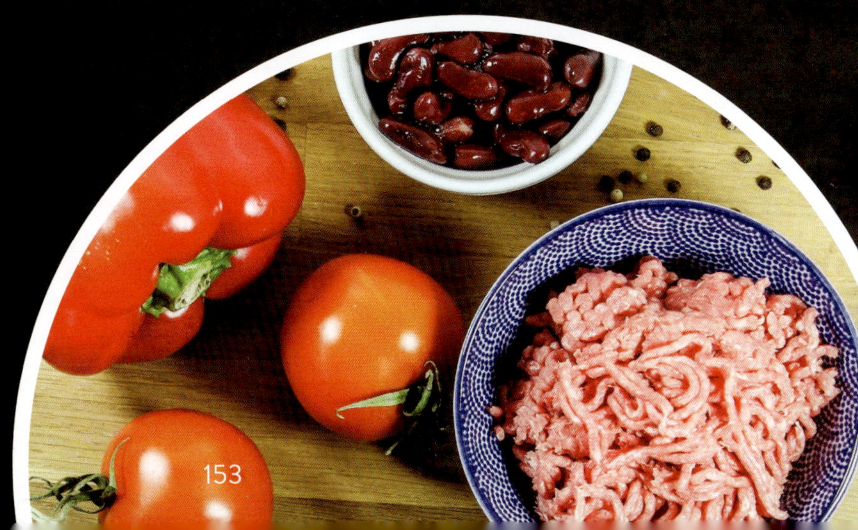

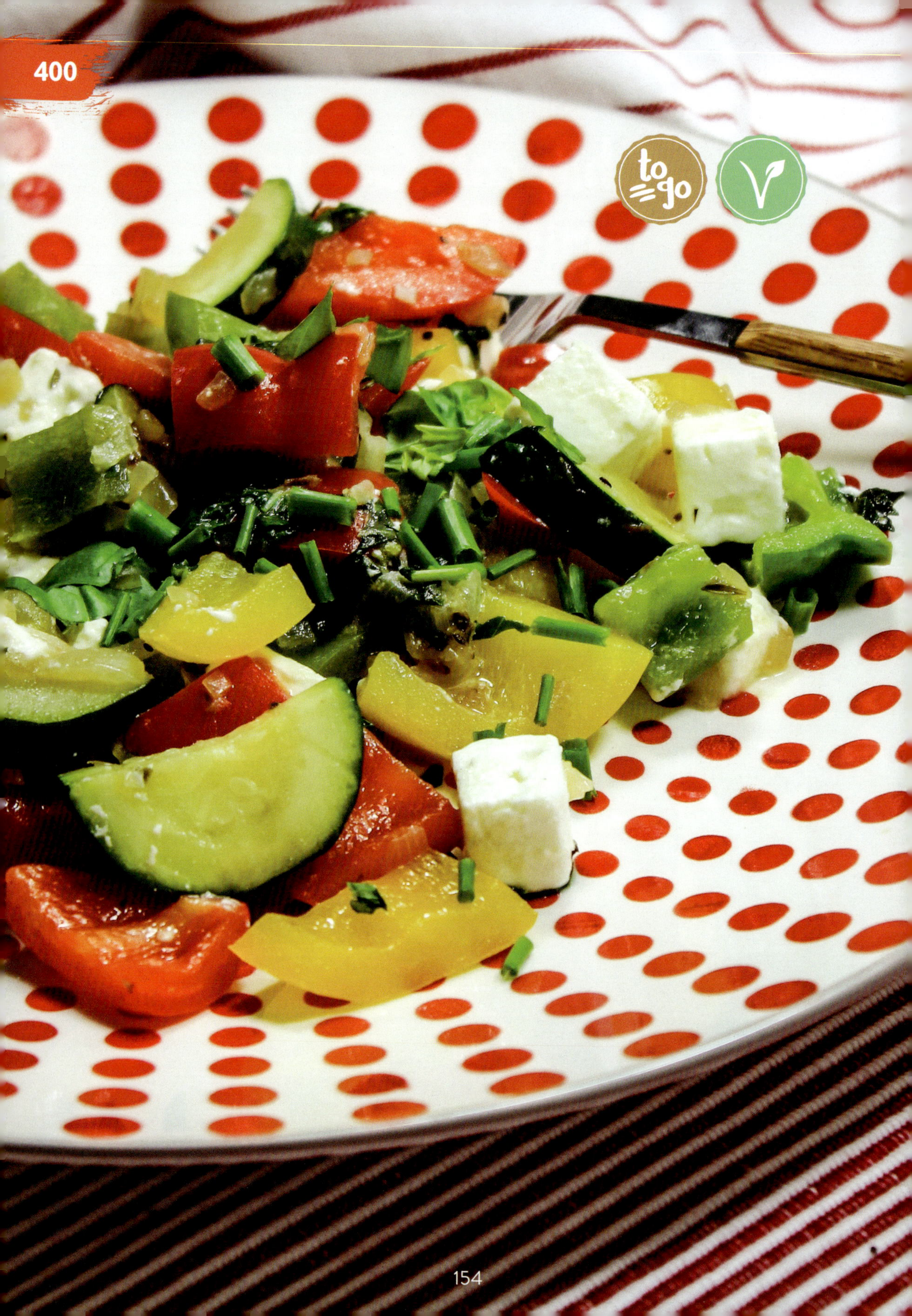
to go

Paprikagemüse mit Feta

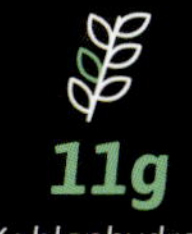

11g
Kohlenhydrate

31g
Eiweiß

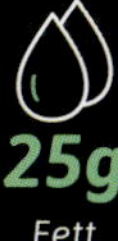

25g
Fett

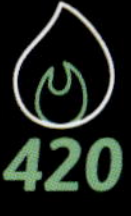

420
Kalorien

35
Minuten

Zutaten für 2 Portionen

3 Paprika
1 Zucchini
1 Zwiebel
1 Knoblauchzehe
1/2 Bund Basilikum
1/2 Bund Schnittlauch
etwas Thymian
1 EL Olivenöl
200g Feta
150ml Gemüsebrühe
etwas Salz & Pfeffer

Zubereitung

Paprika und Zucchini waschen und in Stücke schneiden. Zwiebeln, Knoblauch und Kräuter hacken. Feta würfeln.

Öl in die Pfanne geben, Zwiebeln und Knoblauch kurz andünsten. Gemüse hinzugeben und etwa 3 Minuten weiter dünsten. Thymian und Brühe hinzufügen und 5 min köcheln lassen.

Gemüse mit Salz und Pfeffer würzen und Basilikum unterrühren. Feta dazu geben und mit Schnittlauch garnieren.

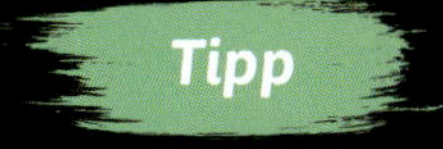

Bzgl. der Verwendung von Paprika und Feta empfehle ich euch das Gericht immer für mindestens zwei Mahlzeiten oder mehr zu kochen.

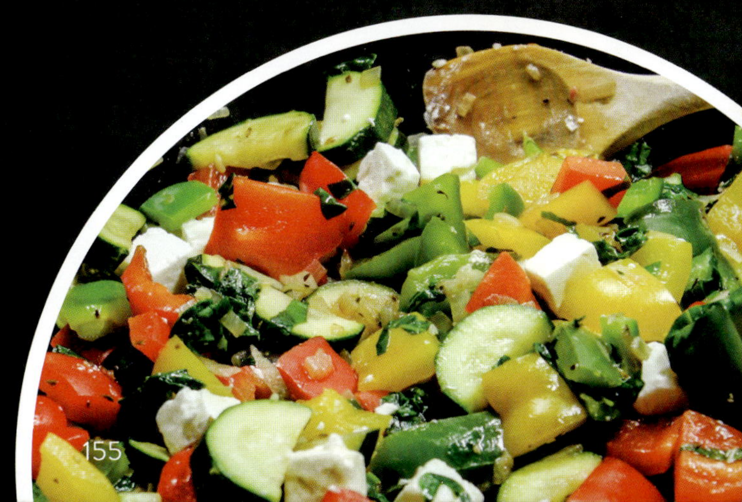

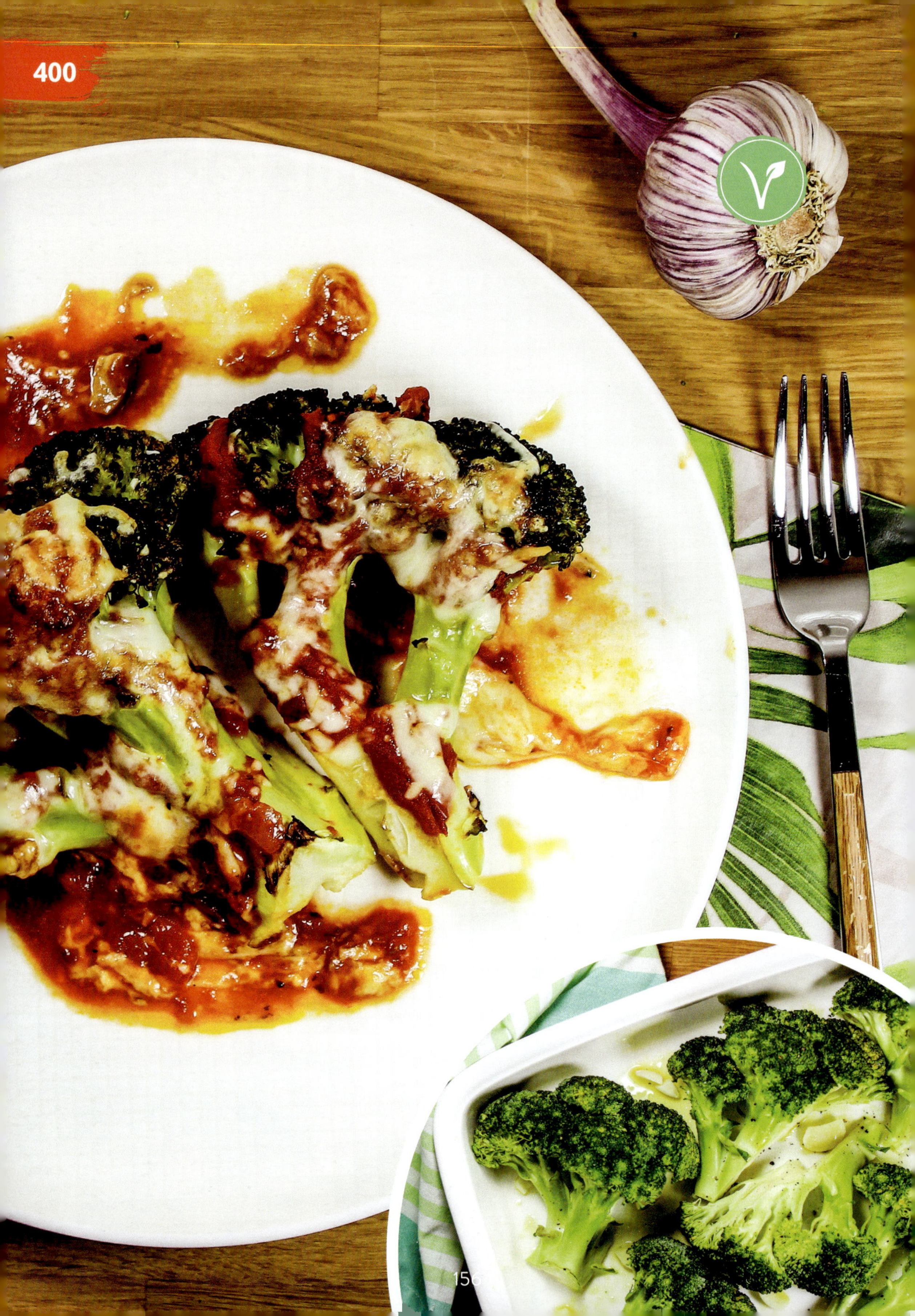

Ofen-Brokkoli

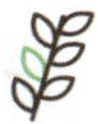				
19g	30,5g	27g	460	40
Kohlenhydrate	Eiweiß	Fett	Kalorien	Minuten

Zutaten für 2 Portionen

1 großer Brokkoli
3 Knoblauchzehen
2 EL Olivenöl
150g Mozzarella, gerieben
250g passierte Tomaten
1 TL getrockneter Oregano
1 TL getrockneter Basilikum
etwas Knoblauchpulver
etwas Salz & Pfeffer

Zubereitung

Ofen auf 200 Grad vorheizen.

Brokkoli waschen und in große Stücke zerteilen. Von allen Seiten mit Olivenöl beträufeln, mit Salz und Pfeffer würzen und in eine Auflaufform legen. Knoblauchzehen zerkleinern und zu dem Brokkoli in die Form legen. 10 Minuten im Ofen backen, wenden und weitere 10 Minuten backen.

Passierte Tomaten mit Oregano, Basilikum, Knoblauchpulver, Salz und Pfeffer würzen und nach 20 Minuten über den Brokkoli geben. Mit Käse bestreuen und 10 Minuten weiter backen. Aus dem Ofen nehmen und servieren.

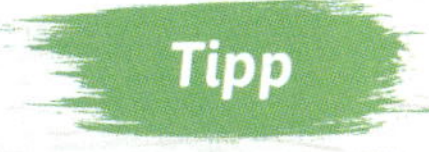

Bzgl. der Verwendung von einem ganzen Kopf Brokkoli empfehle ich euch das Gericht immer für mindestens zwei Mahlzeiten oder mehr zu kochen.

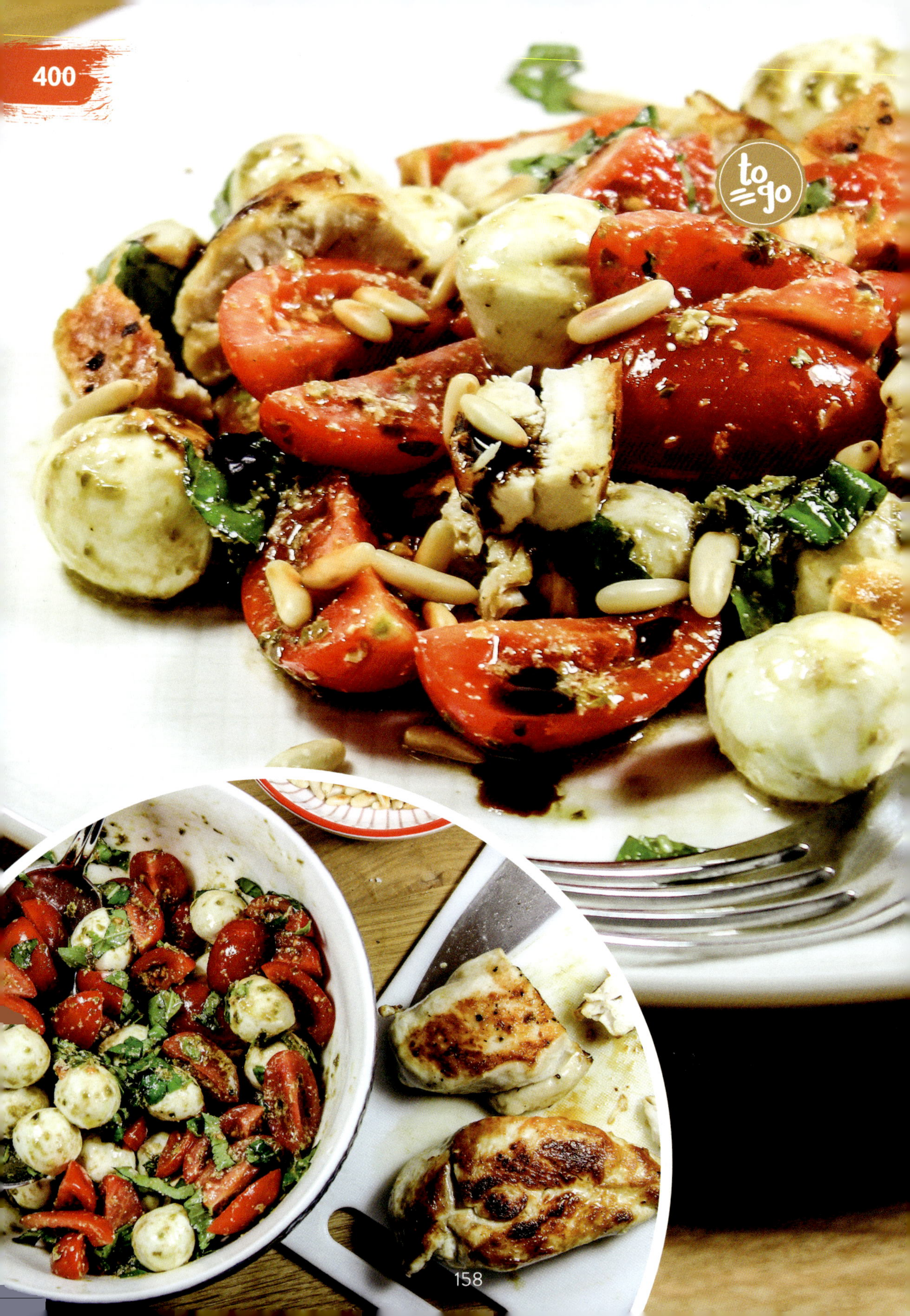

400
to go

Hähnchen-Caprese

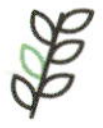

10g

Kohlenhydrate

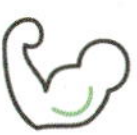

46g

Eiweiß

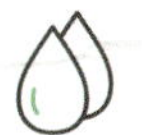

30g

Fett

496

Kalorien

20

Minuten

Zutaten für 2 Portionen

200g Kirschtomaten
1 Bund Basilikum
1 kleine Zwiebel
2 EL Olivenöl
1 EL Balsamico-Essig
25g Pinienkerne
150g Mozzarellakugeln
200g Hähnchenbrustfilets
1 EL grünes Pesto
etwas Salz & Pfeffer

Zubereitung

Tomaten waschen und halbieren. Zwiebel und Basilikum hacken. Zusammen mit den Mozzarellakugeln in eine große Schüssel geben.

Für das Dressing 2 Esslöffel Olivenöl, Balsamico und Pesto verrühren. Mit Salz und Pfeffer würzen. Über den Tomaten-Mozzarella-Salat geben und alles gut miteinander vermischen. Einige Minuten ziehen lassen.

Ein Esslöffel Olivenöl in einer Pfanne erhitzen. Hähnchenbrust mit Salz und Pfeffer würzen und von beiden Seiten knusprig anbraten. Aus der Pfanne nehmen, kurz abkühlen lassen und in Würfel schneiden. Hähnchenwürfel vorsichtig mit dem Caprese-Salat vermengen.

Pinienkerne in einer Pfanne ohne Fett goldbraun anrösten und über den Salat streuen.

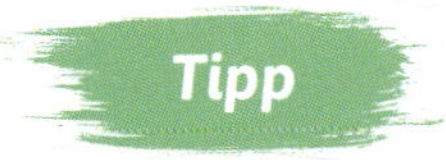

Dieses Gericht koche ich mir persönlich immer gleich in einer großen Portion. Einmal frisch und warm und einmal kalt **als Salat**.

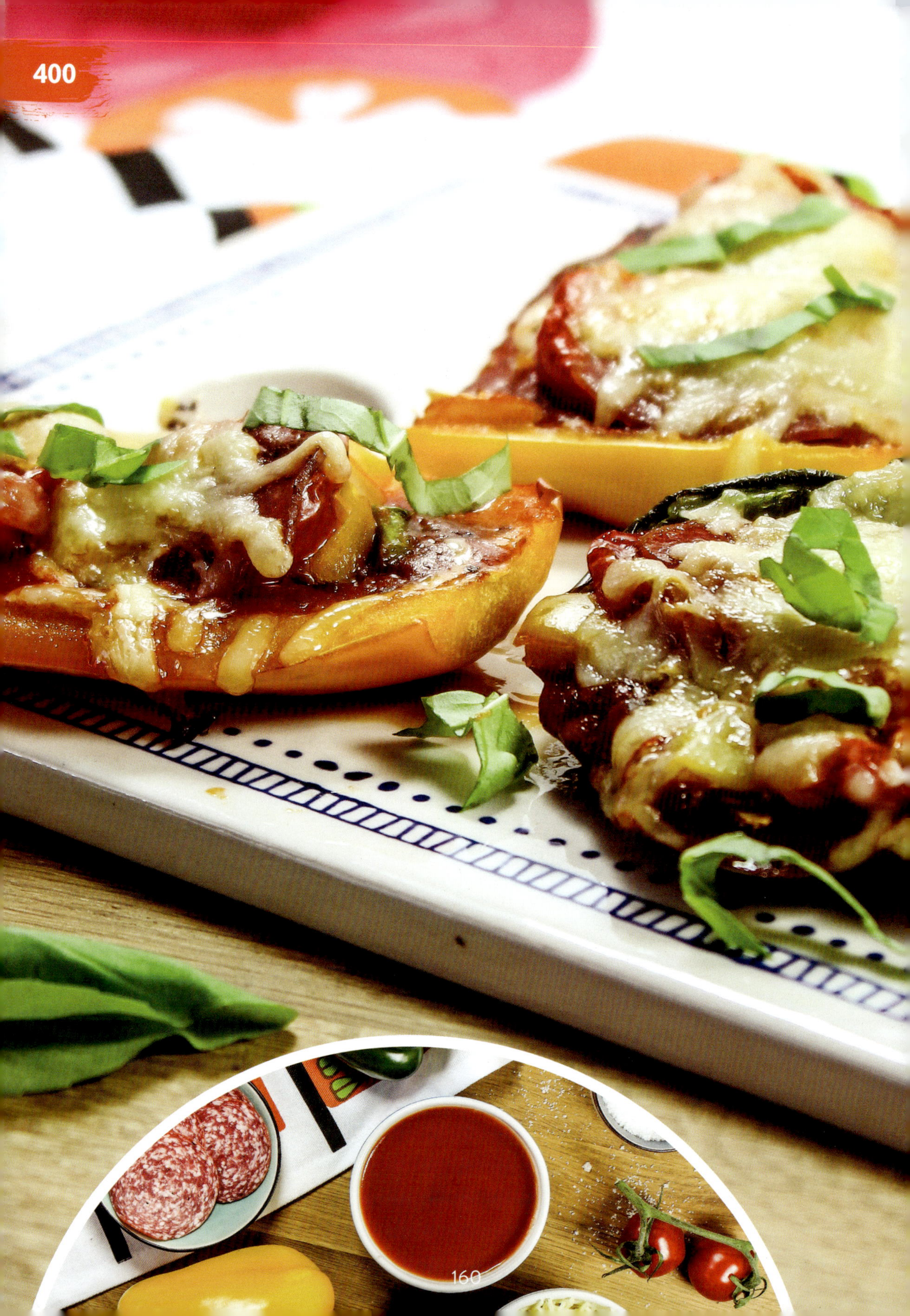

Paprika-Pizza

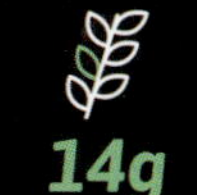

14g
Kohlenhydrate

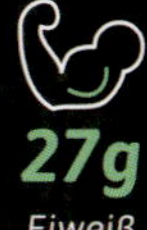

27g
Eiweiß

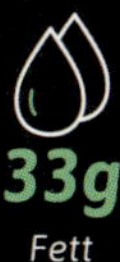

33g
Fett

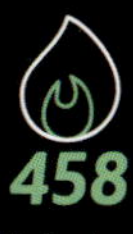

458
Kalorien

25
Minuten

Zutaten

120g Paprika (gemischt)
80g Kirschtomaten
etwas Basilikum
50g passierte Tomaten
30g Salami
50g Reibekäse
etwas Paprikapulver
etwas Oregano
etwas Salz & Pfeffer

Zubereitung

Ofen auf 180 Grad vorheizen. Backblech mit Backpapier auslegen. Paprika waschen, vierteln und entkernen. Etwa 20g der Paprika fein würfeln und zur Seite stellen.

Passierte Tomaten mit Salz und Pfeffer würzen. Etwas Paprikapulver und Oregano einrühren.

Paprika auf das Backblech legen. Passierte Tomaten und Paprikawürfel darauf verteilen. Kirschtomaten waschen, in Scheiben schneiden, Salami in Stücke schneiden und beides auf die Paprikaviertel legen. Mit Käse bestreuen und im Ofen für etwa 15-20 Minuten backen. Vor dem Servieren mit frisch gehacktem Basilikum garnieren.

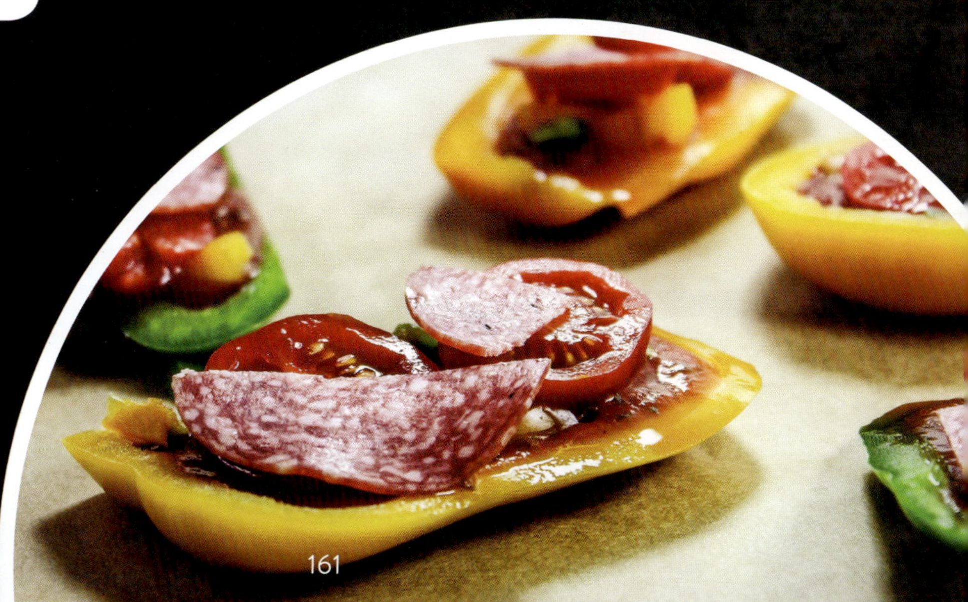

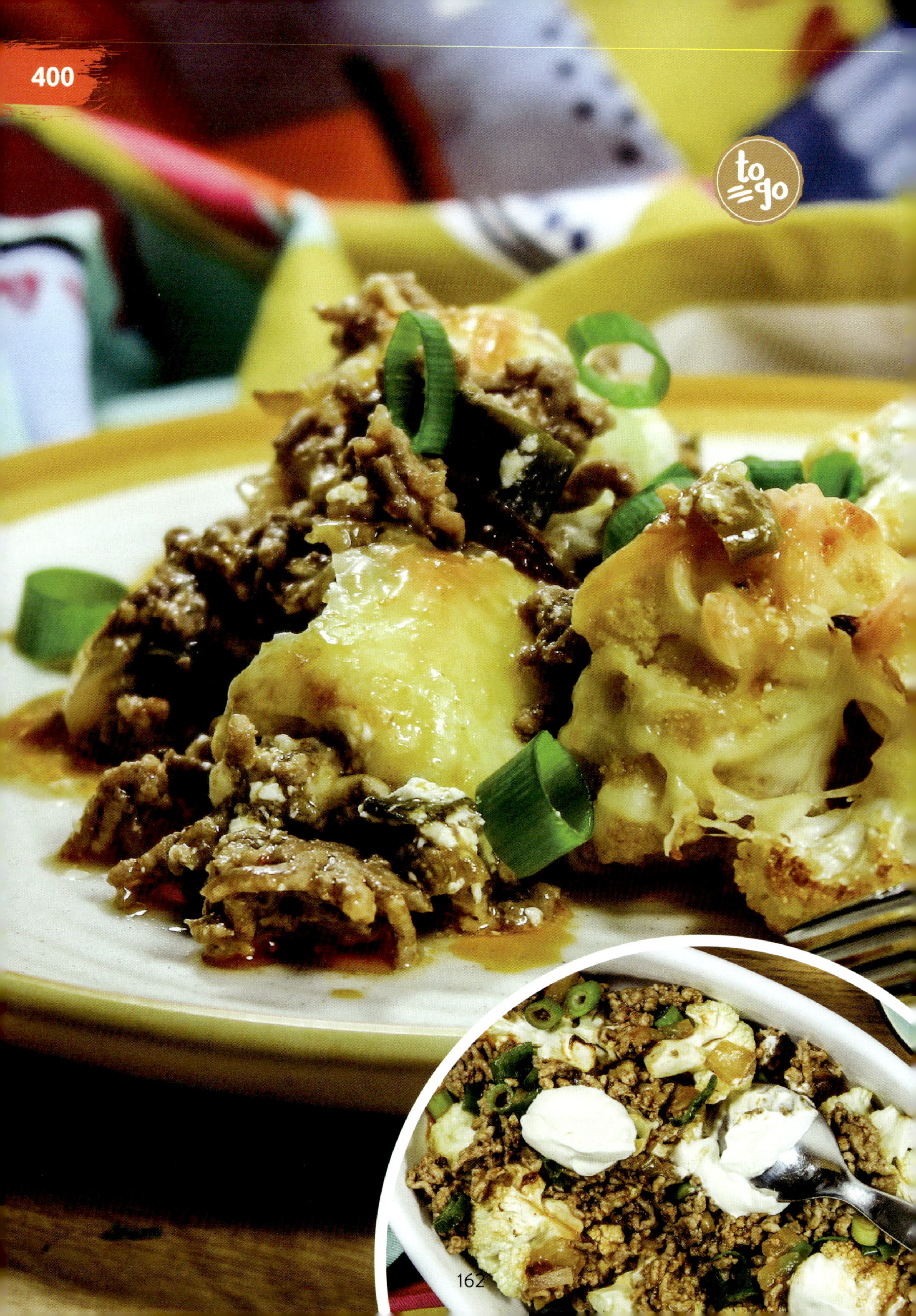
to go

Blumenkohl-Hackfleisch-Auflauf

12g

Kohlenhydrate

38g

Eiweiß

29g

Fett

475

Kalorien

45

Minuten

Zutaten

180g Blumenkohl
1 TL Rapsöl
100g Rinderhackfleisch
1 Stange Lauchzwiebel
30g Zwiebel
1/2 Knoblauchzehe
1 EL Tomatenmark
100ml Fleischbrühe
40g Gratinkäse
20g Schmand
etwas Paprikapulver
etwas Salz & Pfeffer

Zubereitung

Ofen auf 220 Grad vorheizen.

Blumenkohl waschen und in Röschen zerteilen. Die Blumenkohlröschen mit 1 EL Olivenöl vermengen, mit Salz und Pfeffer würzen und in die Auflaufform geben. Für 15 Minuten im Ofen backen.

Zwiebel und Knoblauch hacken. Lauchzwiebel in Ringe schneiden. Das restliche Öl in einer Pfanne erhitzen und Hackfleisch, Zwiebeln und Knoblauch darin anbraten. Tomatenmark hinzufügen und mit Paprikapulver, Salz und Pfeffer würzen. Mit Brühe ablöschen und kurz köcheln lassen. Lauchzwiebel hinzufügen.

Blumenkohl aus dem Backofen nehmen und mit dem Hackfleisch vermischen. Löffelweise den Schmand darauf verteilen. Mit dem Gratinkäse bestreuen und weitere 20 Minuten im Ofen überbacken.

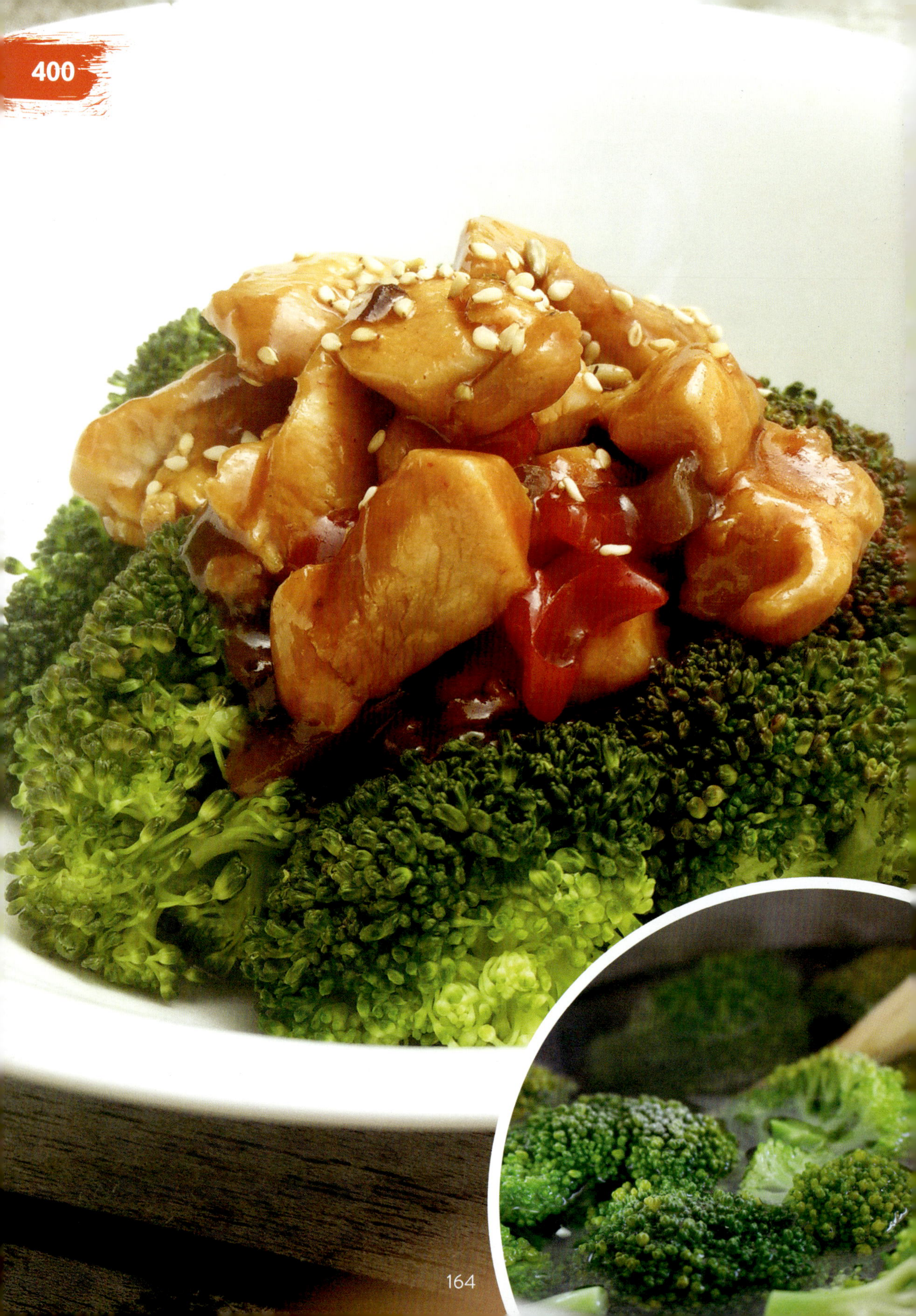
400

Chicken-Brokkoli Bowl

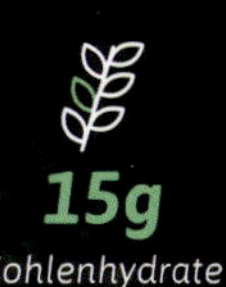

15g
Kohlenhydrate

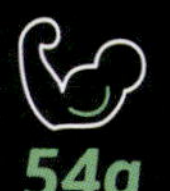

54g
Eiweiß

18g
Fett

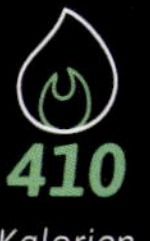

410
Kalorien

20
Minuten

Zutaten

200g Hähnchenbrust
1/2 Brokkoli
1 TL hellen Sesam
etwas Salz & Pfeffer
1 EL Sriracha Chilisauce
1 EL Sojasoße
15ml Sesamöl

Zubereitung

Brokkoli in Röschen schneiden und in einem Dampfgarer nach Herstellervorgaben garen. Alternativ den Brokkoli einfach für ca. 6-8 Minuten in kochendes und leicht gesalzenes Wasser geben.

Die Hähnchenbrust ggfs. von Fettstellen befreien (einfach abschneiden) und in kleine Stücke schneiden. Sesamöl in einer Pfanne erhitzen und das Fleisch darin scharf anbraten.

Brokkoli nach dem Kochen mit kaltem Wasser abschrecken, dass der Brokkoli schön grün bleibt. In einen kleinen tiefen Teller geben.

Fleisch mit Sojasoße ablöschen. Dann die Sweet Chili Soße in die Pfanne geben und alles nochmal kurz aufkochen.

Kurz würzen und abschmecken. Dann direkt vom Herd nehmen und mit einem Löffel schön in die Mitte auf den Brokkoli geben.

Alles mit etwas Sesam berieseln und servieren.

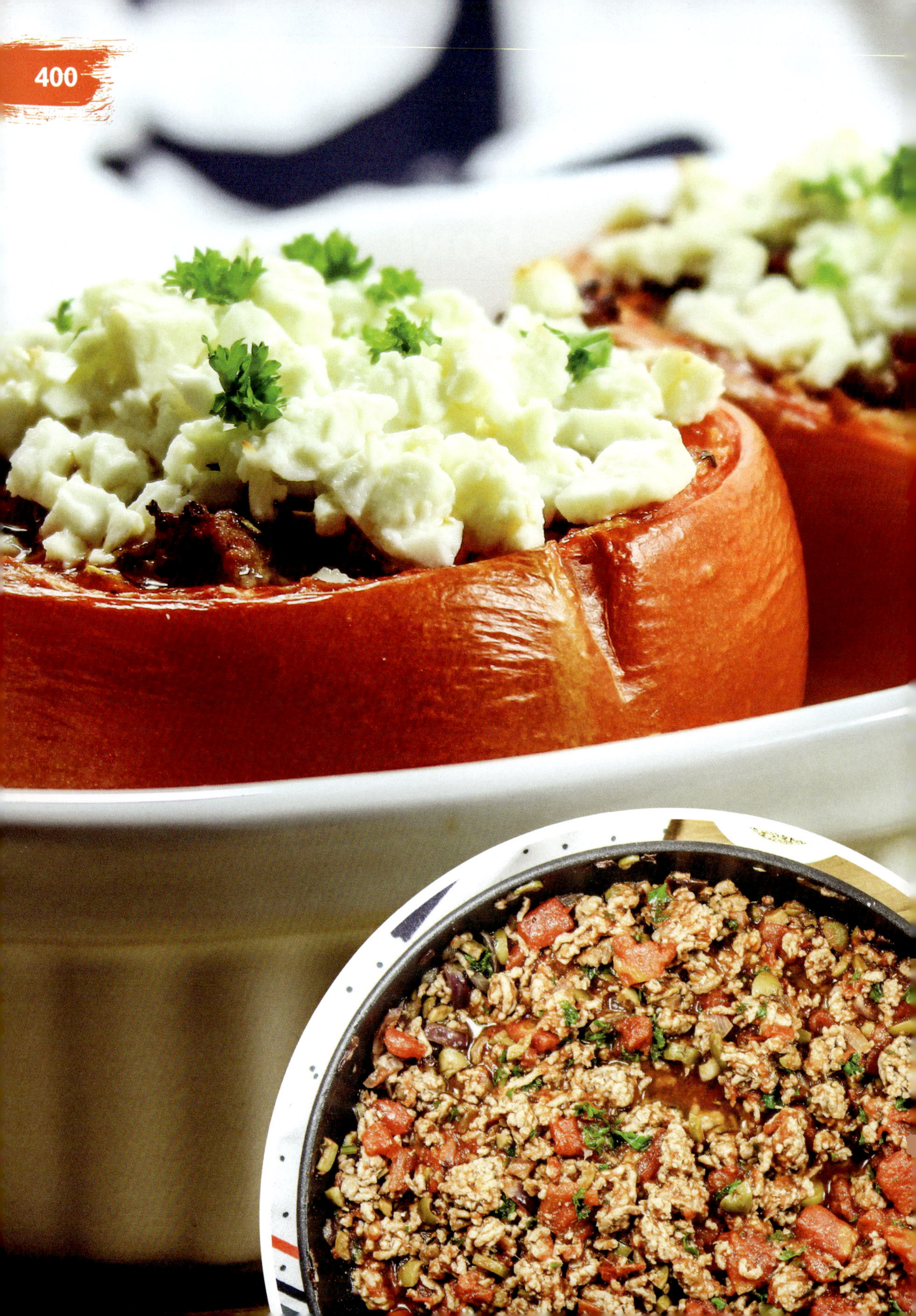

Gefüllte Tomaten mit Feta

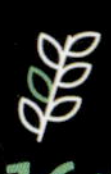
16g
Kohlenhydrate

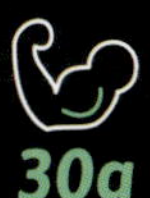
30g
Eiweiß

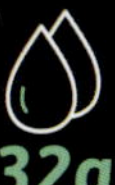
32g
Fett

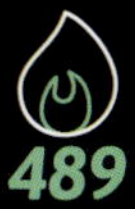
489
Kalorien

55
Minuten

Zutaten

2 große Fleischtomaten
1 kleine Zwiebel
1 Knoblauchzehe
100g gemischtes Hackfleisch
1 TL Olivenöl
5 Oliven
etwas Petersilie
70g gestückelte Tomaten
30g Feta
1 TL getrockneter Rosmarin
etwas Salz & Pfeffer

Zubereitung

Ofen auf 160 Grad vorheizen.

Tomaten waschen, abtrocknen und das obere Drittel der Tomaten abschneiden. Das Innere der Tomaten aushöhlen und über Kopf auf einem Küchenpapier abtropfen lassen.

Zwiebel schälen und hacken. Knoblauchzehe und Oliven ebenfalls fein hacken. Alles in heißem Olivenöl anbraten.

Hackfleisch hinzufügen und anbraten. Mit Salz und Pfeffer würzen. Gestückelte Tomaten unterrühren und kurz köcheln lassen. Petersilie waschen, hacken und gemeinsam mit dem Rosmarin in die Soße geben.

Die Tomaten in eine kleine Auflaufform stellen und mit Salz und Pfeffer würzen. Die Hackfleischsoße in die Tomaten füllen und etwas festdrücken. Im Ofen für 35 Minuten backen.

Die Tomaten aus dem Ofen nehmen, Feta darüber bröseln und weitere 10 Minuten im Ofen überbacken.

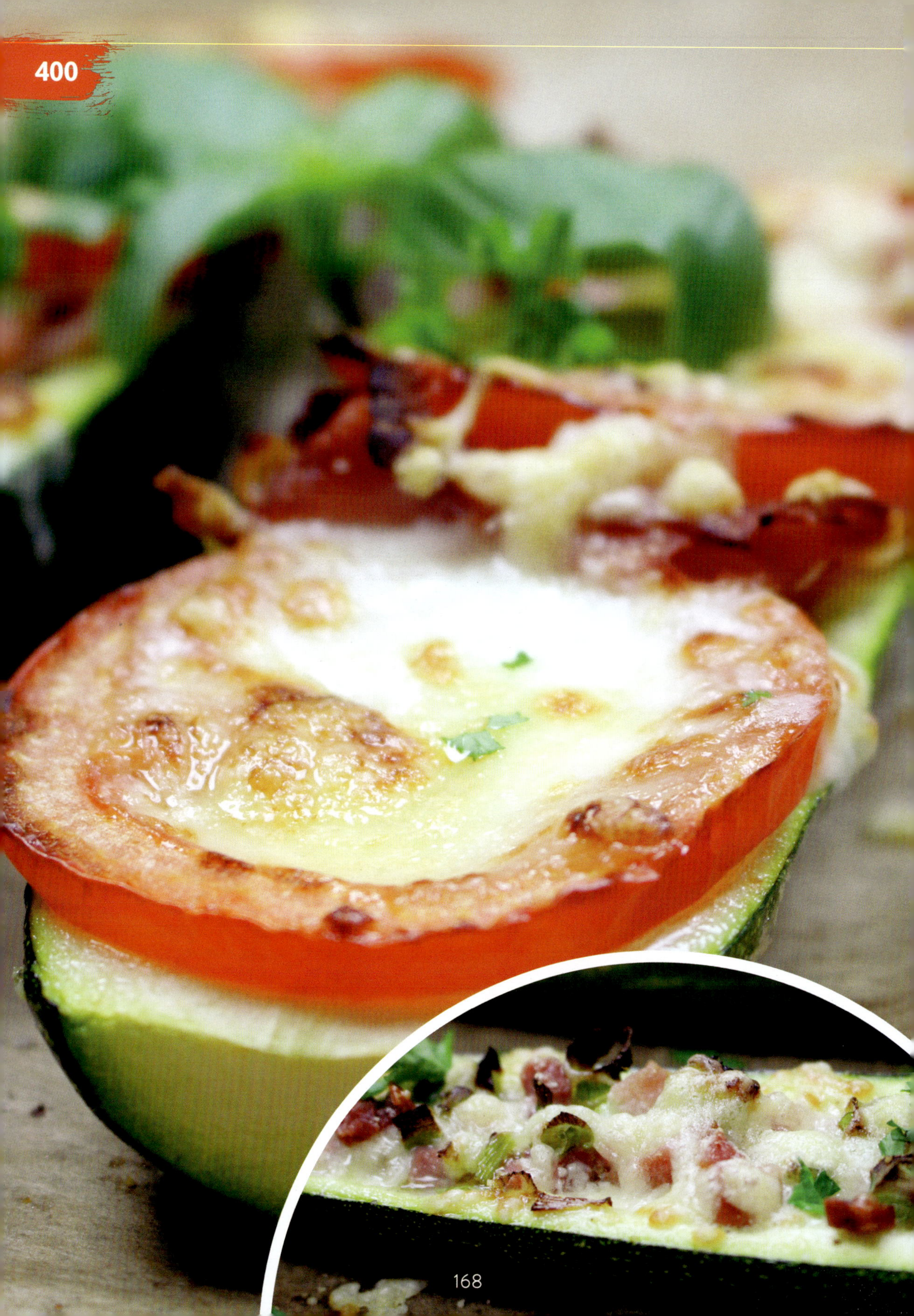

Zucchini-Schiffchen

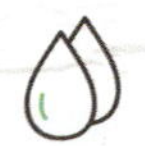

7,5g	38g	29g	445	30
Kohlenhydrate	Eiweiß	Fett	Kalorien	Minuten

Zutaten für 2 Portionen

- 2 kleine Zucchini
- etwas Salz & Pfeffer
- 1 EL Olivenöl
- 50g Schinken
- 1 Kugel Mozzarella
- 75g Gouda, gerieben
- 30g Parmesan, gerieben
- 40g Katenschinken gewürfelt
- 2 Stangen Frühlingszwiebeln
- 1 mittelgroße Tomate
- etwas Basilikum
- etwas Petersilie

Zubereitung

Backblech mit Backpapier vorbereiten und den Ofen auf ca. 180 °C auf der Stufe Oberhitze mit Umluft vorwärmen.

Zucchini und ggfs. den gewünschten Belag waschen. Wir haben als Belag Tomaten, Frühlingszwiebeln, Mozzarella, Katenschinken und normalen Schinken verwendet.

Zucchini längs halbieren und mit einem Löffel die Innenseite aushöhlen, so dass ein Zucchini-Schiffchen entsteht. Die Hälften ggfs. an der Unterseite leicht anschneiden damit sie auf dem Backblech nicht umkippen. Auf ein Backblech mit Backpapier legen.

Mit Salz und Pfeffer würzen. Dann mit Olivenöl bestreichen und für ca. 10 Minuten im Ofen auf mittlerer Schiene backen.

Wie der aus dem Ofen nehmen und nach Wunsch belegen. Dann nochmals ca. 10 Minuten auf hoher Schiene backen. Im Auge behalten. Wenn der Käse braun wird sind die Schiffchen fertig. **Vorsicht:** Die Schiffchen sind durch den hohen Wassergehalt der Zucchini sehr sehr heiß. Mindestens 5 Minuten abkühlen lassen, bevor sie serviert werden.

Passend zum Belag zum Beispiel mit Basilikum und/oder Petersilie garnieren.

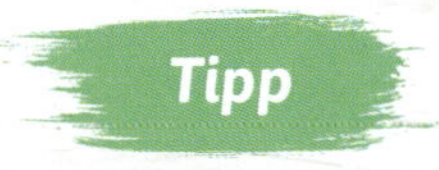

Bzgl. der Verwendung von einer Kugel Mozzarella empfehle ich euch das Gericht immer für mindestens zwei Mahlzeiten oder mehr zu kochen.

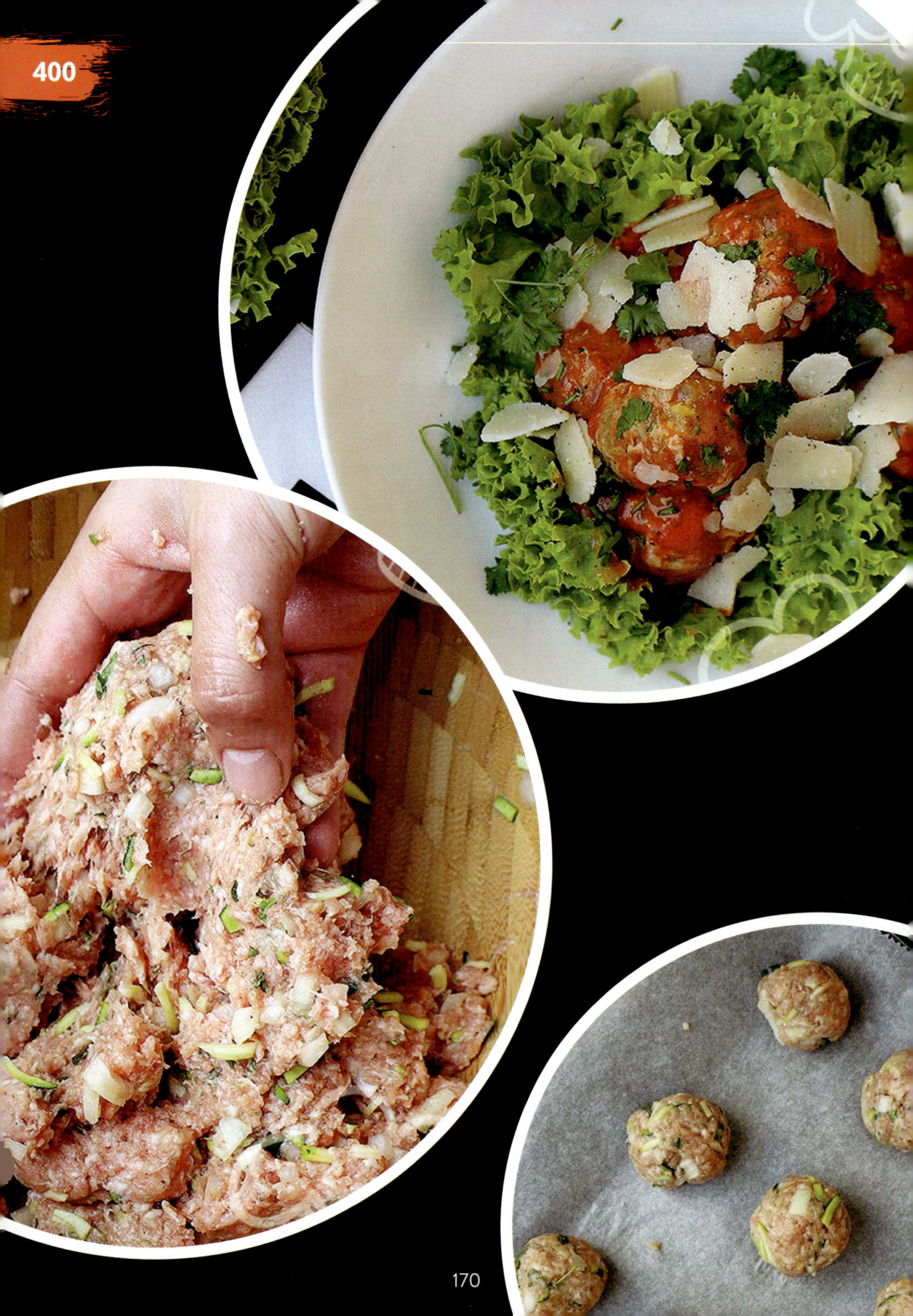

Puten-Zucchini-Meatballs in Tomatensoße

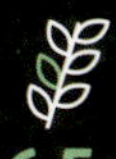
6,5g
Kohlenhydrate

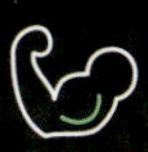
39g
Eiweiß

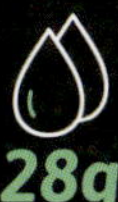
28g
Fett

439
Kalorien

35
Minuten

Zutaten

150g Putenhackfleisch
1 kleine Zwiebel
1 Knoblauchzehe
1/2 Zucchini
1 EL Sojasoße
1 TL Oregano
1 mittelgroßes Ei
1/2 Dose gehackte Tomaten
1 Schuss Milch (20ml)
1/2 TL Guarkernmehl (optional)
1 MS Butter
1 EL Olivenöl
Prise Salz & Pfeffer
1 TL Oregano
1 TL Paprikapulver
20g Parmesan, gerieben
etwas Petersilie
ein Paar Salatblätter

Zubereitung

Backofen auf ca. 180 °C mit Umluft vorheizen und ein Backblech mit Backpapier bereitstellen. Hackfleisch in eine große Schüssel geben. Zwiebel und Knoblauch schälen und kleinhacken und zum Hackfleisch geben.

Zucchini mit einem Spiralschneider (anschließend kleinhacken) oder einer Küchenreibe zerkleinern und zusammen mit Oregano, dem Ei, Pfeffer und Sojasoße zum Fleisch geben. Dann alles per Hand vermischen, bis eine gleichmäßige Masse entsteht.

Etwa die Masse von einem Esslöffel zu einer kleinen Kugel formen und auf das Backblech legen. Alles wiederholen bis der Teig verbraucht ist. Die Menge ergibt ca. 20-24 kleine Meatballs. Die kleinen Bällchen für ca. 20 Minuten in den Ofen geben. In der Zwischenzeit bereiten wir die Tomatensoße vor:

Tomatensoße: Die gehackten Tomaten in einem kleinen Topf erhitzen und einen Esslöffel Olivenöl und eine Messerspitze Butter dazu geben. Mit Salz und Pfeffer, Oregano und Paprikapulver würzen.

Mit einem Schuss Milch ablöschen und ein Esslöffel Guarkernmehl darüber streuen und gleichmäßig in die Soße einrühren. Alles auf niedriger Herdstufe warm halten und nicht mehr aufkochen.

Die Bällchen aus dem Ofen nehmen und die Bällchen einzeln mit zwei Löffeln in den Topf mit der Tomatensoße geben und diese darin wenden, so dass die Bällchen vollständig von der Soße bedeckt sind.

Auf dem Teller anrichten (optional auf einem oder mehreren Salatblättern) und mit frisch gehackter Petersilie und gehacktem/gehobeltem Parmesan bestreuen. Falls noch etwas Soße übrig ist, die Soße über dem Teller verteilen.

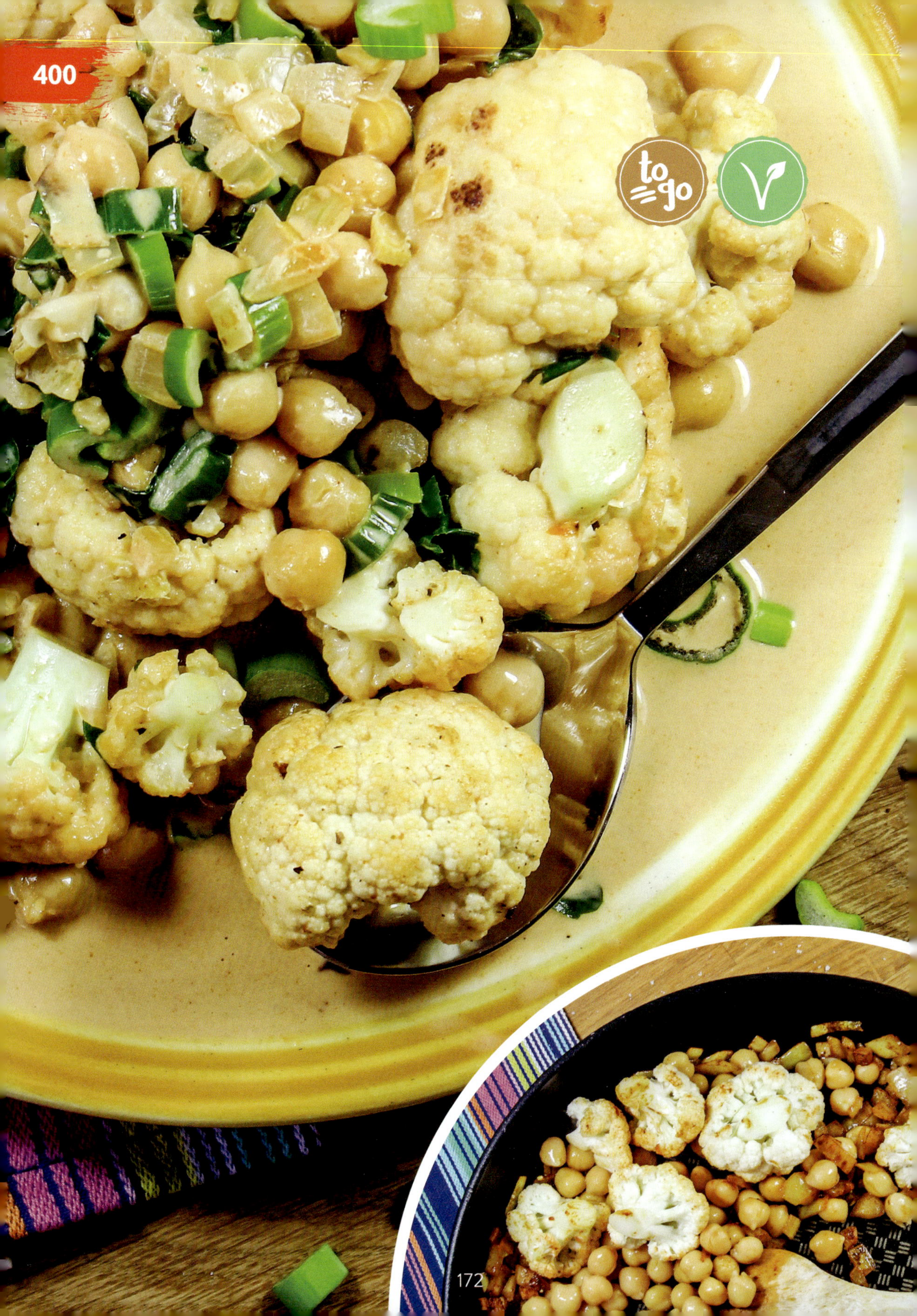
400
to go

Blumenkohl-Curry mit Kichererbsen

	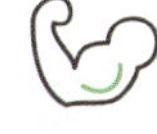		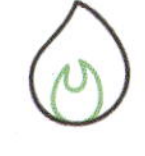	
22g	12,5g	32,5g	455	25
Kohlenhydrate	Eiweiß	Fett	Kalorien	Minuten

Zutaten

250g Blumenkohl
50g Kichererbsen
1 Stange Frühlingszwiebel
1 kleine Zwiebel
etwas Koriander
etwas Ingwer
150g Kokosmilch
1 TL Sesamöl
1 TL rote Currypaste
etwas Salz & Pfeffer

Zubereitung

Blumenkohl putzen und in Röschen zerteilen. Zwiebel und Ingwer schälen und hacken. Frühlingszwiebel waschen und in Ringe schneiden. Koriander hacken. Kichererbsen abgießen und abtropfen lassen.

Öl in einer Pfanne erhitzen. Zwiebel und Ingwer darin kurz andünsten. Currypaste hinzufügen und kurz anschwitzen.

Kichererbsen, Blumenkohl, Frühlingszwiebel und Kokosmilch hinzufügen und etwa 10-12 Minuten köcheln lassen. Limettensaft und gehackten Koriander einrühren und mit Salz und Pfeffer würzen.

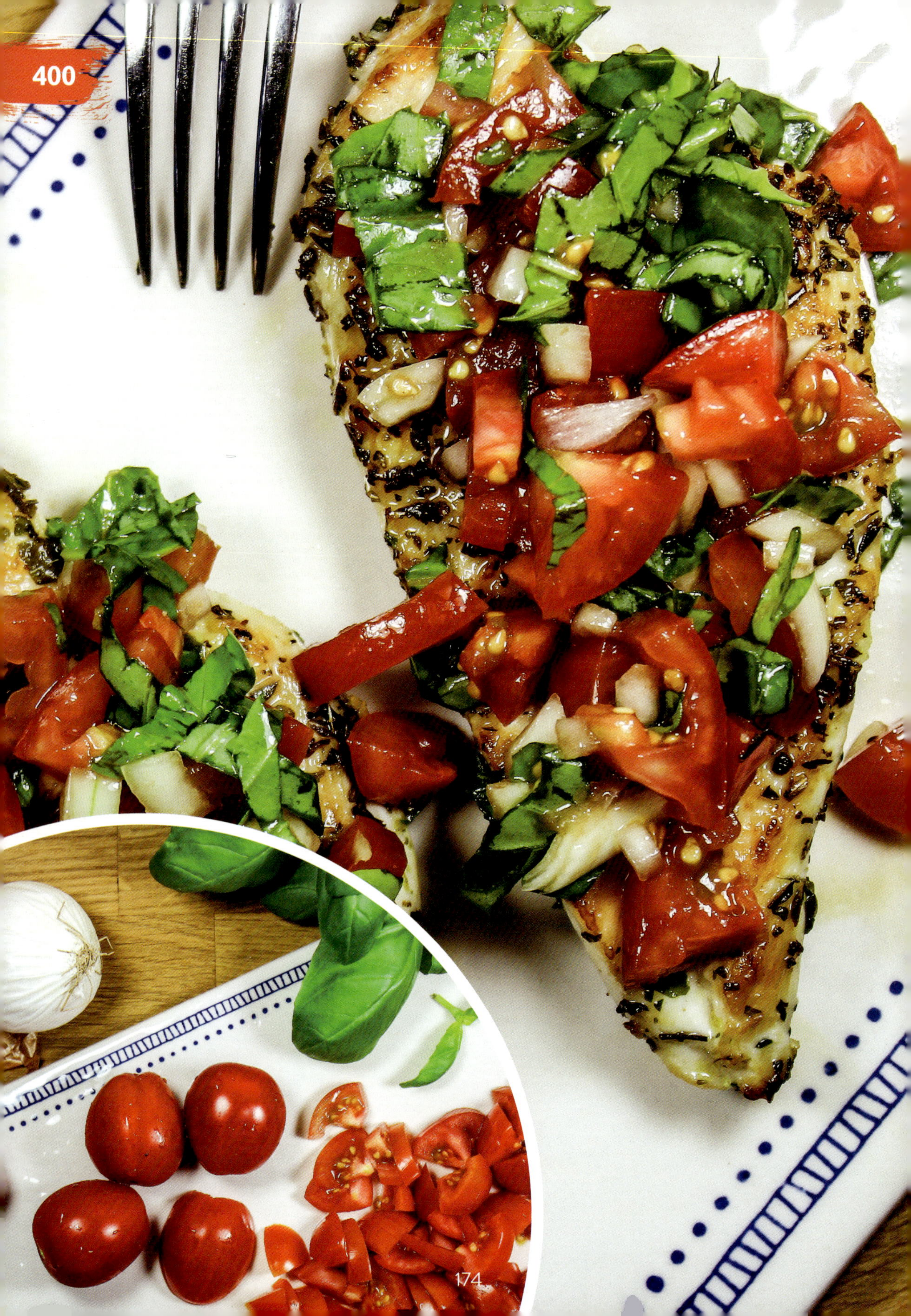
400

Hähnchen-Bruschetta

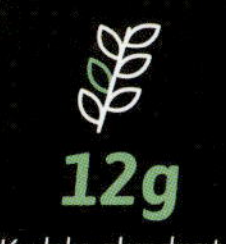

12g
Kohlenhydrate

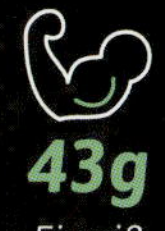

43g
Eiweiß

20,5g
Fett

401
Kalorien

25
Minuten

Zutaten

150g Tomaten
1/2 Bund Basilikum
1 kleine Zwiebel
1 Knoblauchzehe
200g Hähnchenbrustfilets
etwas Oregano
etwas Thymian
etwas Basilikum
1 EL Balsamico-Essig
3 EL Olivenöl
etwas Salz & Pfeffer

Zubereitung

Tomaten waschen, trocknen und in kleine Würfel schneiden. Zwiebeln, Knoblauch und Basilikum hacken. Alles in einer Schüssel mit 3 EL Olivenöl und dem Balsamico-Essig vermischen. Mit Salz und Pfeffer würzen und etwas ziehen lassen.

Hähnchenbrustfilets der Länge nach halbieren und von beiden Seiten mit den getrockneten Kräutern, Salz und Pfeffer einreiben. In Olivenöl etwa 3-5 Minuten pro Seite anbraten.

Die Hähnchenbrustfilets auf den Teller legen, die Tomaten-Basilikum Mischung darauf geben und servieren.

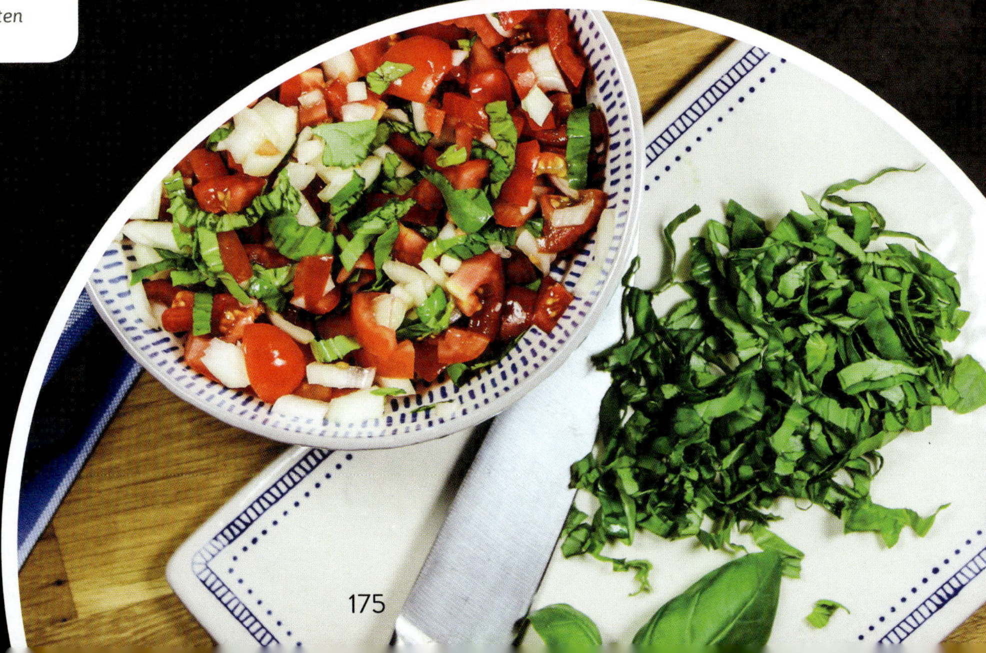

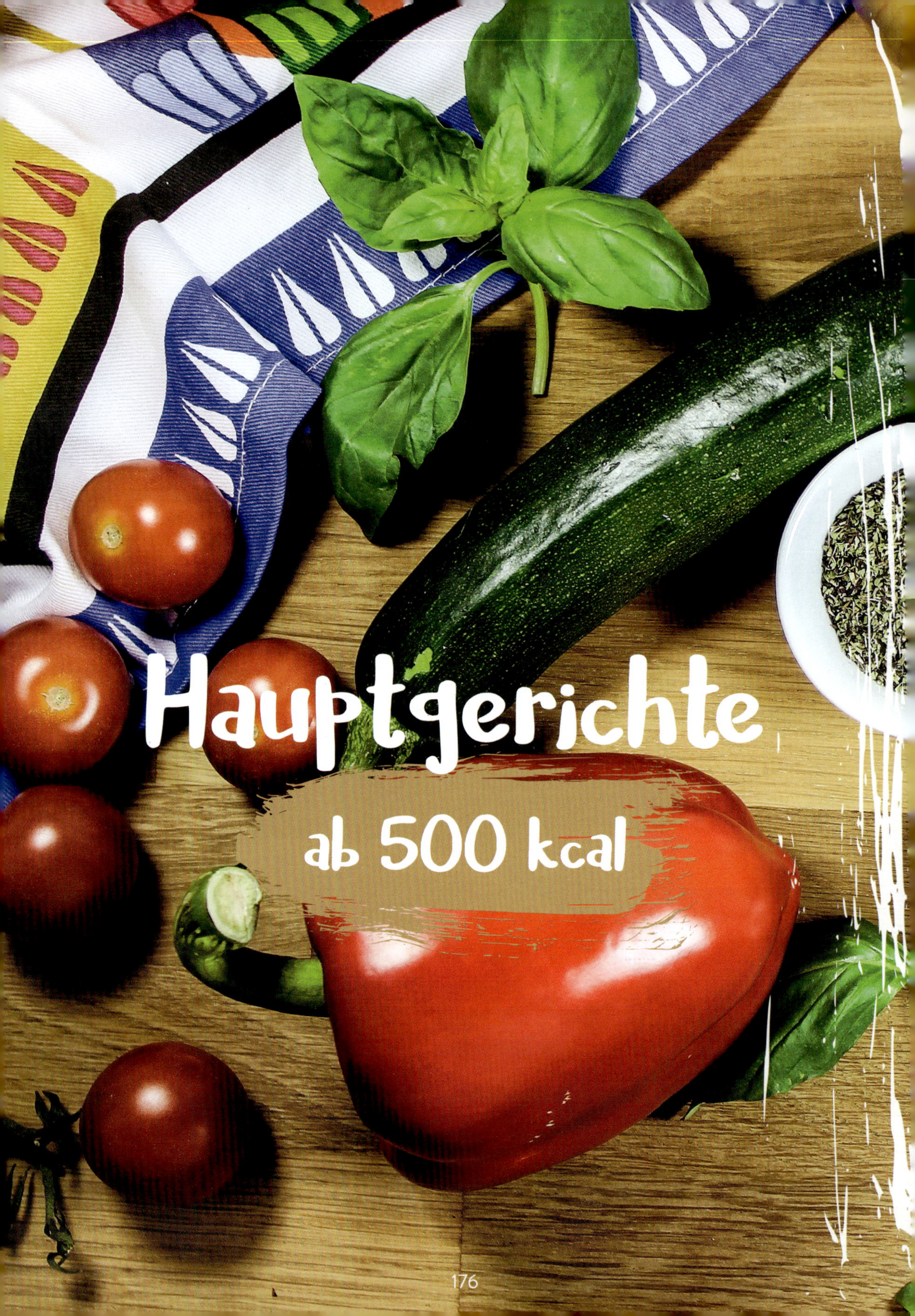

Hauptgerichte

ab 500 kcal

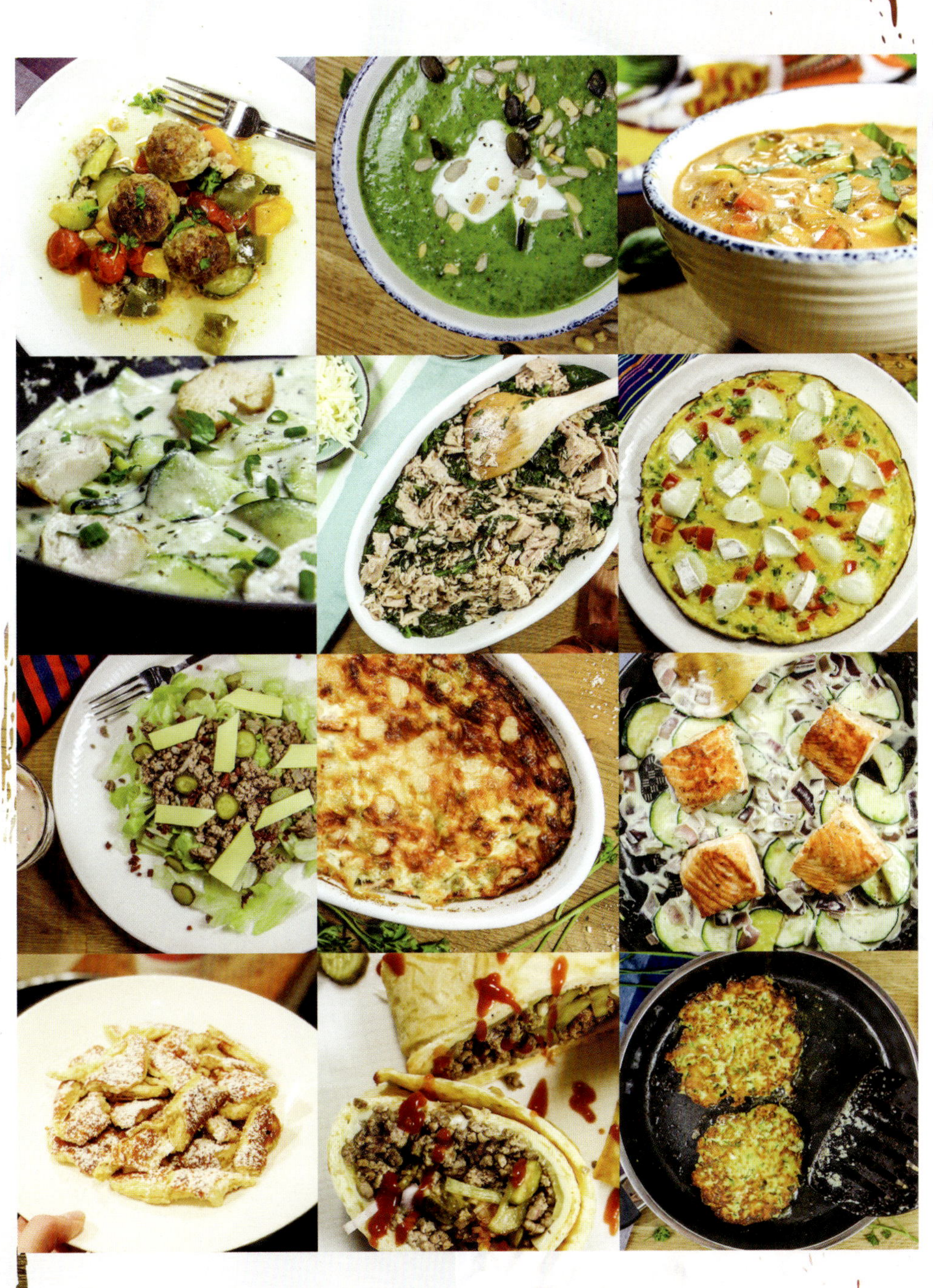

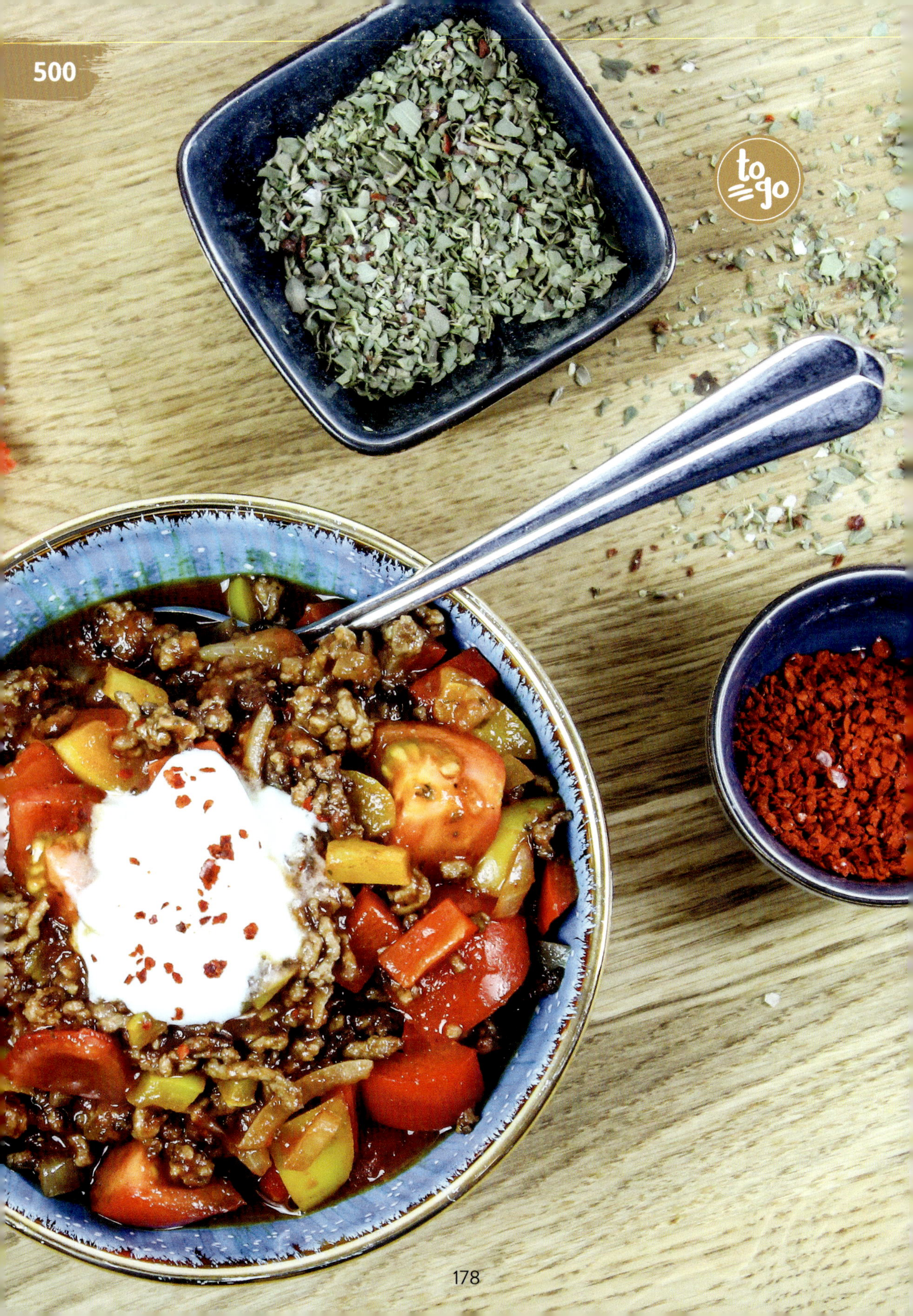
500
to go

Scharfer Hackeintopf

		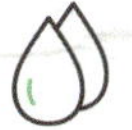		
19g	37g	35g	550	30
Kohlenhydrate	*Eiweiß*	*Fett*	*Kalorien*	*Minuten*

Zutaten

150g Rinderhackfleisch
1 kleine Zwiebel
100g Paprika
120g Tomaten
150ml passierte Tomaten
150ml Gemüsebrühe
1 EL Olivenöl
1 TL italienische Kräuter
etwas Chiliflocken
etwas Salz & Pfeffer
1 EL Crème Fraîche

Zubereitung

Paprika und Tomaten waschen und in Stücke schneiden. Zwiebel hacken.

Olivenöl in einer Pfanne erhitzen und das Hackfleisch darin krümelig anbraten. Zwiebeln hinzufügen und mit braten.

Paprika zum Hackfleisch geben. Kräuter und Chiliflocken unterrühren und mit Salz und Pfeffer würzen. Brühe angießen und etwa 10 Minuten köcheln lassen.

Passierte Tomaten in die Pfanne geben und 5 Minuten köcheln lassen. Tomatenstücke hinzufügen und nochmals etwa 5 Minuten köcheln lassen.

Hackpfanne in eine Schüssel geben. Mit Crème Fraîche und Chiliflocken garnieren und servieren.

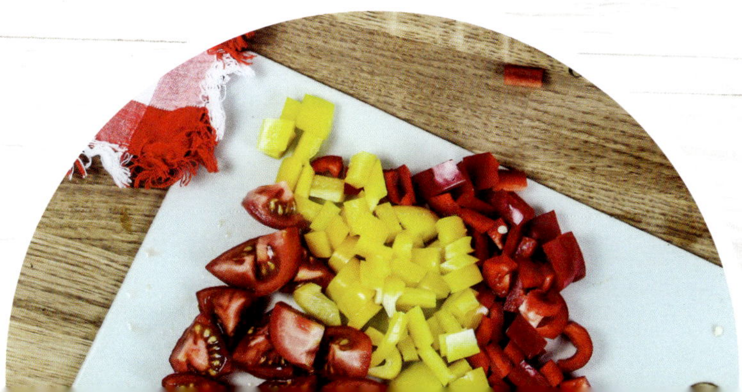

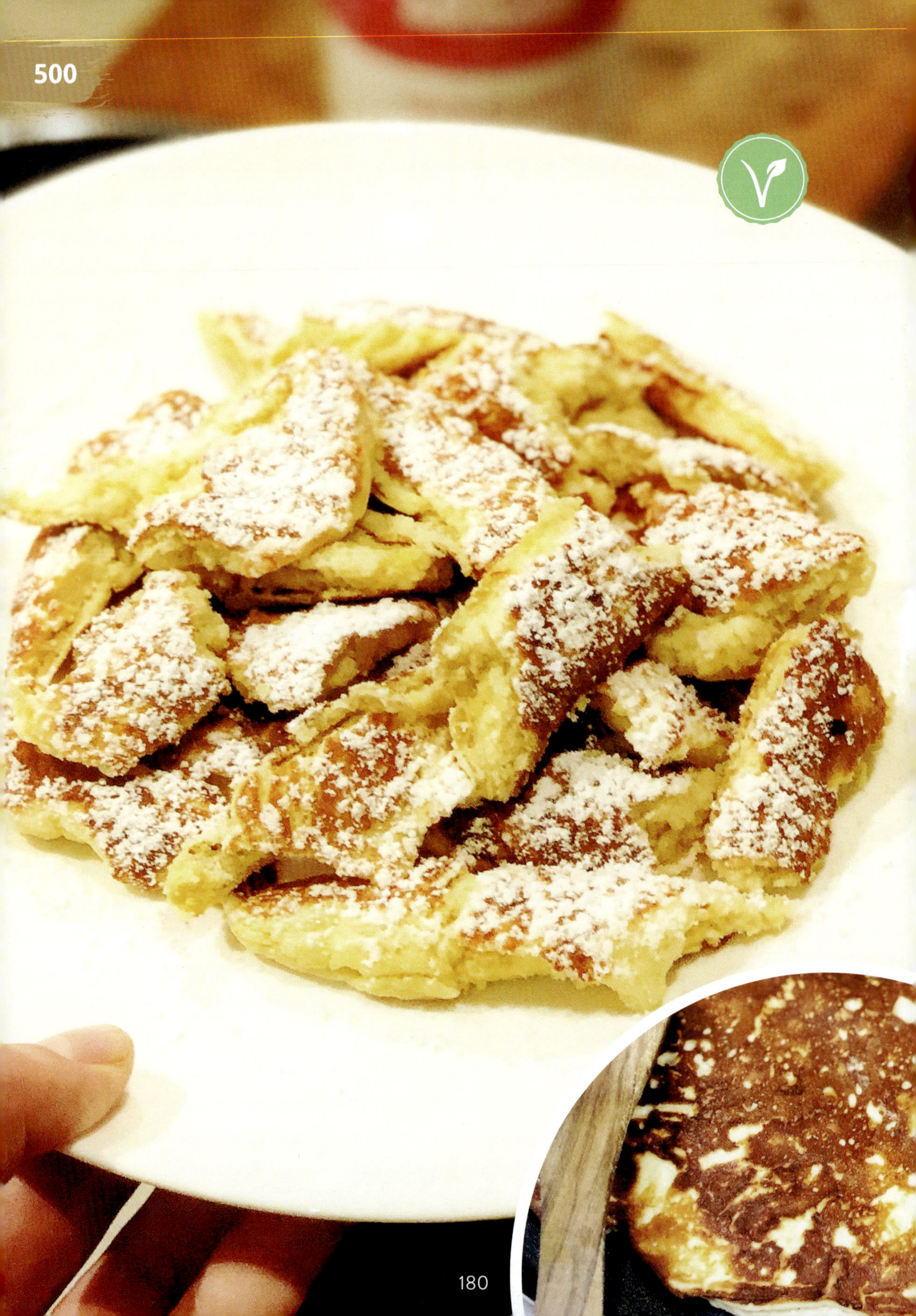

Protein-Kaiserschmarrn

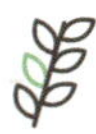
12g
Kohlenhydrate

64g
Eiweiß

27g
Fett

568
Kalorien

25
Minuten

Zutaten

2 Eier
30g Mandelmehl
40g Vanille-Proteinpulver
130ml Milch
etwas Zimt
etwas Kokosöl zum Backen

Zubereitung

Eier trennen und das Eiweiß richtig steif schlagen.
Den Rest in einer extra Schale vermischen.

Eiweiß unterheben.

Kokosöl in einer Pfanne erhitzen und gut verteilen. Dann die Hitze auf die mittlere Stufe reduzieren und noch etwas warten.

Teig in die Pfanne geben und vorsichtig und mit Gefühl mit einem Löffel verteilen.

Wenn sich der Pfannkuchen beim Rütteln an der Pfanne komplett am Stück bewegt kannst du langsam ans Wenden denken. Verwende zum Beispiel auch 2 Kochlöffel oder Pfannen-Schaber.

Gib dem Pfannkuchen ein paar Minuten auf der zweiten Seite.
Den Herd kannst du jetzt ausschalten.

In der Pfanne vorsichtig zerzupfen & dann direkt mit gewünschtem Topping servieren.

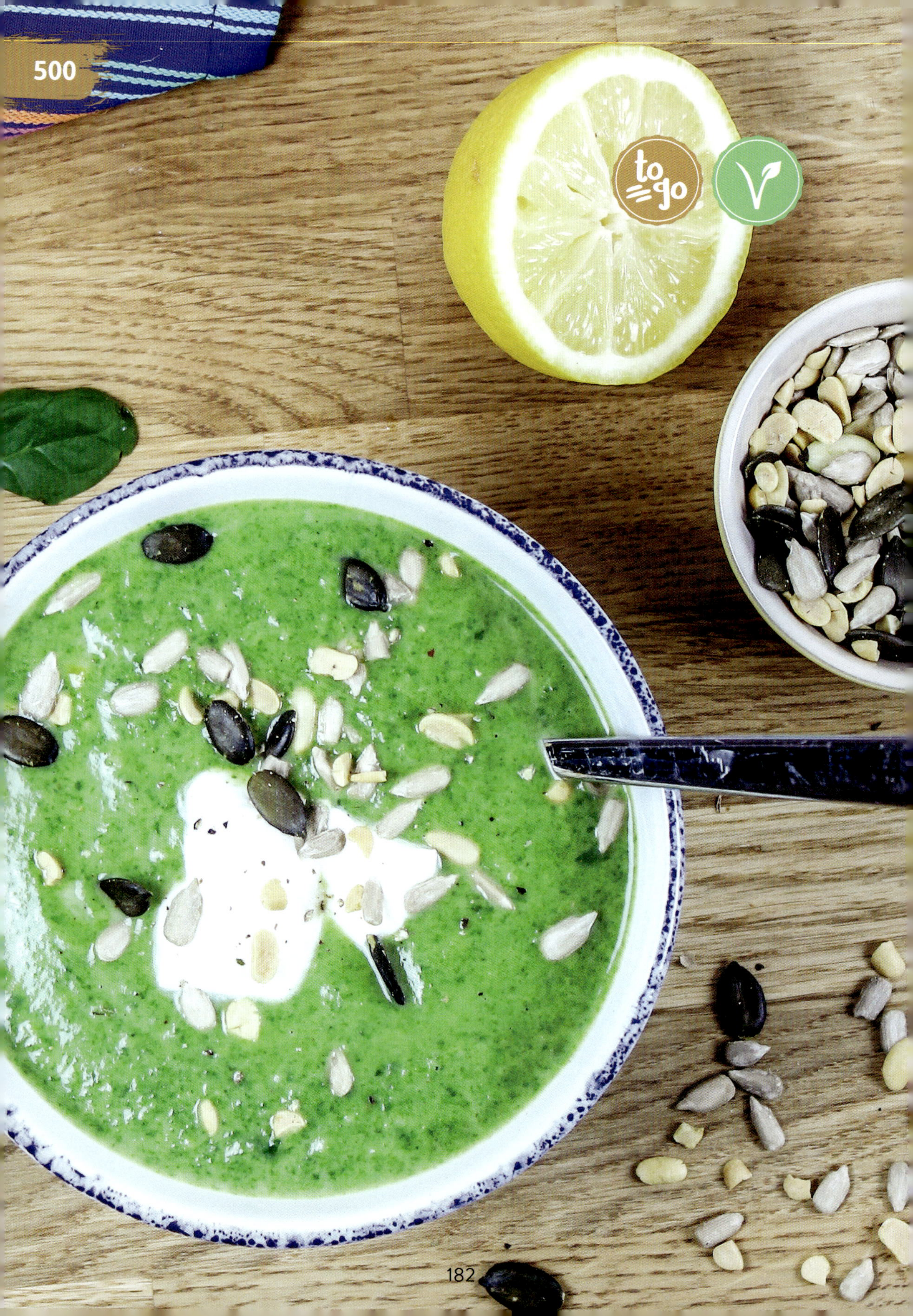
to go

Spinat-Avocado-Suppe

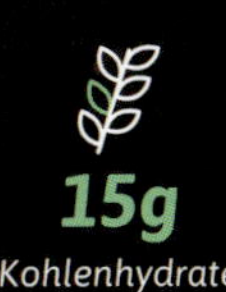

15g
Kohlenhydrate

12g
Eiweiß

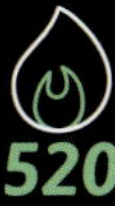

38g
Fett

520
Kalorien

30
Minuten

Zutaten

100g Babyspinat
1/4 Knollensellerie
1/2 Lauch
1/2 Avocado
350ml Gemüsebrühe
50ml Kochsahne
1 EL Crème Fraîche
1 EL Zitronensaft
etwas Zitronenabrieb
etwas Salz & Pfeffer
etwas Muskat
1 TL Kerne-Mix

Zubereitung

Lauch putzen und in Ringe schneiden. Knollensellerie schälen und würfeln. Olivenöl in einem Top erhitzen und beides darin anbraten. Etwas Abrieb einer Zitrone hinzufügen und mitbraten.

Gemüsebrühe angießen und alles für etwa 10 Minuten köcheln lassen. Spinat hinzufügen und zerfallen lassen.

Das Gemüse mit dem Stabmixer pürieren. Sahne und etwas Zitronensaft unterrühren. Mit Salz, Pfeffer und Muskat abschmecken.

Suppe mit einem Klecks Crème Fraîche garnieren und gemischte Kerne darüber streuen.

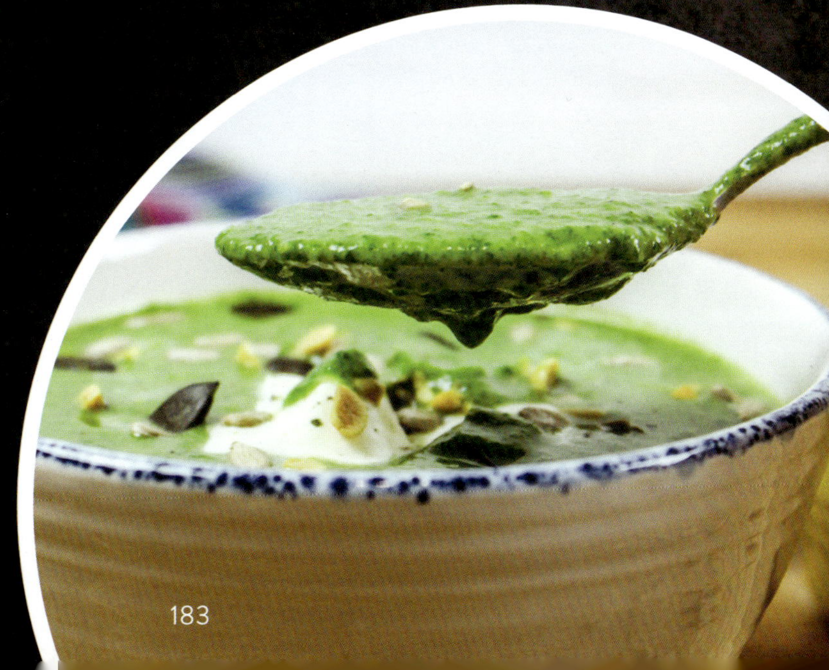

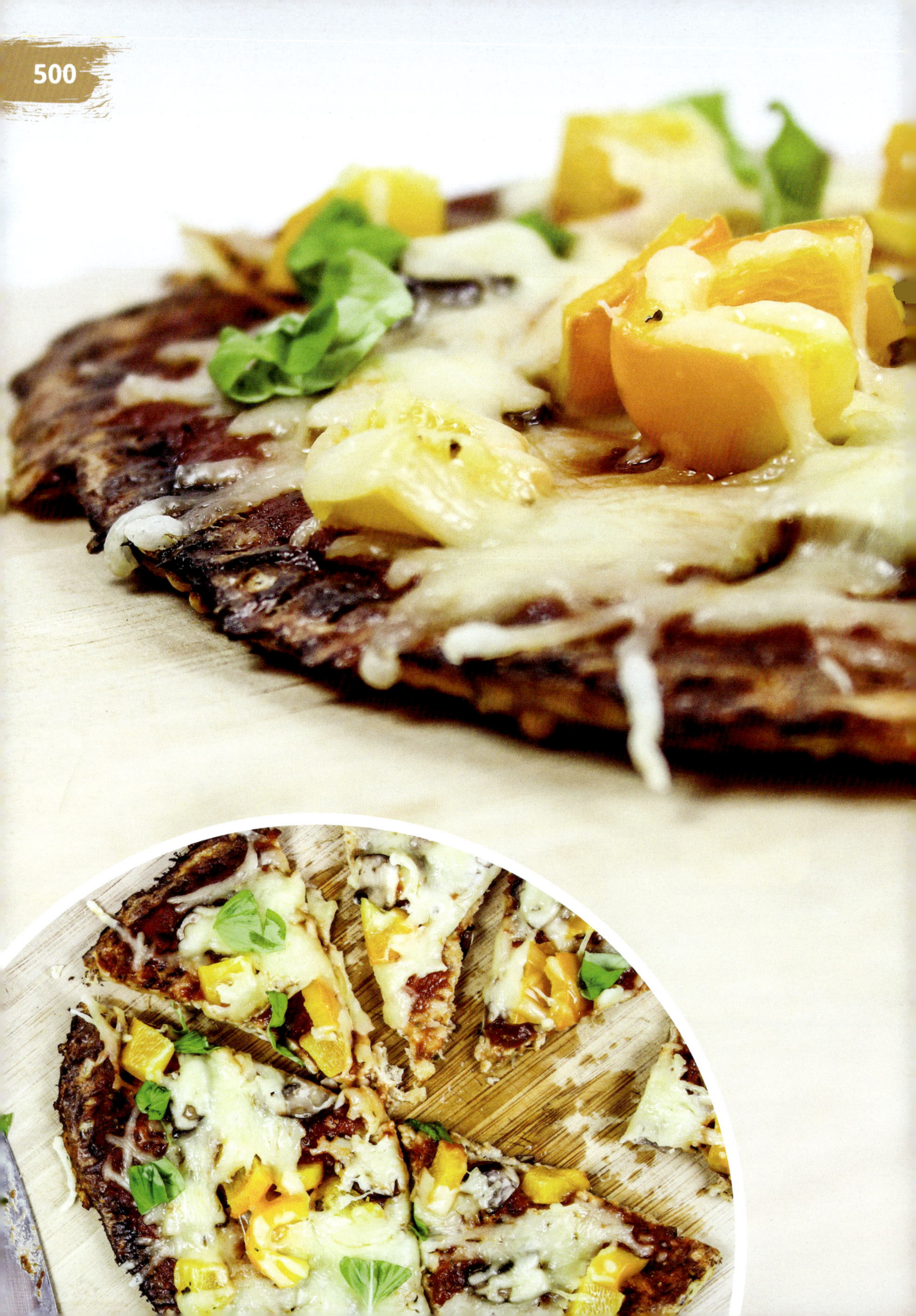

Thunfischpizza

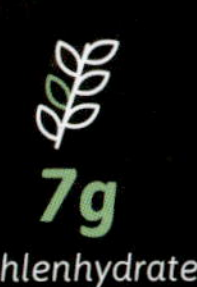

7g
Kohlenhydrate

61g
Eiweiß

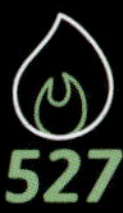

26g
Fett

527
Kalorien

50
Minuten

Zutaten

100g Thunfisch
100g Hüttenkäse
60g Reibekäse
1 Ei
1 TL Johannisbrotkernmehl
3 Champignons
40g Paprika
etwas Basilikum
30g passierte Tomaten
1 TL italienische Kräuter
etwas Salz & Pfeffer

Zubereitung

Ofen auf 180 Grad vorheizen und Backblech mit Backpapier auslegen. Gemüse waschen und in kleine Stücke schneiden.

Ei verquirlen und mit Salz und Pfeffer würzen. Hüttenkäse, Thunfisch, 30g Reibekäse und 1 TL Johannisbrotkernmehl hinzufügen und unterrühren.

Thunfisch-Masse kreisförmig auf das Backblech streichen und für etwa 30 Minuten backen.

Passierte Tomaten mit Salz und Pfeffer würzen und einige italienische Kräuter unterrühren.

Pizzaboden aus dem Ofen nehmen und vorsichtig wenden. Tomatensoße auf den Boden streichen und mit dem Gemüse belegen. Zum Schluss 30g Reibekäse darüber streuen. Für weitere 10 Minuten im Ofen backen.

Pizza aus dem Ofen nehmen, mit etwas Basilikum garnieren und sofort heiß servieren.

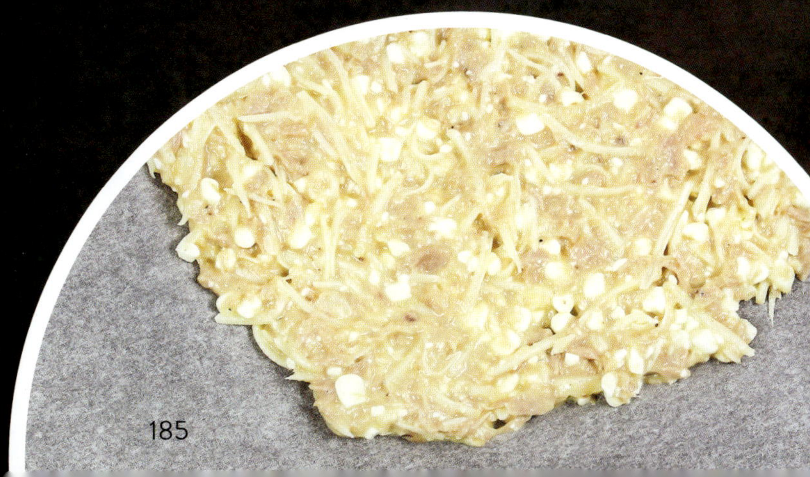

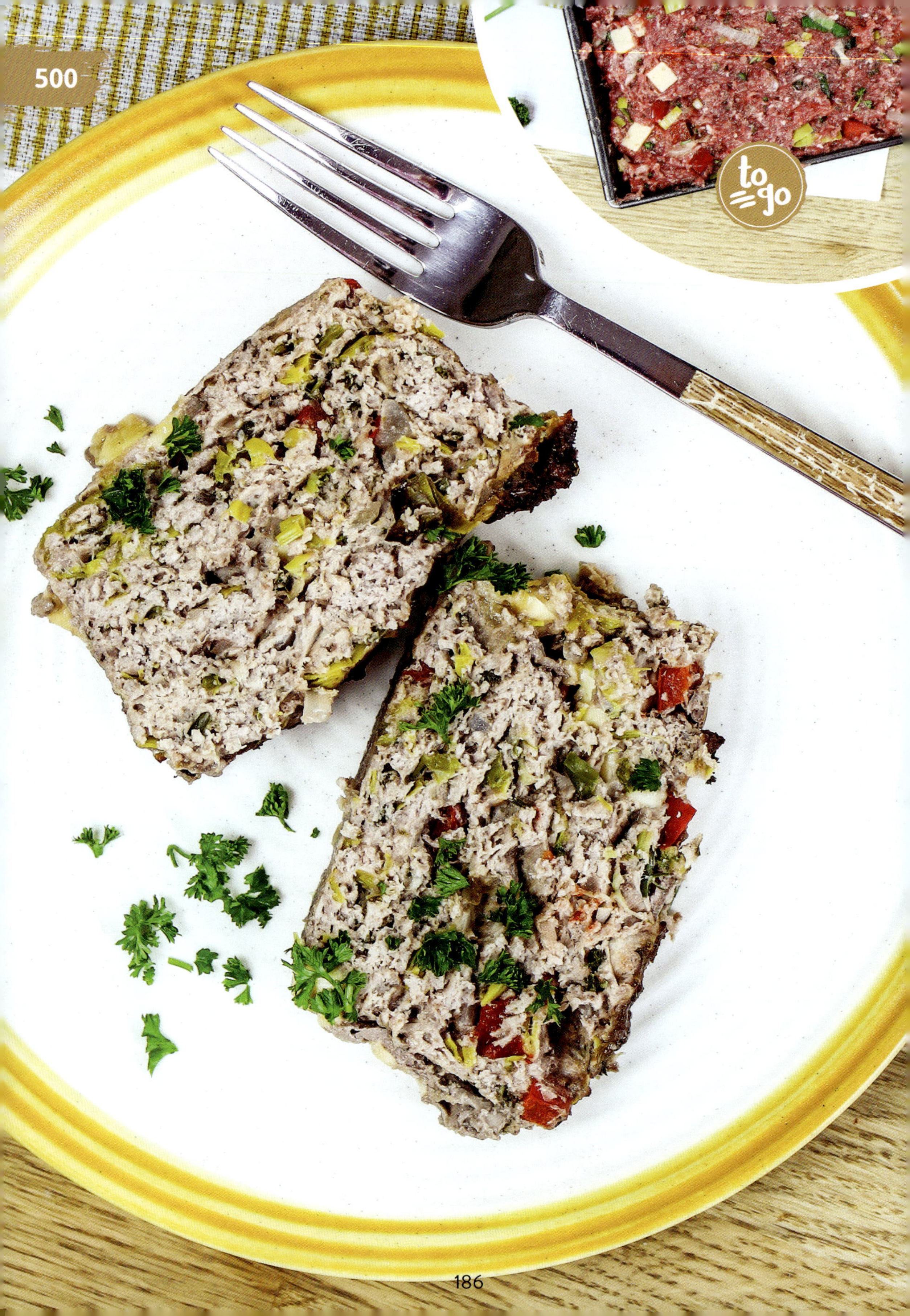
500
to go

Gefüllter Hackbraten

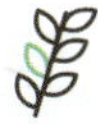		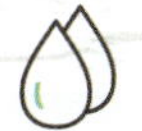		
4g	39g	34g	501	25
Kohlenhydrate	Eiweiß	Fett	Kalorien	Minuten

Zutaten für 2 Portionen

320g Hackfleisch
1 Eier
1/2 Paprika
1/2 Stange Lauch
40g Gouda
1 kleine Zwiebel
etwas Petersilie
1/2 TL Majoran
etwas Salz & Pfeffer
etwas Paprikapulver

Zubereitung

Ofen auf 220 Grad vorheizen. Kastenform einfetten.

Zwiebel hacken, Lauch in Ringe schneiden. Beides in etwas Öl kurz andünsten.

Paprika würfeln. Petersilie hacken. Käse in kleine Stücke schneiden.

Zwiebel, Lauch, Paprika, Petersilie, Käse, Hackfleisch und Ei in eine Schüssel geben. Majoran hinzufügen. Mit Salz, Pfeffer und Paprikapulver würzen und alles gut miteinander verkneten.

Hackfleischmasse in die Kastenform füllen und gut festdrücken.
Im Ofen für etwa 50-60 Minuten backen.

Den fertigen Hackbraten auf ein Brett stürzen und in Scheiben schneiden.

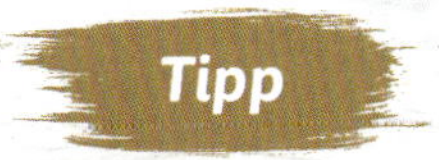

Perfekt dazu macht sich ein leichter gemischter Salat mit einfachem Dressing. Rezepte findest du in der Kategorie **Salate**.

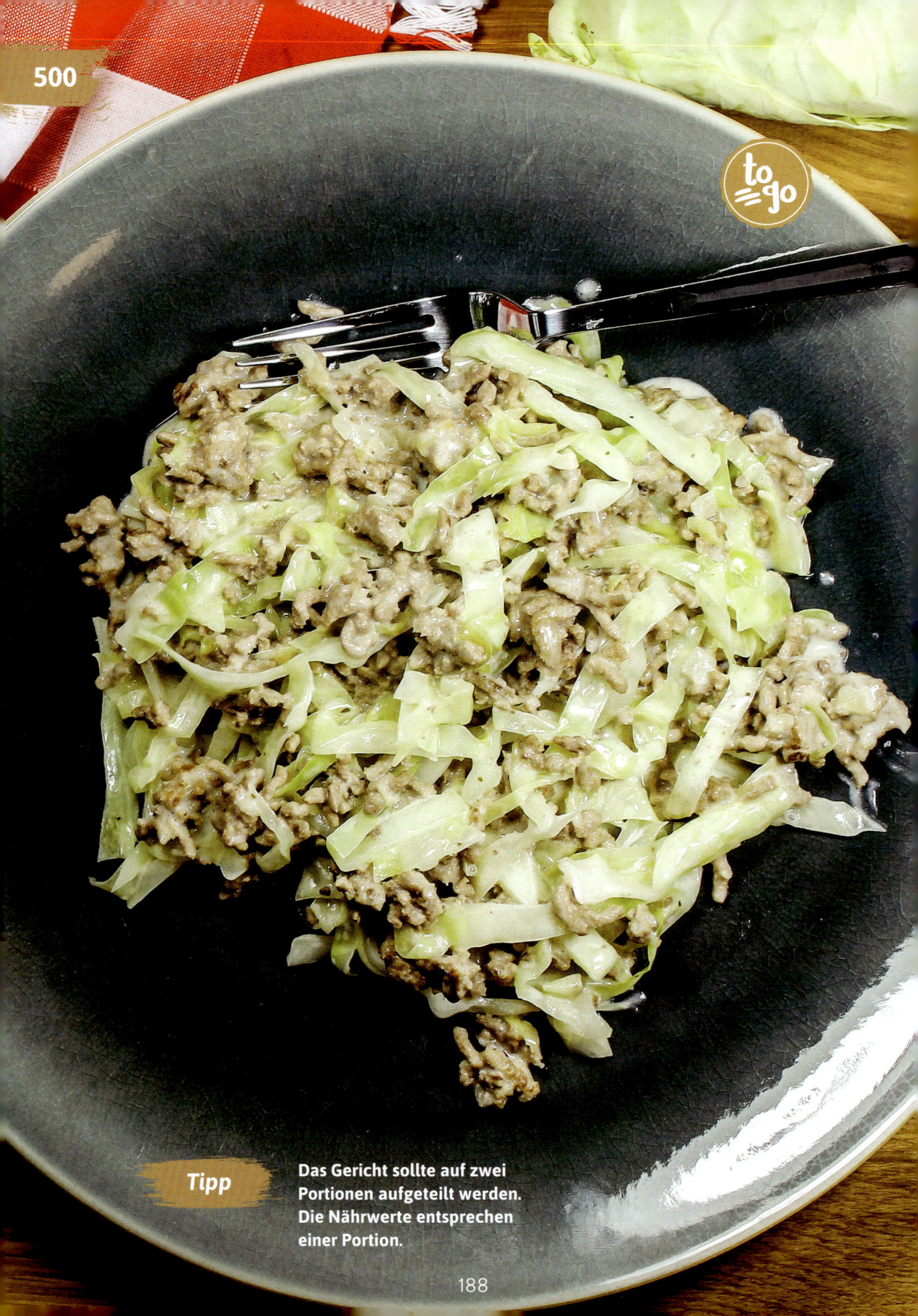

Tipp

Das Gericht sollte auf zwei Portionen aufgeteilt werden. Die Nährwerte entsprechen einer Portion.

Spitzkohl-Hack-Pfanne

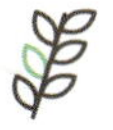	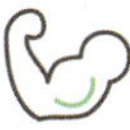	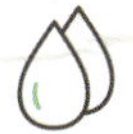		
7g	38g	39g	565	30
Kohlenhydrate	Eiweiß	Fett	Kalorien	Minuten

Zutaten für 2 Portionen

1/2 Spitzkohl
1 Zwiebel
300g Hackfleisch
50ml Gemüsebrühe
50g Kräuterfrischkäse (leicht)
100ml Rama Crèmefine (15%)
1 EL Olivenöl
etwas Salz & Pfeffer
etwas Muskat

Zubereitung

Zwiebel schälen und hacken. Spitzkohl putzen, waschen, halbieren, Strunk herausschneiden und in Streifen schneiden.

Olivenöl in einer Pfanne erhitzen und das Hackfleisch darin anbraten. Zwiebelwürfel dazugeben und mitbraten. Mit Salz und Pfeffer würzen. Den Spitzkohl zum Hackfleisch geben, Brühe hinzugießen und bei mittlerer Hitze etwa 10 Minuten garen.

Sahne und Frischkäse in die Pfanne geben, einrühren und etwa 5 Minuten köcheln lassen. Mit Salz, Pfeffer und etwas Muskat abschmecken.

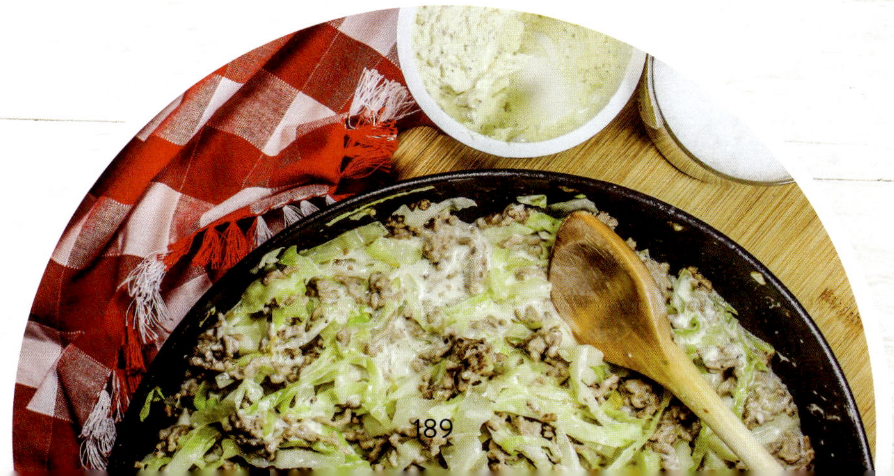

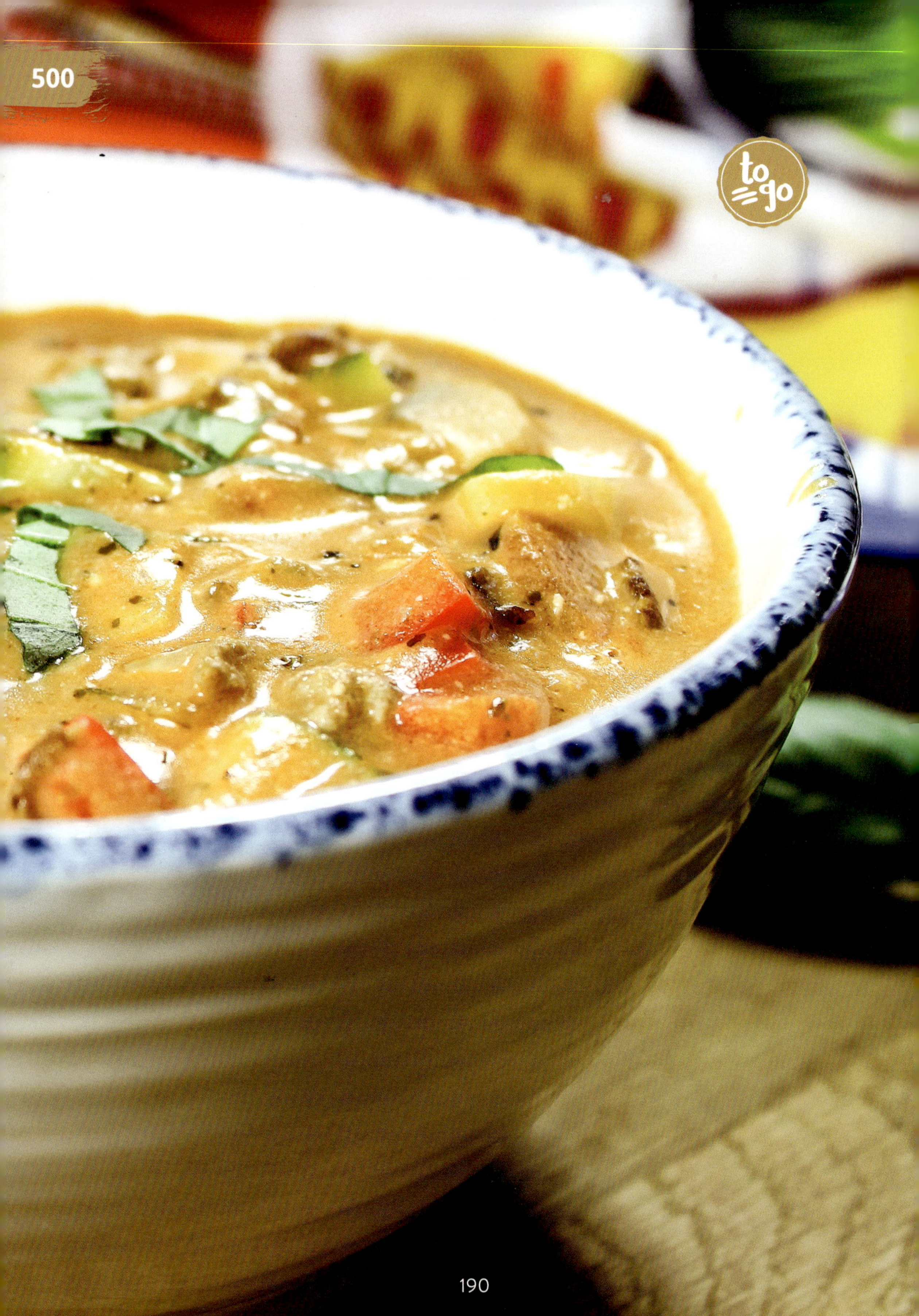
500
to go

Pizzasuppe

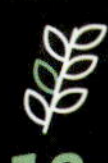

18g
Kohlenhydrate

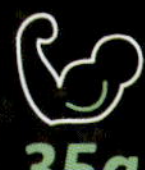

35g
Eiweiß

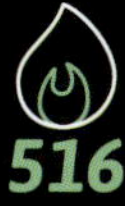

32g
Fett

516
Kalorien

30
Minuten

Zutaten

125g gemischtes Hackfleisch
30g Zwiebel
50g Paprika
100g kleine Zucchini
50g Champignons
80g Kirschtomaten
etwas Basilikum
1 TL italienische Kräuter
30g Frischkäse (leicht)
30g Sahne
100g passierte Tomaten
150ml Gemüsebrühe
1 EL Olivenöl
etwas Salz & Pfeffer

Zubereitung

Zwiebeln hacken und in der Pfanne mit Olivenöl kurz anschwitzen. Hackfleisch hinzugeben und anbraten.

Paprika, Zucchini, Champignons und Tomaten waschen, hacken und zu dem Hackfleisch geben. Kurz anbraten.

Passierte Tomaten, Sahne, Frischkäse und Oregano in die Pfanne geben und gut verrühren. Kurz köcheln lassen. Gemüsebrühe in die Suppe gießen und etwa 10 Minuten bei niedriger Hitze köcheln lassen.

Basilikum hacken in die Suppe einrühren, mit Salz und Pfeffer würzen und servieren.

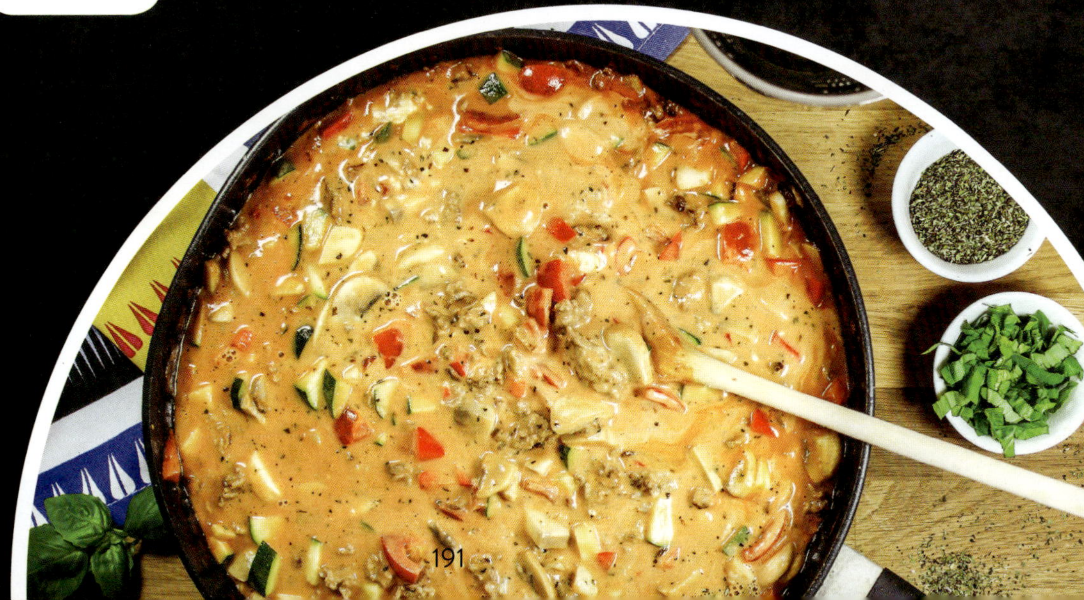

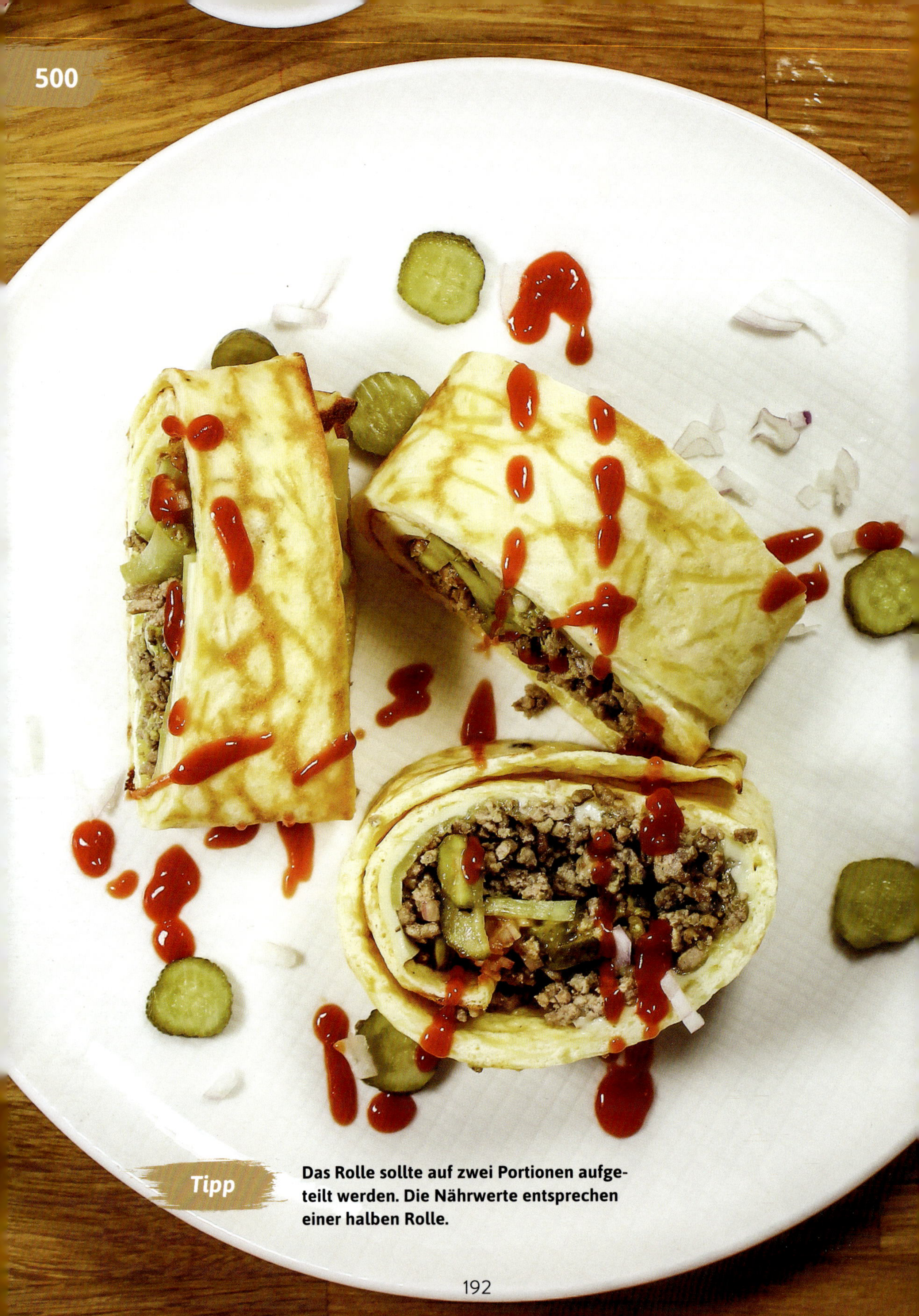

Tipp

Das Rolle sollte auf zwei Portionen aufgeteilt werden. Die Nährwerte entsprechen einer halben Rolle.

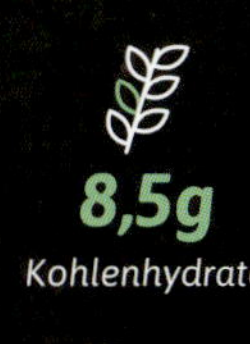

8,5g
Kohlenhydrate

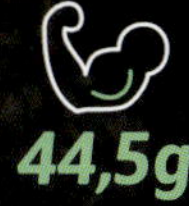

44,5g
Eiweiß

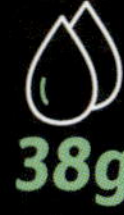

38g
Fett

575
Kalorien

30
Minuten

Zutaten für 2 Portionen

125g Speisequark (20%)
1 TL Flohsamenschalen(mehl)
60g Reibekäse
2 Eier
200g gemischtes Hackfleisch
60g Schmelzkäse in Scheiben
30g Cheddar
1 kleine Zwiebel
50g Gewürzgurken
etwas Ketchup
etwas Senf
etwas Salz & Pfeffer

Zubereitung

Ofen auf 180 Grad vorheizen.

Quark und Eier in eine Schüssel geben und gut miteinander verrühren. Falls vorhanden Flohsamenschalenmehl hinzufügen (ist nicht zwingend nötig). Reibekäse unterheben und mit Salz und Pfeffer würzen. Backpapier auf ein Backblech legen und die Ei-Quark-Masse gleichmäßig darauf verteilen.

Im Ofen etwa 15 Minuten backen. Wenn sich der Teig nach 15 Minuten nicht vom Backpapier lösen lässt, die Backzeit etwas verlängern.

Hackfleisch anbraten und mit Salz und Pfeffer würzen. Zwiebeln und Gewürzgurken hacken.

Den fertigen Teig kurz abkühlen lassen. Eine Hälfte erst mit Scheiblettenkäse, dann mit Cheddar belegen. Anschließend das Hackfleisch, Senf und Ketchup auf die Käseschichten geben. Zum Schluss Zwiebeln und Gewürzgurken darauf verteilen und alles eng aufrollen. In Stücke schneiden, mit Ketchup garnieren und servieren.

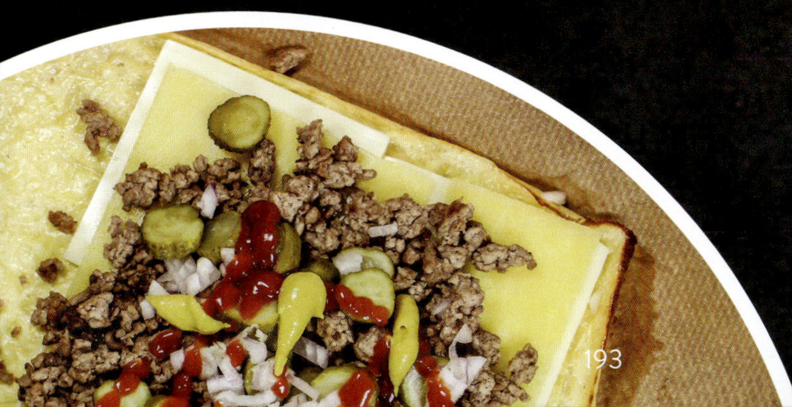

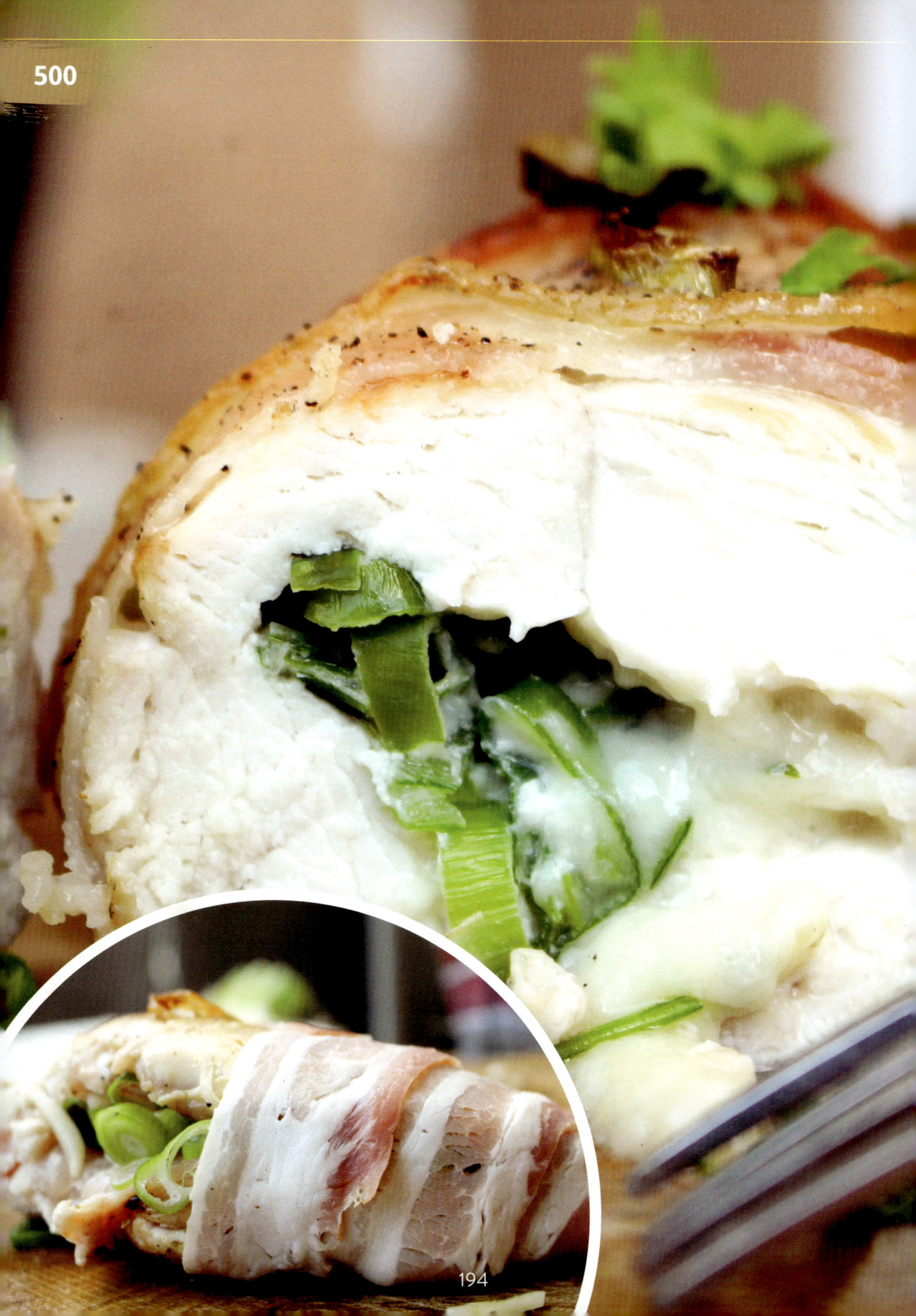

Gefüllte Hähnchenbrust im Speckmantel

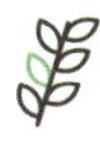	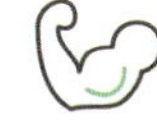			
11g	40,5g	25g	436	20
Kohlenhydrate	Eiweiß	Fett	Kalorien	Minuten

Zutaten

200g Hähnchenbrust (1 Stück)
10ml Olivenöl
2 Stangen Frühlingszwiebeln
30g Käse, gerieben (Light)
50g Bacon
etwas Salz & Pfeffer

Zubereitung

Backofen auf 200 °C mit Umluft vorheizen. Backblech mit Backpapier oder Auflaufform bereitstellen.

Hähnchen kurz unter kaltem Wasser abwaschen und trockentupfen. Von beiden Seiten mit Salz und Pfeffer würzen.

Etwas Olivenöl in einer Pfanne erhitzen und die Hähnchenstücke von beiden Seiten mehrere Minuten scharf anbraten. Am besten einen Spritzschutz für die Pfanne verwenden. Anschließend aus der Pfanne nehmen und zum Abtropfen und Abkühlen auf ein Küchentuch legen.

In der Zwischenzeit die Frühlingszwiebeln in feine Ringe schneiden.

Die Hähnchenstücke mit einem scharfen Messer vorsichtig von einer Seite aufschneiden. Mit geriebenem Käse und Frühlingszwiebeln füllen. Mit etwa 4 Streifen Bacon einwickeln.

Auf einem Backblech oder in einer Auflaufform für mindestens 30 Minuten in den Ofen geben. Das sollte in der Regel ausreichen um das Fleisch völlig durch zu garen.

Am Stück oder aufgeschnitten Servieren. Noch mit ein paar frischen Frühlingszwiebeln garnieren und nochmals mit etwas Pfeffer würzen.

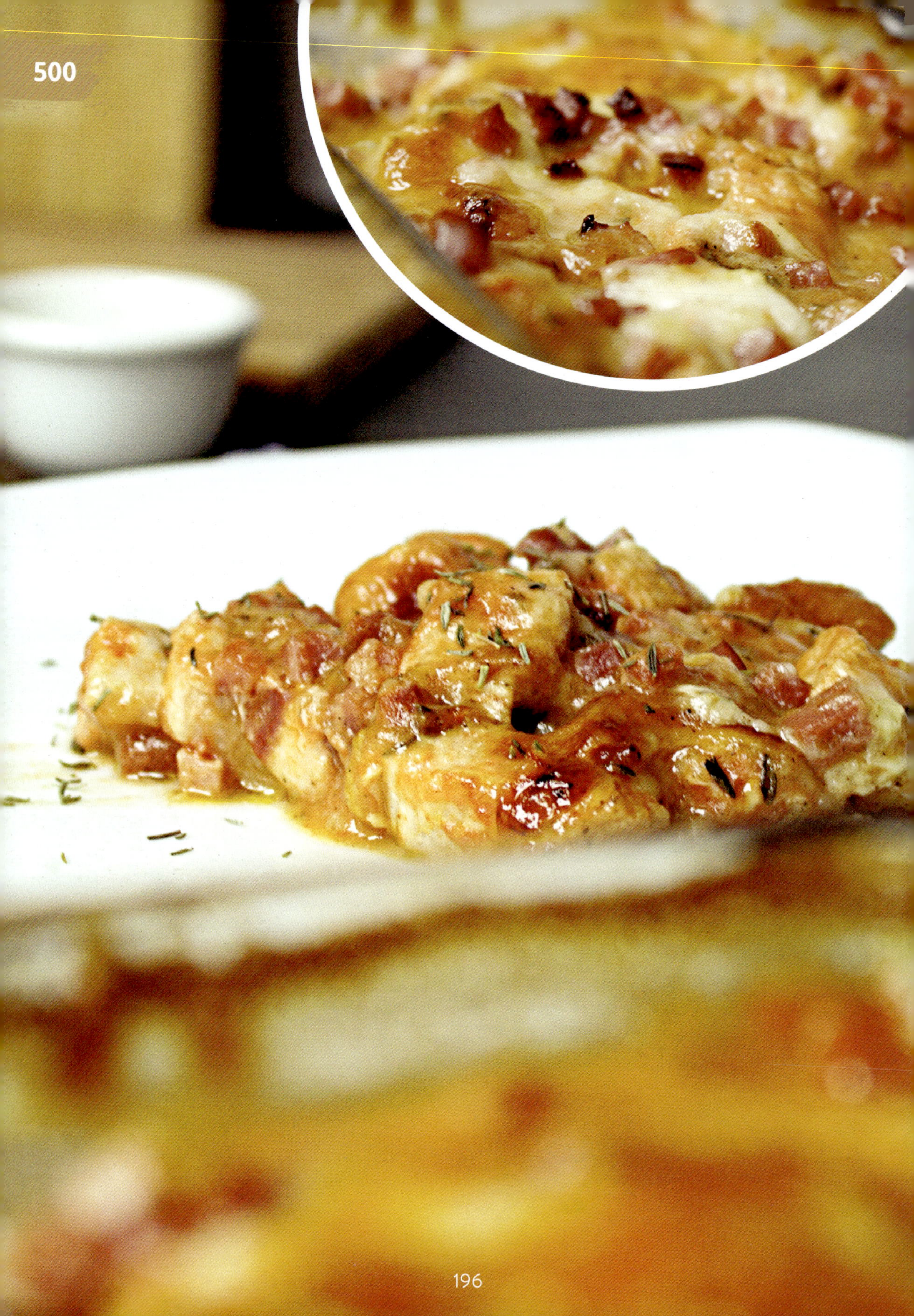

Mozzarella-Putengratin

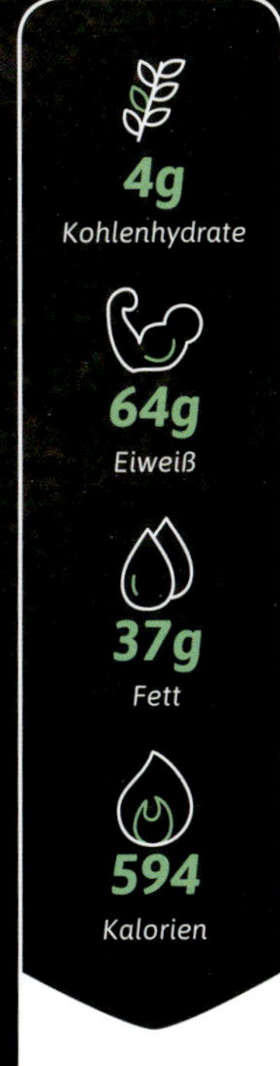

4g
Kohlenhydrate
64g
Eiweiß
37g
Fett
594
Kalorien
35
Minuten

Zutaten

150g Putenbrust
120g Mozzarella, gerieben
2 EL Tomatensoße
30g kleine Speckwürfel
etwas Salz & Pfeffer
etwas Kräuter

Zubereitung

Backofen auf ca. 180 °C mit Oberhitze und Umluft vorheizen. Backblech bereitstellen.

Die Putenbrust kurz mit kaltem Wasser abwaschen und mit einem Küchentuch trockentupfen.

Anschließend in kleine Stücke schneiden und in eine kleine backofenfeste Form geben.

Etwa 50g vom Mozzarella und 2 EL Tomatensoße dazu geben. Dazu noch die Speckwürfel und ein paar Kräuter (wer will noch einen Schuss Milch). Alles mit einem Löffel vermengen.

Den restlichen Mozzarella darüber geben und kurz mit Salz und Pfeffer würzen.

Für ca. 20 Minuten auf hoher Position backen. Wer einen älteren Ofen und/oder keine Kombination von Umluft und Oberhitze hat, das Gratin dann auf mittlerer Schiene bei Umluft für ca. 25 Minuten garen. Prüfen ob die Pute gar ist.

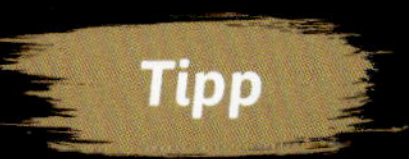

Perfekt dazu macht sich ein leichter gemischter Salat mit einfachem Dressing. Rezepte findest du in der Kategorie **Salate**.

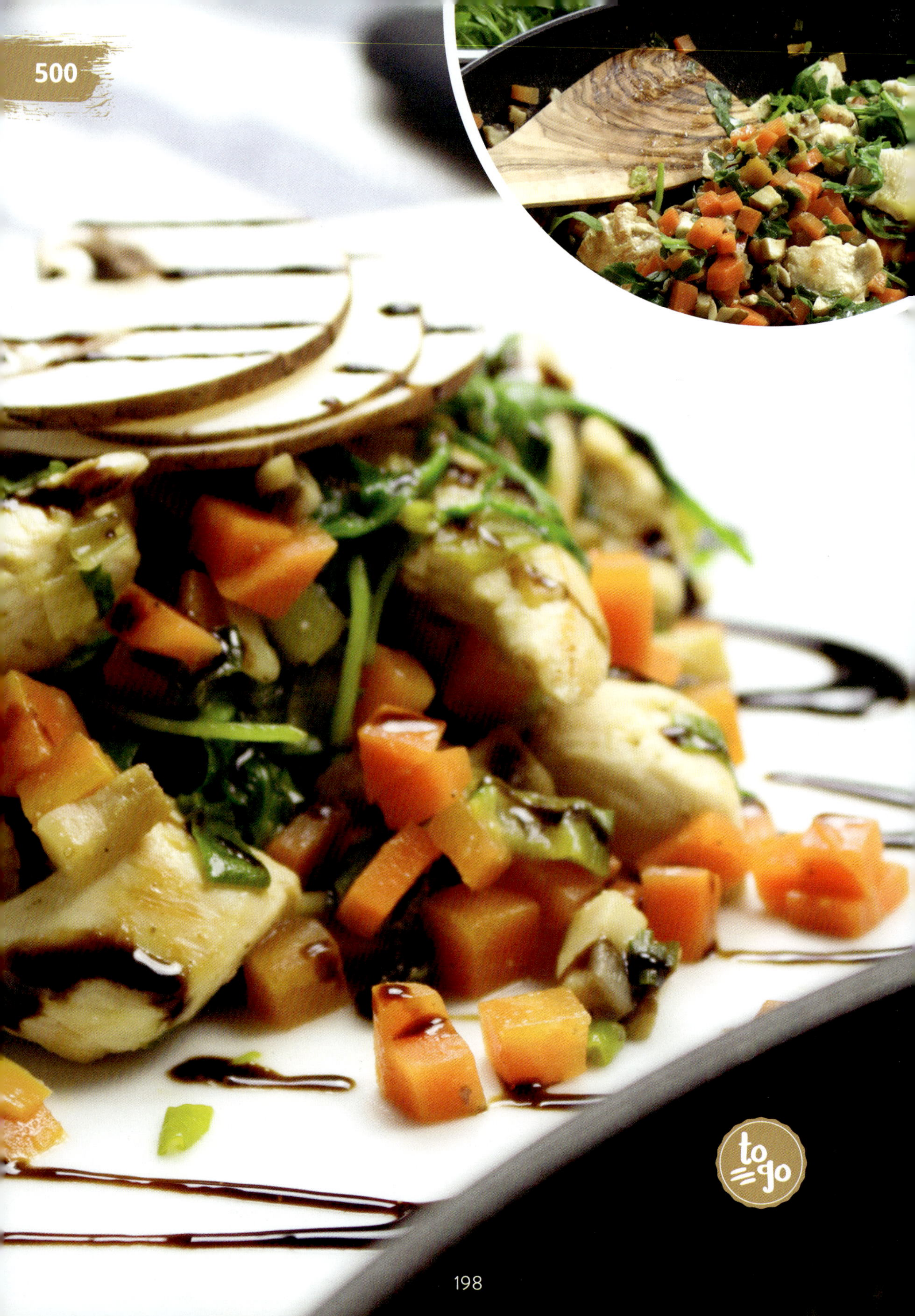
to go

Puten-Champignon Pfanne

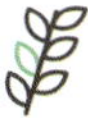	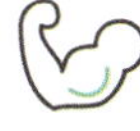	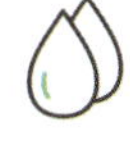	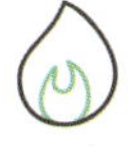	
7g	65g	24g	508	20
Kohlenhydrate	Eiweiß	Fett	Kalorien	Minuten

Zutaten

250g Putenbrustfilet
50g Frühlingszwiebeln
20ml Rapsöl
1 kleinen Bund Rucola
5 mittelgroße Champignons
1 Karotte
etwas Salz & Pfeffer
1 TL Dill-Senf
etwas Balsamico

Zubereitung

Putenfilet waschen und trockentupfen.
Dann in feine kleine Stücke oder Streifen schneiden und zur Seite stellen.

Die Frühlingszwiebeln und die Karotte waschen/schälen und kleinschneiden. Die Karotte doppelt längs halbieren, so kann man einfacher kleinere Karottenstücke schneiden. Die Pilze in sehr feine Scheiben schneiden.

Das Öl in einer Pfanne erhitzen und das Fleisch dazugeben und ordentlich anbraten. Nach ein paar Minuten die Frühlingszwiebeln, Pilze und die Karotten dazu geben und weiter anbraten.

Das Fleisch wird etwas Wasser abgeben. Wenn das nicht ausreicht, noch einen Schuss Wasser dazu geben und nochmals aufkochen. Die gesamte Pfanne mit dem Sud dann noch auf mittlerer Stufe etwas köcheln lassen, damit die Karotten am Ende nicht zu fest sind.

Den Löffel Dillsenf dazu geben, mit Salz und Pfeffer würzen und abschmecken und ordentlich vermengen. Dann die Pfanne vom Herd nehmen. Den Rucola kurz abwaschen und ruhig noch leicht feucht in die Pfanne geben und mit 2 Kochlöffeln den Rucola vorsichtig unterheben.

Vor dem Servieren noch etwas Balsamico über den Teller geben.

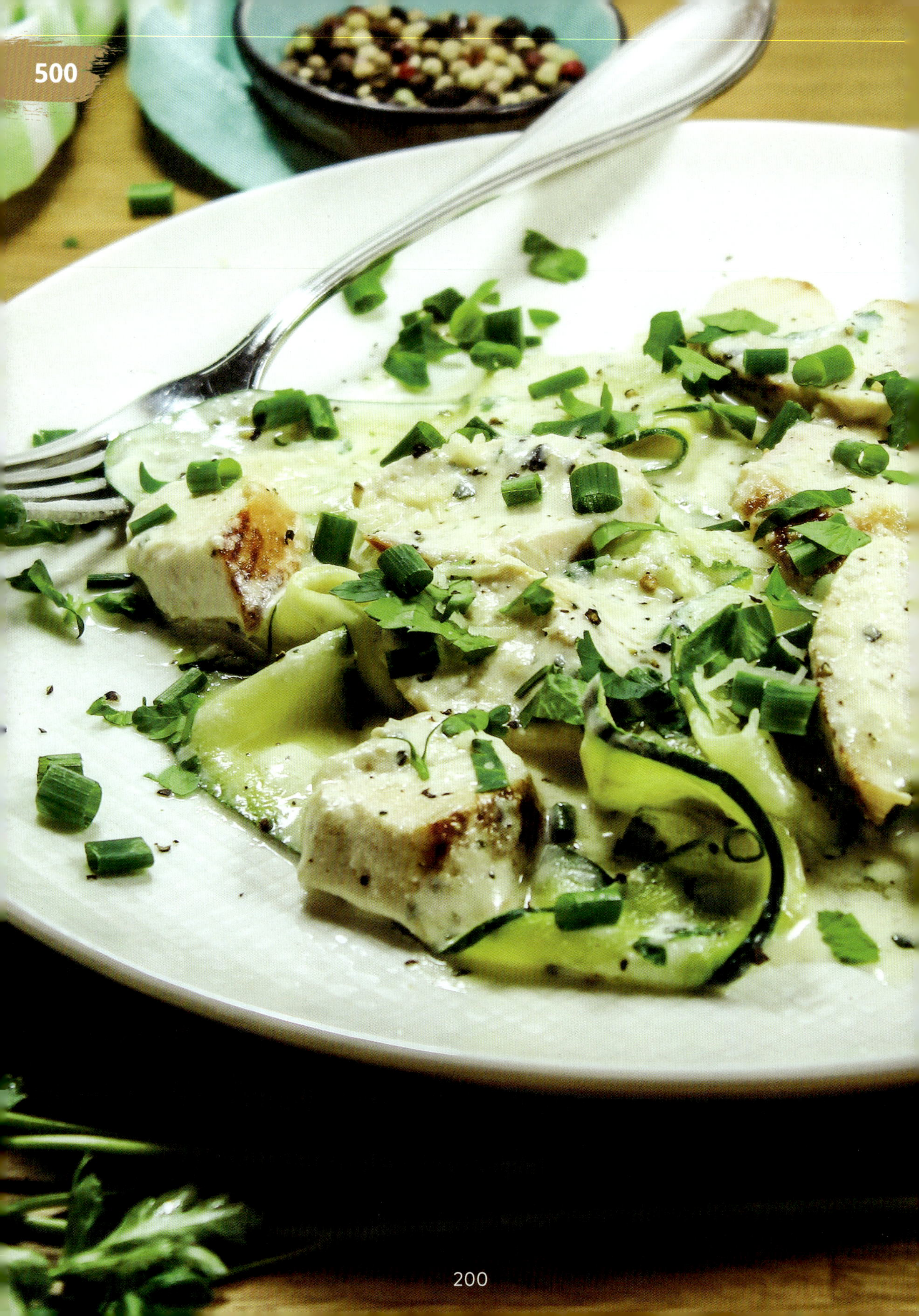

Zucchini-Hähnchen-Pfanne

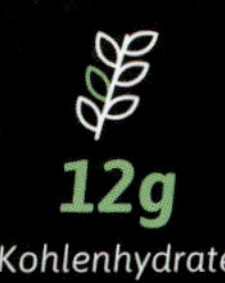

12g
Kohlenhydrate

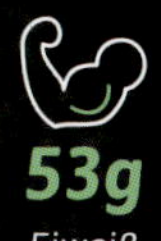

53g
Eiweiß

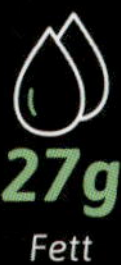

27g
Fett

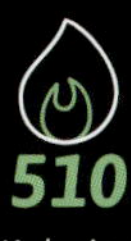

510
Kalorien

25
Minuten

Zutaten

200g Hähnchenbrust (1 Stück)
1/2 Zucchini
30g Parmesan
50g Frischkäse
100ml Milch
1 TL Olivenöl
etwas Schnittlauch
etwas Petersilie
1 TL Oregano
etwas Salz & Pfeffer

Zubereitung

Zucchini waschen und trocknen. Mit dem Sparschäler eine halbe Zucchini in feine Scheiben hobeln. Schnittlauch und Petersilie ebenfalls waschen und hacken.

Olivenöl in der Pfanne erhitzen und die Hähnchenbrust von beiden Seiten etwa 5 Minuten anbraten. Das Hähnchen aus der Pfanne nehmen, kurz abkühlen lassen und in Scheiben schneiden.

Milch, Frischkäse und Parmesan in die Pfanne geben und kurz aufkochen lassen. Oregano und die frischen Kräuter hinzufügen und mit Salz und Pfeffer würzen. Gut umrühren. Die Zucchinischeiben vorsichtig in die Soße legen und kurz aufwärmen.

Das Hähnchen in die Pfanne geben, kurz erwärmen und servieren.

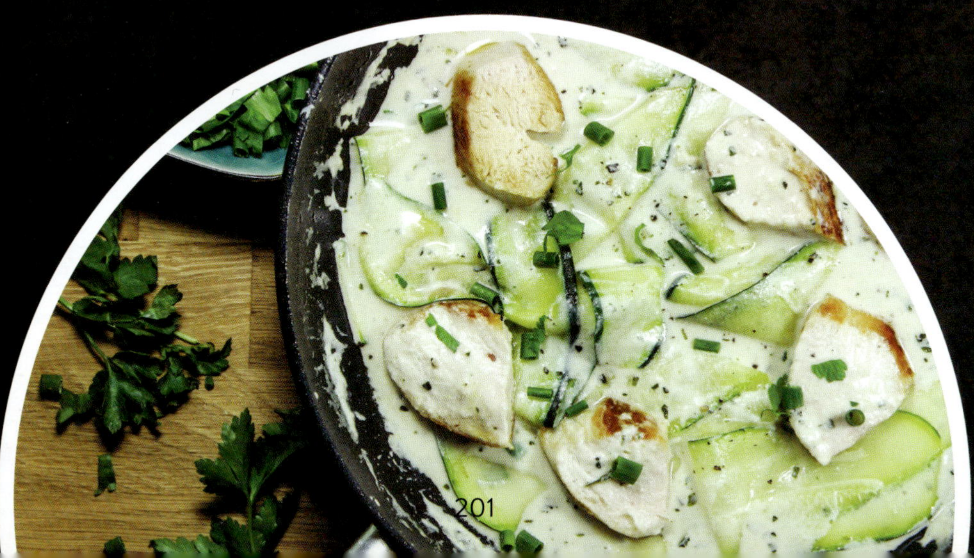

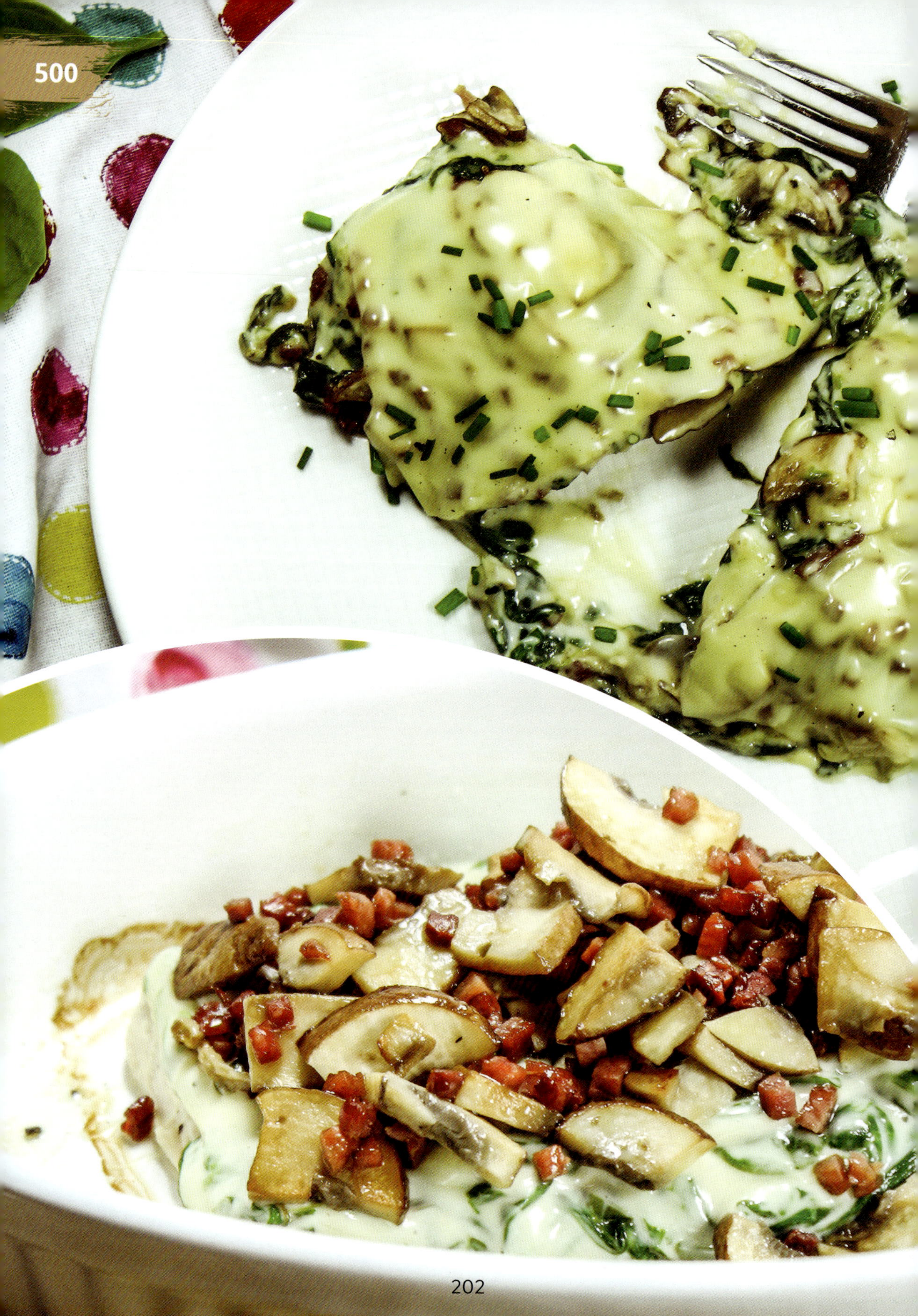

Überbackenes Putenschnitzel

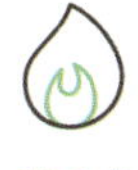

9g	53g	35g	569	40
Kohlenhydrate	Eiweiß	Fett	Kalorien	Minuten

Zutaten

150g Putenschnitzel
1 Knoblauchzehe
70g Blattspinat
70g Champignons
20g Schinkenwürfel
50ml Kochsahne (8%)
20g Reibekäse
50gSchmelzkäse
2 TL Olivenöl
etwas Salz & Pfeffer
etwas Butter

Zubereitung

Ofen auf 190 Grad vorheizen.

Eine kleine Auflaufform mit etwas Butter einfetten. Das Putenschnitzel salzen, pfeffern und für 15 Minuten im Ofen backen.

Champignons putzen und in Scheiben schneiden. Ein Teelöffel Olivenöl in einer Pfanne erhitzen und die Champignons mit den Schinkenwürfeln darin kurz anbraten. Zur Seite stellen.

Spinat waschen und gut abtropfen lassen. Knoblauch hacken. Den zweiten Teelöffel Olivenöl in einer Pfanne erhitzen und den Knoblauch darin anbraten. Den Spinat hinzufügen und kurz andünsten. Die Sahne in die Pfanne gießen und kurz aufkochen. Bei mittlerer Hitze 2 Minuten köcheln lassen. Den Reibekäse dazugeben und unter Rühren schmelzen lassen. Mit Salz und Pfeffer würzen.

Das Putenschnitzel aus dem Ofen nehmen und den Spinat gleichmäßig auf dem Schnitzel verteilen. Die Champignons mit den Schinkenwürfeln auf den Spinat geben und dann mit dem Schmelzkäse bedecken. Für 15-20 Minuten im Ofen überbacken.

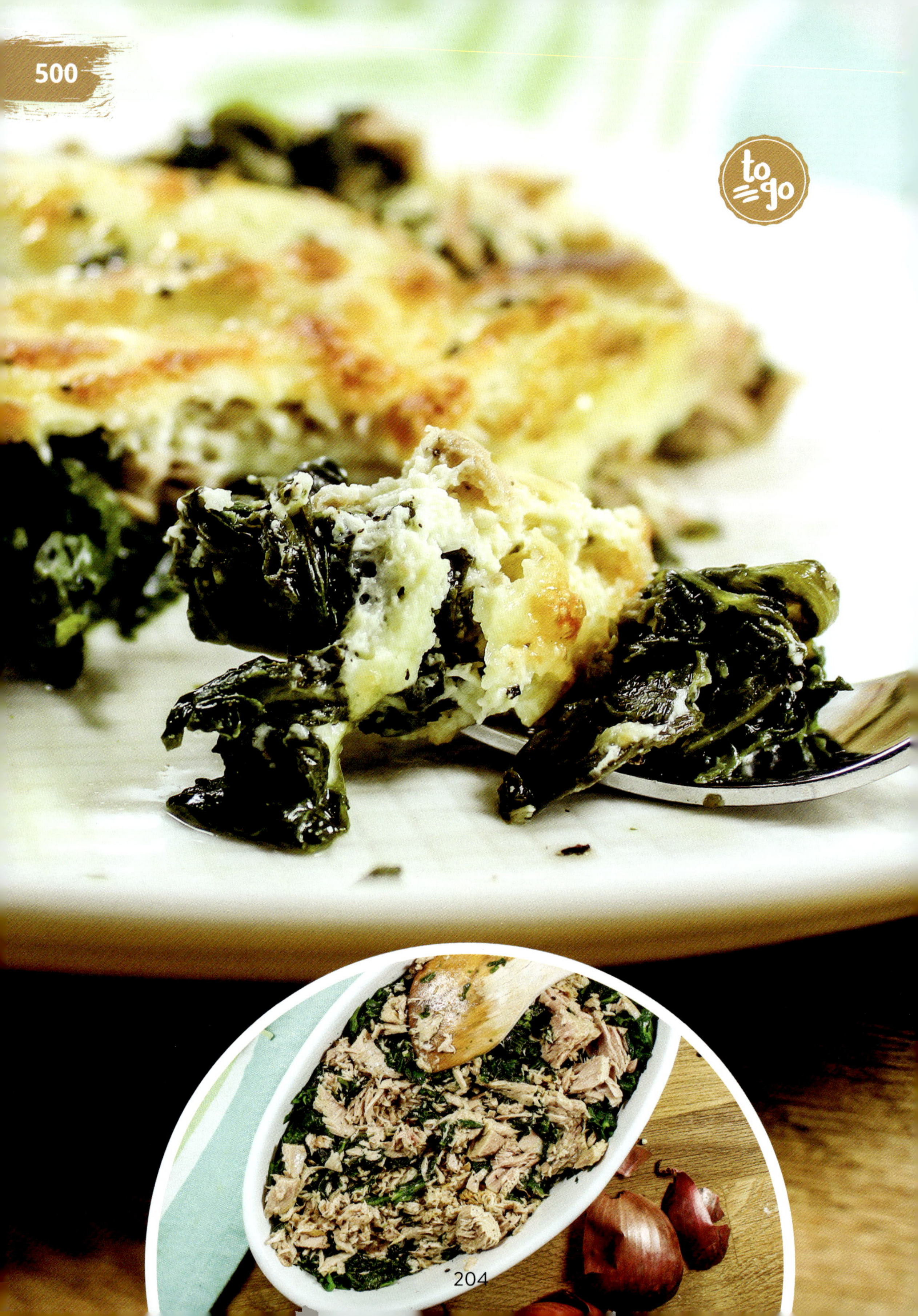
500
to go

Thunfisch-Spinat-Auflauf

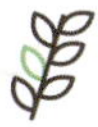	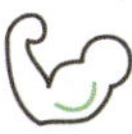	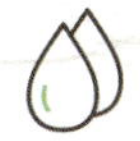		
7g	68g	22g	525	35
Kohlenhydrate	Eiweiß	Fett	Kalorien	Minuten

Zutaten

1 Dose Thunfisch
200g Blattspinat (TK)
25g Zwiebel
1 Ei
80g Magerquark
30ml Kochsahne (15%)
30g Parmesan, gerieben
30g Emmentaler
etwas Muskat
etwas Salz & Pfeffer

Zubereitung

Ofen auf 200 Grad vorheizen. Auflaufform mit etwas Öl einfetten.

Blattspinat in einem Topf bei leichter Hitze auftauen lassen. Gut abtropfen lassen.

Zwiebel hacken und mit dem Spinat vermengen. Mit Salz und Pfeffer würzen und in die Auflaufform füllen.

Thunfisch abtropfen lassen und in die Auflaufform zum Blattspinat geben.

Ei, Quark, Sahne und Parmesan miteinander verrühren. Mit Muskat, Salz und Pfeffer würzen und über den Auflauf gießen.

Im Ofen für 20 Minuten backen. Emmentaler darüber streuen und für weitere 5 Minuten überbacken.

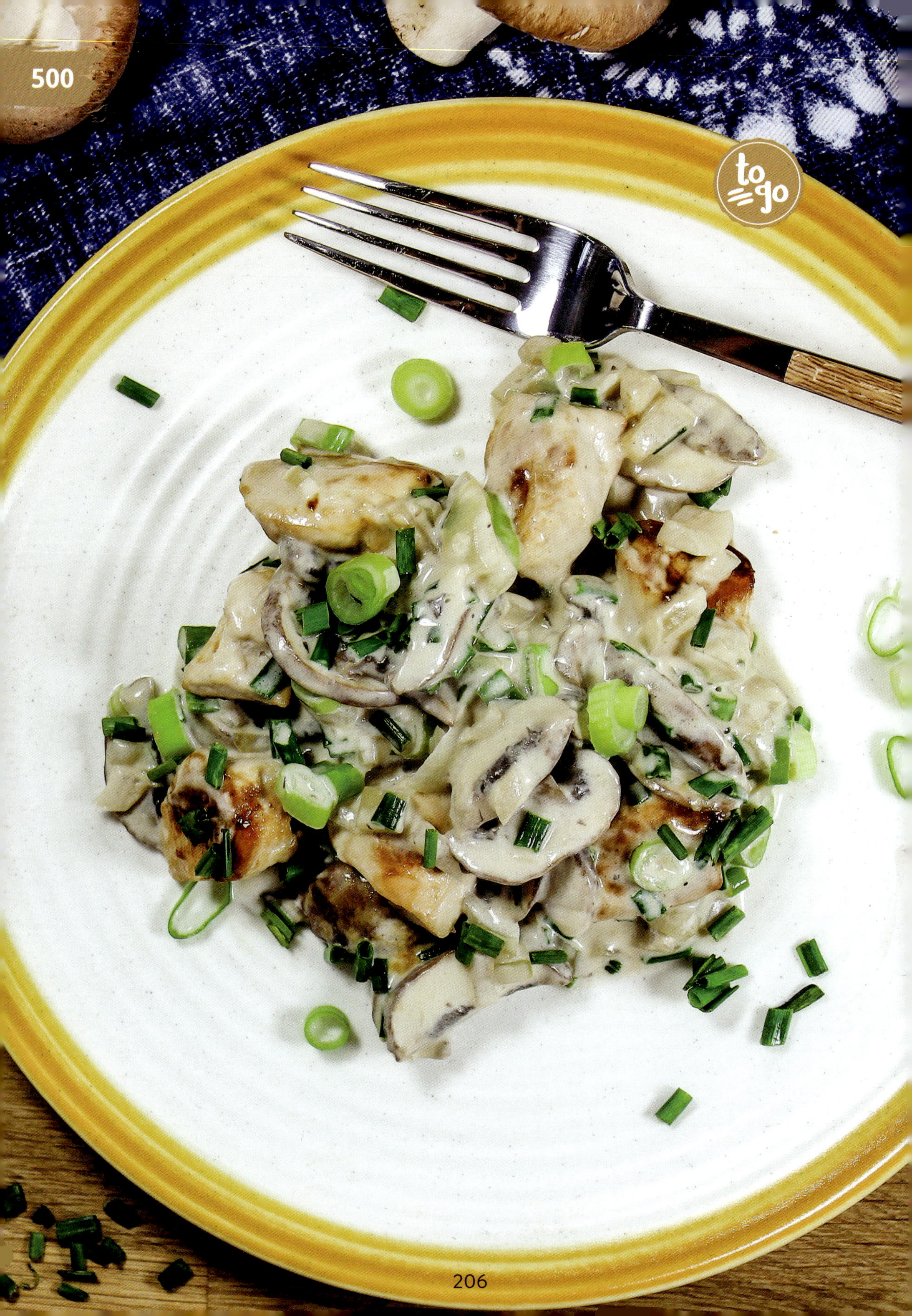
500
to go

Hähnchen-Pilz-Geschnetzeltes

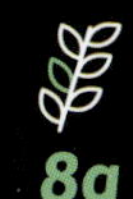

8g
Kohlenhydrate

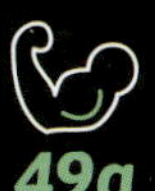

49g
Eiweiß

30g
Fett

502
Kalorien

20
Minuten

Zutaten

150g Champignons
150g Hähnchengeschnetzeltes
1 kleine Zwiebel
1 Stange Frühlingszwiebel
etwas Schnittlauch
50ml Gemüsebrühe
50ml Sahne
25g Crème Légère
1 EL Rapsöl
etwas Salz & Pfeffer

Zubereitung

Das Öl in der Pfanne erhitzen und das Hähnchengeschnetzelte von allen Seiten goldbraun anbraten. Würzen und aus der Pfanne nehmen und zur Seite stellen.

Zwiebeln hacken und in die Pfanne geben. Kurz andünsten. Champignons putzen, in Scheiben schneiden und zu den Zwiebeln geben. Kurz anbraten. Gemüsebrühe und Sahne zugießen und etwa 3-5 Minuten köcheln lassen. Crème Légère einrühren. Fleisch zugeben und etwa 1 Minute köcheln lassen.

Frühlingszwiebeln und Schnittlauch hacken und in die Sauce geben. Je nach Geschmack mit Salz und Pfeffer nachwürzen und servieren.

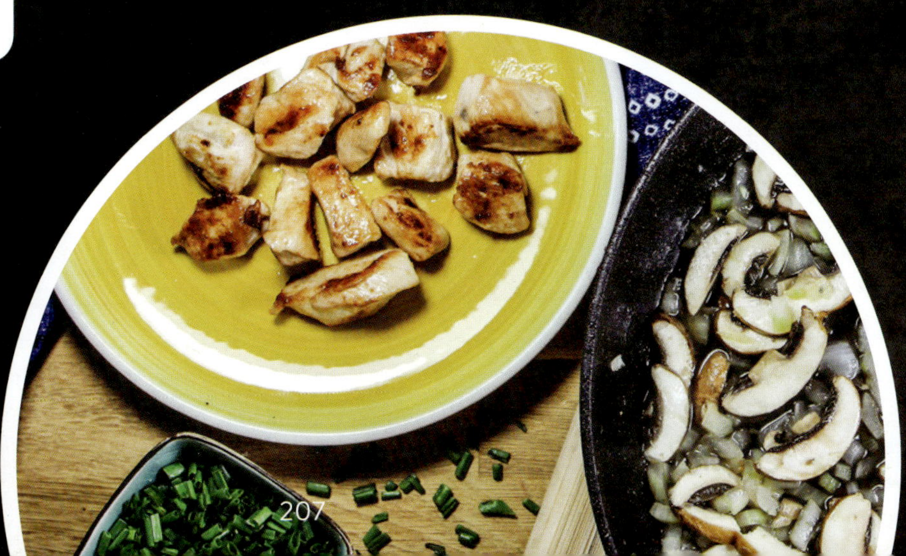

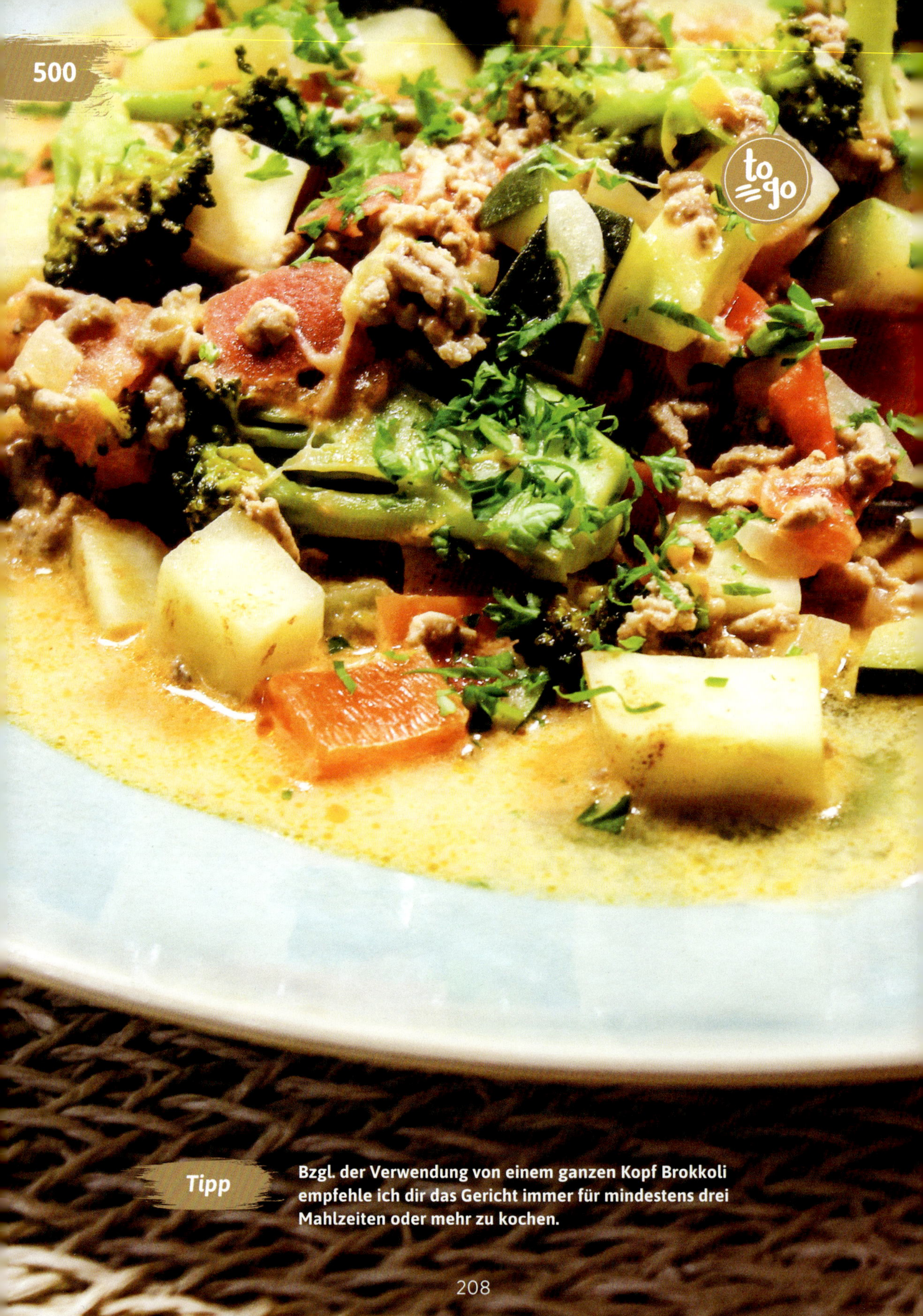

Tipp

Bzgl. der Verwendung von einem ganzen Kopf Brokkoli empfehle ich dir das Gericht immer für mindestens drei Mahlzeiten oder mehr zu kochen.

Bunte Gemüsepfanne mit Hack

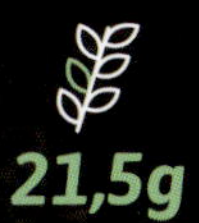

21,5g
Kohlenhydrate

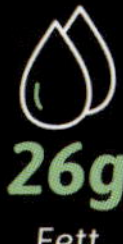

38g
Eiweiß

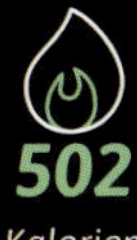

26g
Fett

502
Kalorien

35
Minuten

Zutaten für 3 Portionen

1 Zucchini
1 Paprika
4 Tomaten
2 Karotten
1/2 Knollensellerie
1 Brokkoli
1 Zwiebel
1/2 Bund Petersilie
400g Rinderhack
300ml Gemüsebouillon
1 EL Olivenöl
2 EL Tomatenmark
3 EL Frischkäse
etwas Chilipulver
etwas Salz & Pfeffer

Zubereitung

Gemüse waschen und putzen.

Brokkoli in kleine Röschen teilen. Gemüse in Stücke schneiden. Zwiebeln und Petersilie hacken.

Zwiebeln und Hackfleisch mit dem Olivenöl in der Pfanne anbraten. Mit Salz, Pfeffer und Chili würzen. Tomatenmark hinzufügen und unterrühren.

Das Gemüse hinzugeben, kurz anbraten und mit Brühe ablöschen. Auf mittlerer Temperatur 10 Minuten köcheln lassen. Frischkäse unterrühren und 2-3 Minuten auf höchster Stufe einkochen lassen. Zum Schluss die Petersilie unterrühren und servieren.

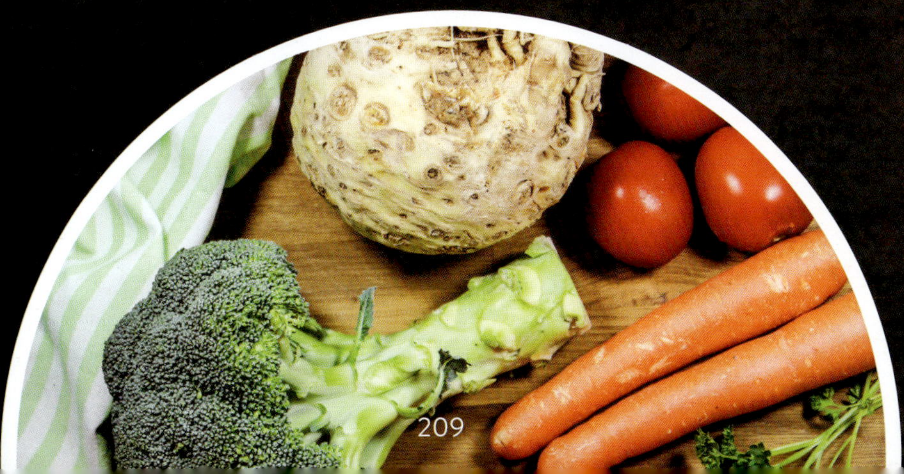

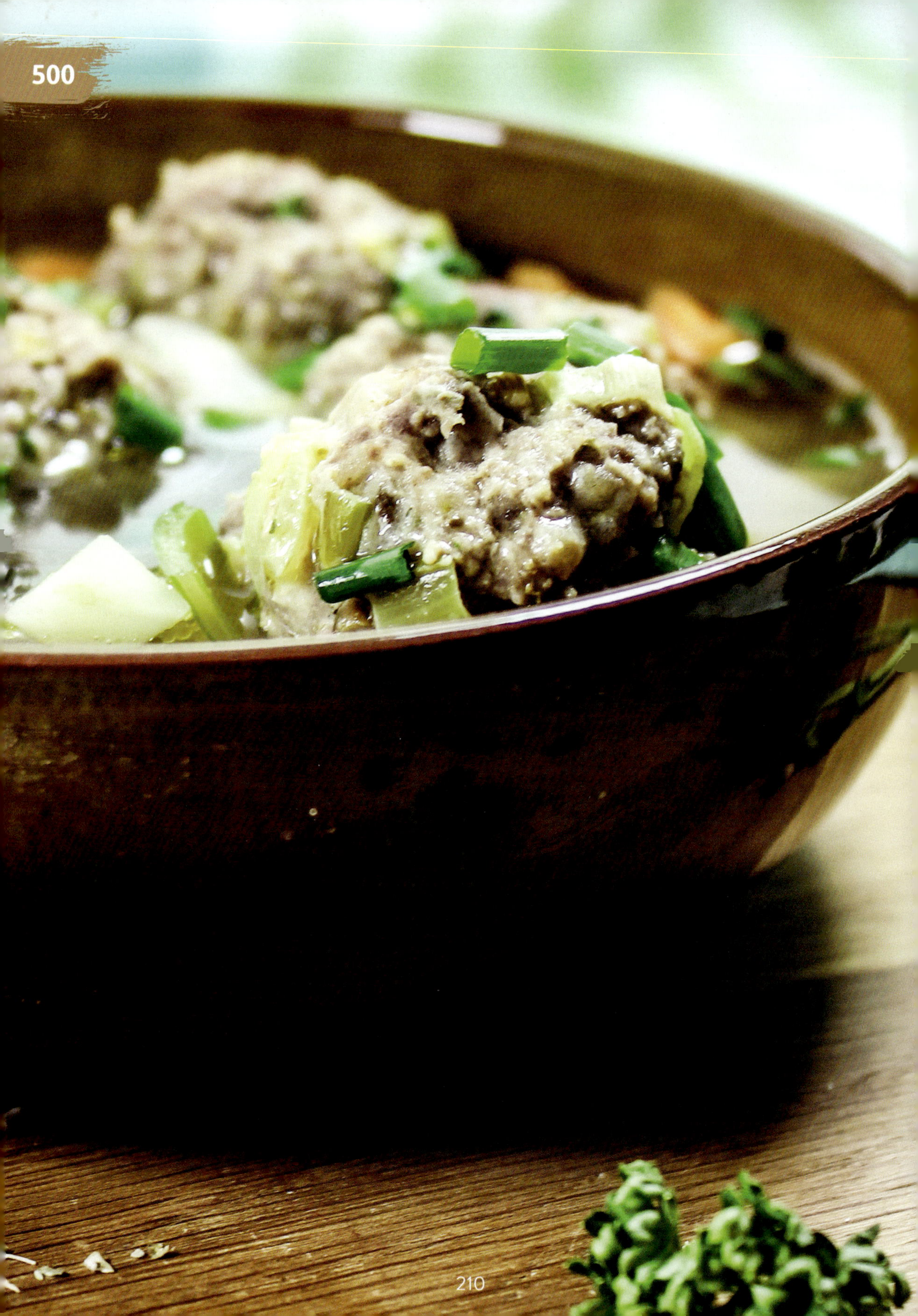

Suppe mit Hackbällchen

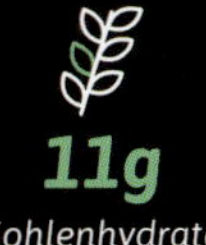

11g Kohlenhydrate

46g Eiweiß

39g Fett

593 Kalorien

30 Minuten

Zutaten

200g Rinderhackfleisch
1 Ei
etwas Johannisbrotkernmehl
etwas Petersilie
1/2 TL Majoran (getrocknet)
70g Lauch
50g Karotte
70g Knollensellerie
300ml Gemüsebrühe
etwas Schnittlauch
etwas Salz & Pfeffer

Zubereitung

Karotte und Sellerie schälen und in kleine Würfel schneiden. Lauch waschen und in kleine Stücke schneiden. Petersilie hacken.

Gemüsebrühe in einen Topf geben. Karotte, Sellerie und 1/3 des Lauchs hinzufügen und aufkochen.

Den restlichen Lauch mit etwas Öl in der Pfanne kurz andünsten.

Hackfleisch mit Petersilie, Ei, Majoran und Johannisbrotkernmehl vermengen. Mit Salz und Pfeffer würzen. Gedünsteten Lauch hinzufügen und alles gut miteinander verkneten. Etwa 6-7 Hackbällchen aus der Masse formen.

Die Hackbällchen in die Brühe legen und für 15-20 Minuten bei schwacher Hitze leicht köcheln lassen. Vor dem Servieren mit gehacktem Schnittlauch bestreuen.

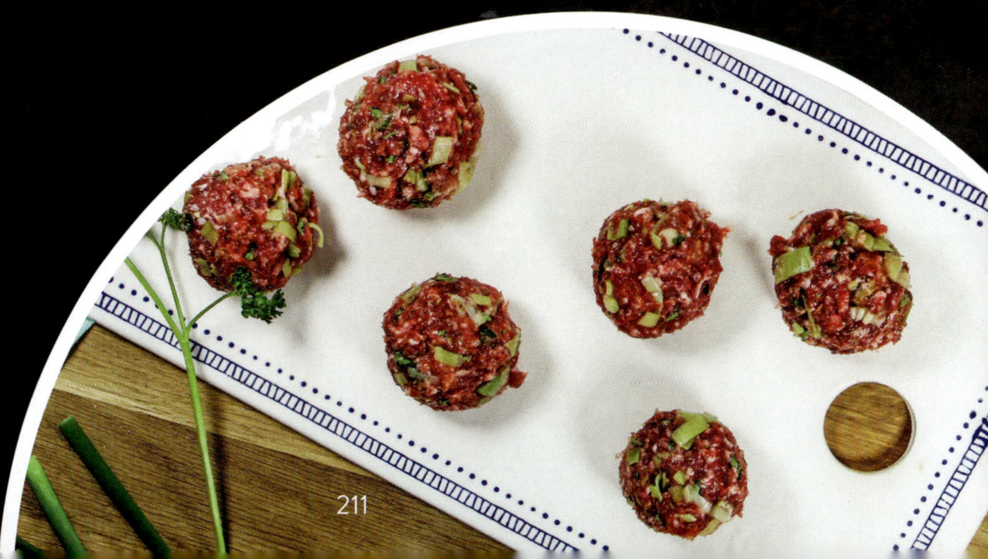

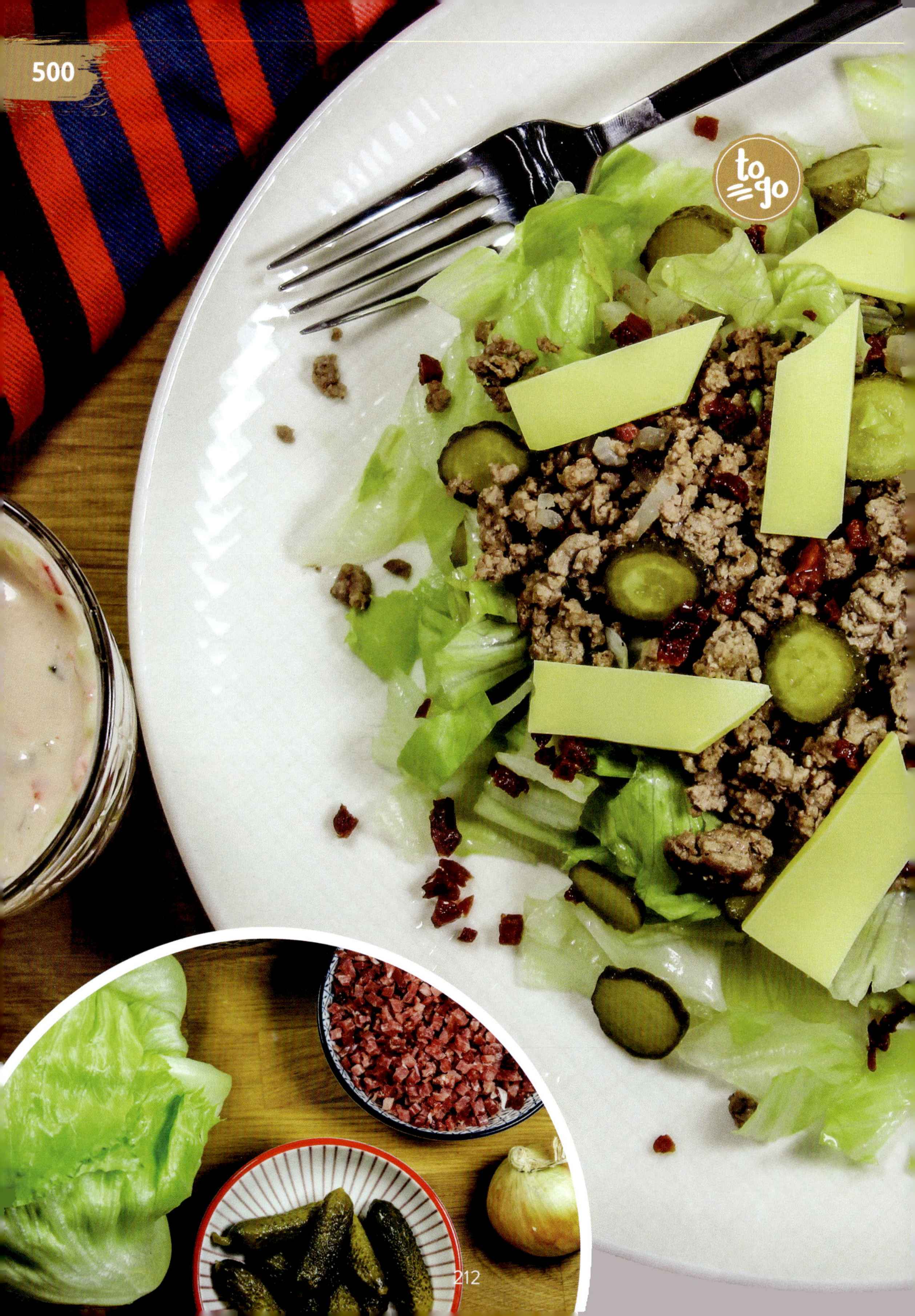
500
to go

Big Mac Salat

	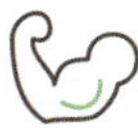	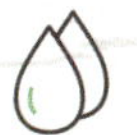		
11,5g	40g	39g	565	20
Kohlenhydrate	Eiweiß	Fett	Kalorien	Minuten

Zutaten für 2 Portionen

1/2 Eisbergsalat
1 Zwiebel
1/2 Paprika
100g gewürfelter Bacon
250g Rinderhackfleisch
100g Gewürzgurken
50g Schmelzkäse in Scheiben

1 EL Rapsöl
30g Saure Sahne
40g Mayonnaise (leicht)
etwas Milch
1 EL Ketchup
1 TL Paprikapulver
etwas Salz & Pfeffer

Zubereitung

Salat waschen, trockenschleudern und in Stücke schneiden. In eine große Schüssel geben. Eine Gewürzgurke zur Seite legen. Die restlichen Gurken in feine Scheiben schneiden und zu dem Salat geben. Die Zwiebel schälen und hacken.

Für das Dressing Paprika, einen kleinen Teil der gehackten Zwiebel und 1 Gewürzgurke sehr fein hacken. Mit der sauren Sahne, der Mayonnaise und dem Ketchup vermischen. Mit etwas Milch verdünnen und mit Paprikapulver, Salz und Pfeffer würzen.

Etwas Öl in einer Pfanne erhitzen und die Speckwürfel darin knusprig anbraten. In einer zweiten Pfanne die Zwiebeln in etwas Öl anschwitzen. Das Hackfleisch hinzufügen und anbraten. Mit Salz und Pfeffer würzen.

Den Salat mit den Essiggurken auf einem Teller verteilen. Hackfleisch und Speckwürfel über den Salat schichten. Den Scheiblettenkäse in kleine Stücke schneiden und auf den Salat legen. Zum Schluss das Dressing über den Big Mac Salat geben.

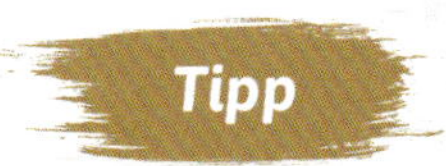

Bezüglich dem Salat-Kopf empfehlen sich immer mindestens zwei oder auch vier Portionen mit einem ganzen Salat.
Die Nährwerte beziehen sich auf eine Portion.

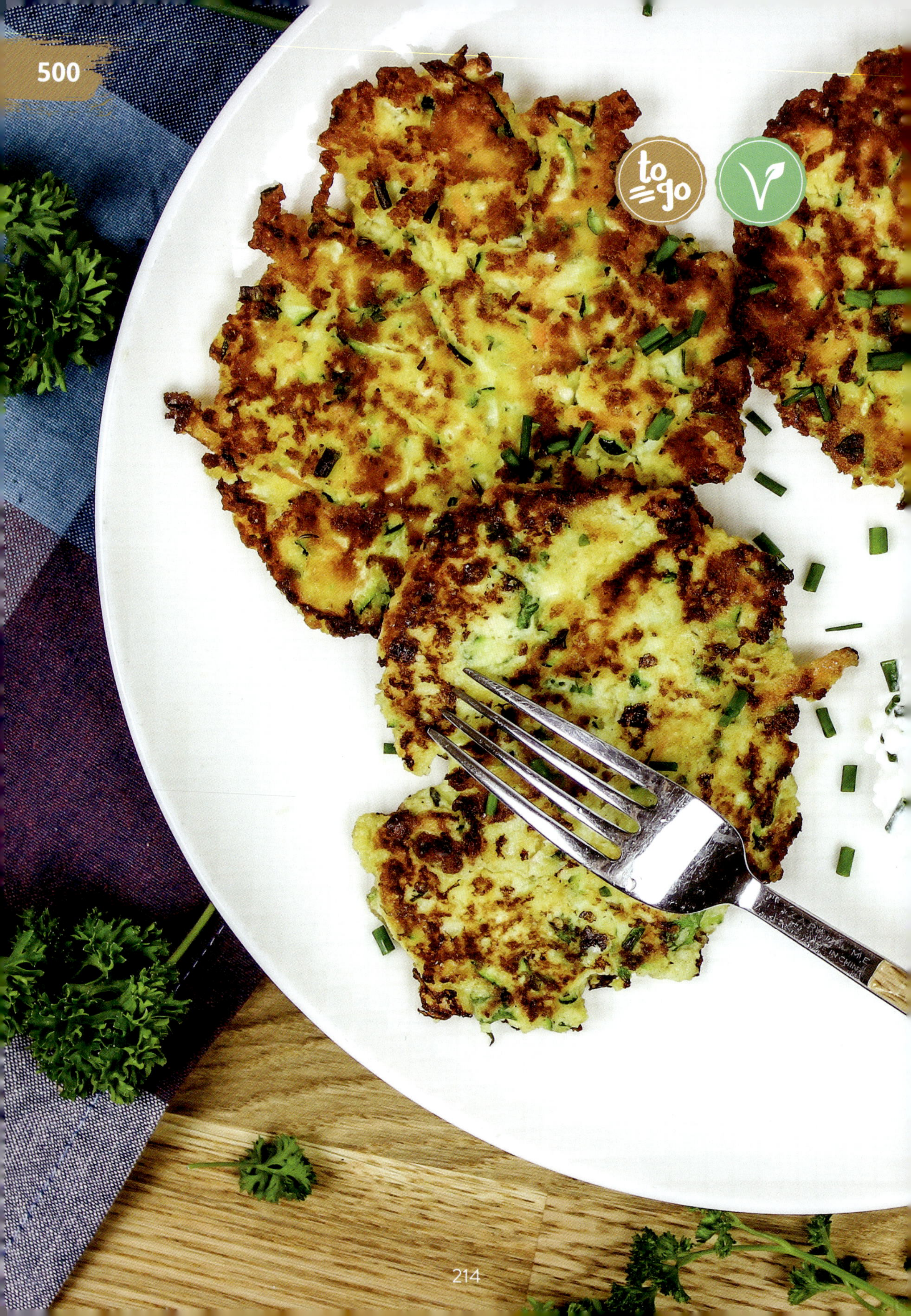
to go

Kräuterpuffer mit Zucchini

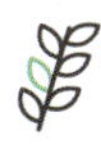

14g	43g	30g	526	15
Kohlenhydrate	Eiweiß	Fett	Kalorien	Minuten

Zutaten

100g Zucchini
70g Karotte
etwas Petersilie
etwas Schnittlauch
etwas getrockneter Thymian
200g Hüttenkäse
20g Kokosmehl
2 Eier
1 EL Rapsöl
etwas Salz & Pfeffer

Zubereitung

Zucchini und Karotte raspeln.
Durch ein Küchentuch drücken damit die Flüssigkeit abfließen kann.
Schnittlauch und Petersilie hacken.

Die Hälfte des Hüttenkäses mit den Eiern und dem Kokosmehl verrühren. Thymian und die Hälfte der Kräuter unterrühren. Salzen und p feffern. Karotten- und Zucchiniraspel unterheben.

Öl in einer Pfanne erhitzen. Aus der Hüttenkäse-Masse etwa 4 Puffer formen und rundherum knusprig anbraten.

Den restlichen Hüttenkäse mit den restlichen Kräutern verrühren. Mit Salz und Pfeffer würzen und zu den Kräuterpuffern servieren.

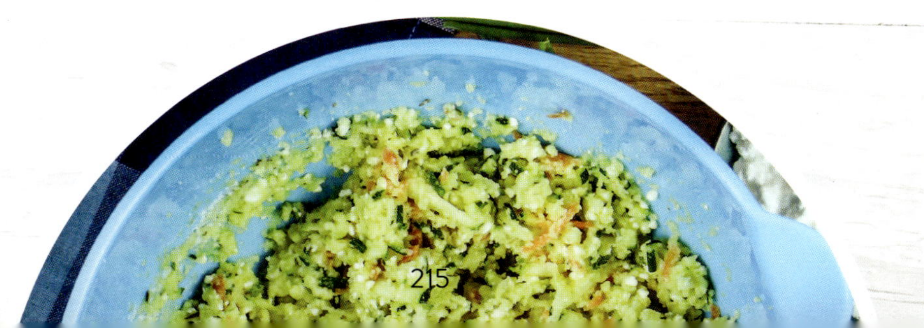

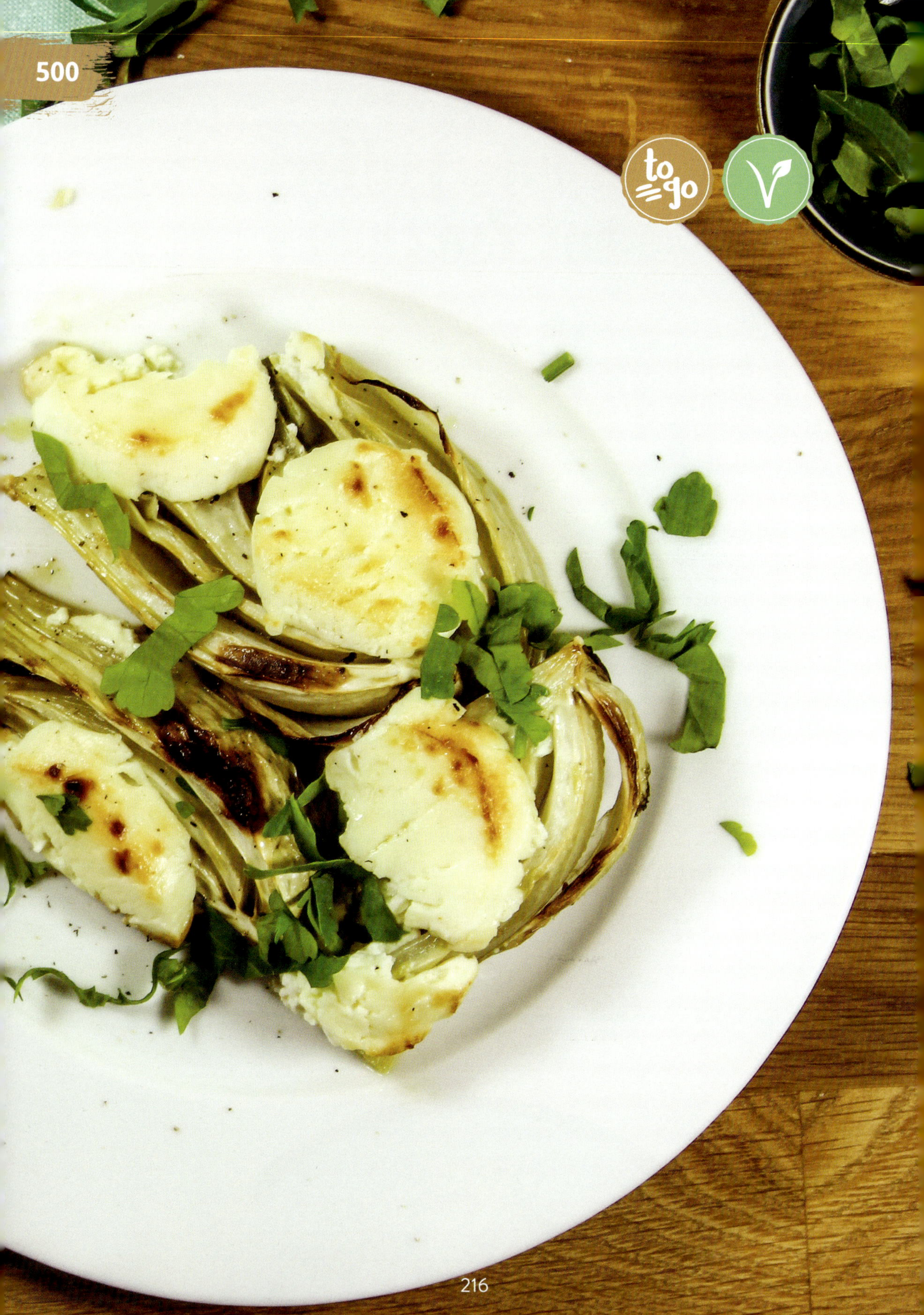
to go

Fenchel mit Ziegenkäse

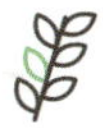	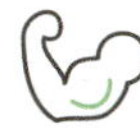	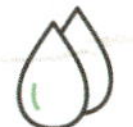		
15g	25g	40g	527	50
Kohlenhydrate	Eiweiß	Fett	Kalorien	Minuten

Zutaten

1 Fenchelknolle
100g Ziegenkäse
1 EL Zitronensaft
1 EL Olivenöl
1 EL Honig
etwas Petersilie
etwas Salz & Pfeffer

Zubereitung

Ofen auf 220 Grad vorheizen.

Fenchel waschen. Die grünen Stiele abschneiden, den Strunk entfernen und den Fenchel in Spalten schneiden. Mit dem Zitronensaft beträufeln und 10 Minuten ziehen lassen.

Fenchelspalten mit Öl einreiben, mit Salz und Pfeffer würzen und in eine Gratinform legen. Im Ofen für 30 Minuten backen.

Fenchel aus dem Ofen nehmen. Ziegenkäse auf dem Fenchel verteilen und mit Honig beträufeln. Ofen auf die Grillstufe stellen und für etwa 5-7 Minuten überbacken. Petersilie hacken und über den Fenchel streuen.

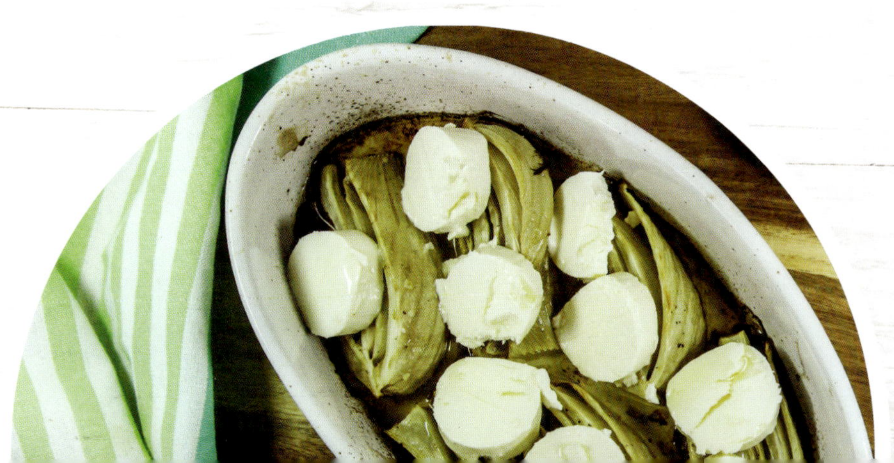

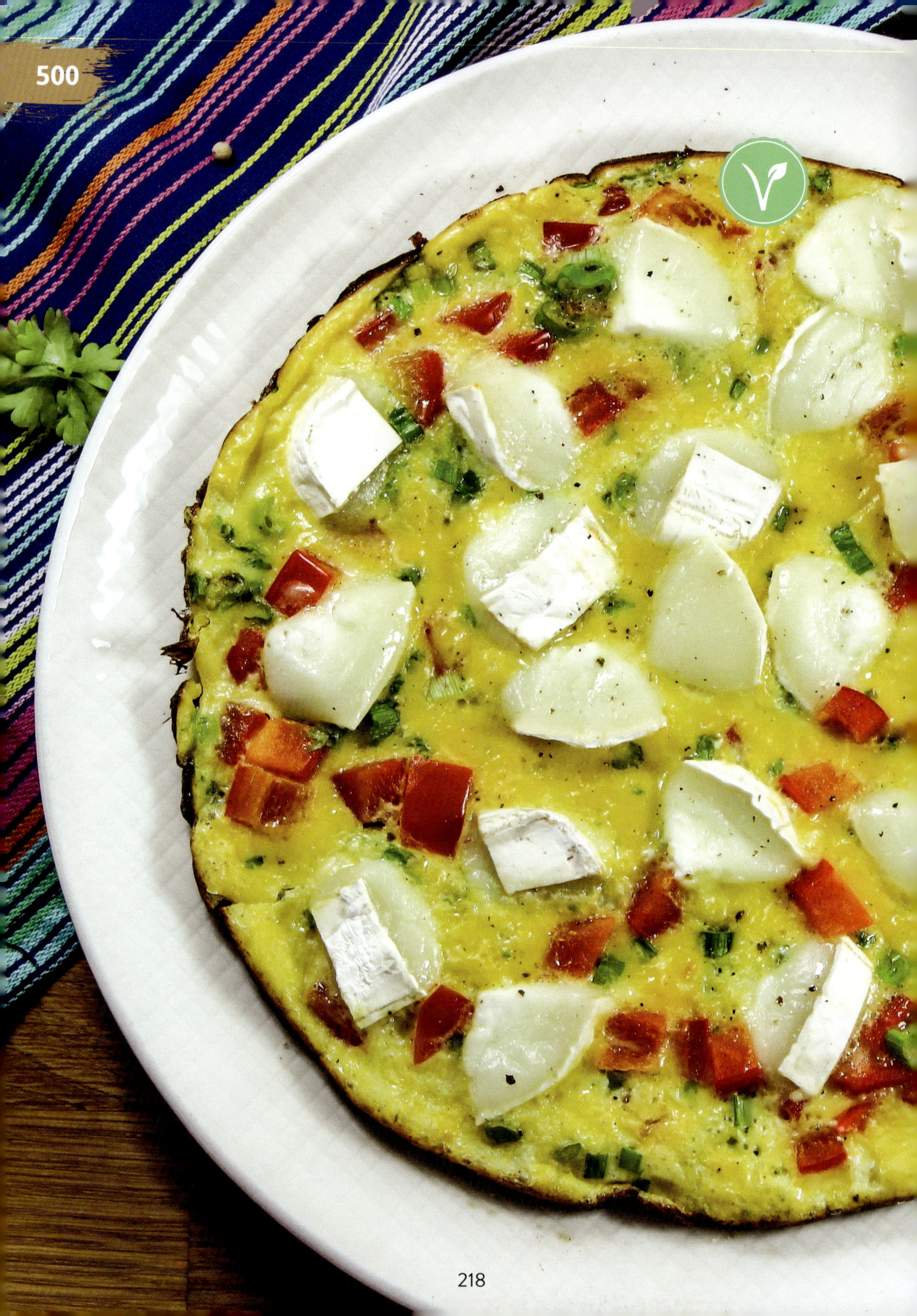
500

Omelette mit Ziegenkäse

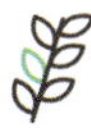				
9g	30g	39g	506	20
Kohlenhydrate	Eiweiß	Fett	Kalorien	Minuten

Zutaten

2 Eier
1 EL Milch
50g Paprika
20g Frühlingszwiebel
etwas Petersilie
75g Ziegenweichkäse
1 EL Olivenöl
etwas Salz & Pfeffer

Zubereitung

Eier und Milch gut miteinander verquirlen und mit Salz und Pfeffer würzen.

Frühlingszwiebel, Petersilie und Paprika waschen und hacken. Zu der Ei-Mischung geben und unterrühren. Ziegenkäse würfeln.

Öl in einer Pfanne erhitzen und die Ei-Gemüse-Mischung gleichmäßig hineingeben. Sofort den Ziegenkäse darauf verteilen und bei mittlerer Hitze stocken lassen.

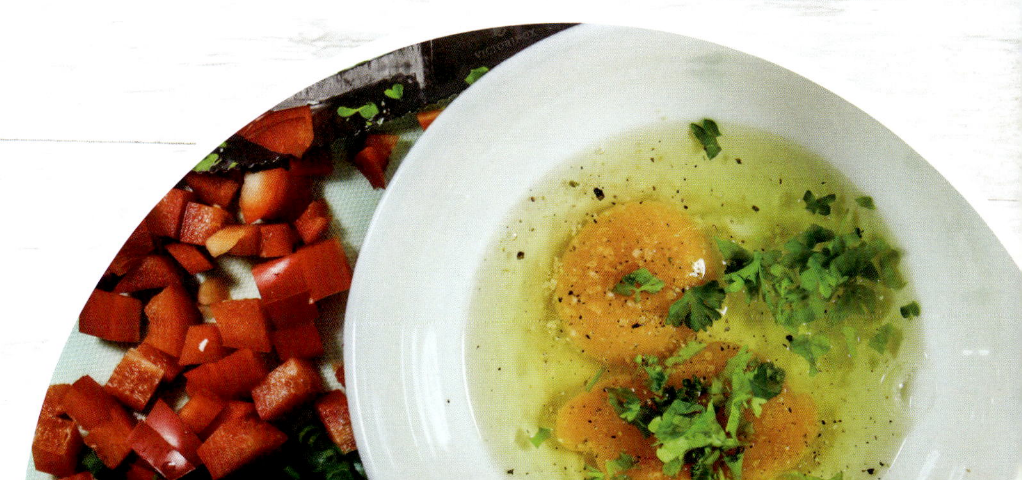

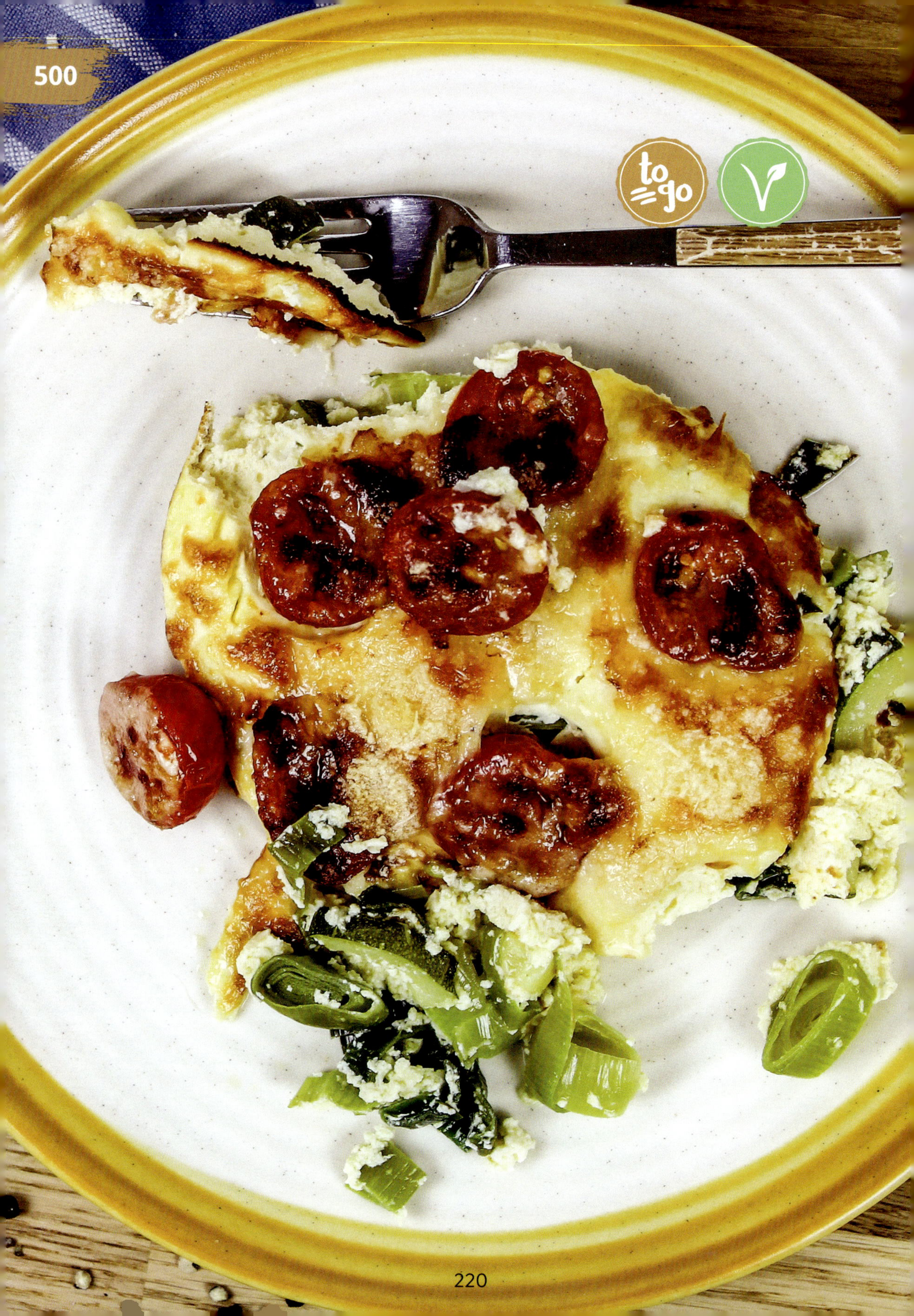
to go

Ricotta-Gemüse-Auflauf

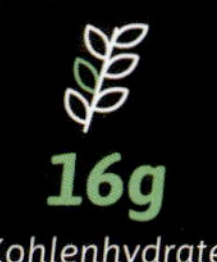

16g
Kohlenhydrate

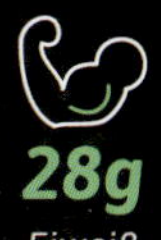

28g
Eiweiß

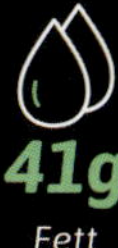

41g
Fett

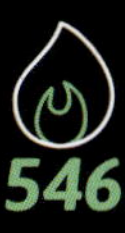

546
Kalorien

45
Minuten

Zutaten

100g Zucchini
100g Lauch
80g Kirschtomaten
1 Ei
100g Ricotta
50g Frischkäse
20g Parmesan
1 TL Olivenöl
1/2 TL Oregano (getrocknet)
1/2 TL Thymian (getrocknet)
etwas Salz & Pfeffer

Zubereitung

Ofen auf 200 Grad vorheizen.

Lauch putzen und in Ringe schneiden. Zucchini waschen und in Stücke schneiden. Öl in einer Pfanne erhitzen und beides darin kurz andünsten. Aus der Pfanne nehmen und in eine Auflaufform füllen.

Ricotta, Frischkäse und Ei miteinander verrühren. Oregano und Thymian unterrühren und mit Salz und Pfeffer würzen. Basilikum waschen, hacken und hinzufügen. Ricotta-Masse über die Zucchini und den Lauch geben.

Tomaten waschen, halbieren und gleichmäßig auf dem Auflauf verteilen. Parmesan darüber streuen und im Ofen für etwa 30 Minuten überbacken.

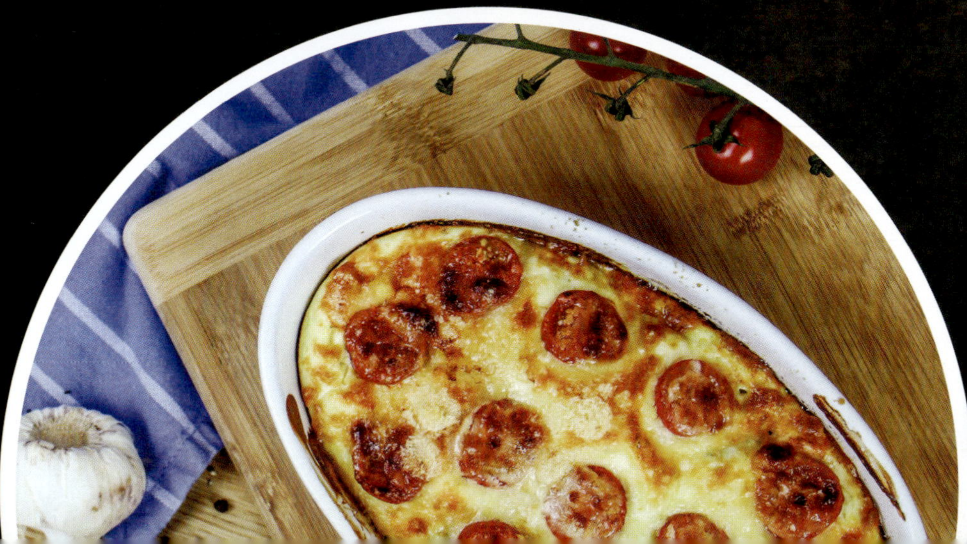

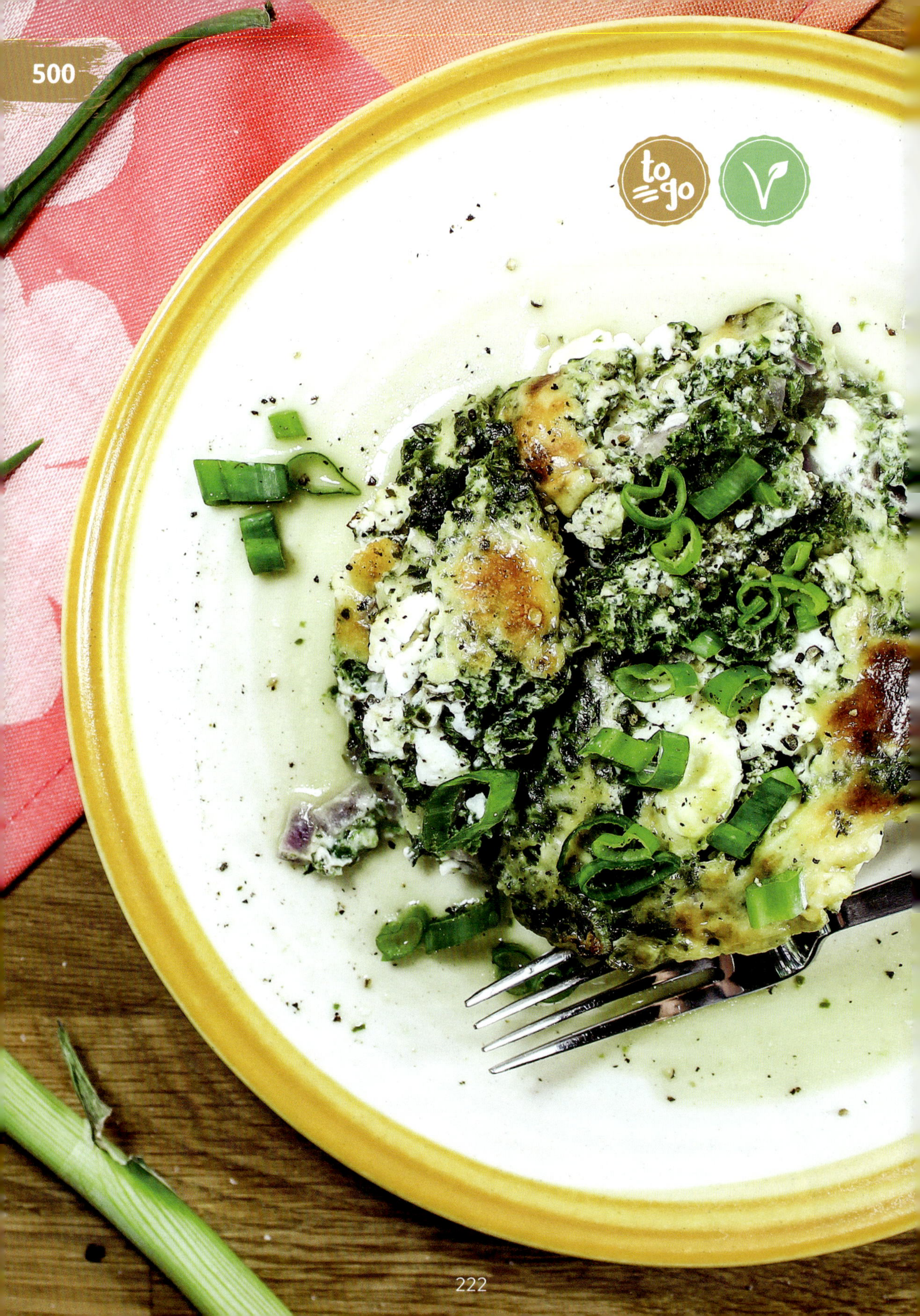
to go

Spinatgratin mit Feta

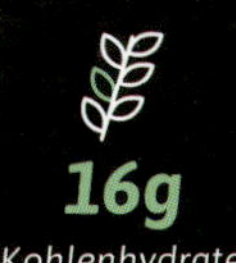

16g
Kohlenhydrate

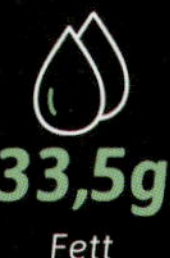

41,5g
Eiweiß

33,5g
Fett

570
Kalorien

35
Minuten

Zutaten

- 200g gehackter Spinat (TK)
- 1 Schalotte
- 1 Knoblauchzehe
- 1 Stange Frühlingszwiebel
- 1 EL Crème Fraîche
- 100ml Milch
- 30g Parmesan
- 1 Ei
- 80g Feta
- etwas Salz & Pfeffer

Zubereitung

Ofen auf 200 Grad vorheizen. Auflaufform mit etwas Öl einfetten.

TK-Spinat in einem Topf bei niedriger Temperatur auftauen lassen. Mit Salz und Pfeffer würzen und in die Auflaufform füllen.

Schalotte und Knoblauch hacken. Frühlingszwiebel in Ringe schneiden und Feta zerbröseln. Alles zum Spinat in die Auflaufform geben und vorsichtig vermischen.

Ei, Milch, Crème Fraîche und Parmesan miteinander verrühren. Mit Salz und Pfeffer würzen. Milch-Mischung über den Spinat gießen und für 20-25 Minuten im Ofen backen.

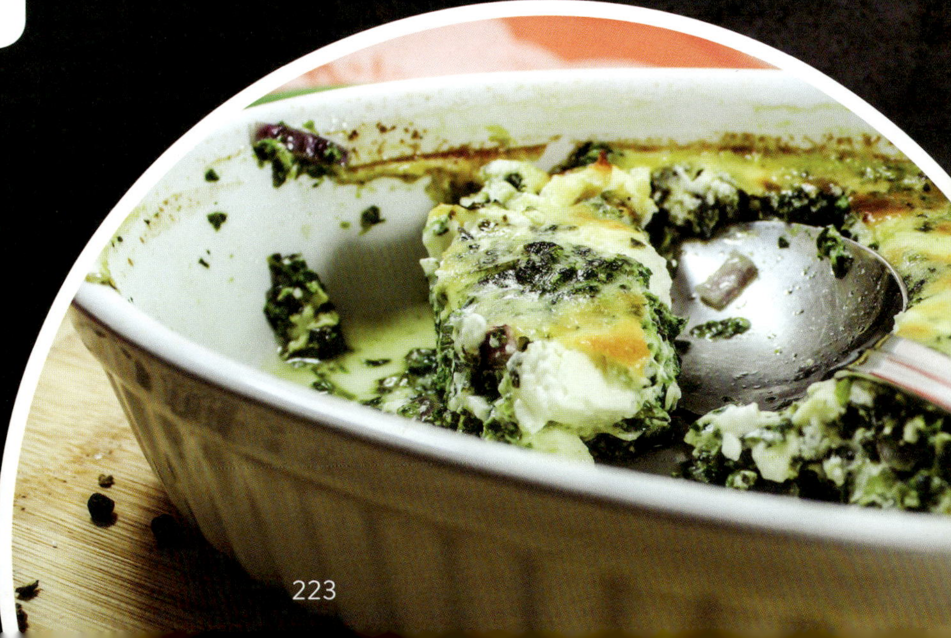

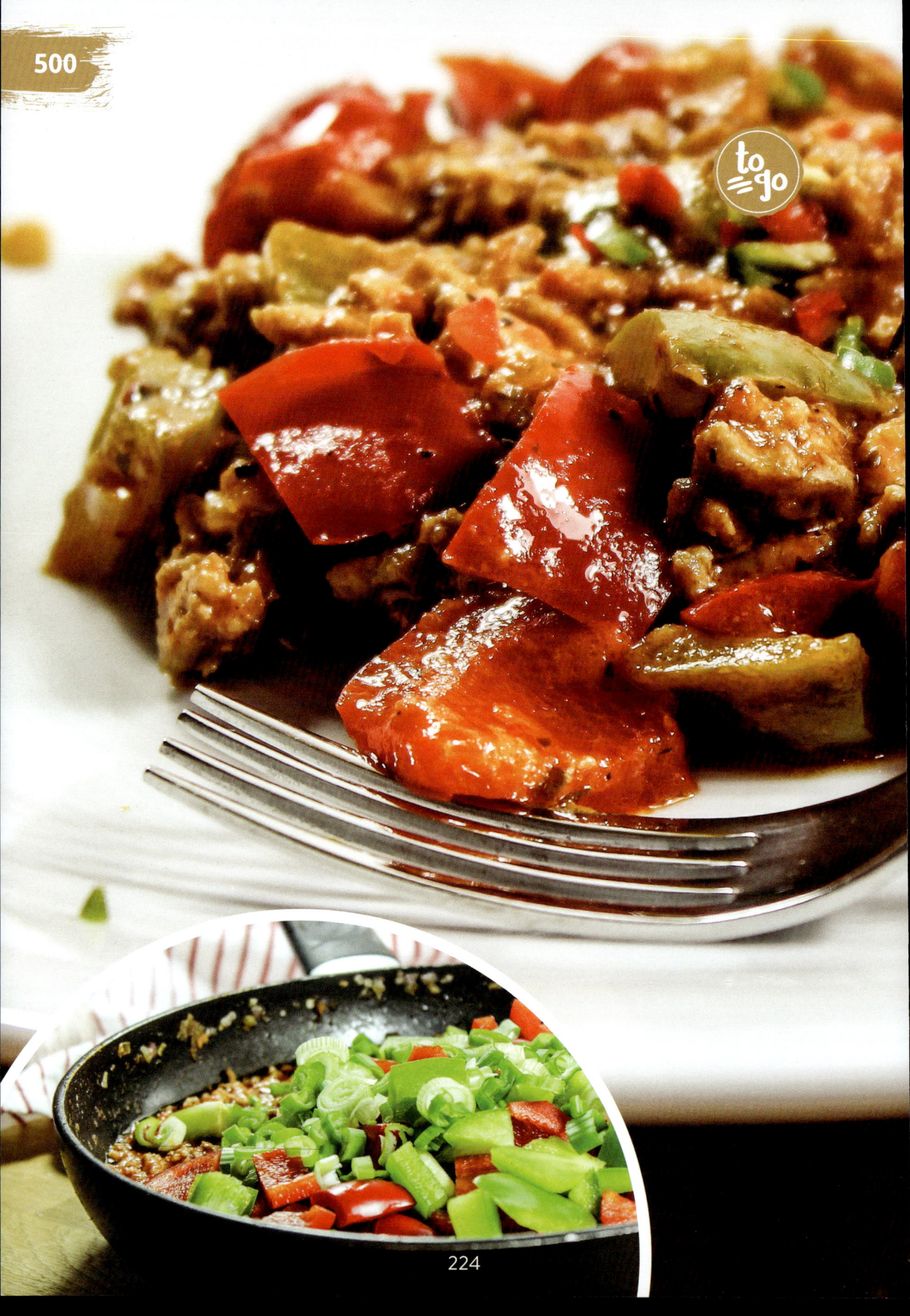
to
go

Hackpfanne mit Paprika

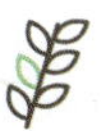	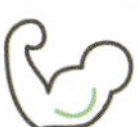	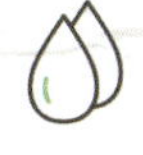		
17g	34g	37g	567	35
Kohlenhydrate	Eiweiß	Fett	Kalorien	Minuten

Zutaten

150g gemischtes Hackfleisch
30g Zwiebel
1 Knoblauchzehe
1 TL Tomatenmark
150ml Rinderbrühe
150g Tomaten, stückig
50g rote Paprika
50g grüne Paprika
25g Frühlingszwiebel
1 Peperoni
1 EL Crème légère
1 EL Olivenöl
etwas Chiliflocken
etwas Salz & Pfeffer

Zubereitung

Olivenöl in einer Pfanne erhitzen und das Hackfleisch darin krümelig anbraten. Tomatenmark einrühren und mit Salz und Pfeffer würzen.

Zwiebel und Knoblauch hacken. Paprika waschen und in Stücke schneiden. Alles zum Hackfleisch geben und etwa 5 Minuten mitbraten.

Brühe und gestückelte Tomaten zum Hackfleisch geben. Für etwa 10 Minuten köcheln lassen.

Crème légère einrühren. Frühlingszwiebel und Peperoni hacken und zur Soße geben. Nochmals etwa 2 Minuten köcheln lassen. Mit Chiliflocken, Salz und Pfeffer abschmecken.

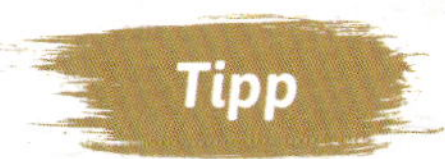

Perfekt dazu macht sich ein leichter gemischter Salat mit einfachem Dressing. Rezepte findest du in der Kategorie **Salate**.

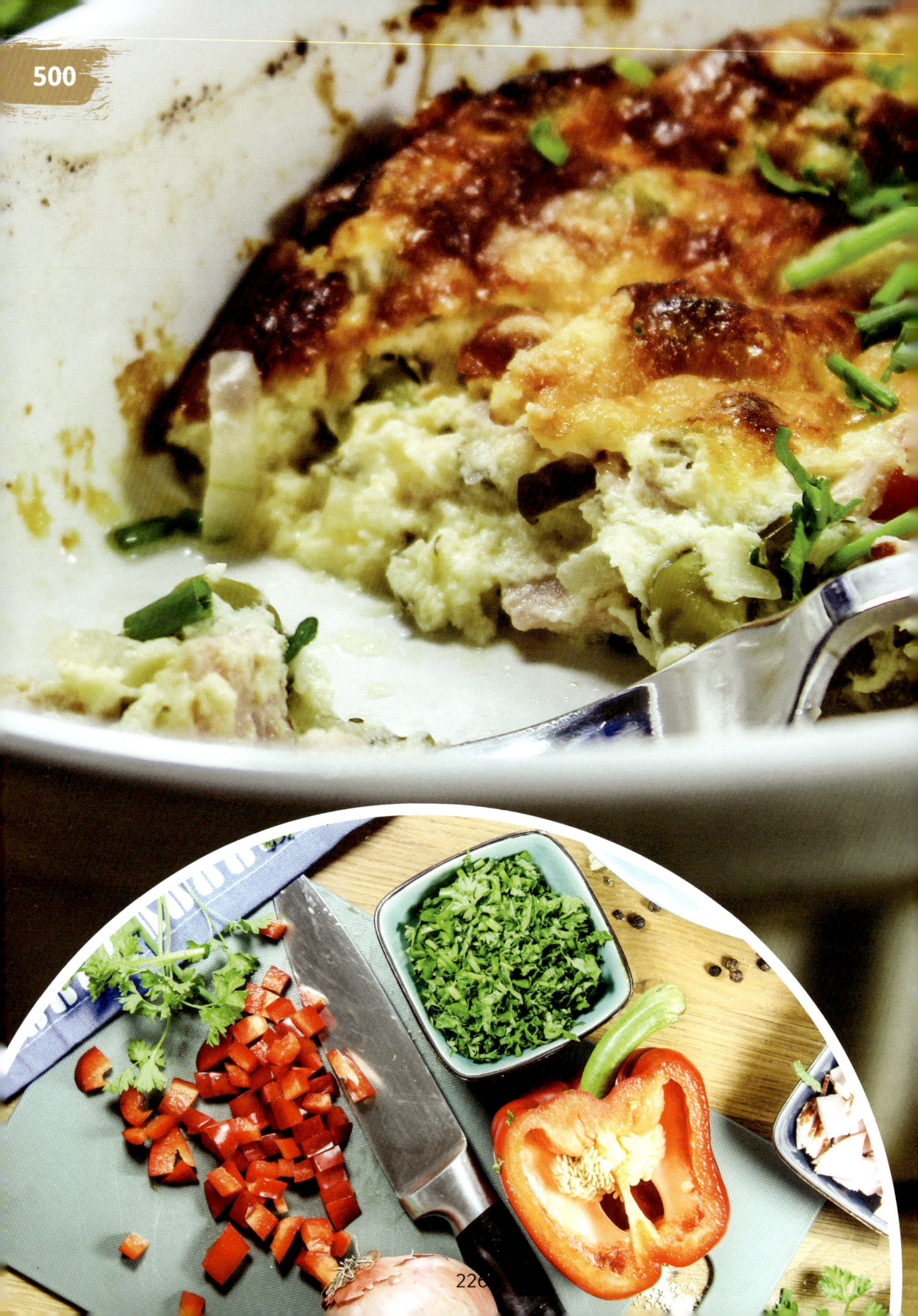

Kräuter-Quarkauflauf

		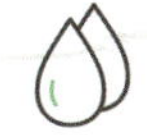		
18g	51,5g	26,5g	511	50
Kohlenhydrate	Eiweiß	Fett	Kalorien	Minuten

Zutaten

50g Paprika
50g Erbsen
30g Zwiebel
etwas Schnittlauch
etwas Petersilie
1 Ei
100g Quark
50ml Milch
80g Kochschinken
30g Parmesan
1 TL Olivenöl
etwas Salz & Pfeffer

Zubereitung

Ofen auf 200 Grad vorheizen. Gratinform einfetten.

Paprika waschen und fein würfeln. Kräuter hacken. Schinken in kleine Stücke schneiden.

Zwiebel hacken. Öl in einer Pfanne erhitzen und die Zwiebel darin andünsten. Erbsen und Paprika hinzufügen und etwa 2 Minuten mitdünsten.

Ei trennen. Das Eigelb mit dem Quark und der Milch verrühren. 20 g Parmesan unterrühren. Mit Salz und Pfeffer würzen. Zwiebel, Paprika, Schinken und Erbsen hinzufügen und unterrühren.

Eiweiß schlagen und unter die Quarkmasse heben. Alles in die Auflaufform füllen, mit dem restlichen Parmesan bestreuen und für etwa 35-40 Minuten im Ofen backen.

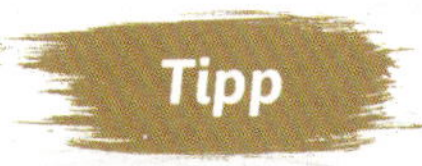

Perfekt dazu macht sich ein leichter gemischter Salat mit einfachem Dressing. Rezepte findest du in der Kategorie **Salate**.

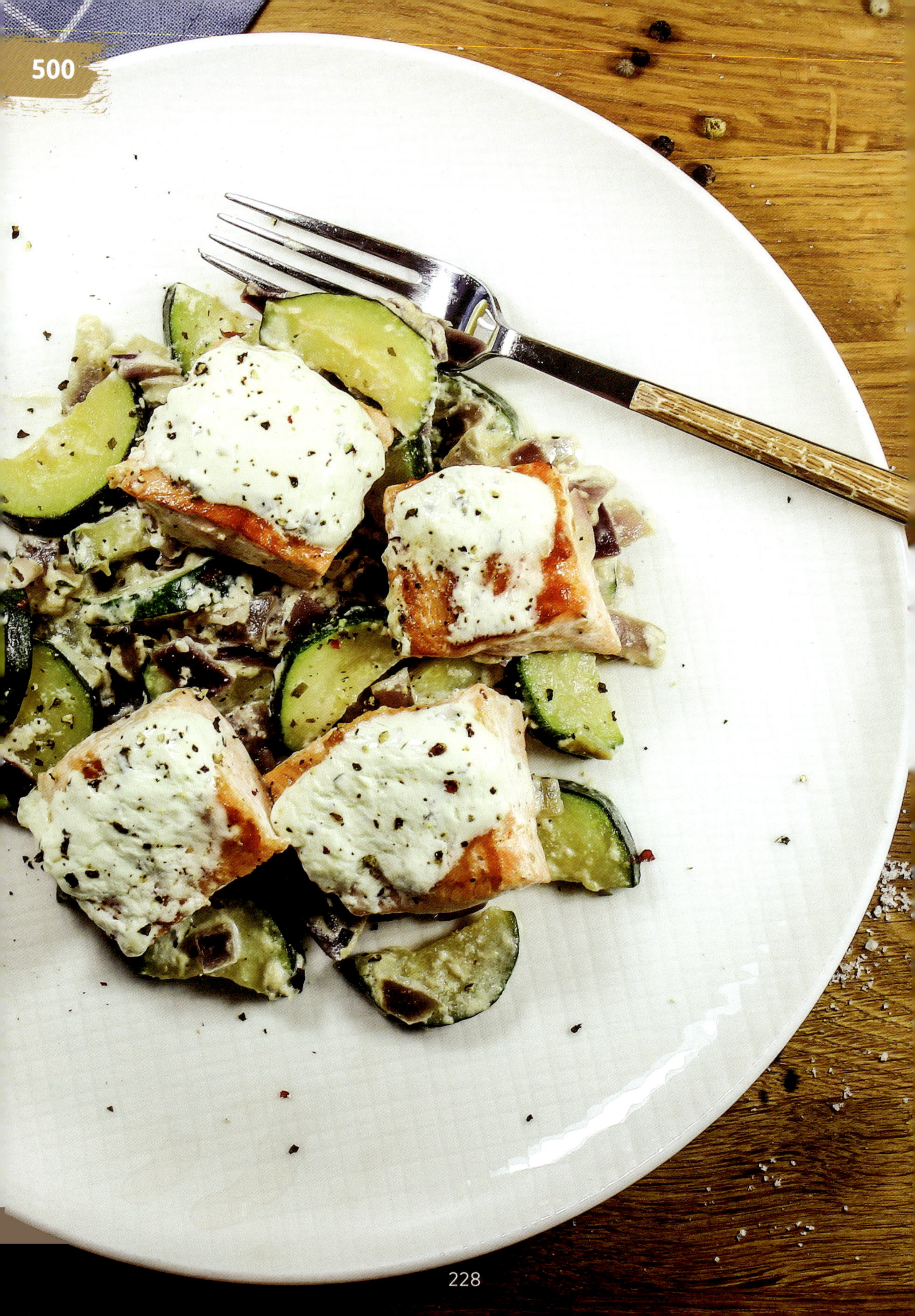
500

Lachs mit Frischkäse

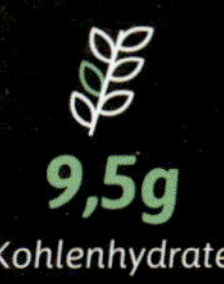

9,5g
Kohlenhydrate

37g
Eiweiß

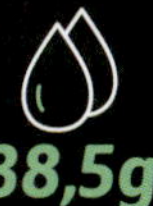

38,5g
Fett

566
Kalorien

20
Minuten

Zutaten

- 200g Zucchini
- 30g Zwiebel
- 1 Knoblauchzehe
- 1 EL Olivenöl
- 1 TL Zitronensaft
- 150g Lachsfilet
- 50g Kräuterfrischkäse
- 2 EL Milch
- etwas Salz & Pfeffer

Zubereitung

Zucchini waschen und in Stücke schneiden. Zwiebel und Knoblauch hacken. Lachs waschen, abtupfen in Stücke schneiden und mit Salz und Pfeffer würzen.

Öl in einer Pfanne erhitzen und den Lachs von beiden Seiten je 1-2 Minuten anbraten. Herausnehmen und zur Seite stellen.

Zwiebel und Knoblauch in die Pfanne geben und kurz andünsten. Zucchini hinzufügen und etwa 3 Minuten anbraten.

Die Hälfte des Frischkäses mit der Milch verrühren, mit Salz und Pfeffer würzen und über die Zucchini geben.

Lachs wieder in die Pfanne legen. Mit Zitronensaft beträufeln und den restlichen Frischkäse darüber verteilen. Mit geschlossenem Deckel 4-5 Minuten ziehen lassen.

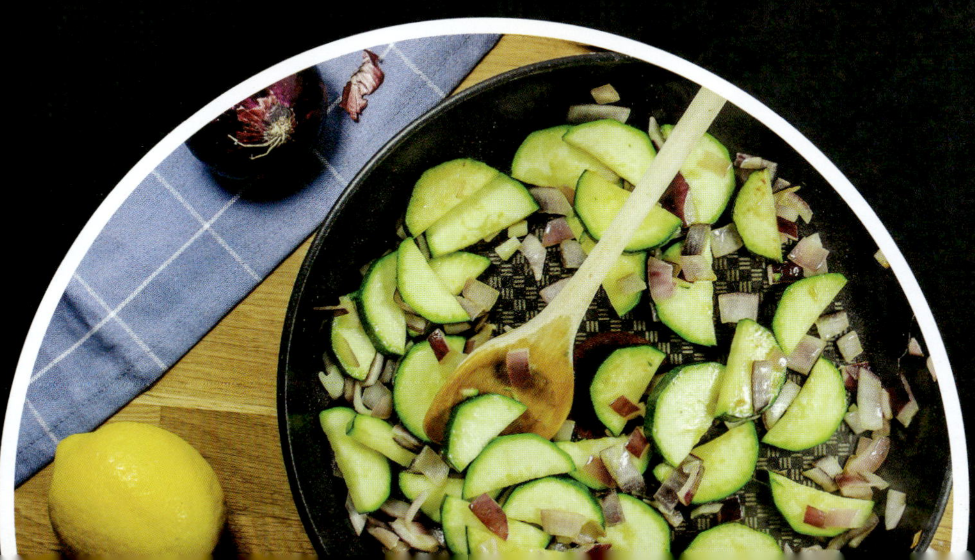

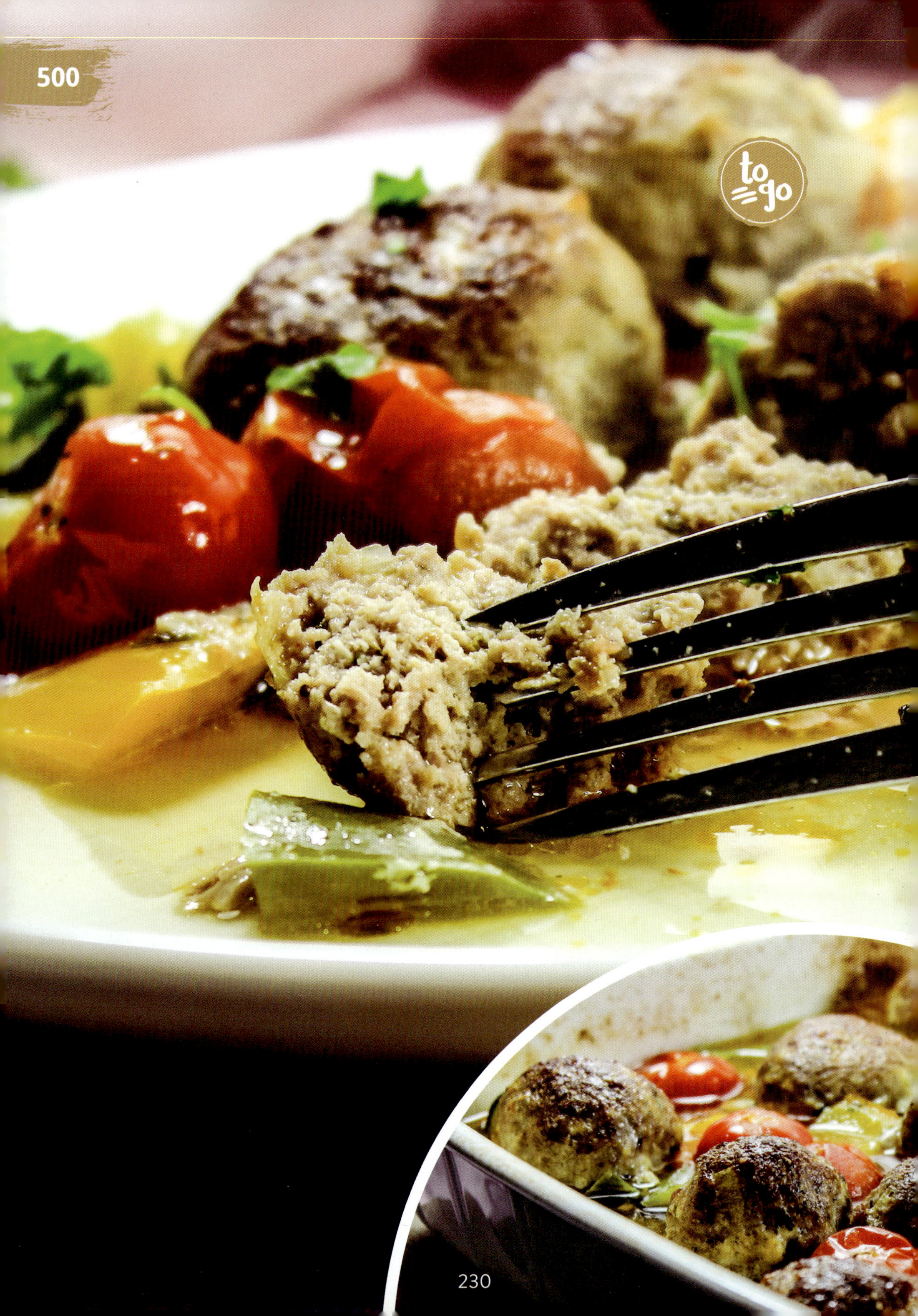
to go

Hackbällchen auf Blechgemüse

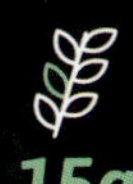

15g
Kohlenhydrate

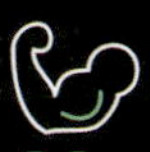

38g
Eiweiß

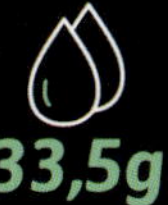

33,5g
Fett

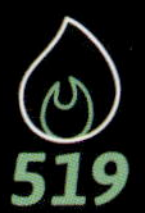

519
Kalorien

55
Minuten

Zutaten

200g gemischtes Hackfleisch
1 Ei
30g Zwiebel
50g gelbe Paprika
50g grüne Paprika
100g Zucchini
120g Kirschtomaten
etwas Petersilie
200ml Gemüsebrühe
etwas Oregano, getrocknet
etwas Thymian, getrocknet
etwas Salz & Pfeffer

Zubereitung

Ofen auf 200 Grad vorheizen. Eine Auflaufform mit etwas Öl einfetten.

Hackfleisch und Ei in eine Schüssel geben. Petersilie waschen und fein hacken. Zwiebel ebenfalls hacken. Zusammen mit etwas Oregano und Thymian zum Hackfleisch geben. Mit Salz und Pfeffer würzen und alles gut miteinander verkneten. Kleine Fleischbällchen aus der Masse formen und zur Seite stellen.

Zucchini und Paprika waschen, in Stücke schneiden und in die Auflaufform geben. Mit Salz und Pfeffer würzen. Die Hackbällchen auf dem Gemüse verteilen und im Ofen für 20 Minuten backen.

Kirschtomaten waschen und gut abtrocknen. Auflaufform aus dem Ofen nehmen, Gemüsebrühe angießen, Tomaten auf dem Gemüse verteilen und für weitere 20 Minuten im Ofen backen.

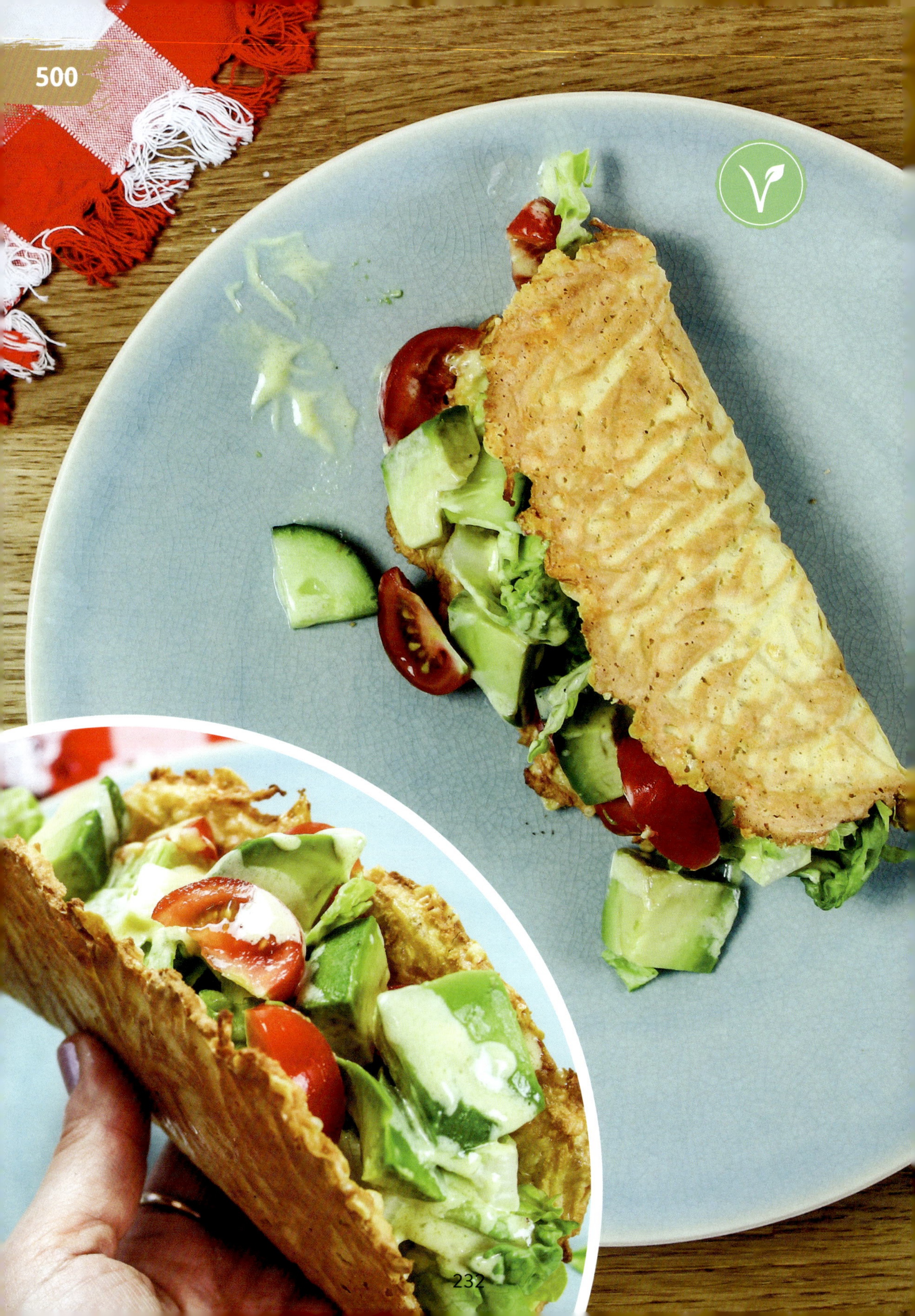

Low Carb Taco

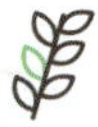	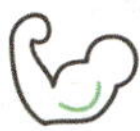	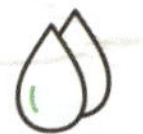		
15g	27g	34g	520	25
Kohlenhydrate	Eiweiß	Fett	Kalorien	Minuten

Zutaten

1 Ei
20g Mandelmehl
30g Reibekäse
1/2 Avocado
50g Gurke
2 kleine Tomaten
1 Handvoll Salat

20g Joghurt
1 EL Olivenöl
etwas Zitronensaft
1 TL Senf
1 TL Honig
etwas Salz & Pfeffer

Zubereitung

Ofen auf 200 Grad vorheizen. Backblech mit Backpapier auslegen.

Gemüse und Salat waschen und in Stücke schneiden. Avocado halbieren, entkernen, schälen, in Stücke schneiden und sofort mit etwas Zitronensaft beträufeln.

Für das Dressing Senf, Honig, Öl, Joghurt und etwas Zitronensaft miteinander verrühren. Mit Salz und Pfeffer würzen.

Für den Taco-Teig das Ei mit etwas Salz und dem Mandelmehl gut verrühren. Reibekäse hinzufügen und unterrühren. Den Teig kreisförmig auf das Backblech streichen und im Ofen für etwa 15 Minuten backen.

Taco aus dem Ofen nehmen und sofort warm in der Mitte zusammenfalten. Befüllen und mit dem Dressing beträufeln.

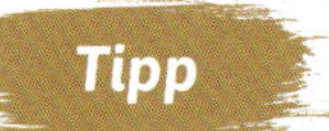

Die Tacos kannst du auch mehrfach backen und für später oder den nächsten Tag im Kühlschrank aufbewahren.

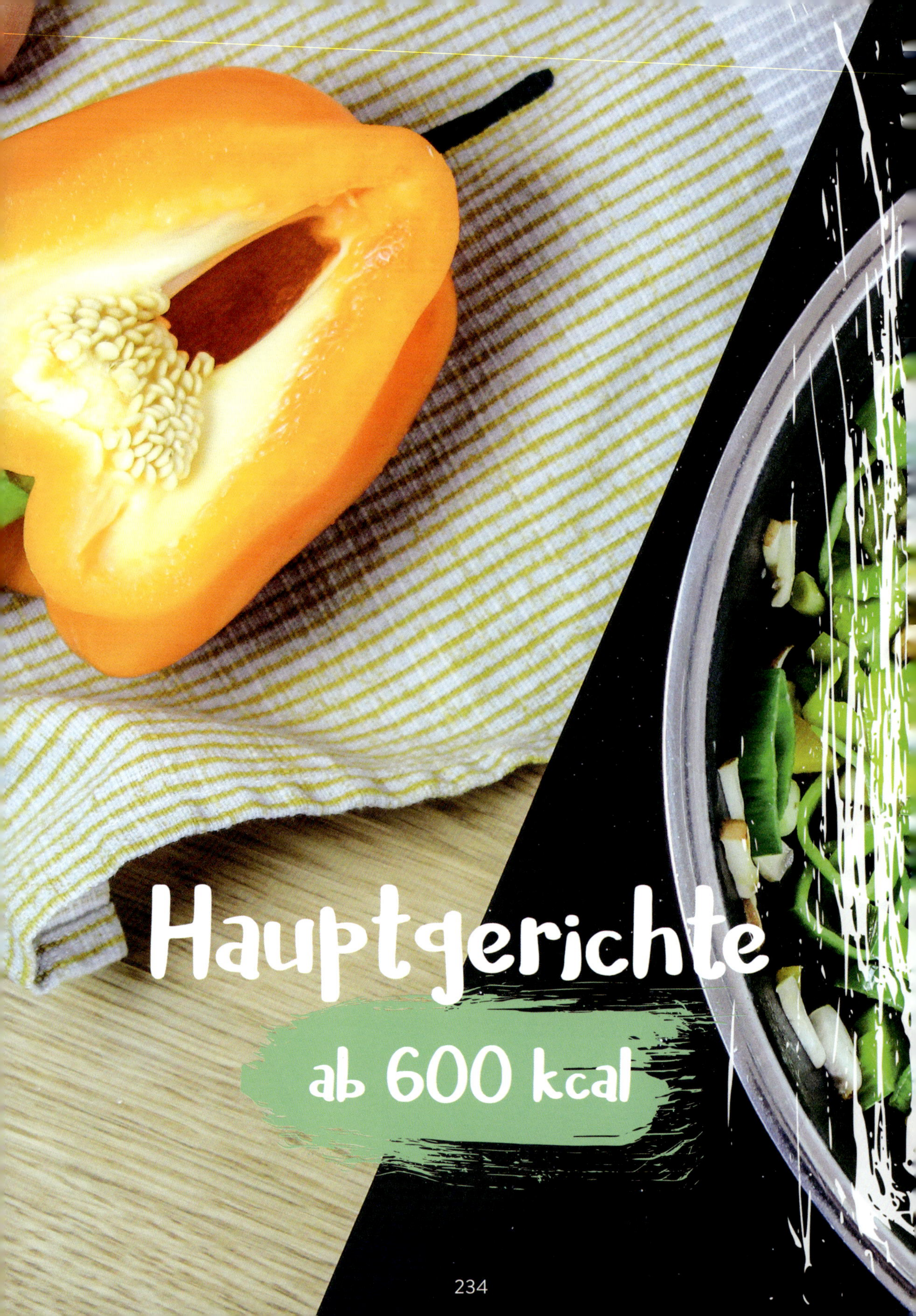

Hauptgerichte

ab 600 kcal

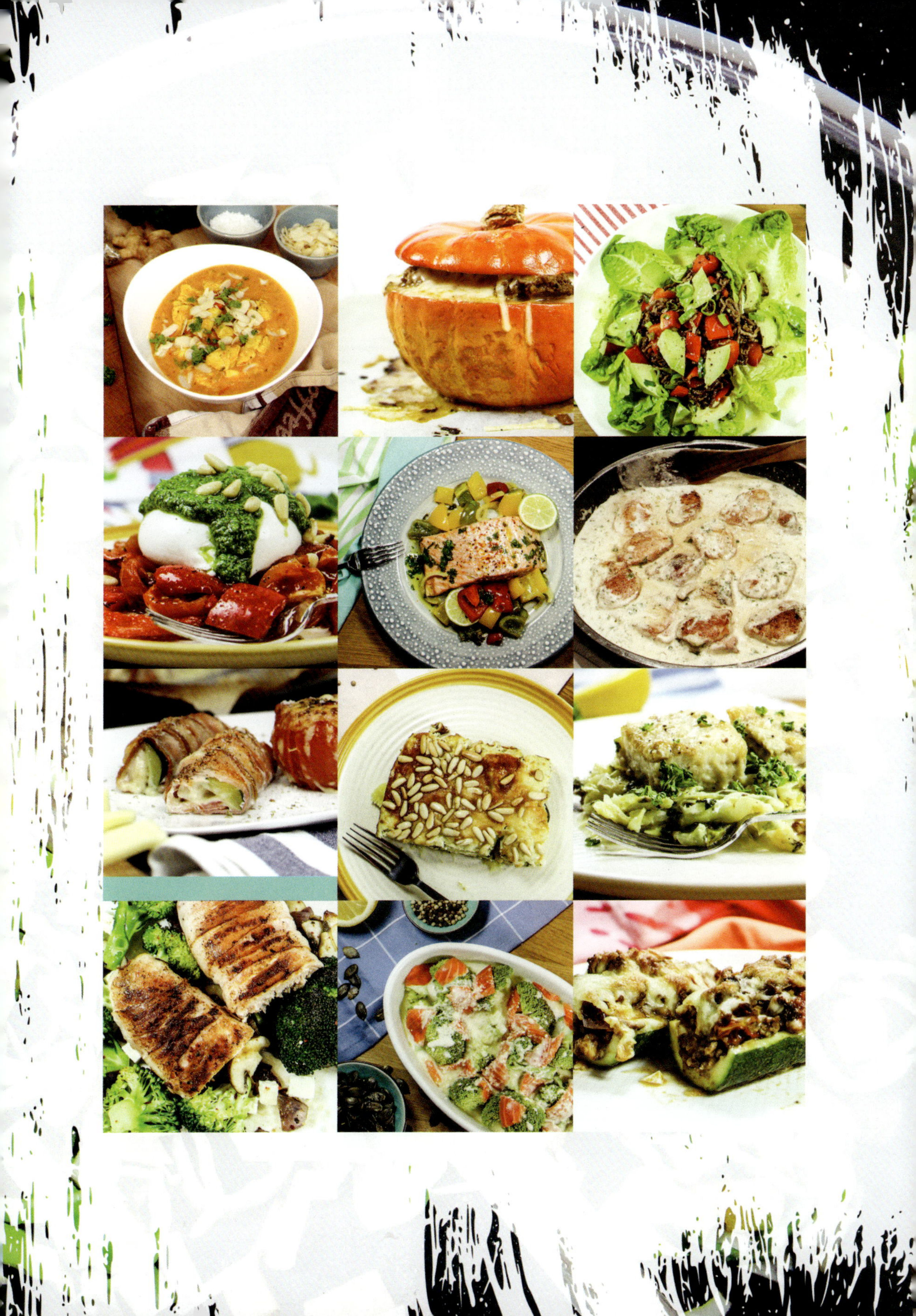

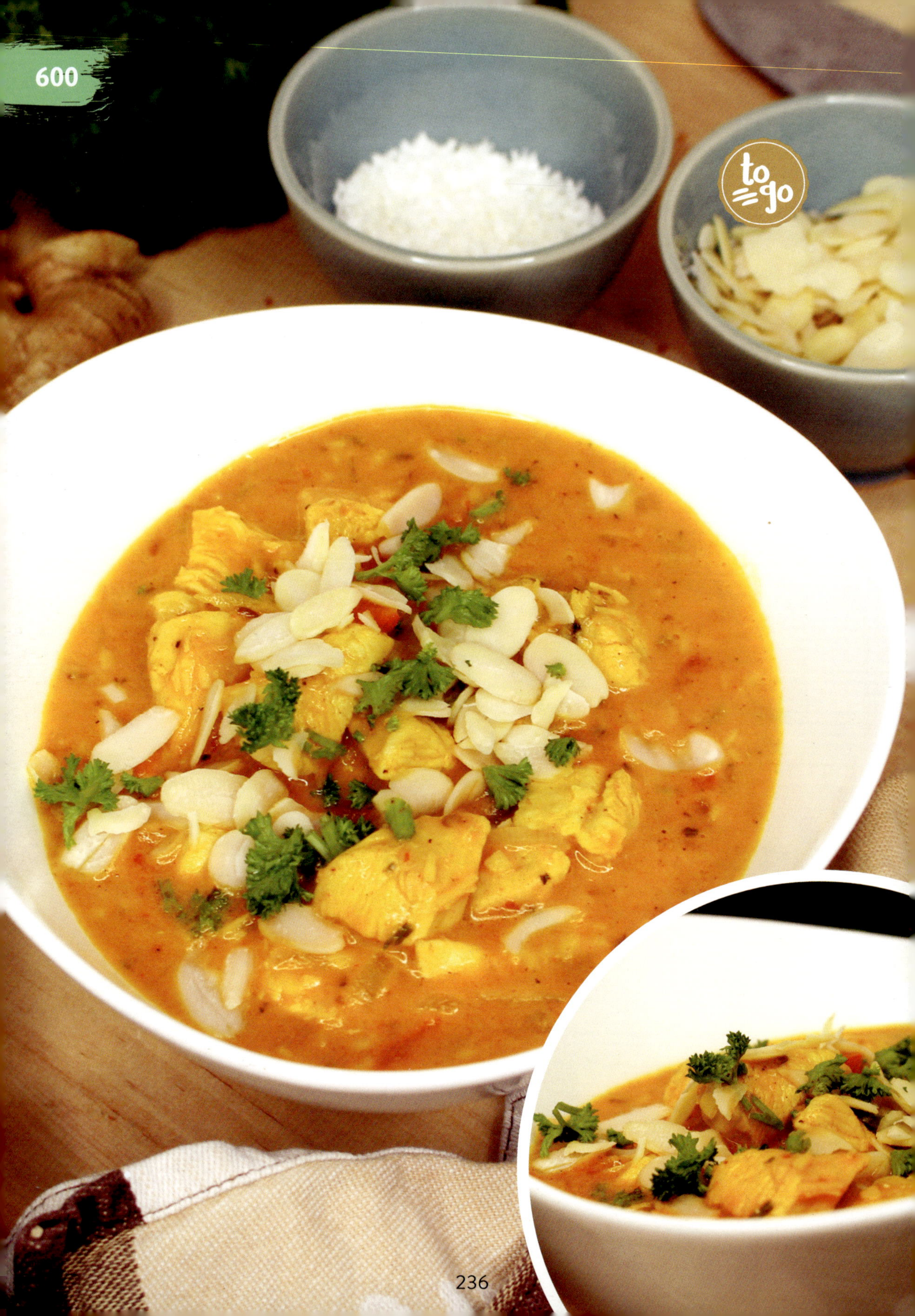
to go

Chicken Korma Curry

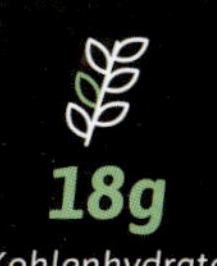

18g
Kohlenhydrate

52g
Eiweiß

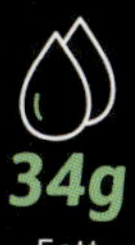

34g
Fett

609
Kalorien

30
Minuten

Zutaten

200g Hähnchenbrust
1 TL rote Currypaste
1 EL Olivenöl
1 Zwiebel
1 Tomate
1 Knoblauchzehe
50g Paprika
etwas Ingwer
150ml Cremefine (7%)
1 Schuss Milch
1 EL Kokosraspeln
1 TL Curry
etwas Kurkuma
etwas Salz & Pfeffer
1 Chili
1 TL Mandeln (geraspelt)
etwas Petersilie

Zubereitung

Tomate waschen. Zwiebel, Knoblauch, Tomate, Paprika und Ingwer kleinschneiden. Das Hähnchen mit kaltem Wasser abwaschen und trocken tupfen. Ebenfalls kleinschneiden.

Öl in einer Pfanne erhitzen sofort die Currypaste dazu geben und gut einrühren. Dann die Zwiebeln andünsten. Anschließend das Fleisch dazu geben und ein paar Minuten anbraten. Anschließend Knoblauch, Tomate, Paprika und Ingwer dazu geben.

Nach 5 Minuten die Cremefine dazu geben (Alternativ kann natürlich auch Kokosmilch verwendet werden - wird dann aromatischer aber auch deutlich fetthaltiger = mehr Kalorien). Alle Gewürze sowie die Kokosraspeln zugeben und anschließend mit einem guten Schuss Milch ablöschen. Nochmal aufkochen lassen und gut durchmischen.

Alles für min. 10 Minuten bei niedriger Hitze und abgedeckt köcheln lassen. Abschmecken und ggfs. nachsalzen. Dann einen tiefen Teller geben.

Den fertigen Teller noch mit weißen Mandelsplittern und frischer Petersilie überstreuen.

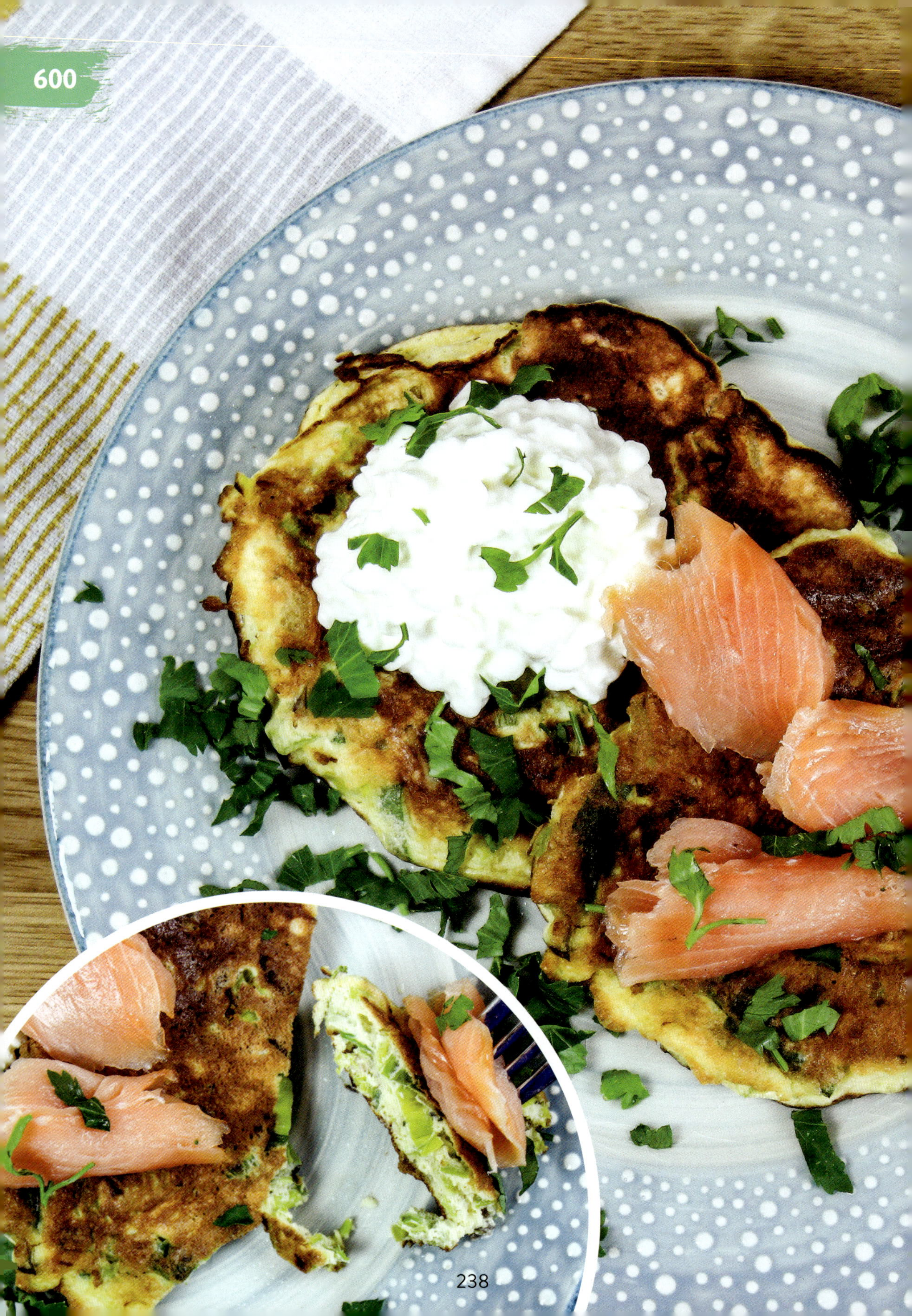

Gemüse-Pancakes mit Lachs

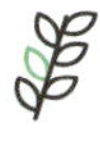
19g
Kohlenhydrate

43g
Eiweiß

42g
Fett

654
Kalorien

35
Minuten

Zutaten für 2 Portionen

2 Eier
2 EL Kichererbsenmehl
2 EL Joghurt (1,5%)
80g Lauch
50g Paprika
3 Champignons
30g Frühlingszwiebel
2 EL Olivenöl
4 EL Hüttenkäse
100g Räucherlachs
etwas italienische Kräuter
etwas Petersilie
etwas Salz & Pfeffer

Zubereitung

Gemüse waschen, putzen und in kleine Stücke schneiden. Frühlingszwiebel hacken.

1 EL Öl in der Pfanne erhitzen. Gemüse und Frühlingszwiebel kurz anbraten. Vom Herd nehmen und zur Seite stellen. Eier trennen. Eiweiß mit einer Prise Salz steif schlagen.

Eigelb mit Joghurt, Kichererbsenmehl und einigen italienischen Kräutern verrühren. Mit Salz und Pfeffer würzen. Gemüse hinzufügen und unterrühren. Eischnee unterheben.

Restliches Öl in der Pfanne erhitzen und die Hälfte des Teiges in die Pfanne geben. Pancake pro Seite etwa 2-3 Minuten backen. Der Teig reicht für etwa 2 Pancakes.

Pancakes auf einen Teller geben. Mit Lachs und Hüttenkäse garnieren und frisch gehackte Petersilie darüber streuen. Sofort heiß servieren.

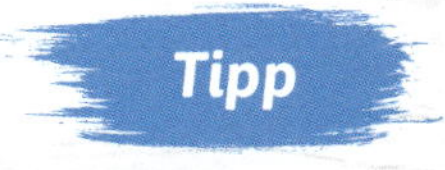

Bezüglich dem Aufwand und der Zutaten empfehle ich dir immer mindestens zwei Portionen zu kochen. Schmeckt auch kalt. Nährwerte gültig für eine Portion.

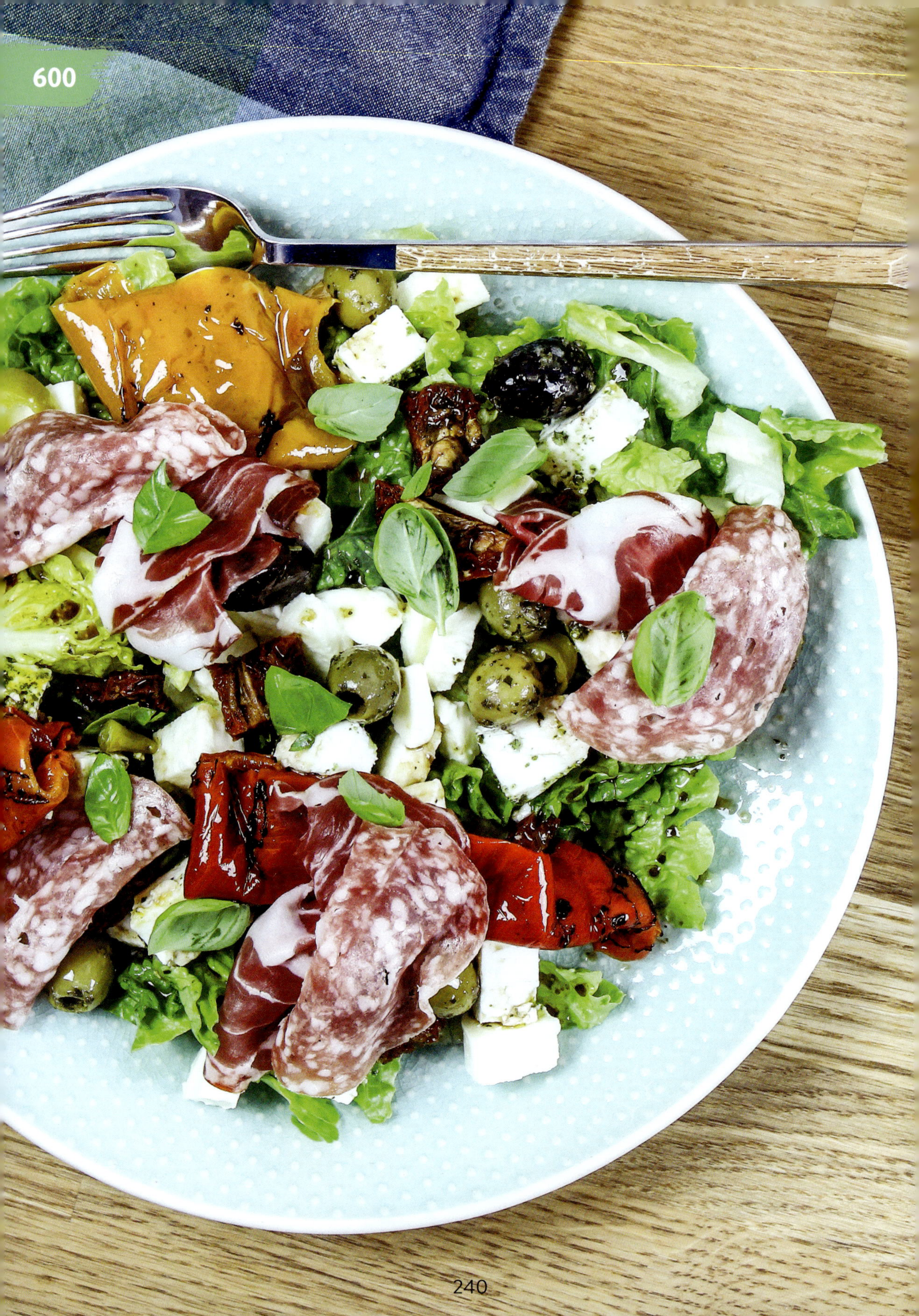
600

600

Antipasti-Salat

17g	36g	43g	610	10
Kohlenhydrate	Eiweiß	Fett	Kalorien	Minuten

Zutaten

150g Romanasalat
30g Feta
50g Mozzarella
20g getrocknete Tomaten
30g Oliven
40g eingelegte Paprika
10g Peperoni
40g Seranoschinken
20g italienische Salami
etwas Basilikum
1 TL Honig
1 EL Balsamico
1 EL Olivenöl
etwas Salz & Pfeffer

Zubereitung

Salat in Streifen schneiden, waschen und trocken schütteln.

Feta und Mozzarella in Würfel schneiden.
Getrocknete Tomaten und Peperoni in Stücke schneiden.

Für das Dressing, Honig, Balsamico und Olivenöl verrühren.
Mit Pfeffer und etwas Kräutersalz würzen.

Salat und Antipasti auf einem Teller anrichten. Mit dem Dressing beträufeln. Seranoschinken und Salami auf den Salat geben und etwas frischen Basilikum darüber streuen.

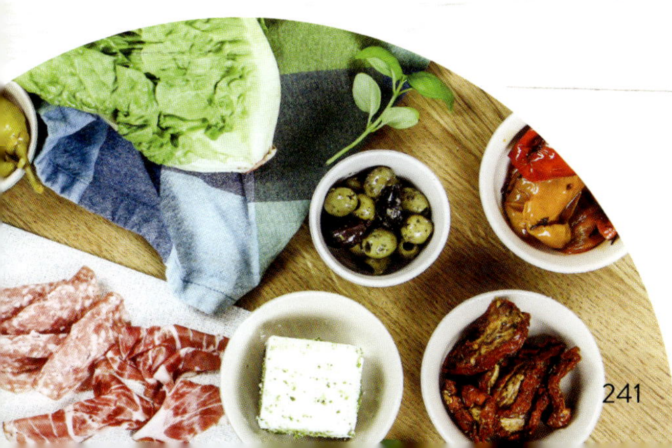

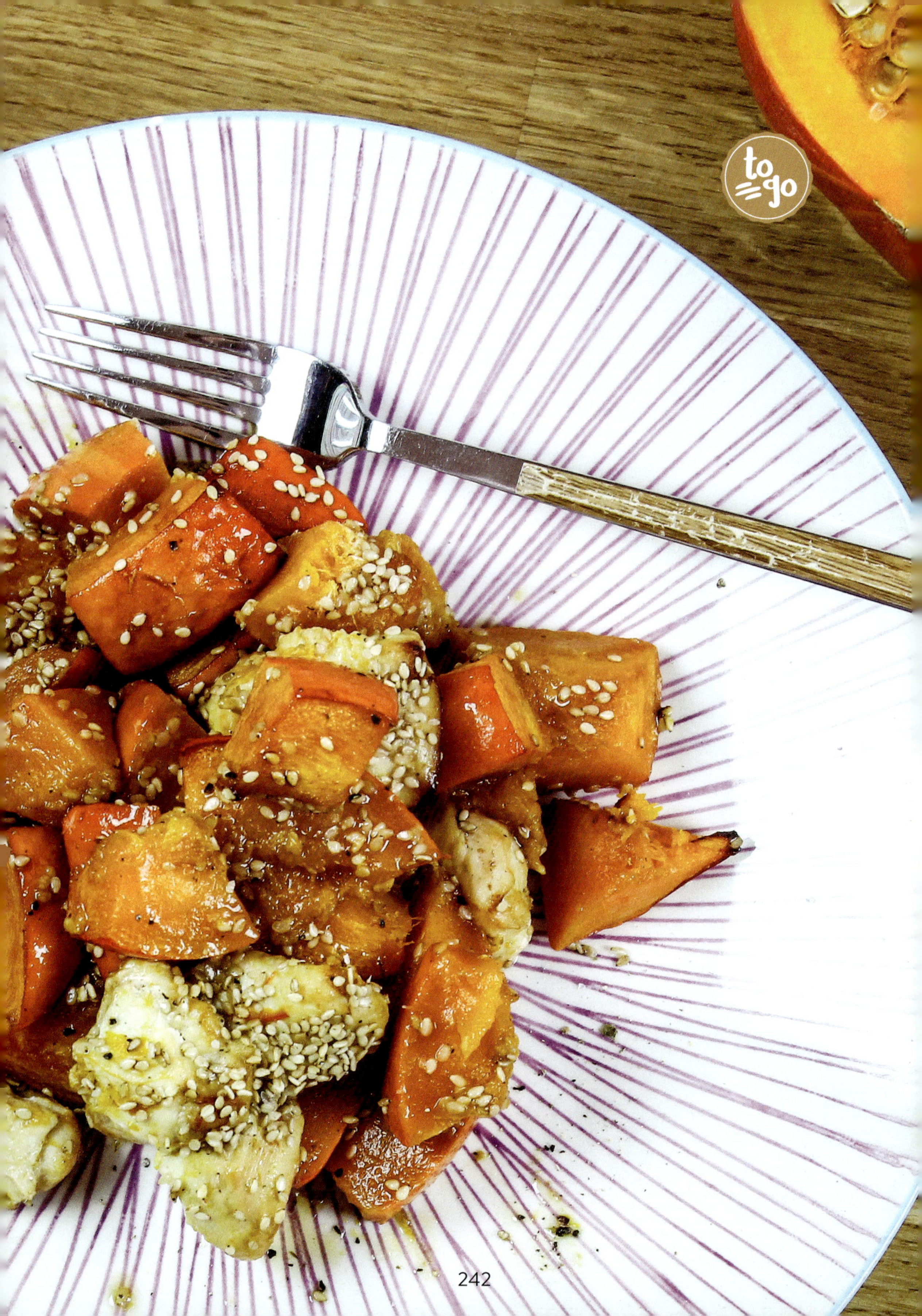
to go

Ofenkürbis mit Hähnchen

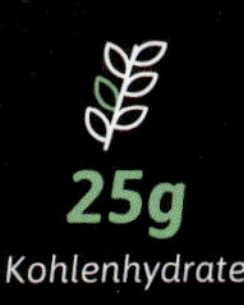

25g
Kohlenhydrate

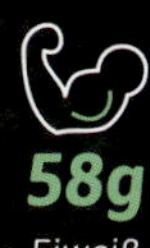

58g
Eiweiß

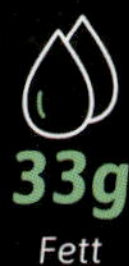

33g
Fett

610
Kalorien

40
Minuten

Zutaten

150g Hokkaido-Kürbis
200g Hähnchenbrustfilet
20g Sesam
2 EL Sesamöl
1 EL Sojasoße
1 TL Honig
etwas Ingwer(pulver)
etwas Salz & Pfeffer

Zubereitung

Ofen auf 200 Grad vorheizen.

Kürbis waschen, entkernen und in Würfel schneiden. Hähnchen ebenfalls in Stücke schneiden.

Für die Marinade Sojasoße, Sesamöl, Honig und Ingwerpulver verrühren. Kürbis und Hähnchen hinzufügen und alles gut miteinander vermengen. Wenn möglich, 15-30 Minuten ziehen lassen.

Kürbis und Hähnchen in eine Auflaufform geben oder auf einem Backblech verteilen. Für 15 Minuten im Ofen backen.

Aus dem Ofen nehmen, mit Sesam bestreuen und für weitere 10-15 Minuten backen.

Aus dem Ofen nehmen, mit Salz und Pfeffer würzen und servieren.

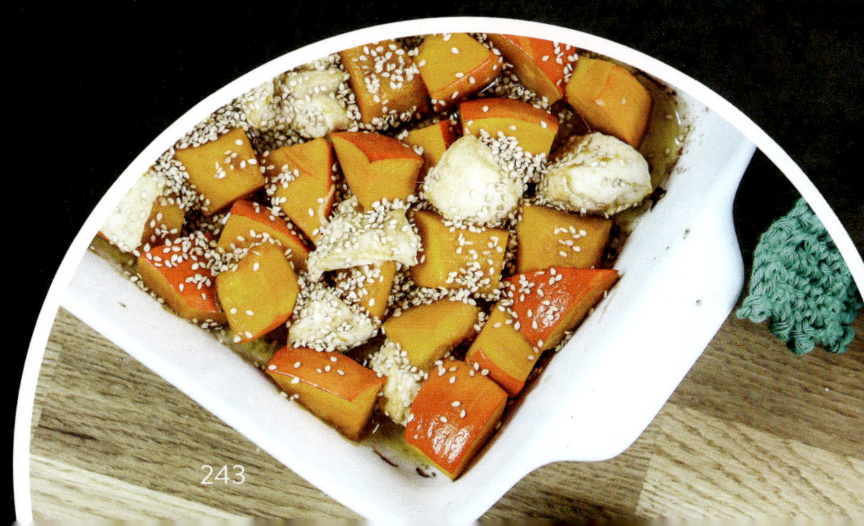

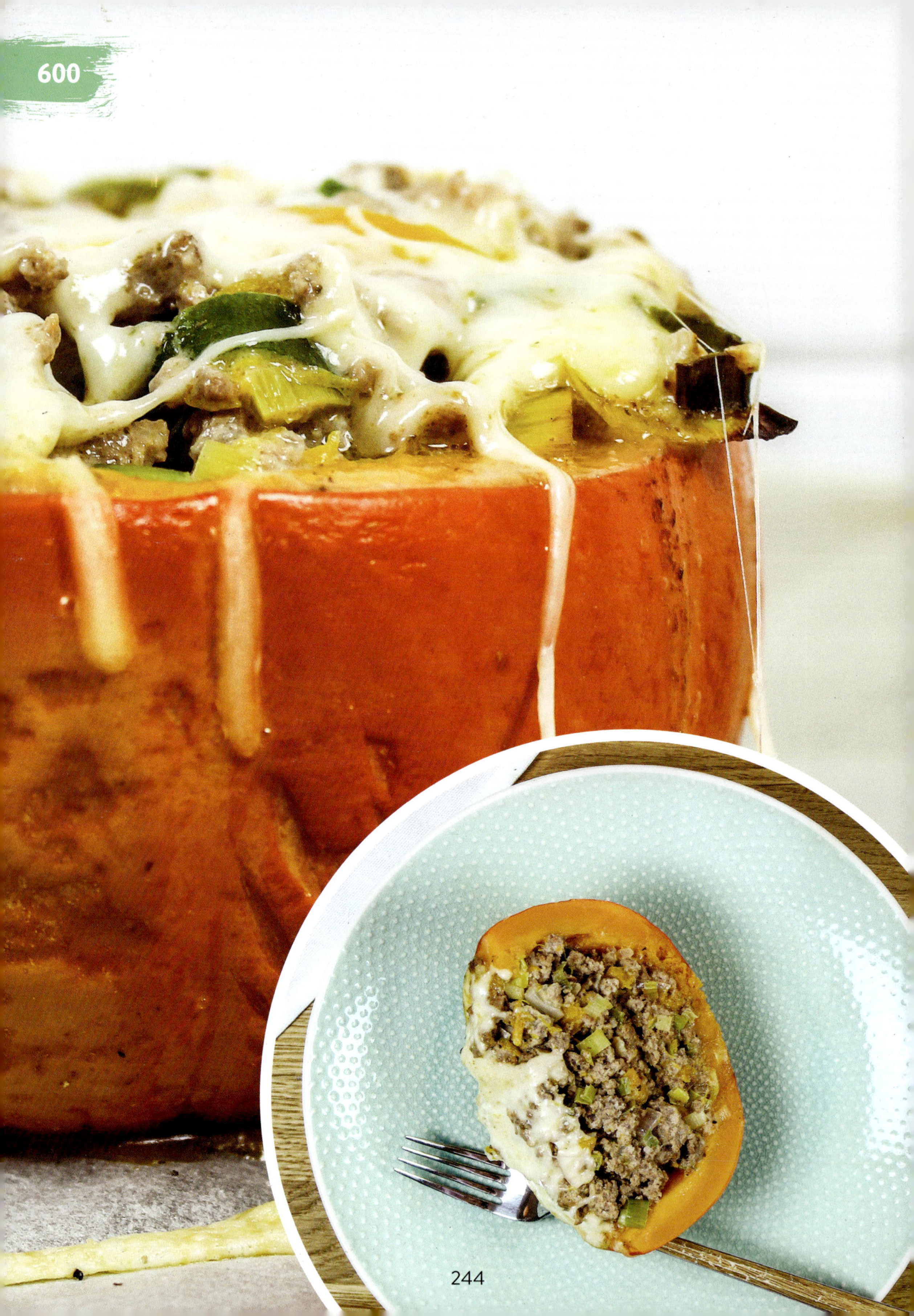

Kürbis mit Hackfüllung

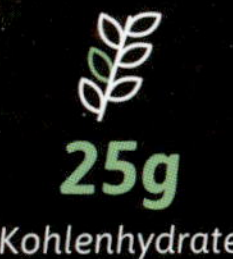

25g
Kohlenhydrate

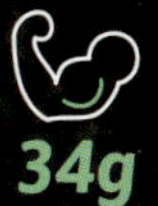

34g
Eiweiß

40g
Fett

615
Kalorien

55
Minuten

Zutaten für 2 Portionen

1 kleiner Hokkaidokürbis
300g Rinderhackfleisch
40g Zwiebel
100g Lauch
20g Lauchzwiebel
1 EL Tomatenmark
etwas Wasser
30g Crème Fraîche
50ml Kochsahne (15%)
1 EL Olivenöl
1/2 TL Paprikapulver
etwas Oregano
etwas Thymian
etwas Salz & Pfeffer

Zubereitung

Ofen auf 180 Grad vorheizen. Bachblech mit Bachpapier auslegen. Das obere Drittel vom Kürbis abschneiden und zur Seite legen. Kürbis mit einem Löffel aushöhlen. Die Kerne entfernen und das restliche Fruchtfleisch in Stücke schneiden.

Den Kürbis auf das Backblech stellen. Das Innere mit Salz und Pfeffer würzen. Deckel aufsetzen und für 15 Minuten im Ofen garen. Zwiebel und Lauchzwiebel hacken. Lauch in Ringe schneiden.

Olivenöl in der Pfanne erhitzen. Zwiebel und Lauch im Öl anschwitzen. Hackfleisch in die Pfanne geben und kurz anbraten. Mit Salz, Pfeffer und etwas Paprikapulver würzen. Tomatenmark und etwas Wasser einrühren.

Kürbiswürfel zum Hackfleisch geben und anbraten. Crème Fraîche und Sahne einrühren. Kurz köcheln lassen. Lauchzwiebeln hinzufügen. Alles gut miteinander verrühren.

Kürbis aus dem Ofen nehmen. Den Deckel abnehmen und mit dem Hackfleisch füllen. Reibekäse über den Kürbis streuen. Deckel wieder aufsetzen und im Ofen für etwa 30 Minuten backen.

Kürbis vorsichtig aus dem Ofen nehmen, halbieren und servieren.

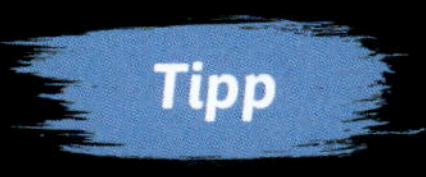

Bezüglich dem Kürbis empfehlen sich immer mindestens zwei oder mehr Portionen. Die Nährwerte beziehen sich auf eine Portion.

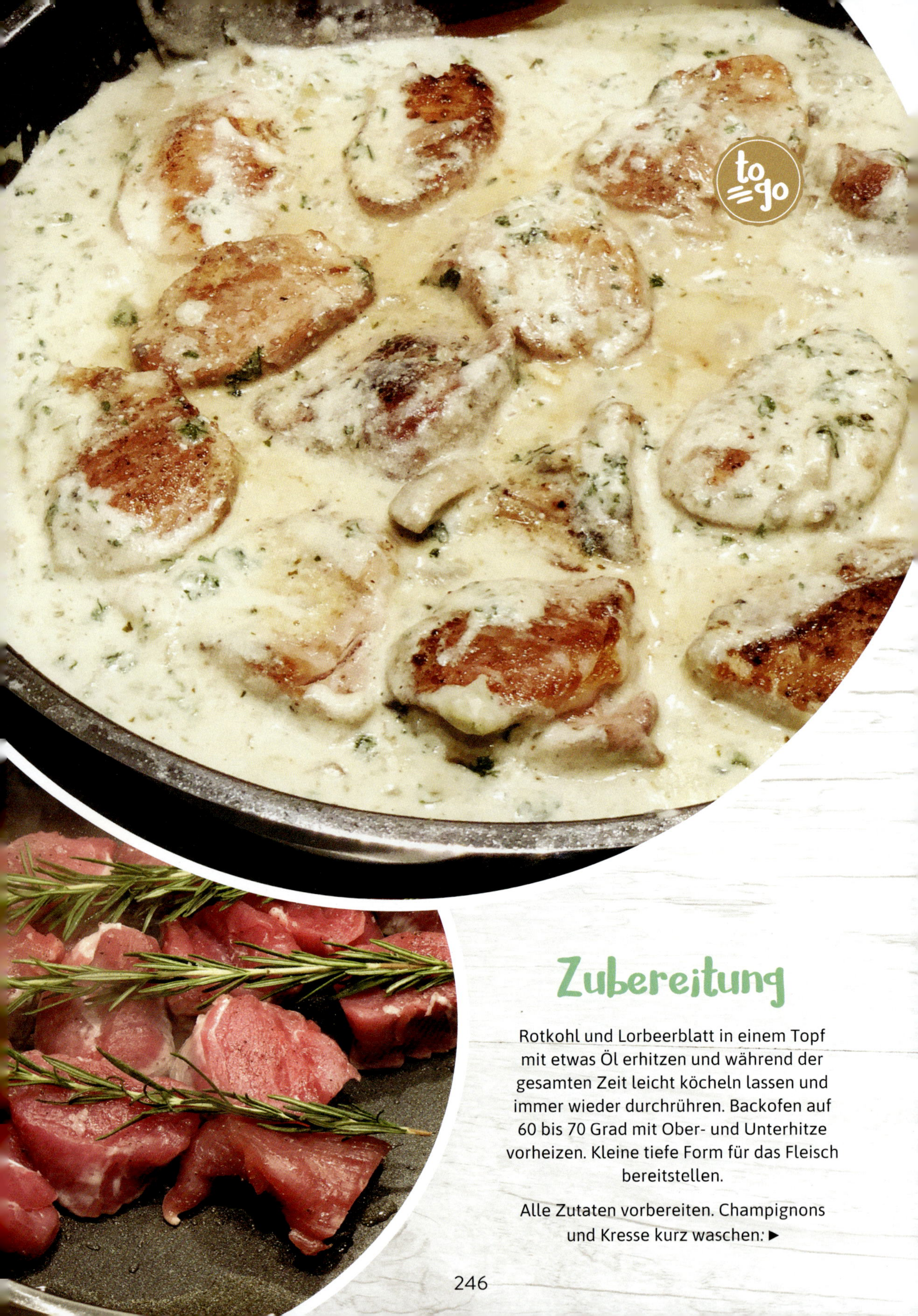

Zubereitung

Rotkohl und Lorbeerblatt in einem Topf mit etwas Öl erhitzen und während der gesamten Zeit leicht köcheln lassen und immer wieder durchrühren. Backofen auf 60 bis 70 Grad mit Ober- und Unterhitze vorheizen. Kleine tiefe Form für das Fleisch bereitstellen.

Alle Zutaten vorbereiten. Champignons und Kresse kurz waschen: ►

Schweinemedaillons in Champignon-Rahmsoße

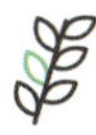	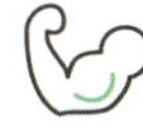	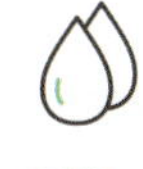		
22g	42g	37g	621	45
Kohlenhydrate	Eiweiß	Fett	Kalorien	Minuten

Zutaten

150g Schweinefilet
1 EL süßer Senf
1 kleine Zwiebel
10ml Kokosöl
1 Zweig Rosmarin
50ml Gemüsebrühe
50g Crème Fraîche
50ml saure Sahne
50g Champignons
50ml Milch
1 EL Mehl
etwas Salz & Pfeffer
etwas frische Petersilie
etwas frische Kresse
150g Rotkohl
1 Lorbeerblatt
1 TL Olivenöl

Pilze kleinschneiden. Zwiebel schälen und klein würfeln. Petersilie klein hacken. Alles bereitstellen. Schweinefilet in kleine Medaillons schneiden. Das Fleisch von beiden Seiten pfeffern und würzen.Kokosöl in einer Pfanne erhitzen. Die Zwiebeln kurz glasig anbraten und dann aus der Pfanne nehmen und zur Seite stellen.

Fleisch für je ca. 2 Minuten von jeder Seite anbraten. Rosmarin dazu auf das Fleisch in die Pfanne legen. Anschließend etwas Senf auf dem die Medaillons geben und verschmieren. Dann nochmal wenden und ein paar Sekunden anbraten. Anschließend das Fleisch aus der Pfanne nehmen und in der kleinen Form in den Ofen stellen. Gemüsebrühe direkt nach dem Fleisch in die Pfanne geben und sofort Crème Fraîche und die saure Sahne dazu geben und einrühren. Pilze dazu geben und alles aufkochen lassen.

Die Milch dazu geben und das Mehl unter ständigem Rühren in die Pfanne geben. Dann mit Salz und Pfeffer abschmecken. Rotkohl nicht vergessen: Immer wieder durchrühren und nicht anbrennen lassen. Wenn die Rahmsoße die passende Konsistenz hat (ggfs. noch Milch oder Wasser nachgießen und einrühren), die Medaillons aus dem Ofen nehmen und in die Soße geben. Das Fleisch hat im Ofen auch gut Flüssigkeit abgegeben. Die Flüssigkeit ebenfalls in die Pfanne geben.

Zwiebeln und Petersilie dazu geben und alles durchmischen und noch ein paar Minuten köcheln lassen. Zusammen mit dem Rotkraut auf einem Teller anrichten und mit den Medaillons mit frischer Kresse toppen.

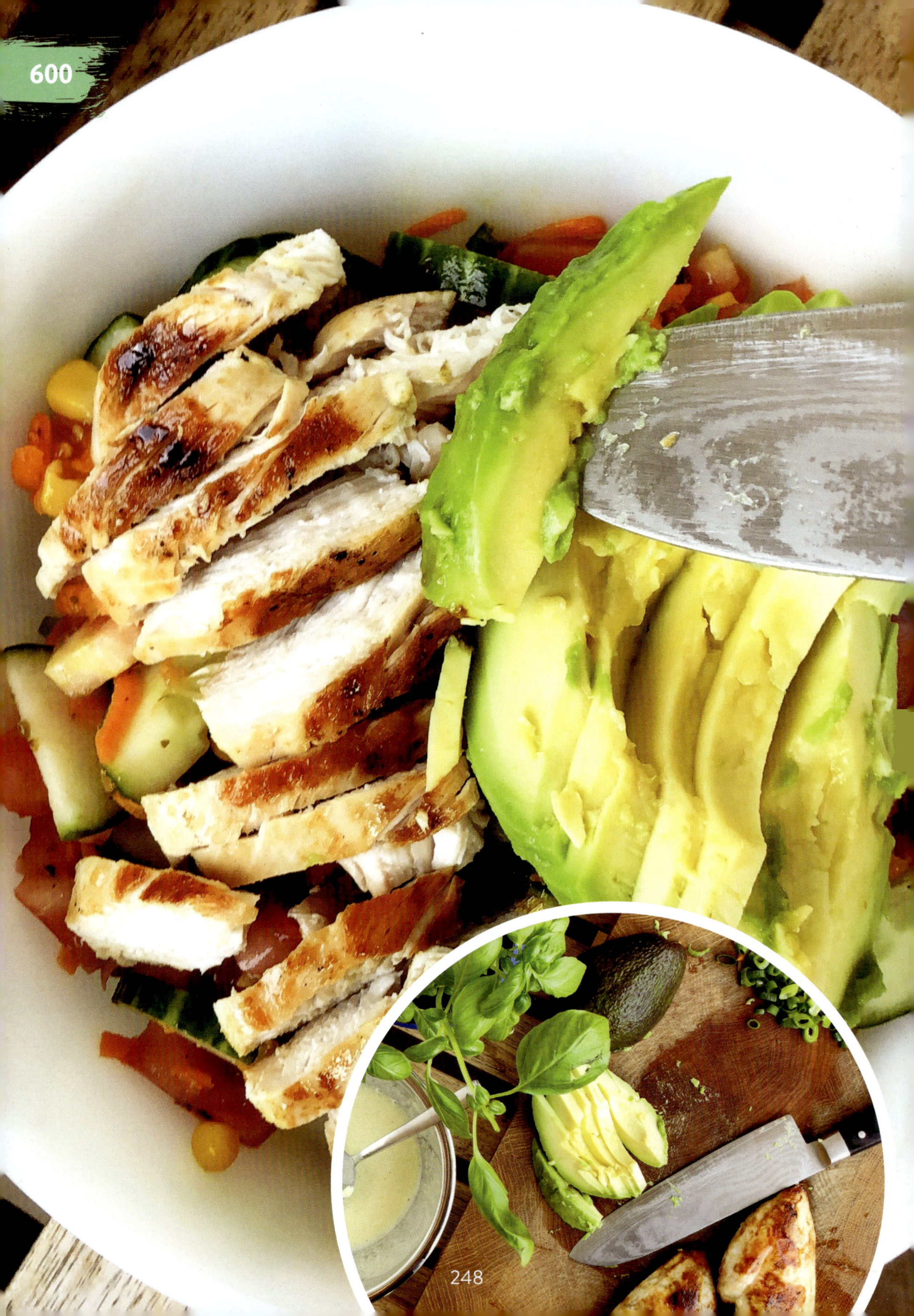

Hähnchen-Avocado-Bowl

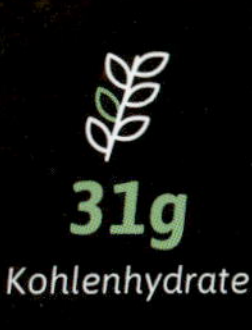

31g
Kohlenhydrate

39g
Eiweiß

32g
Fett

619
Kalorien

25
Minuten

Zutaten

150g Hähnchenbrustfilet
1/2 Salatgurke
1 Tomate
1 Karotte
1 EL Mais
1 Stange Frühlingszwiebel
1/2 Avocado
2 EL Olivenöl
1 TL Honig
2 EL Joghurt
1 TL Senf
30ml Milch
etwas Salz & Pfeffer

Zubereitung

Hühnerbrustfilet entweder auf dem Grill oder in einer Pfanne nebenher grillen/braten.

Gurke, Tomate waschen und kleinschneiden. Karotte schälen und mit einer Reibe in kleine Stücke reiben. Alles in eine Schüssel geben. Mais und einen Esslöffel Olivenöl dazu geben und alles mit Salz und Pfeffer durchmischen.

In einer kleinen extra Schüssel das Dressing vorbereiten: Joghurt, Senf, Milch, Honig und den Rest Olivenöl vermischen. Das Dressing sollte etwas flüssig sein.

Hähnchen vom Grill/aus der Pfanne nehmen und etwas abkühlen lassen. Dann in gleichmäßige Stücke schneiden.

Frühlingszwiebel waschen und in kleine Ringe schneiden. Avocado halbieren und die Hälfte in gleichmäßige Streifen schneiden.

Den Inhalt der großen Schüssel in einen großen Teller füllen. Fleisch und Avocado oben drauf platzieren und dann mit dem Dressing übergießen. Alles nochmals leicht nachwürzen und die Frühlingszwiebeln darüber verteilen.

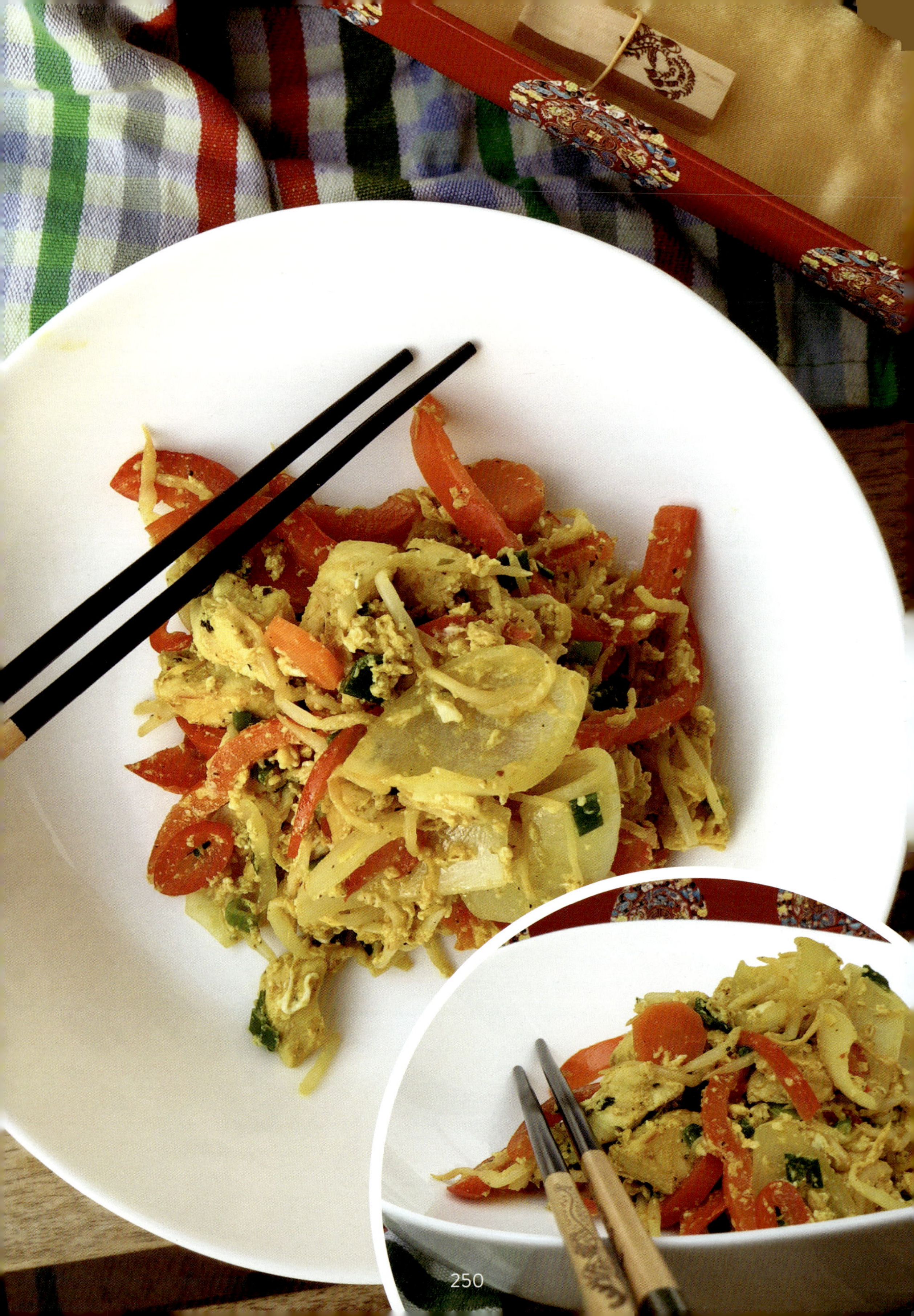

Asiatisches Hähnchen mit Gemüse und Ei

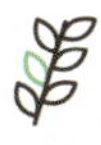	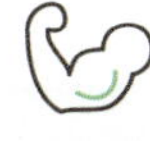			
27g	54g	30g	600	18
Kohlenhydrate	Eiweiß	Fett	Kalorien	Minuten

Zutaten

- 170g Hähnchenfilet
- 2 EL Kokosöl
- 1Zwiebel
- 1 Paprika (rot)
- 1/2 Dose Mungobohnenkeimlinge
- 1 Karotte
- 2 Eier
- 1 Stange Frühlingszwiebeln
- etwas Salz & Pfeffer
- etwas Kurkuma
- etwas Curry
- etwas Chiliflocken

Zubereitung

Hähnchen unter kaltem Wasser abwaschen und trocken tupfen. Dann in kleine Stücke schneiden. Gemüse waschen und ggfs. entkernen. Dann kleinschneiden: Die Paprika in Streifen, die Zwiebel vierteln und dann per Hand die Schalen auseinandernehmen. Frühlingszwiebeln und Karotte in kleine Ringe.

Kokosöl in einer Pfanne erhitzen und das Hähnchen darin mehrere Minuten anbraten. Regelmäßig durchrühren. Hitze vom Herd reduzieren und das Gemüse dazu geben und mehrere Minuten anbraten.

Mungobohnenkeimlinge abgießen (oder frisch) und dem Gemüse unterheben. Dann alles mit den Gewürzen abschmecken.

Eier in eine Tasse schlagen und verquirlen. Dann in die Pfanne geben. Pfanne dann direkt vom Herd nehmen und alles durchmengen bis das Ei stockt. Dann direkt servieren.

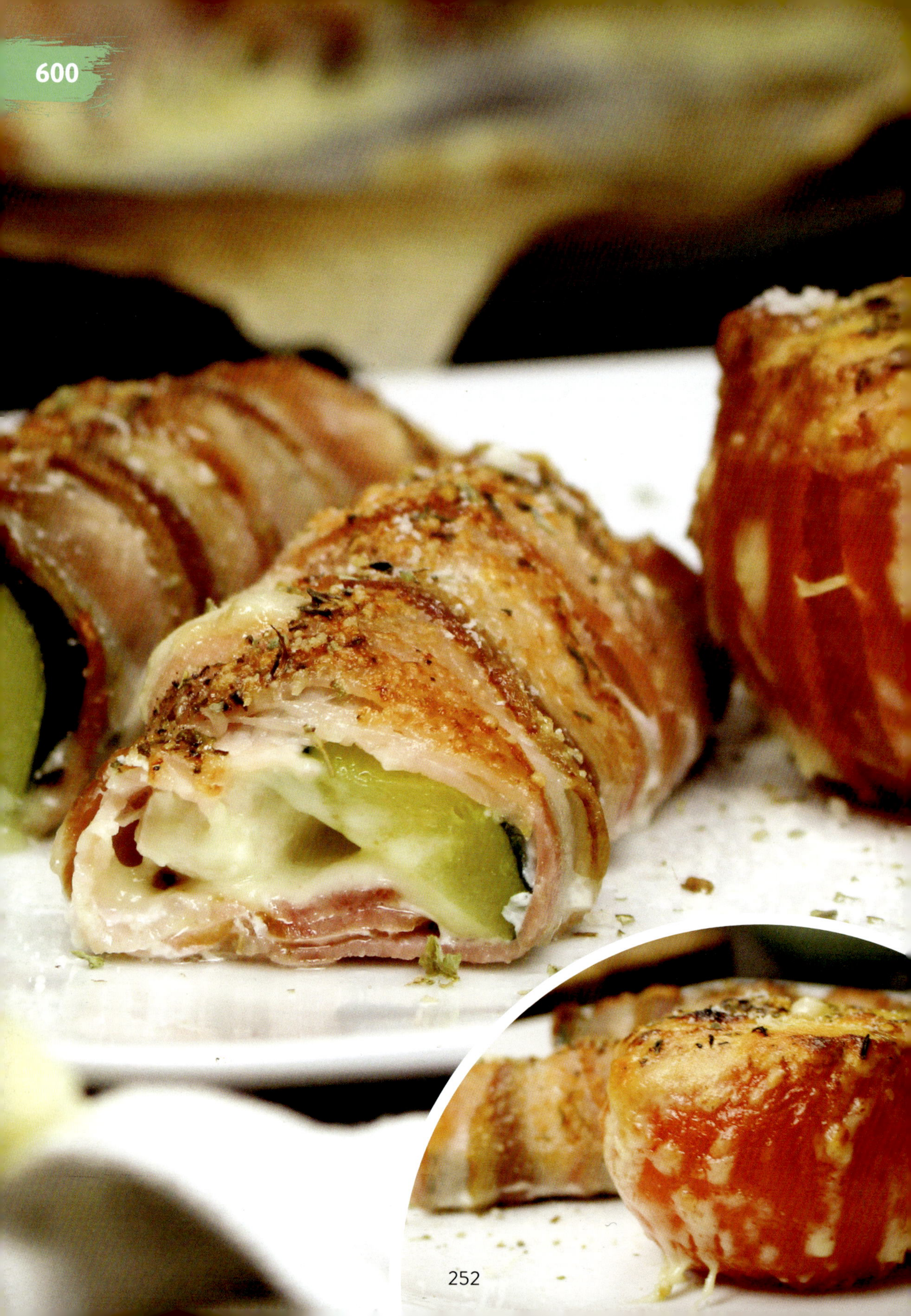

Hähnchen-Bacon-Rolle

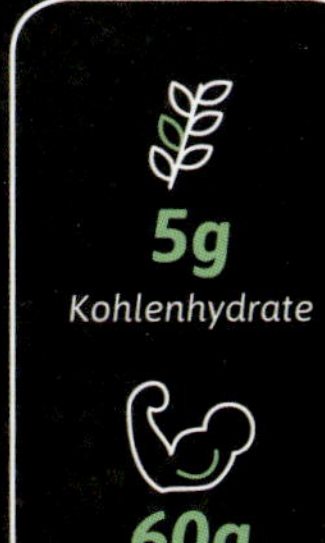

5g Kohlenhydrate

60g Eiweiß

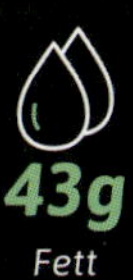

43g Fett

649 Kalorien

35 Minuten

Zutaten

125g Hähnchen-Innenfilet
90g Bacon
80g Gouda
etwas Parmesan, gerieben
50g Zucchini
1 Tomaten
etwas Pfeffer
etwas Kräuter

Zubereitung

Backofen auf ca. 200 °C Oberhitze (oder Oberhitze mit Umluft) vorheizen. Backblech mit Backpapier bereitstellen.

Zucchini, Tomaten abwaschen. Den Gouda und Zucchini (oder andere Gemüsereste) in lange dünne Scheiben schneiden & bereithalten. Das Filet kurz unter kaltem Wasser abwaschen & trockentupfen. Ebenfalls in lange dünne Streifen schneiden, so dass diese gleichmäßig in der Bacon-Rolle verteilt werden können.

Bacon in einer geschlossenen Fläche (jede Scheibe leicht überlappend) auf das Backblech legen (eine Packung Bacon (ca. 90g) ergibt ca. eine Rolle). Die Füllung (Hähnchen, Gemüse und etwas Käse) auf den Bacon legen & dann vorsichtig einrollen.

Die Tomaten oben aufschneiden und ebenfalls mit Käse bedecken und zu den Bacon-Rollen auf das Backblech geben. Eventuell auch von der Unterseite der Tomate etwas abschneiden, damit die Tomate besser auf dem Backblech stehen bleibt.

Alles für ca. 20 Minuten im Ofen backen. Alle paar Minuten beobachten: Falls der Bacon schon vor den 20 Minuten schön knusprig aussieht, das Blech kurz herausholen und die Rolle mit zwei Gabeln wenden. Anschließend nochmal ca. 5 Minuten backen.

Aus dem Ofen nehmen und die Rollen mit einem scharfen Messer zerteilen. Zusammen mit 1-2 überbackenen Tomaten auf einem Teller anrichten und mit Kräutern (zum Beispiel Majoran, Thymian, Petersilie etc.) überstreuen.

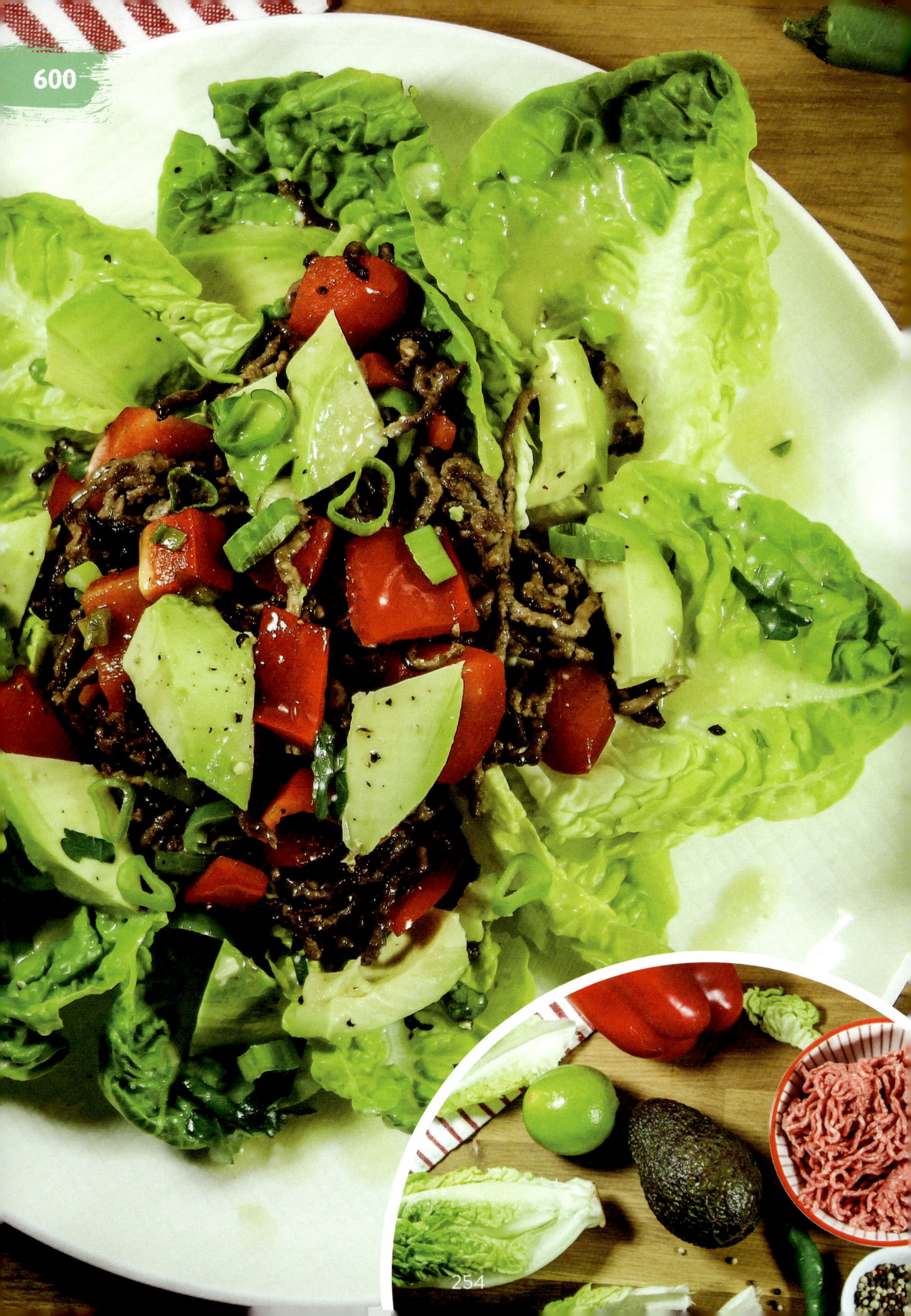
600

Romanasalat mit Hackfleisch

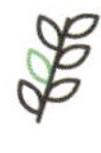				
17g	29g	48g	636	20
Kohlenhydrate	Eiweiß	Fett	Kalorien	Minuten

Zutaten

125g Hackfleisch
100g Romanasalat
1/2 Avocado
1/2 Peperoni
60g Paprika
30g Zwiebel
etwas Petersilie
20g Lauchzwiebel
1,5 EL Olivenöl
2 EL Limettensaft
1 EL Miracel Whip
1,5 EL Hot Pepper Sauce
etwas Salz & Pfeffer

Zubereitung

Salat waschen und gut trocken schleudern.

Zwiebel hacken und in einer Pfanne mit 1/2 EL Olivenöl glasig andünsten. Hackfleisch hinzufügen und krümelig anbraten. Mit Salz und Pfeffer würzen.

Paprika, Lauchzwiebel und Peperoni waschen und in Stücke schneiden. In die Pfanne zum Hackfleisch geben und kurz mitbraten. 1 EL Limettensaft und 1 EL Hot Pepper Sauce einrühren.

Für das Dressing 1 EL Olivenöl, 1 EL Limettensaft, Miracle Whip und 1/2 EL Hot Pepper Sauce verrühren. Mit Salz und Pfeffer würzen. Petersilie waschen, hacken und einrühren.

Salat auf einen Teller anrichten. Hackfleisch darüber geben. Avocado halbieren, mit etwas Limettensaft beträufeln und in Stücke schneiden. Salat mit den Avocadostücken garnieren und mit Salz und Pfeffer würzen. Das Dressing darüber träufeln.

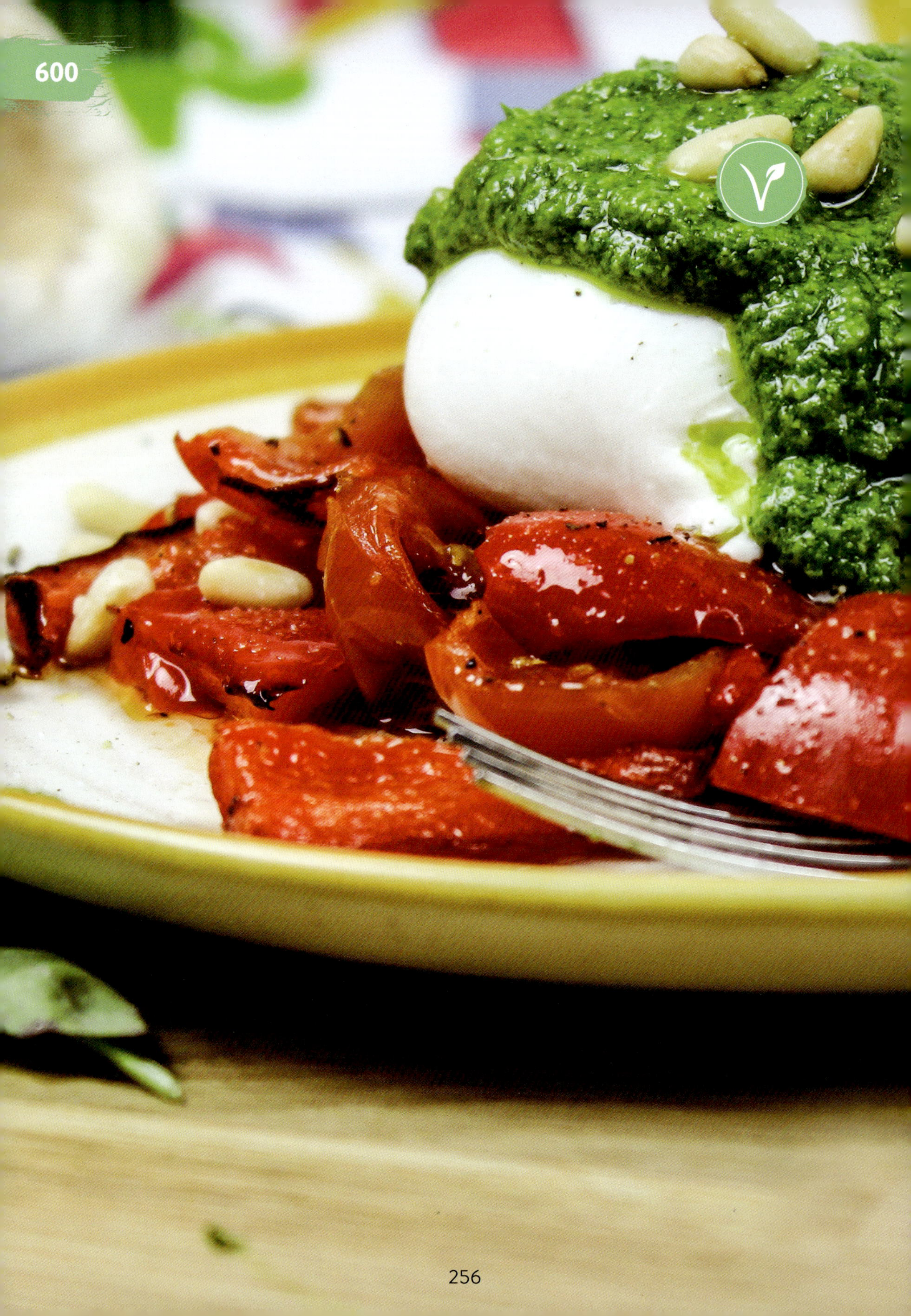
600

Burrata mit Ofengemüse

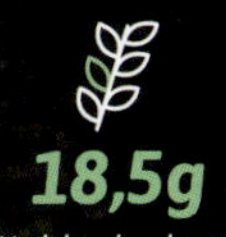

18,5g
Kohlenhydrate

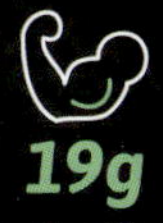

19g
Eiweiß

58g
Fett

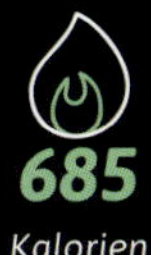

685
Kalorien

30
Minuten

Zutaten

1 Burrata
100g Kirschtomaten
100g Paprika
50g Rucola
10g Parmesan
1 EL Zitronensaft
20g Pinienkerne
2 EL Olivenöl
1 Knoblauchzehe
etwas Chiliflocken
etwas Salz & Pfeffer

Zubereitung

Ofen auf 200 Grad vorheizen.

Paprika und Tomaten waschen. Tomaten halbieren und Paprika in Stücke schneiden. Beides mit 1 EL Olivenöl vermischen. Mit Salz, Pfeffer und Chiliflocken würzen und in eine Auflaufform füllen. Im Ofen für etwa 20 Minuten backen.

Pinienkerne in einer Pfanne ohne Fett anrösten. 1 TL zur Seite stellen und den Rest in eine Schüssel geben.

Für das Pesto Rucola waschen und gut trocken schütteln. Zu den Pinienkernen in die Schüssel geben. 1 EL ÖL, Zitronensaft und Parmesan hinzufügen. Knoblauchzehe fein hacken und ebenfalls hinzufügen. Mit Salz und Pfeffer würzen. Alles mit dem Stabmixer pürieren.

Ofengemüse auf einem Teller anrichten. Burrata auf dem Gemüse platzieren. Pesto darüber geben und mit den restlichen Pinienkernen garnieren.

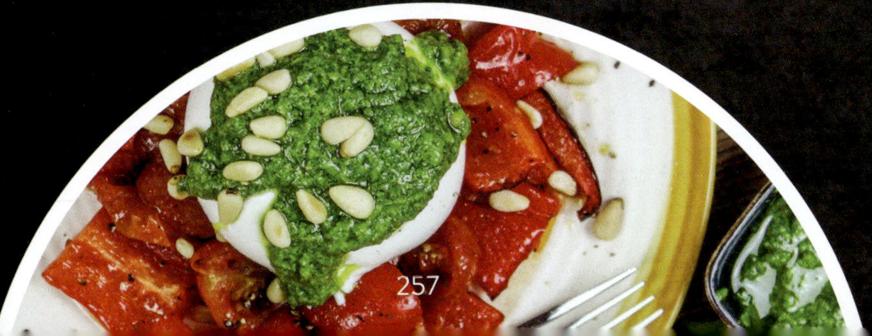

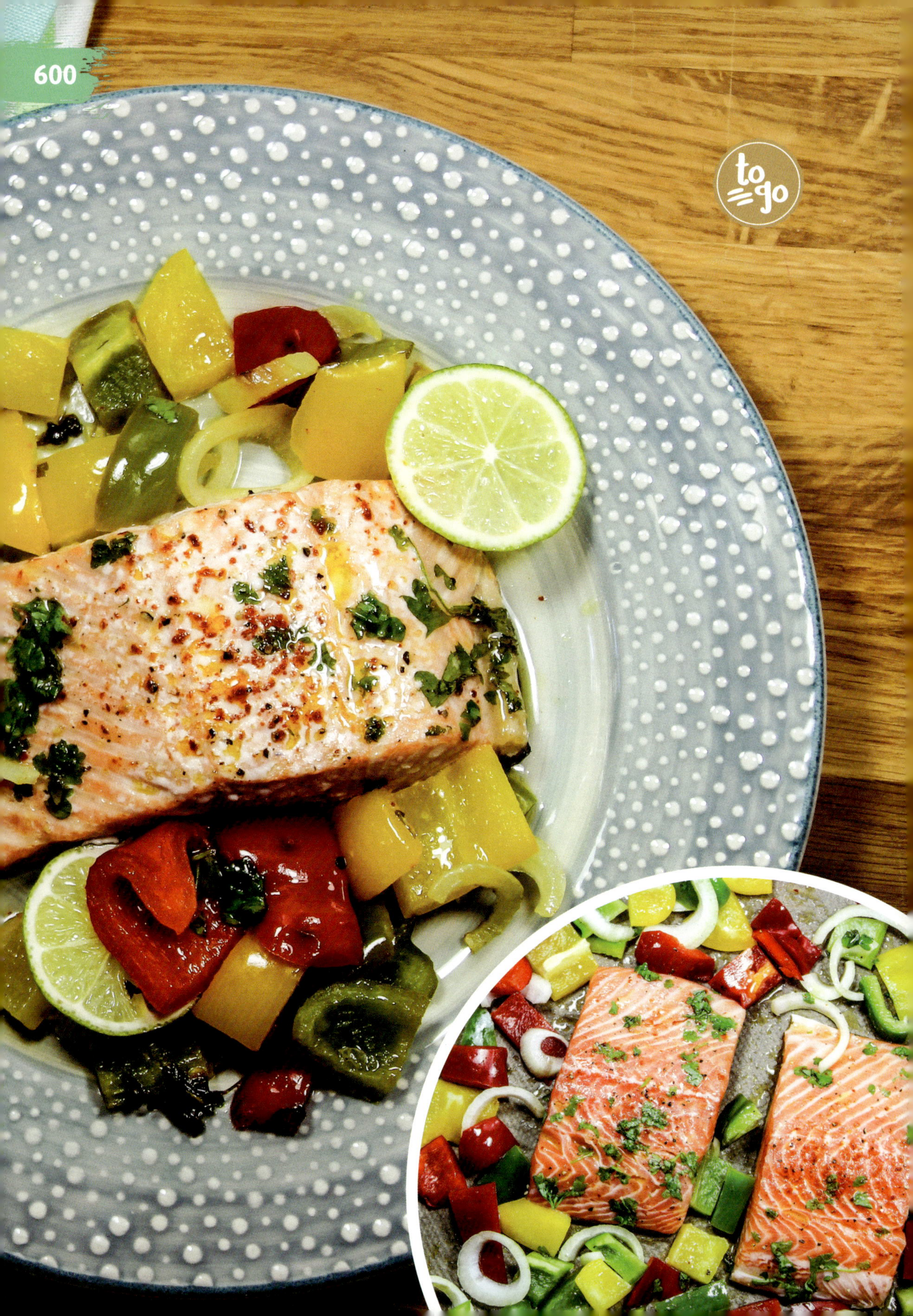
to go

Lachs mit Paprikagemüse vom Blech

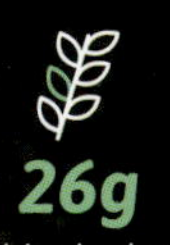

26g
Kohlenhydrate

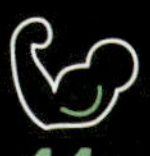

44g
Eiweiß

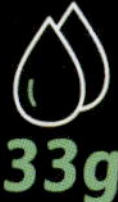

33g
Fett

624
Kalorien

25
Minuten

Zutaten für 2 Portionen

2 Lachsfilets
2 Paprika
1 Zwiebel
1 Knoblauchzehe
1/2 Bund Petersilie
3 Limetten
2 EL Öl
2 EL Wasser
1 EL Honig
etwas Chiliflocken
etwas Salz & Pfeffer

Zubereitung

Ofen auf 200 Grad vorheizen.

Paprika waschen und in Stücke schneiden. Zwiebel in Ringe schneiden. Petersilie und Knoblauch hacken. 2 Limetten auspressen, 1 Limette in Scheiben schneiden.

Olivenöl, Wasser, Honig, Limettensaft, Knoblauch und Petersilie zu einer Marinade vermischen. Mit Chiliflocken, Salz und Pfeffer würzen.

Lachsfilets mit den Paprikastücken und den Zwiebelringen auf dem Backblech verteilen und die Hälfte der Marinade darüber geben. Eventuell nochmals mit Salz und Pfeffer würzen. Im Ofen für 10 Minuten backen.

Den fertigen Lachs mit der restlichen Marinade begießen und mit den Limettenscheiben servieren.

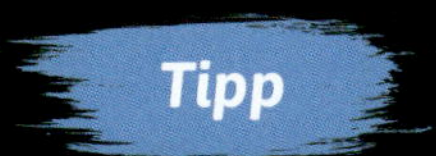

Bezüglich Aufwand und Gemüse empfehlen sich immer mindestens zwei Portionen. Nährwerte beziehen sich auf eine Portion.

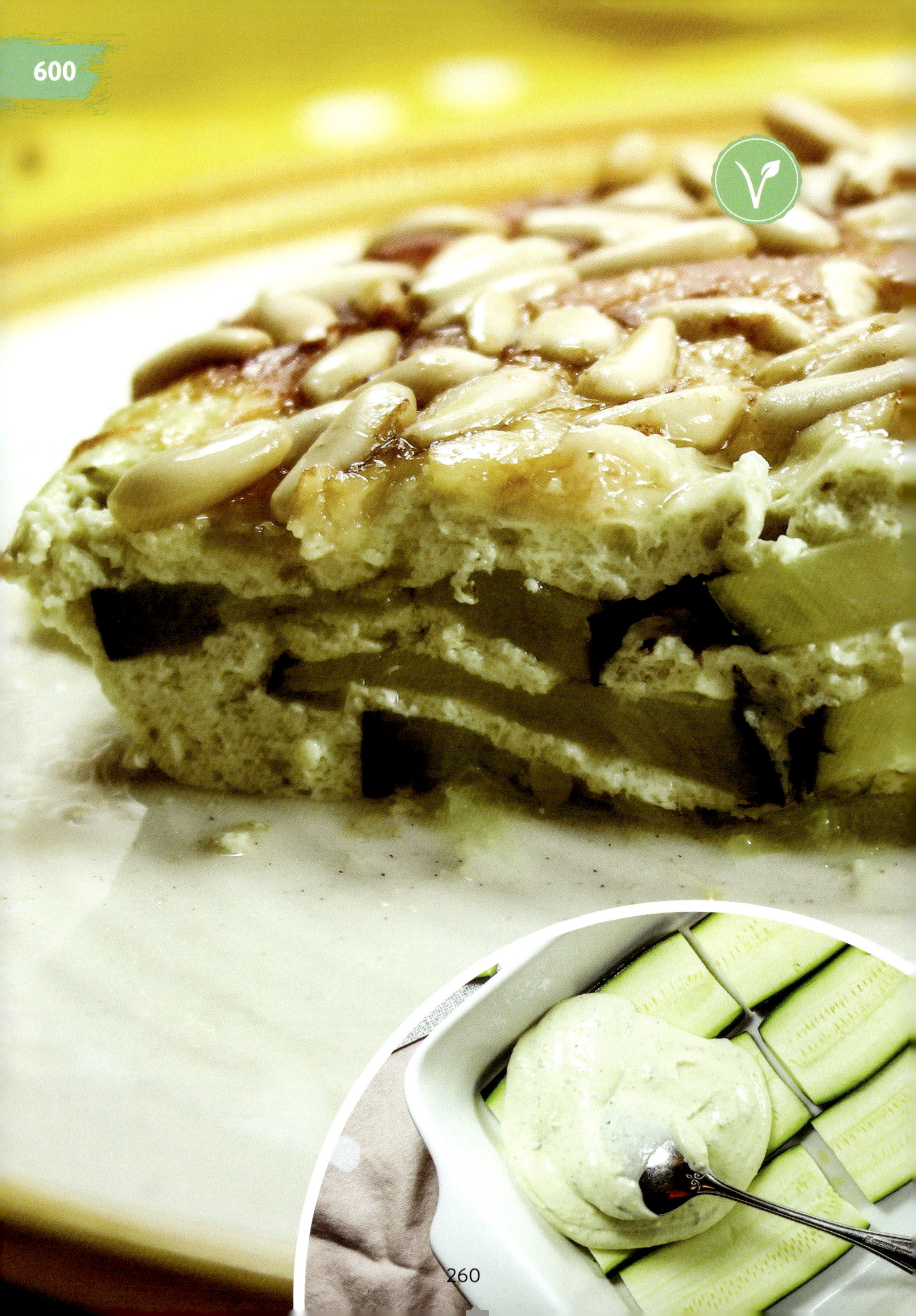

Zucchini-Lasagne

	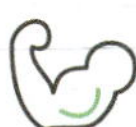	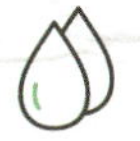	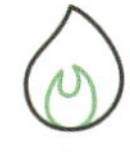	
19g	56g	35g	628	55
Kohlenhydrate	Eiweiß	Fett	Kalorien	Minuten

Zutaten

1 große Zucchini
250g Magerquark
1 Ei
2 TL grünes Pesto
1 TL Olivenöl
40g Parmesan
10g Pinienkerne
etwas Salz & Pfeffer

Zubereitung

Ofen auf 180 Grad vorheizen.

Zucchini waschen. Quer halbieren und längs in feine Scheiben schneiden.

Quark und Ei gut miteinander verrühren. Parmesan reiben und die Hälfte zu der Quark-Mischung geben. Pesto hinzufügen. Nochmals verrühren und mit Salz und Pfeffer abschmecken.

Kleine Auflaufform einfetten. Eine Schicht Zucchini in die Form legen. Mit Salz und Pfeffer würzen. Quarkmasse darüber verteilen. Vorgang wiederholen und mit einer Quarkschicht abschließen. Den restlichen Parmesan und die Pinienkerne darüberstreuen.

Im Ofen für etwa 45 Minuten backen.

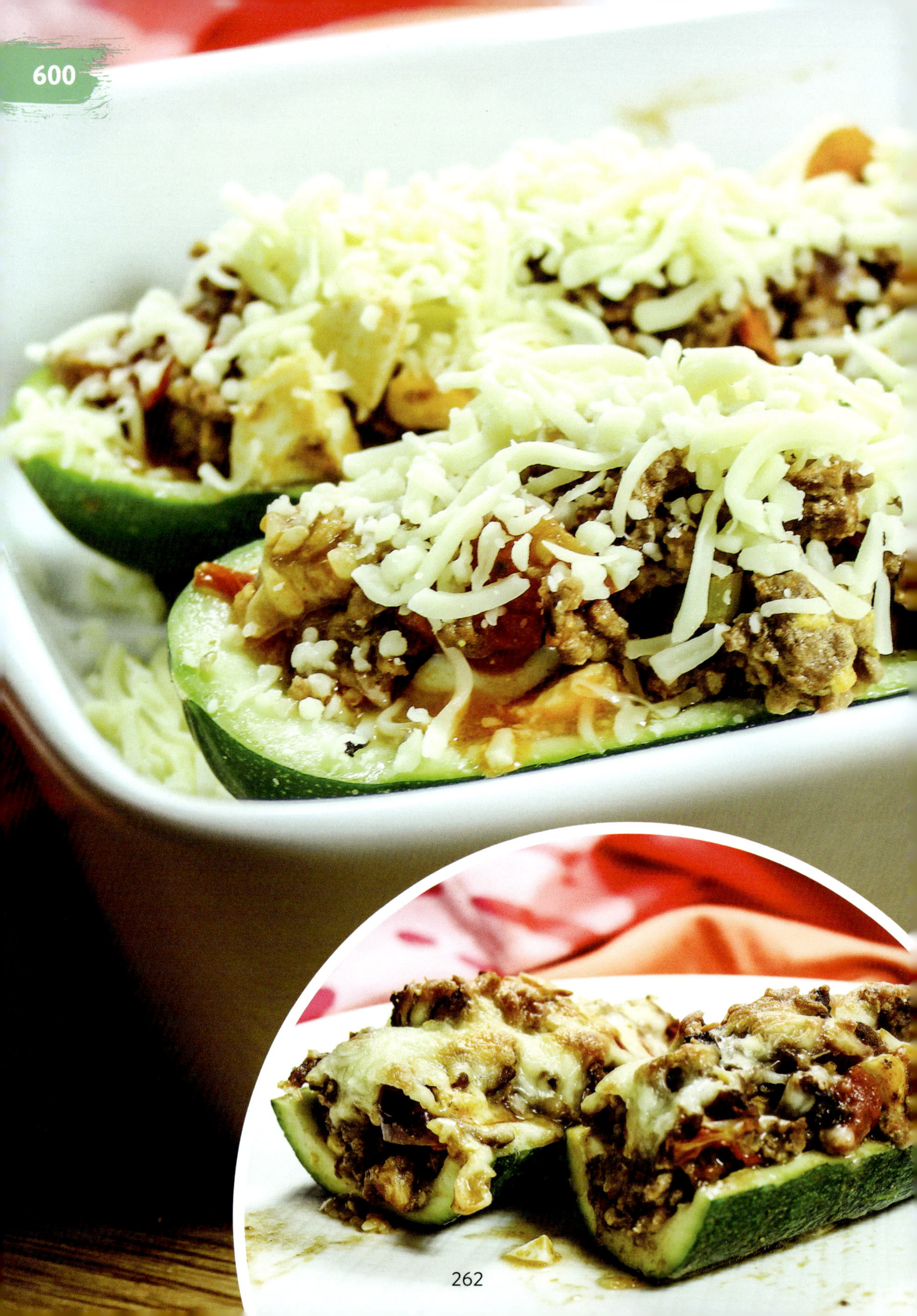

Gefüllte Zucchini mit Ei

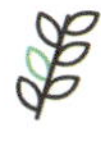		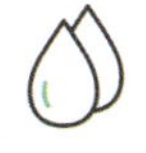		
20g	47g	21,5g	647	45
Kohlenhydrate	Eiweiß	Fett	Kalorien	Minuten

Zutaten

125g Rinderhack
1 Ei
1 Zucchini
40g Zwiebel
1 Knoblauchzehe
100g Kirschtomaten
30g Lauchzwiebel
1 TL Tomatenmark
80g gestückelte Tomaten
75ml Gemüsebrühe
1 EL Olivenöl
20g Gouda, gerieben
etwas Paprikapulver
etwas Salz & Pfeffer

Zubereitung

Ofen auf 190 Grad vorheizen.

Ei 10 Minuten hart kochen, abgießen und abkühlen lassen.

Zucchini waschen und abtrocknen. Längs halbieren und aushöhlen. Das Fruchtfleisch mit einem Teelöffel herauslösen, hacken und zur Seite stellen. Die Zucchinihälften mit Salz und Pfeffer würzen und in eine Auflaufform legen.

Zwiebel und Knoblauch hacken und in heißem Olivenöl etwa 1-2 Minuten anbraten. Hackfleisch dazugeben und 5 Minuten anbraten. Tomatenmark hinzufügen und kurz anschwitzen. Tomaten waschen, halbieren und mit dem Zucchinifleisch zum Hackfleisch geben. Gestückelte Tomaten unterrühren. Mit Paprikapulver, Salz und Pfeffer würzen. Gemüsebrühe angießen und alles für etwa 10 Minuten köcheln lassen.

Lauchzwiebel waschen und in Ringe schneiden. Ei pellen und in kleine Stücke schneiden. Beides zu der Hackfleischfüllung geben und vorsichtig unterrühren.

Die Zucchinihälften mit der Hackfleischmasse füllen. Den Käse darüberstreuen und im Ofen für etwa 25 Minuten überbacken.

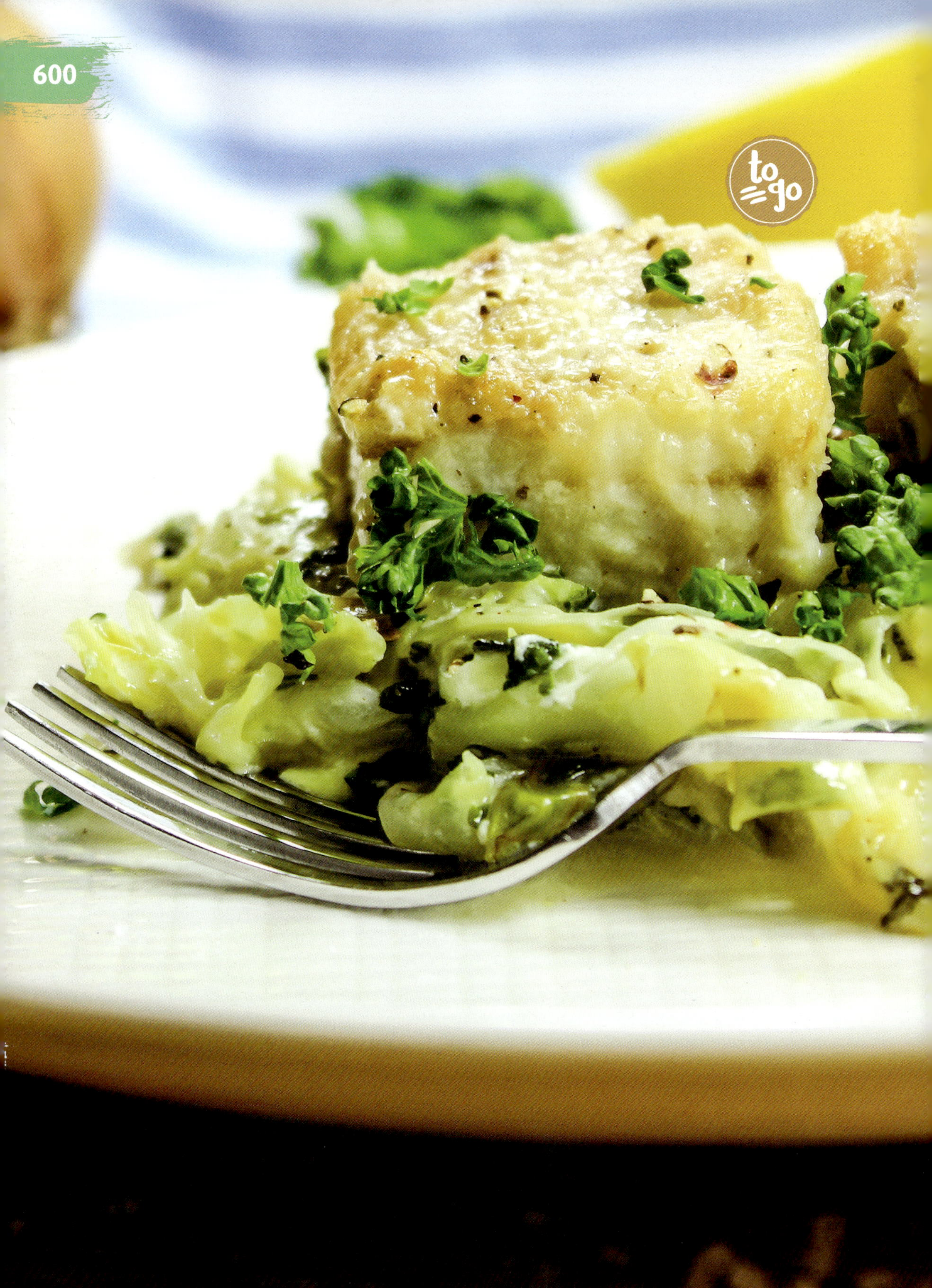
600
to go

Lachs auf Chinakohl

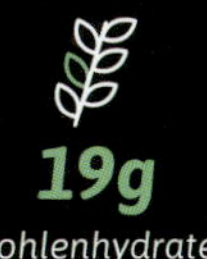

19g
Kohlenhydrate

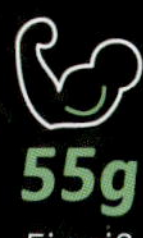

55g
Eiweiß

40g
Fett

654
Kalorien

45
Minuten

Zutaten

150g Chinakohl
30g Zwiebel
1 Knoblauchzehe
etwas Petersilie
1 EL Zitronensaft
150g Seelachsfilet
100ml Kochsahne
50ml Milch
1 TL Honig
1 TL Senf
50g Parmesan
etwas Dill, getrocknet
etwas Thymian
1 EL Rapsöl
etwas Salz & Pfeffer

Zubereitung

Ofen auf 200 Grad vorheizen.

Knoblauch und Zwiebeln würfeln. Den Chinakohl in Streifen schneiden, waschen und gut abtropfen lassen. Öl in einer Pfanne erhitzen und den Kohl mit Zwiebeln und Knoblauch kurz anbraten und 10 Minuten bei niedriger Temperatur schmoren lassen. Mit Salz und Pfeffer würzen.

Sahne, Milch, Honig, Senf und etwas Thymian gut miteinander verrühren und ebenfalls würzen. Parmesan reiben und die Hälfte davon hinzufügen und unterrühren. Sahne-Mischung zum Spitzkohl geben. Petersilie hacken und ebenfalls hinzufügen. Alles in eine Auflaufform füllen.

Lachs mit Zitronensaft beträufeln und rundherum mit Salz und Pfeffer würzen. In die Auflaufform legen. Den restlichen Käse darüberstreuen. Im heißen Ofen etwa 25 Minuten backen.

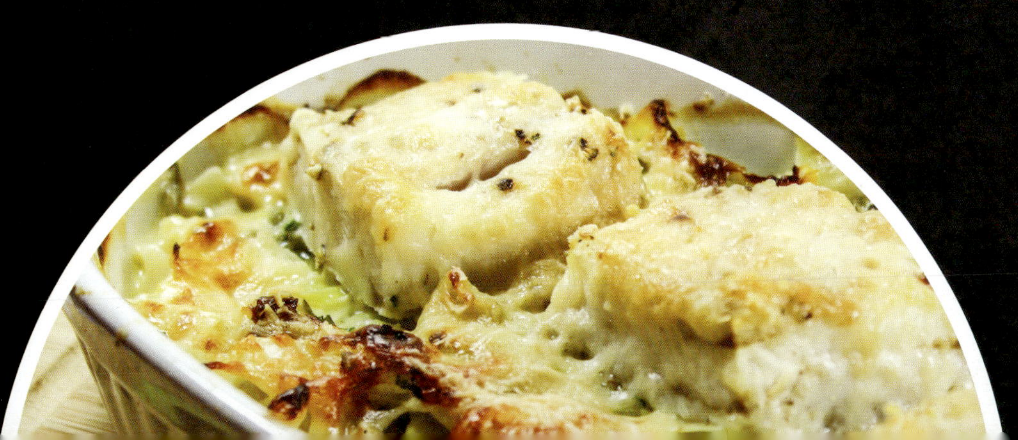

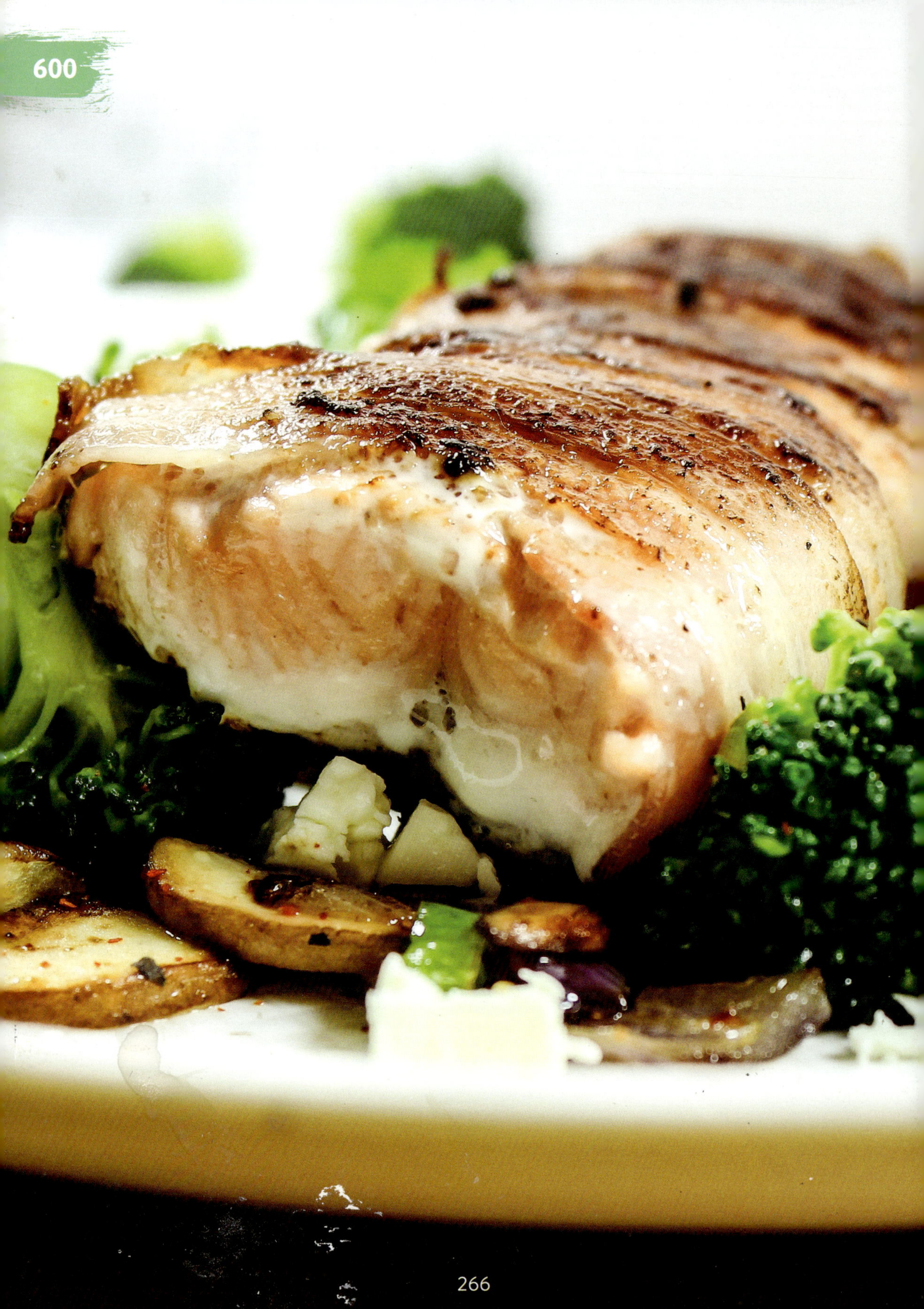
600

Lachs im Speckmantel

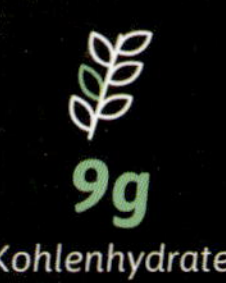

9g
Kohlenhydrate

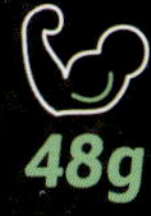

48g
Eiweiß

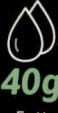

40g
Fett

620
Kalorien

20
Minuten

Zutaten

125g Lachsfilet
35g Bacon
100g Brokkoli
100g Champignons
40g Zwiebel
1 Knoblauchzehe
1 Stange Lauchzwiebel
1 EL Olivenöl
50g Feta
etwas Chiliflocken
etwas Salz & Pfeffer

Zubereitung

Gemüse putzen. Brokkoli in Röschen zerteilen und Champignons in Scheiben schneiden. Frühlingszwiebel, Zwiebel und Knoblauch hacken.

Lachs waschen und trocken tupfen. Mit den Speckscheiben umwickeln.

Olivenöl in einer Pfanne erhitzen. Zwiebel und Knoblauch darin kurz anschwitzen. Brokkoli, Champignons und Frühlingszwiebel hinzufügen und bei mittlerer Hitze etwa 10 Minuten braten. Mit Salz, Pfeffer und Chiliflocken würzen.

Währenddessen den Lachs ohne Öl in einer zweiten Pfanne von beiden Seiten gut anbraten.

Gemüse auf einen Teller geben. Feta zerbröseln und darüber streuen. Lachs aus der Pfanne nehmen, auf dem Gemüse platzieren und servieren.

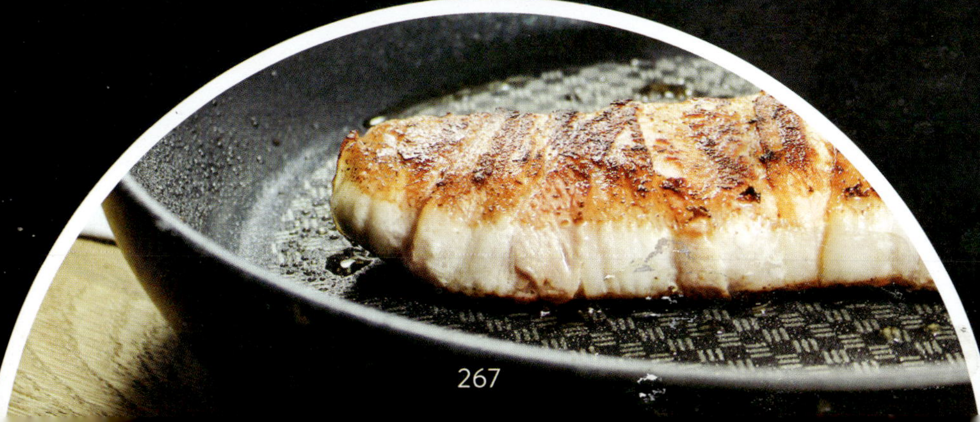

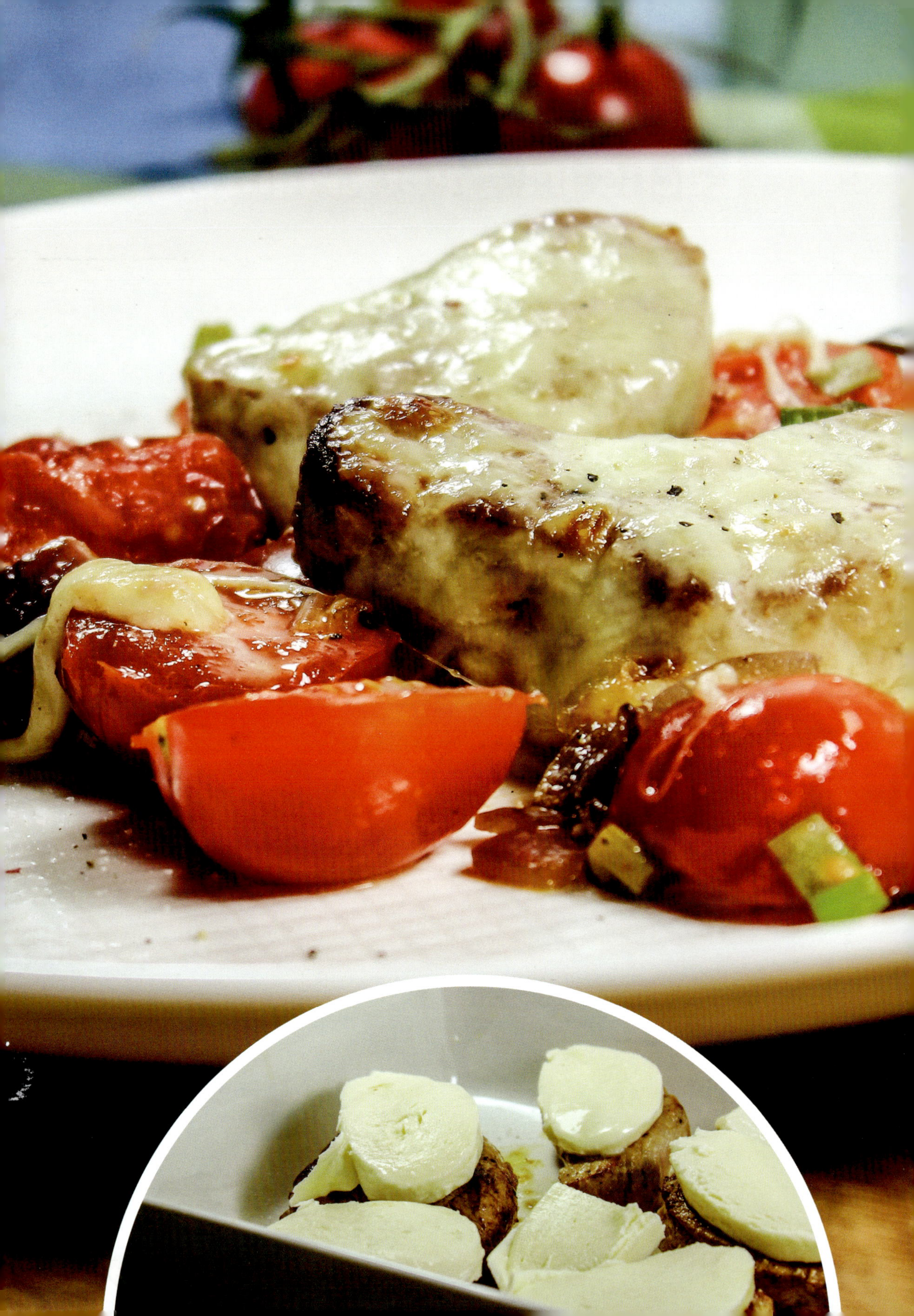

Überbackene Schweinefilets

	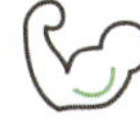			
5,5g	68g	36g	629	55
Kohlenhydrate	Eiweiß	Fett	Kalorien	Minuten

Zutaten

200g Schweinefilets
125g Mozzarella
100g Cherrytomaten
40g Zwiebel
30g Frühlingszwiebel
1 Knoblauchzehe
1 EL Olivenöl
etwas Salz & Pfeffer

Zubereitung

Ofen auf 180 Grad vorheizen.

Schweinefilet von Sehnen befreien und in kleine Medaillons schneiden. Mit Salz und Pfeffer würzen. Olivenöl in einer Pfanne erhitzen und die Medaillons darin etwa 5 Minuten von beiden Seiten scharf anbraten. Aus der Pfanne nehmen und in eine Auflaufform legen.

Mozzarella in Scheiben schneiden und auf die Medaillons legen. Im Ofen etwa 15 Minuten überbacken.

Währenddessen Zwiebel und Knoblauch hacken und im restlichen Bratfett andünsten. Kirschtomaten waschen und halbieren. Frühlingszwiebel waschen und in Ringe schneiden. Beides in die Pfanne geben und etwa 3 Minuten andünsten. Mit Salz und Pfeffer würzen. Schweinefilets aus dem Ofen nehmen und mit den Tomaten anrichten.

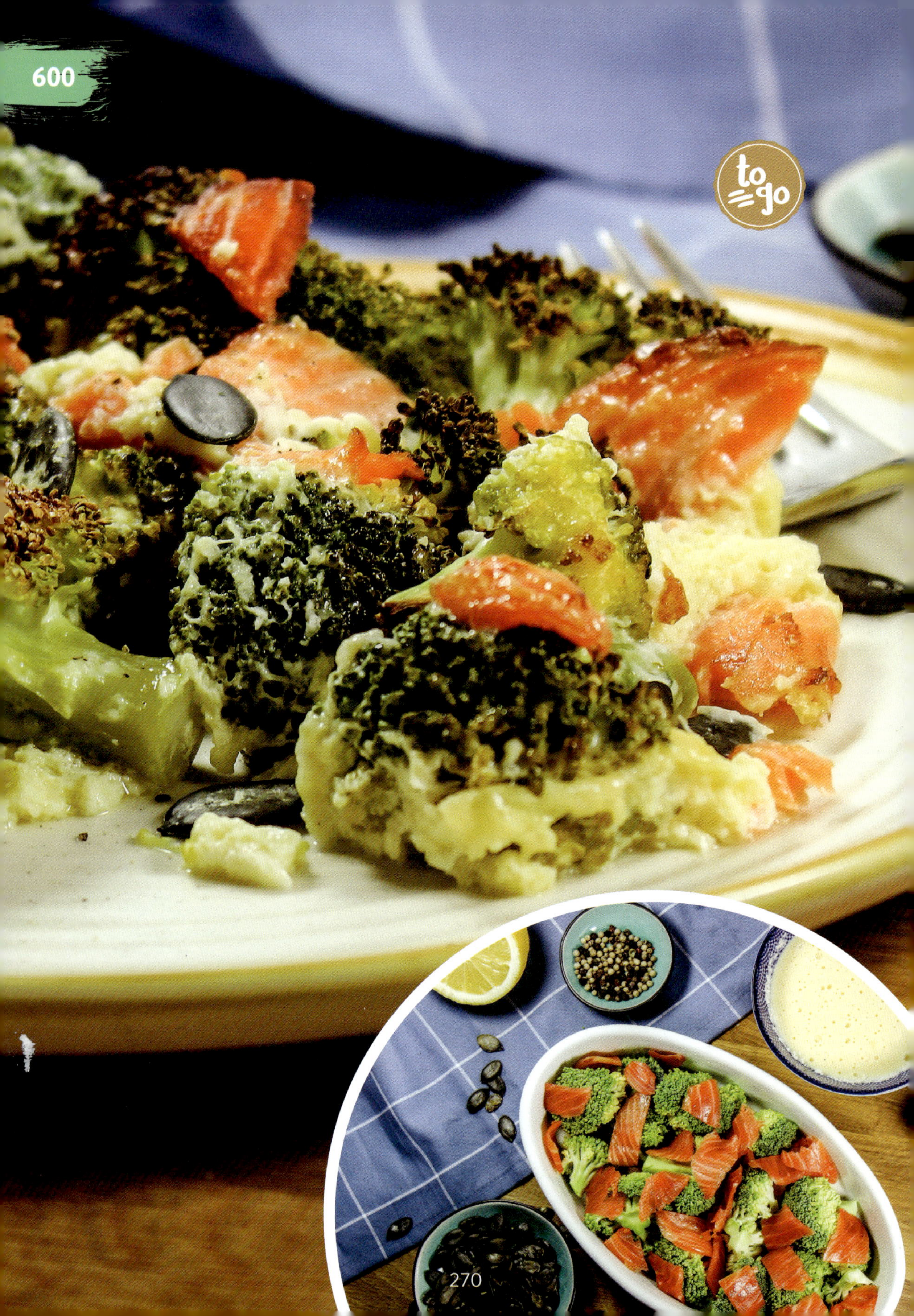
600
to go

Brokkoli-Lachs Gratin

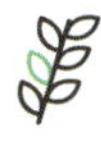	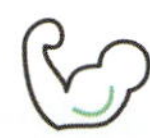	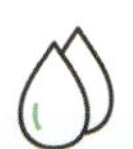		
15g	49g	47g	662	40
Kohlenhydrate	Eiweiß	Fett	Kalorien	Minuten

Zutaten

250g Brokkoli
60g Räucherlachs
1 Ei
100ml Kochsahne (15%)
30g Parmesan, gerieben
20g Kürbiskerne
etwas Salz & Pfeffer

Zubereitung

Ofen auf 180 Grad vorheizen.

Brokkoli putzen, in Röschen zerteilen und in eine Gratinform geben.

Lachs in Streifen schneiden und mit Zitronensaft beträufeln. Auf dem Brokkoli verteilen.

Ei mit Sahne verquirlen und mit Salz und Pfeffer würzen. Parmesan unterrühren. Ei-Mischung über den Brokkoli gießen und im Ofen für 30-35 Minuten backen. Vor dem Servieren die Kürbiskerne über das Gratin streuen.

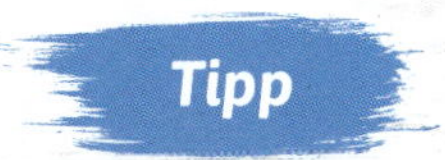

Perfekt dazu macht sich ein leichter gemischter Salat mit einfachem Dressing. Rezepte findest du in der Kategorie **Salate**.

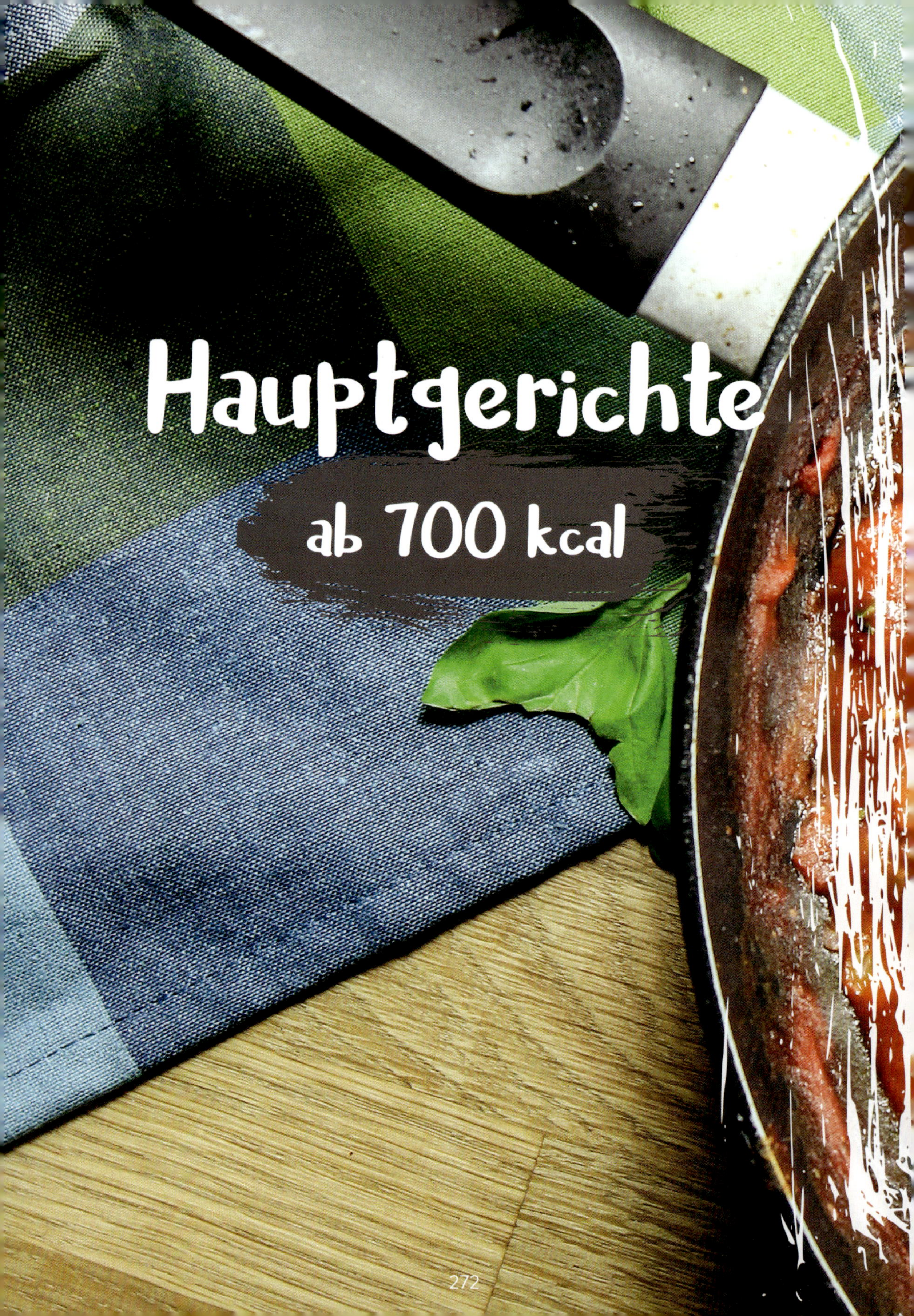

Hauptgerichte

ab 700 kcal

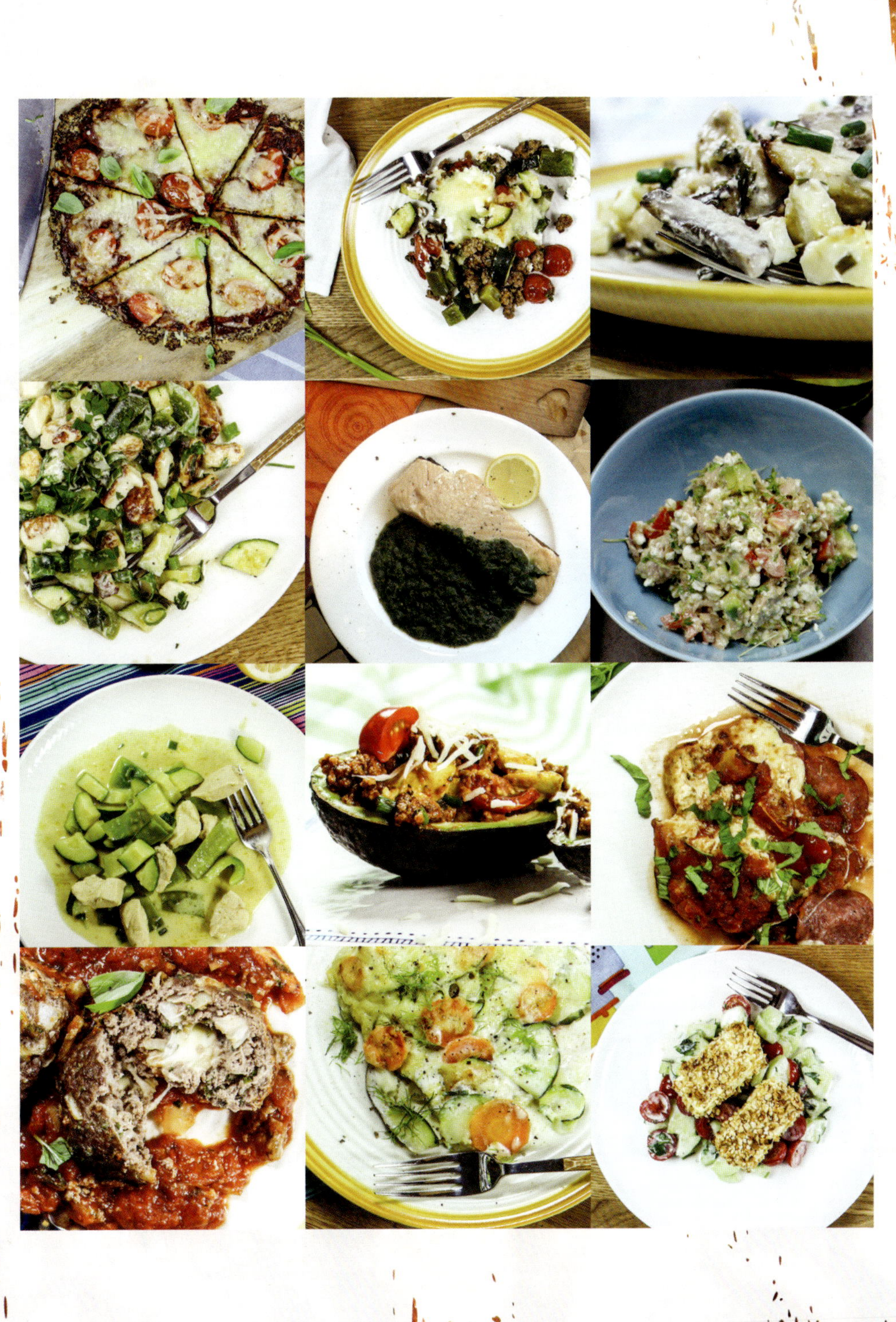

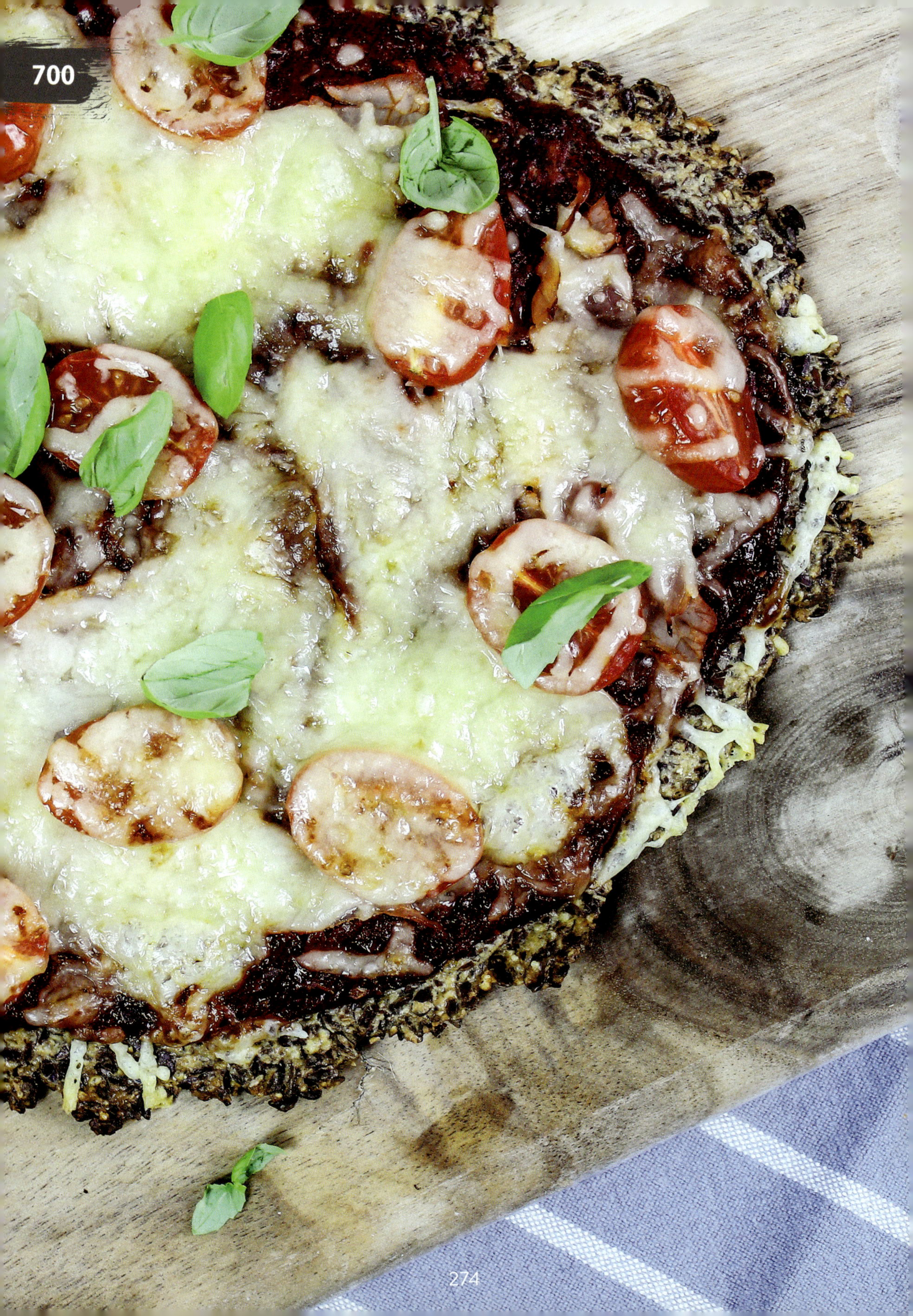
700

Leinsamen-Pizza

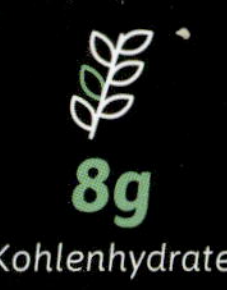

8g
Kohlenhydrate

68g
Eiweiß

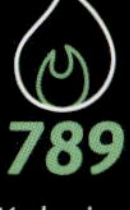

48g
Fett

789
Kalorien

30
Minuten

Zutaten

70g geschrotete Leinsamen
1 Ei
50g Parmesan
50g passierte Tomaten
40g Reibekäse
5 Kirschtomaten
1 Scheibe Schinken
etwas Basilikum
1/2 TL italienische Kräuter
etwas Salz & Pfeffer

Zubereitung

Ofen auf 220 Grad vorheizen. Backblech mit Backpapier auslegen.

Geschrotete Leinsamen mit Parmesan, Ei und etwas Salz miteinander zu einem Teig verkneten. Auf dem Backblech kreisförmig ausrollen. Im Ofen für etwa 8 Minuten backen.

Pizzaboden aus dem Ofen nehmen. Passierte Tomaten mit Salz und Pfeffer würzen und einige italienische Kräuter unterrühren. Auf dem Pizzaboden verstreichen. Mit Kirschtomaten und Schinken garnieren. Reibekäse darüber streuen und für weitere 8 Minuten im Ofen überbacken.

Pizza aus dem Ofen nehmen und mit etwas frischem Basilikum garnieren. Heiß servieren.

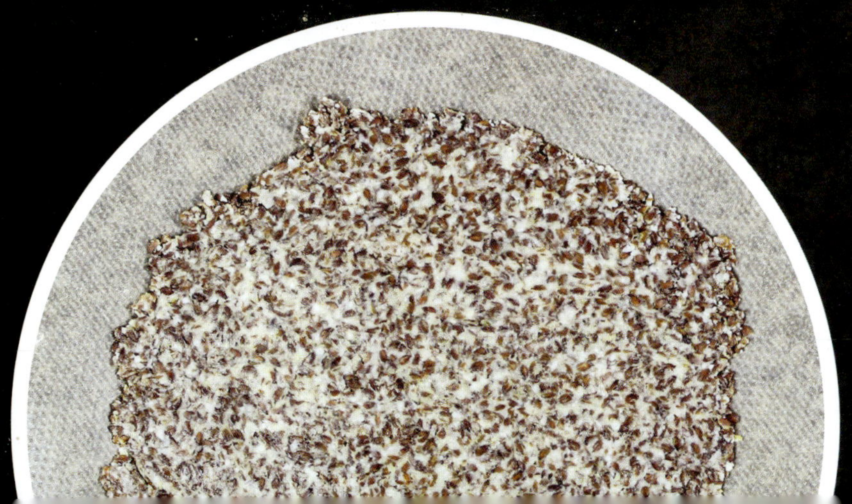

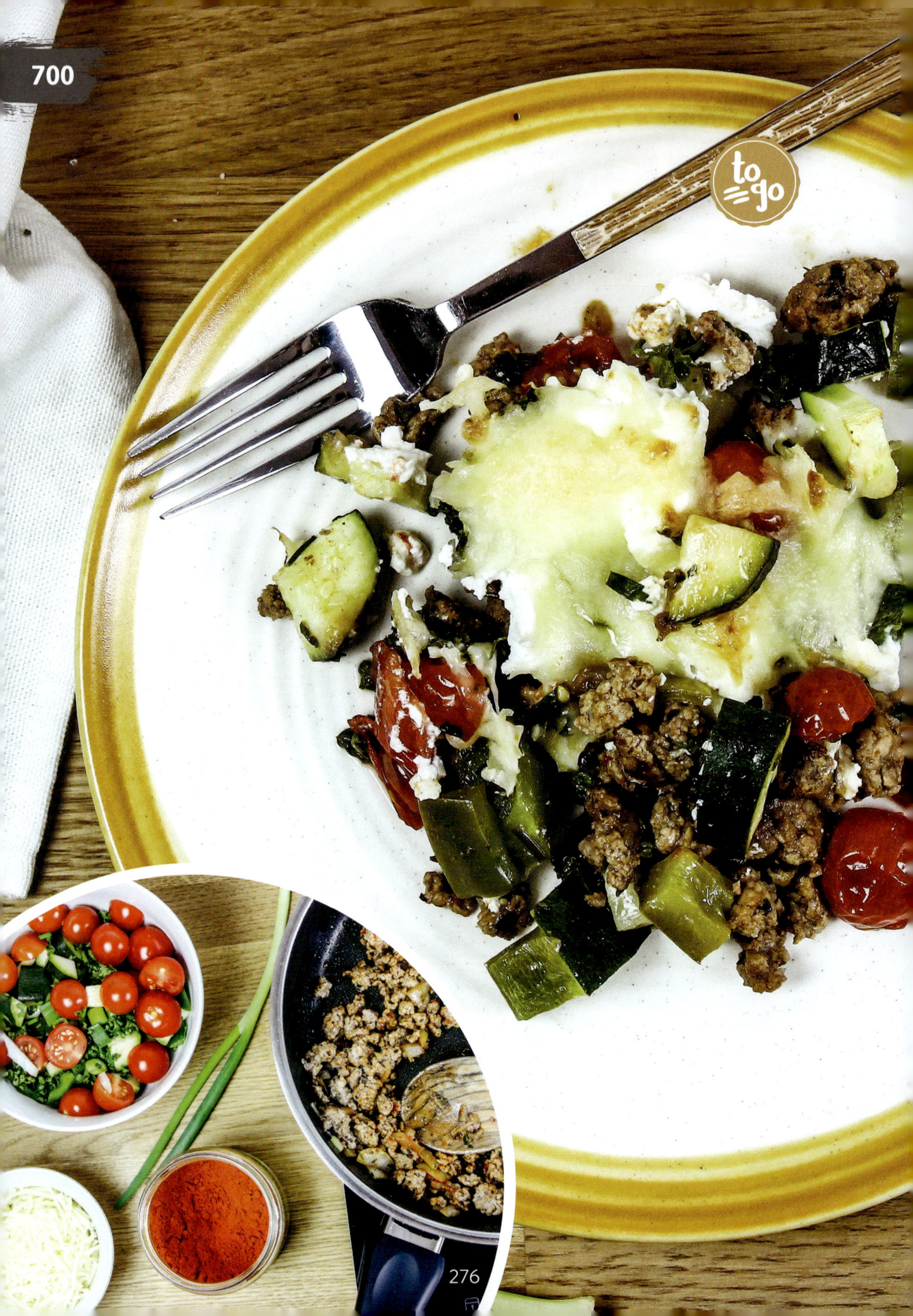
700
to go

Ricotta-Hackauflauf

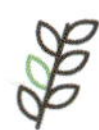

16g

Kohlenhydrate

51g

Eiweiß

56g

Fett

780

Kalorien

40

Minuten

Zutaten

180g Hackfleisch vom Rind
30g Zwiebel
40g grüne Paprika
100g Zucchini
80g Kirschtomaten
30g Frühlingszwiebel
etwas Petersilie
etwas Schnittlauch
1 EL Olivenöl
100g Ricotta
30g Reibekäse
1/2 TL italienische Kräuter
etwas Paprikapulver
etwas Salz & Pfeffer

Zubereitung

Ofen auf 200 Grad vorheizen.

Paprika und Zucchini waschen und in Stücke schneide. Kräuter und Frühlingszwiebel hacken. Kirschtomaten waschen und halbieren. Zur Seite stellen.

Zwiebel hacken. In etwas Olivenöl glasig andünsten. Hackfleisch hinzufügen und krümelig anbraten. Mit Salz, Pfeffer und etwas Paprikapulver würzen. 1/2 TL italienische Kräuter unterrühren.

Hackfleisch, Gemüse und Kräuter in eine Auflaufform füllen. Alles gut miteinander vermengen. Ricotta darauf verteilen und den Reibekäse darüber streuen.

Im Ofen für etwa 25 Minuten überbacken bis der Käse schön goldbraun ist.

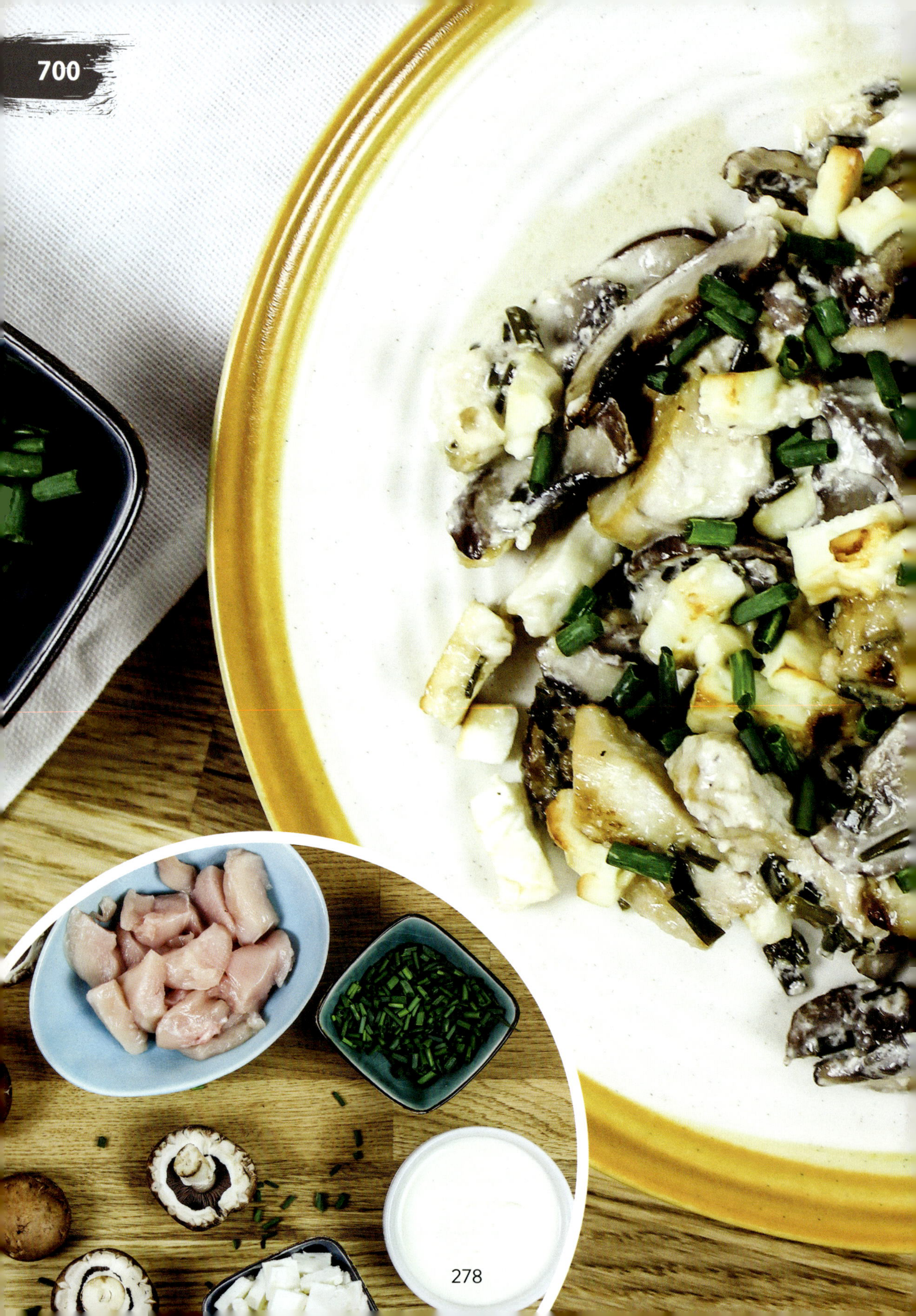
700

Champignonauflauf mit Feta und Hähnchen

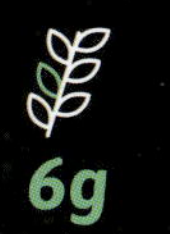

6g
Kohlenhydrate

49g
Eiweiß

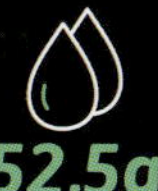

52,5g
Fett

686
Kalorien

35
Minuten

Zutaten

150g Hähnchenbrustfilet
100g Champignons
etwas Schnittlauch
50g Feta
100ml Kochsahne (15%)
2 TL Butter
etwas Salz & Pfeffer

Zubereitung

Ofen auf 200 Grad vorheizen.

Hähnchen in Stücke schneiden. 1 TL Butter in einer Pfanne erhitzen und das Hähnchen darin rundherum anbraten. Mit Salz und Pfeffer würzen. Aus der Pfanne nehmen und zur Seite stellen.

Einen weiteren TL Butter in die Pfanne geben und die Champignons darin kurz anbraten. Sahne hinzufügen und aufkochen lassen. Mit Salz und Pfeffer würzen und kurz köcheln lassen. Schnittlauch hacken und unterrühren.

Das Hähnchen in eine Auflaufform legen. Champignon-Sahne darüber gießen. Den Feta darüber bröseln und im Ofen für etwa 20 Minuten überbacken.

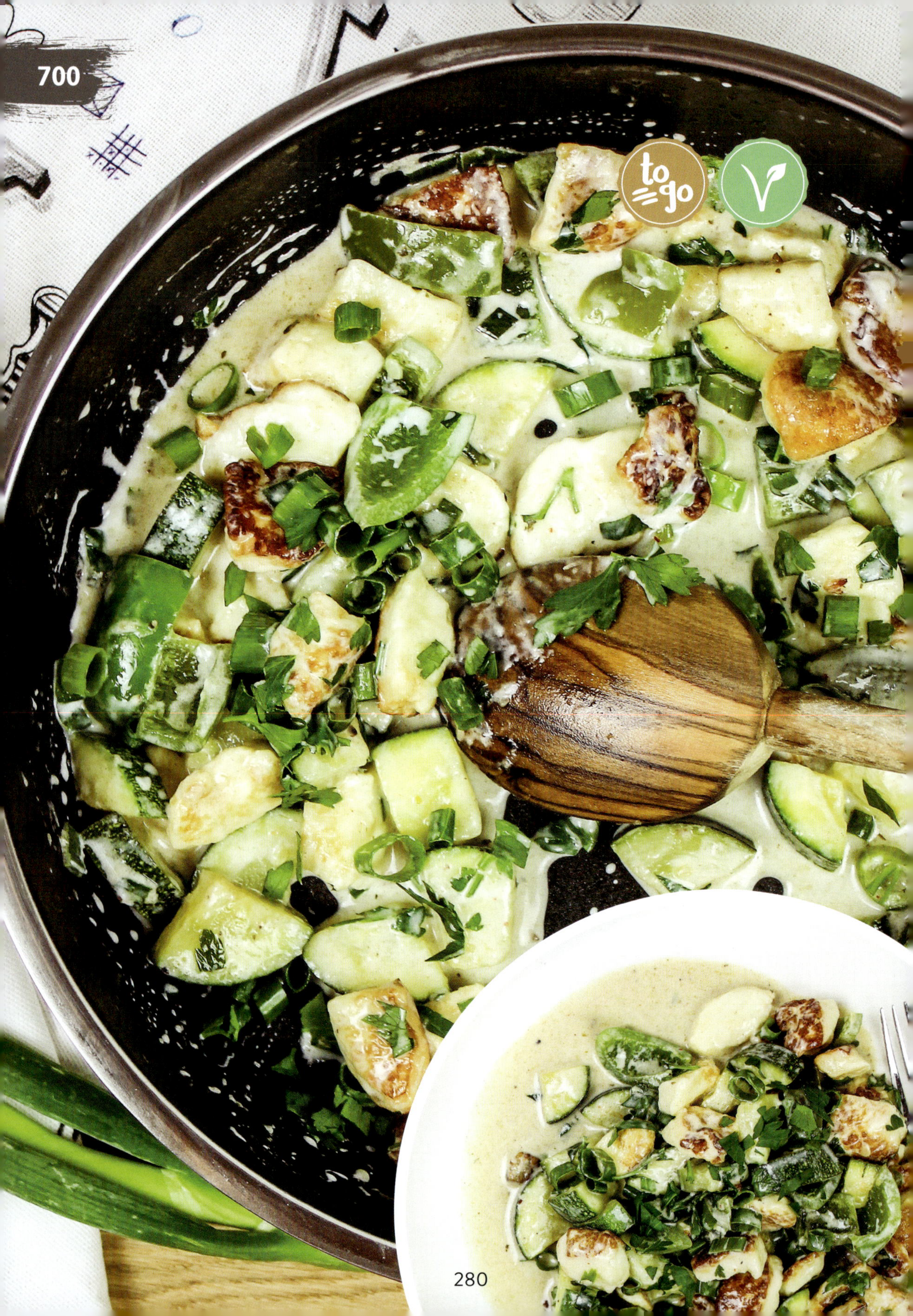
700
to go

Curry mit Halloumi

	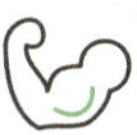			
16g	24g	64g	751	20
Kohlenhydrate	Eiweiß	Fett	Kalorien	Minuten

Zutaten

100g Paprika
150g Zucchini
35g Frühlingszwiebel
etwas Koriander
80g Halloumi
2 TL Currypaste (grün)
150ml Kokosmilch
1 EL Sesamöl
etwas Chiliflocken
etwas Salz & Pfeffer

Zubereitung

Zucchini und Paprika waschen und würfeln. Frühlingszwiebel und Koriander hacken. Halloumi in Würfel schneiden und zwischen Küchenpapier ausdrücken.

Sesamöl in einer Pfanne erhitzen. Halloumi darin rundherum goldbraun anbraten. Aus der Pfanne nehmen und zur Seite stellen.

Im Bratfett Paprika und Zucchini kurz anbraten. Kokosmilch hinzufügen und kurz aufkochen lassen. Currypaste einrühren und alles für etwa 10 Minuten leicht köcheln lassen. Mit Chiliflocken, Salz und Pfeffer würzen.

Zum Schluss Frühlingszwiebel und Koriander unterrühren.

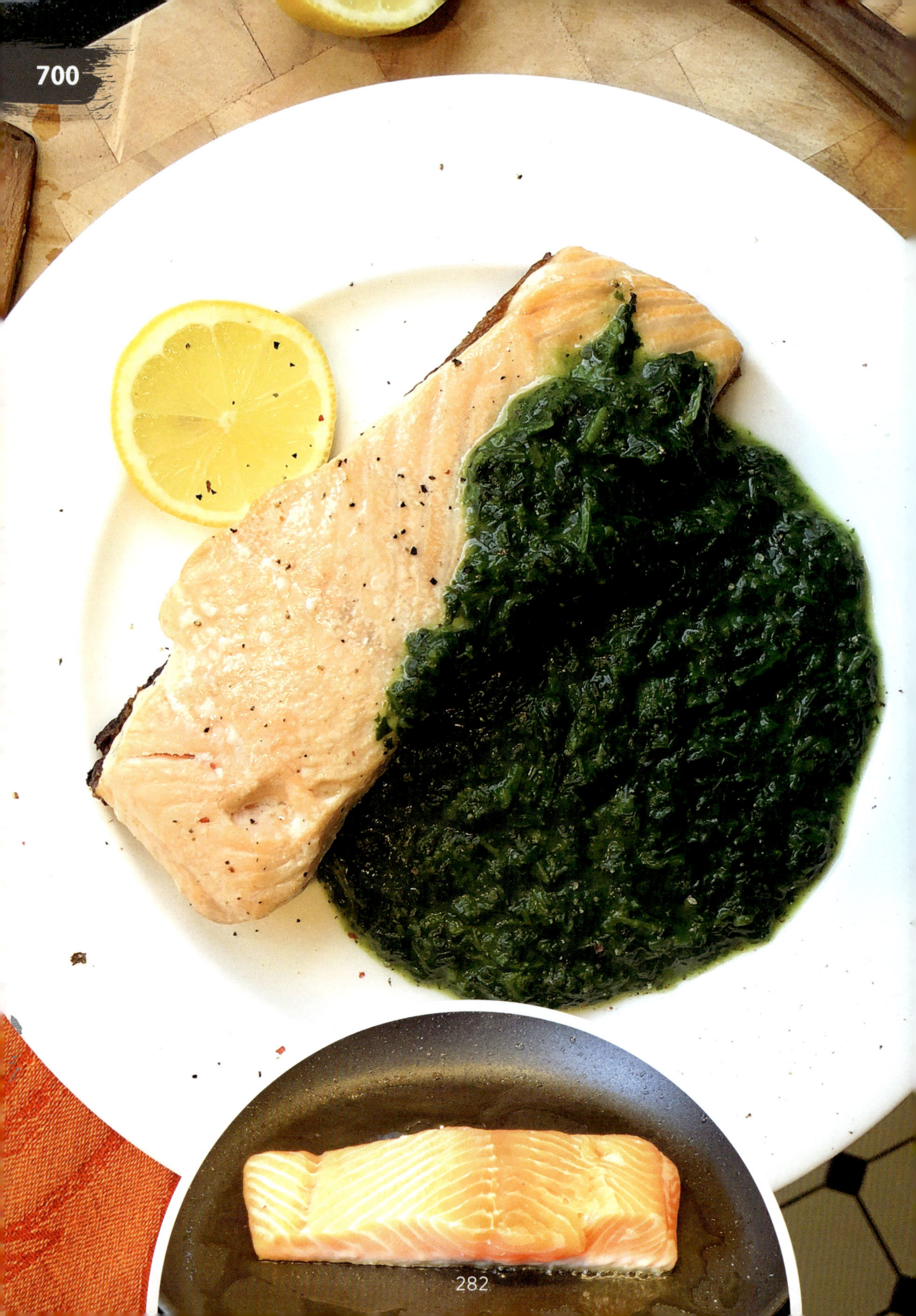
700

Schnelles Lachsfilet mit Blattspinat

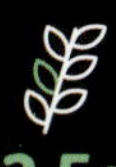
2,5g
Kohlenhydrate

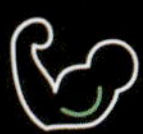
52g
Eiweiß

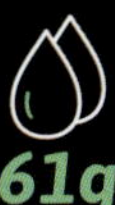
61g
Fett

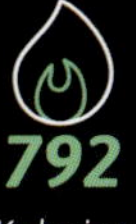
792
Kalorien

15
Minuten

Zutaten

250g Bio-Lachsfilet (TK)
150g Blattspinat (TK)
50ml Sahne
10ml Kokosöl
etwas Salz & Pfeffer

Zubereitung

Lachs und Spinat kurz vor dem Zubereiten aus dem Gefrierfach nehmen und antauen lassen.

Den Spinat in einen kleinen Topf geben und erhitzen. Dabei regelmäßig umrühren und den Topf abdecken, damit der Spinat auftaut und dabei nicht anbrennt. Wenn alles etwas gelöst ist die Sahne dazu geben und alles kurz Aufkochen. Dann mit Salz und Pfeffer würzen und Herd ausschalten.

Kokosöl in einer Pfanne erhitzen und die Filets darin von allen Seiten leicht braun anbraten. Nach dem Braten kurz auf einem Tuch abtropfen lassen.

Zusammen mit Spinat servieren.

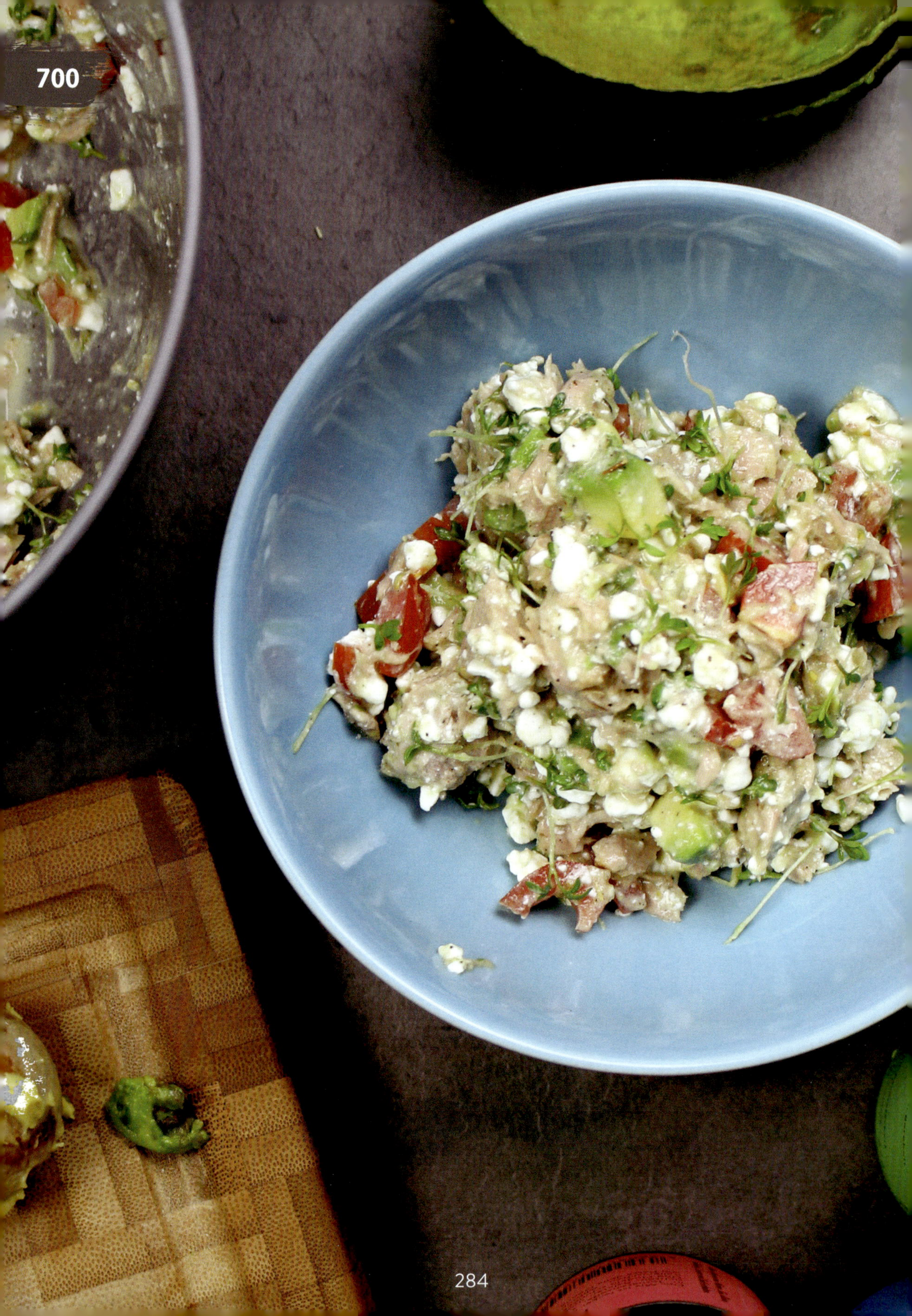
700

Thunfisch-Proteinbombe

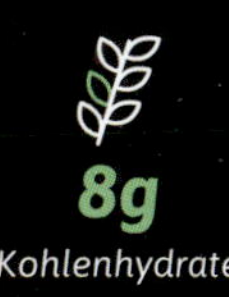

8g
Kohlenhydrate

64g
Eiweiß

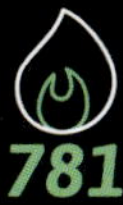

50g
Fett

781
Kalorien

8
Minuten

Zutaten

1 Dose Thunfisch (ca. 150g)
1 reife Avocado
200g körnigen Frischkäse
3 EL Olivenöl
4 Cherrytomaten
etwas Salz & Pfeffer
etwas Thymian
etwas italienische Kräuter
etwas frische Kresse

Zubereitung

Tomaten waschen. Dann in kleine Stücke schneiden und in eine Rührschüssel geben. Avocado halbieren und aus der Schale lösen. Ebenfalls kleinwürfeln und in die Schale geben.

Thunfisch aus der Dose (im eigenen Saft und ohne Öl) sowie den körnigen Frischkäse dazu geben.

Eine Portion frische Kresse sowie Gewürze nach Wunsch dazu geben. Zum Beispiel: Auswahl italienischer Kräuter, Salz und Pfeffer, Thymian etc.

Alles mit ca. 3 Esslöffel Olivenöl vermischen und in eine Schale zum Servieren umfüllen. Am Ende noch mit etwas frischer Kresse garnieren.

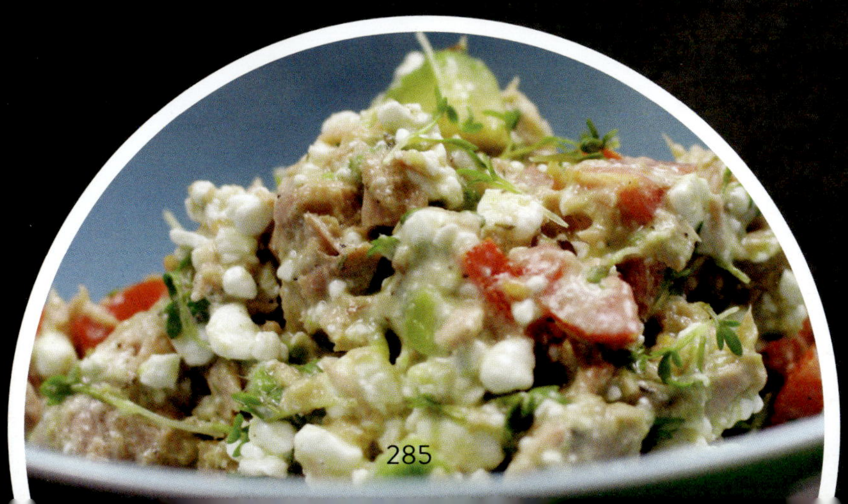

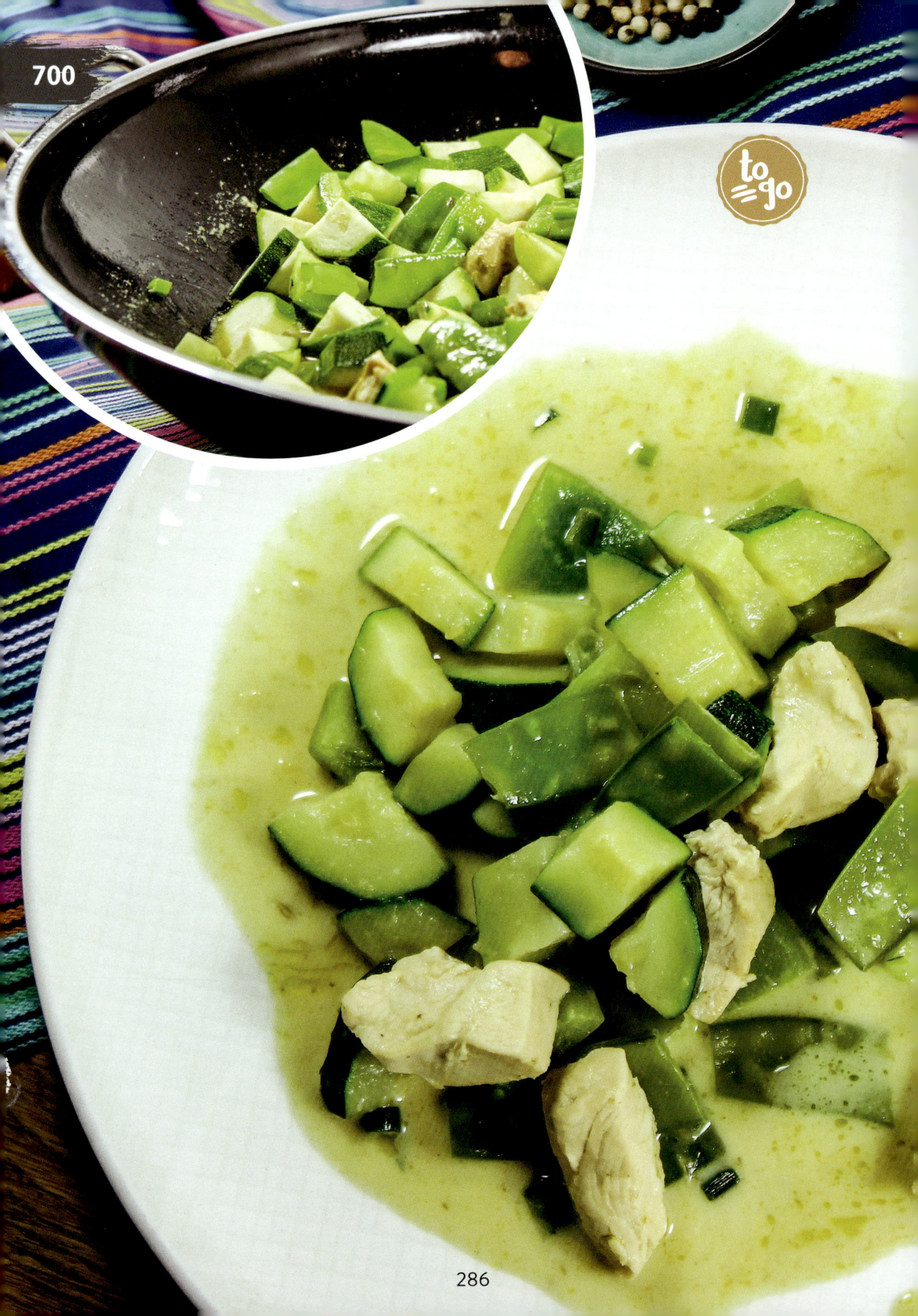
700
to go

Grünes Hähnchen-Curry

	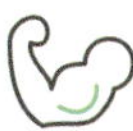			
21g	44g	47,5g	700	30
Kohlenhydrate	Eiweiß	Fett	Kalorien	Minuten

Zutaten

150g Hähnchenbrustfilet
1/2 Paprika
1/2 Zucchini
80g Zuckerschoten
35g Lauchzwiebel
10g Ingwer
1 EL Zitronensaft
2 TL grüne Currypaste
200ml Kokosmilch
1 EL Sesamöl
etwas Salz & Pfeffer

Zubereitung

Hähnchen waschen, trocken tupfen und in Streifen schneiden. Gemüse waschen und in Stücke schneiden. Ingwer schälen und fein hacken.

Sesamöl im Wok erhitzen. Ingwer darin kurz andünsten. Currypaste unterrühren, kurz andünsten und die Kokosmilch angießen. Aufkochen lassen.

Hähnchen hinzufügen und etwa 5 Minuten köcheln lassen. Gemüse hinzufügen und weitere 10 Minuten köcheln lassen. Zitronensaft hinzufügen und das Curry mit Salz und Pfeffer abschmecken.

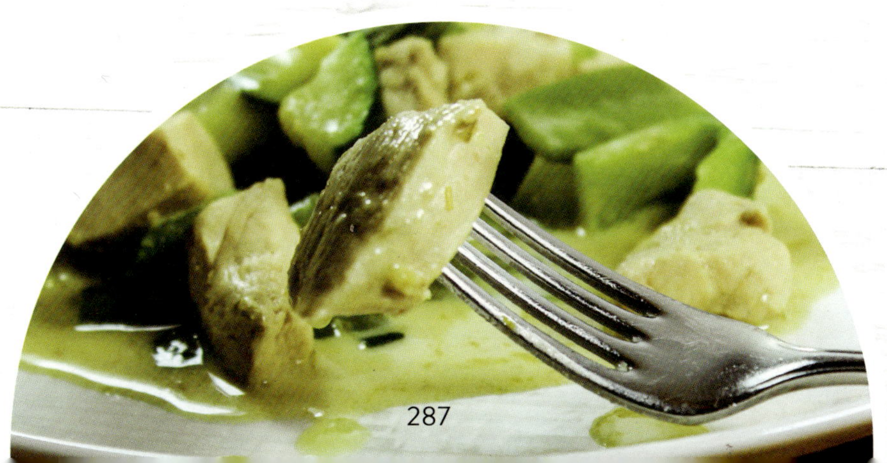

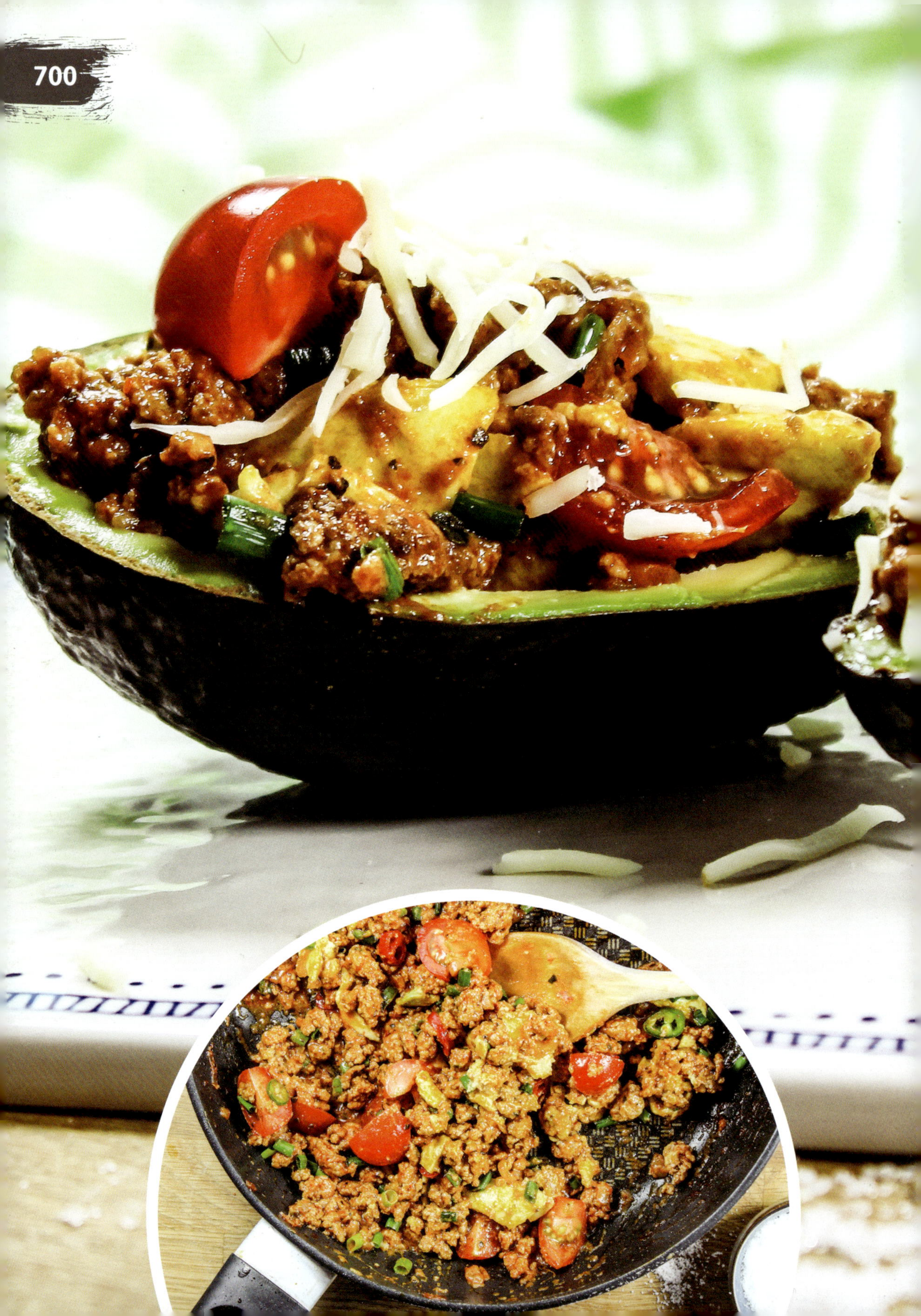

Gefüllte Avocado mit Hack

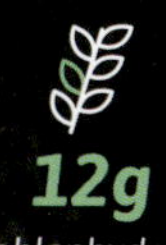

12g
Kohlenhydrate

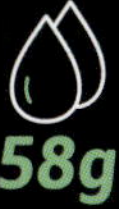

28,5g
Eiweiß

58g
Fett

721
Kalorien

20
Minuten

Zutaten

1 Avocado
3 Kirschtomaten
etwas Schnittlauch
20g Zwiebel
1/2 Peperoni
100g Rinderhackfleisch
2 EL Passierte Tomaten
15g Emmentaler, gerieben
1 EL Olivenöl
1/2 TL Oregano
1/2 TL Paprikapulver
etwas Chiliflocken
etwas Salz & Pfeffer

Zubereitung

Zwiebel hacken. Öl in einer Pfanne erhitzen und das Hackfleisch anbraten. Zwiebel hinzufügen und kurz mitbraten. Passierte Tomaten und Oregano einrühren. Mit Paprikapulver, Chiliflocken, Salz und Pfeffer würzen.

Peperoni waschen und in feine Ringe schneiden. Schnittlauch waschen und hacken. Zum Hackfleisch geben und unterrühren.

Tomaten waschen und vierteln. Avocado halbieren und entkernen. Die Avocado etwas, aber nicht komplett aushöhlen. Das Fruchtfleisch grob hacken und mit den Tomaten zum Hackfleisch geben. Vorsichtig unterheben und kurz erwärmen.

Die Avocadohälften mit der Hackfleisch-Masse füllen. Zum Schluss den Käse darüber streuen uns servieren.

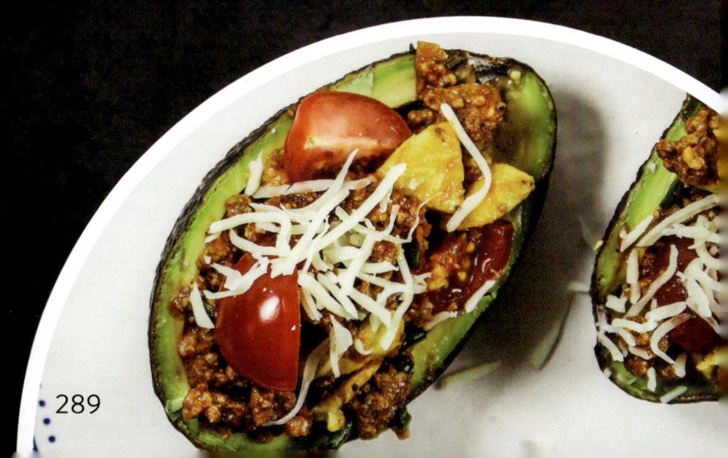

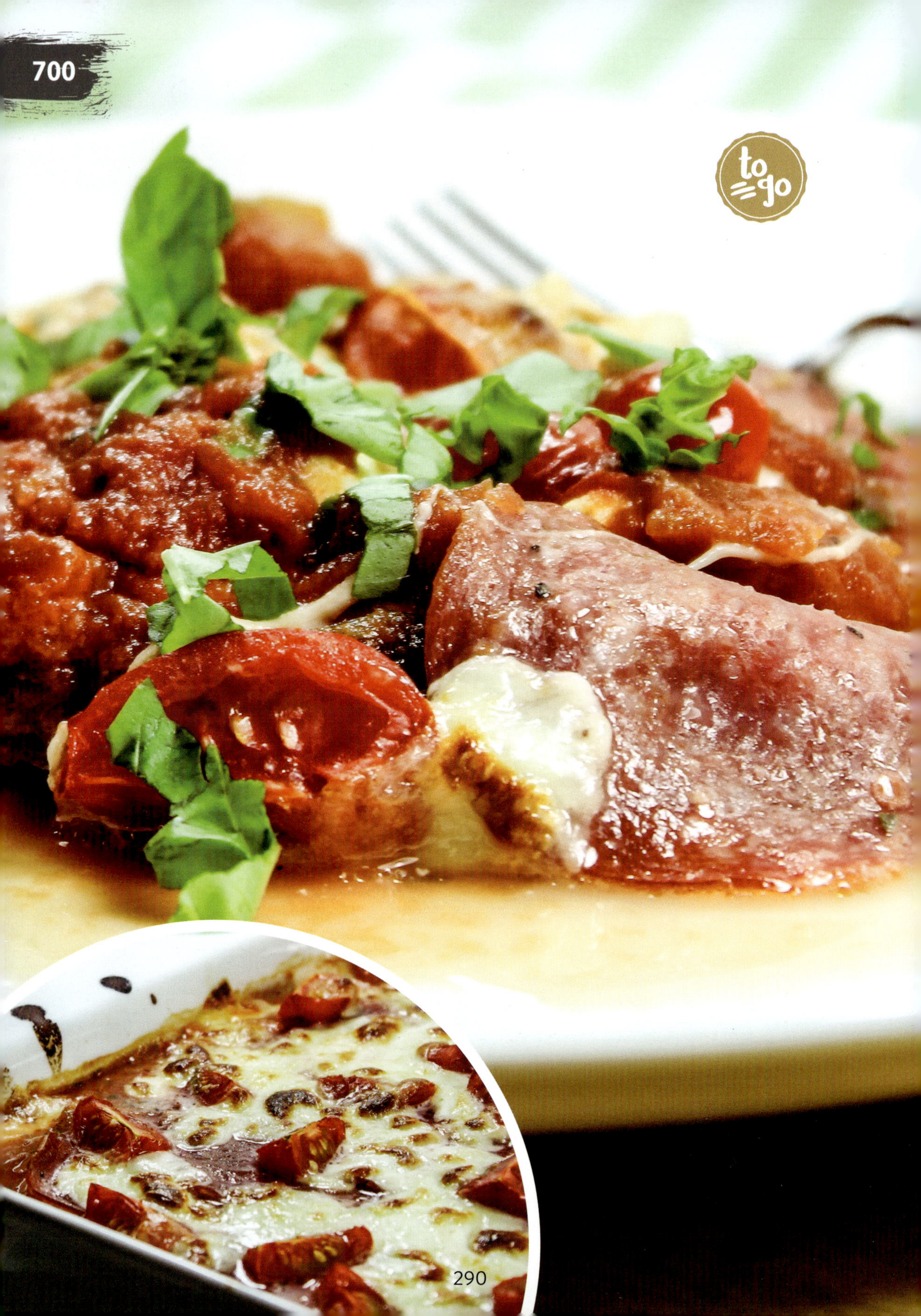
700
to go

Pizzaauflauf

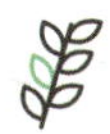	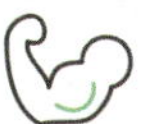			
13g	51,5g	50,5g	706	45
Kohlenhydrate	Eiweiß	Fett	Kalorien	Minuten

Zutaten

1Ei
70g Mozzarella
40g Frischkäse (0,2%)
40g Emmentaler, gerieben
40ml Kochsahne (15%)
30g Parmesan
80g Tomaten, stückig
50g Kirschtomaten
1 Knoblauchzehe
25g Salami
etwas Basilikum
etwas Oregano, getrocknet
etwas Paprikapulver
etwas Salz & Pfeffer
etwas Öl

Zubereitung

Backofen auf 180 Grad vorheizen. Auflaufform mit etwas Öl ausfetten.

Mozzarella in kleine Stücke hacken. Die Hälfte mit dem Emmentaler vermischen und auf dem Boden der Auflaufform verteilen. Den restlichen Mozzarella zur Seite stellen.

Ei, Frischkäse und Sahne verquirlen. Knoblauch fein hacken und mit Parmesan und Oregano unterrühren. Mit Salz und Pfeffer würzen. In die Auflaufform gießen und im Ofen für 30 Minuten backen.

Auflauf aus dem Ofen nehmen. Gehackte Tomaten mit etwas Paprikapulver und Oregano verrühren. Basilikum hacken und hinzufügen. Mit Salz und Pfeffer würzen. Tomatensoße in die Auflaufform geben und gleichmäßig verstreichen.

Kirschtomaten waschen, vierteln und zusammen mit der Salami auf dem Auflauf verteilen. Den restlichen Mozzarella darüber geben. Unter dem Ofengrill für etwa 5 Minuten goldbraun gratinieren.

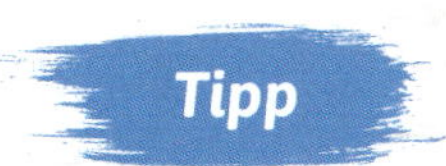

Perfekt dazu macht sich ein leichter gemischter Salat mit einfachem Dressing. Rezepte findest du in der Kategorie **Salate**.

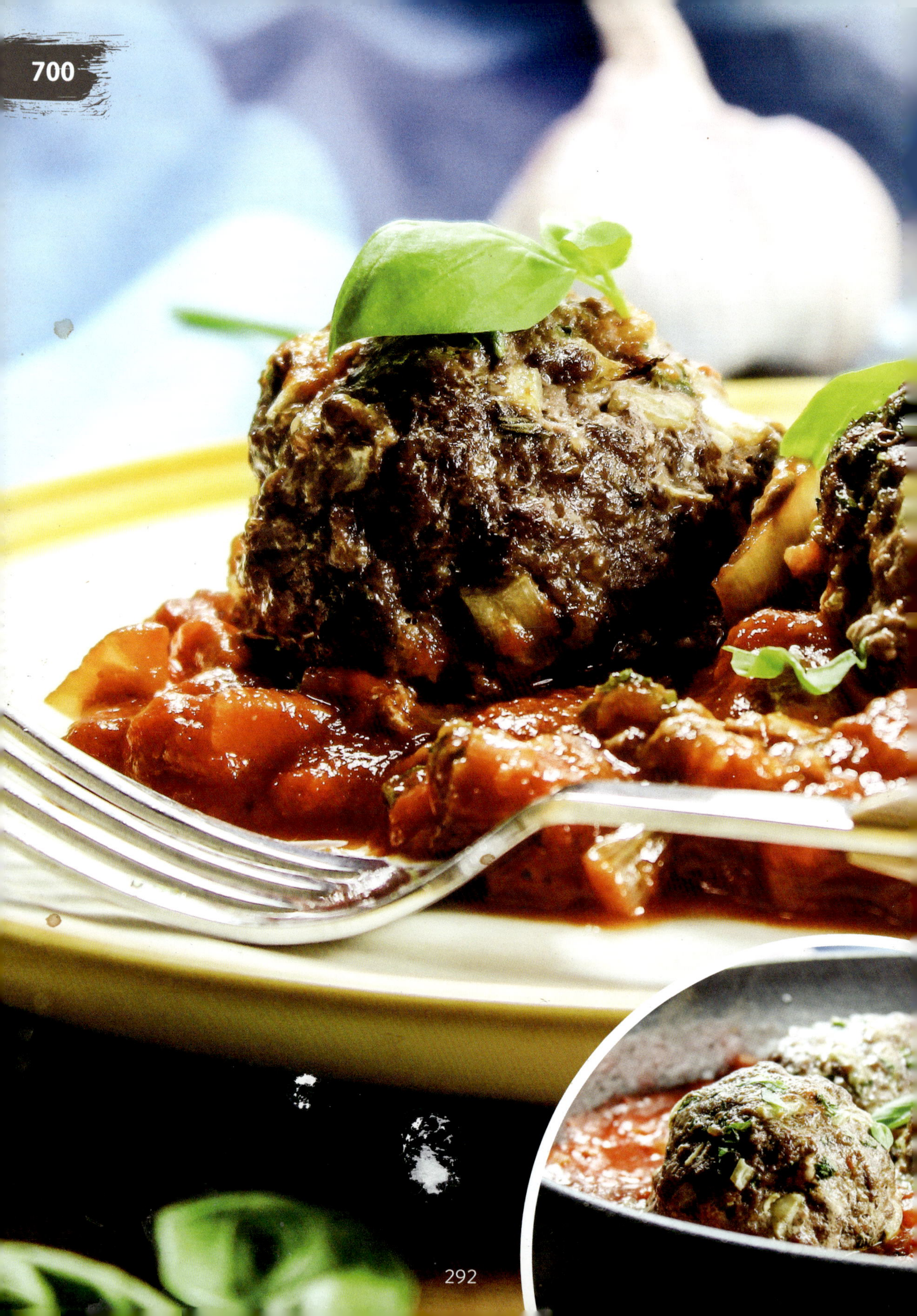

Mozzarella-Hackbällchen

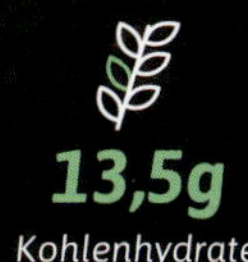

13,5g
Kohlenhydrate

57g
Eiweiß

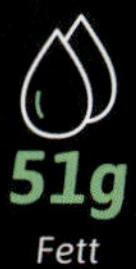

51g
Fett

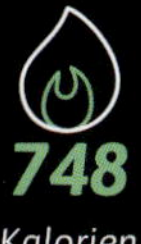

748
Kalorien

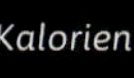

40
Minuten

Zutaten

250g Rinderhackfleisch
1 Ei
1 Zwiebel
1 Knoblauchzehe
etwas Petersilie
60g Mozzarella
etwas Basilikum
150g gehackte Tomaten
1 TL Tomatenmark
1 EL Olivenöl
1 TL Paprikapulver
etwas Chiliflocken
etwas Oregano, getrocknet
etwas Thymian, getrocknet
etwas Salz & Pfeffer

Zubereitung

Ofen auf 180 Grad vorheizen. Backblech mit Backpapier auslegen.

Zwiebel hacken und die Hälfte davon zur Seite stellen. Petersilie ebenfalls hacken. Beides mit dem Hackfleisch und dem Ei in eine Schüssel geben. Thymian, Oregano, Paprikapulver und etwas Chiliflocken hinzufügen und mit Salz und Pfeffer würzen. Alles gut miteinander verkneten.

Mozzarella in Würfel schneiden. Aus der Hackfleisch-Masse etwa 3-4 gleich große Kugeln formen. In jede Kugel ein Stück Mozzarella hineindrücken. Die Hackbällchen auf das Backblech legen und im Ofen für etwa 25 Minuten backen.

In der Zwischenzeit Öl in einer Pfanne erhitzen. Die restliche Zwiebel und den Knoblauch darin andünsten. Tomatenmark hinzufügen und kurz anschwitzen. Gehackte Tomaten dazugeben. Oregano unterrühren und mit Salz und Pfeffer würzen. Basilikum hacken und hinzufügen. Die Soße etwa 10 Minuten köcheln lassen.

Die Hackbällchen aus dem Ofen nehmen und auf der Tomatensoße anrichten. Mit etwas frischem Basilikum garnieren und servieren.

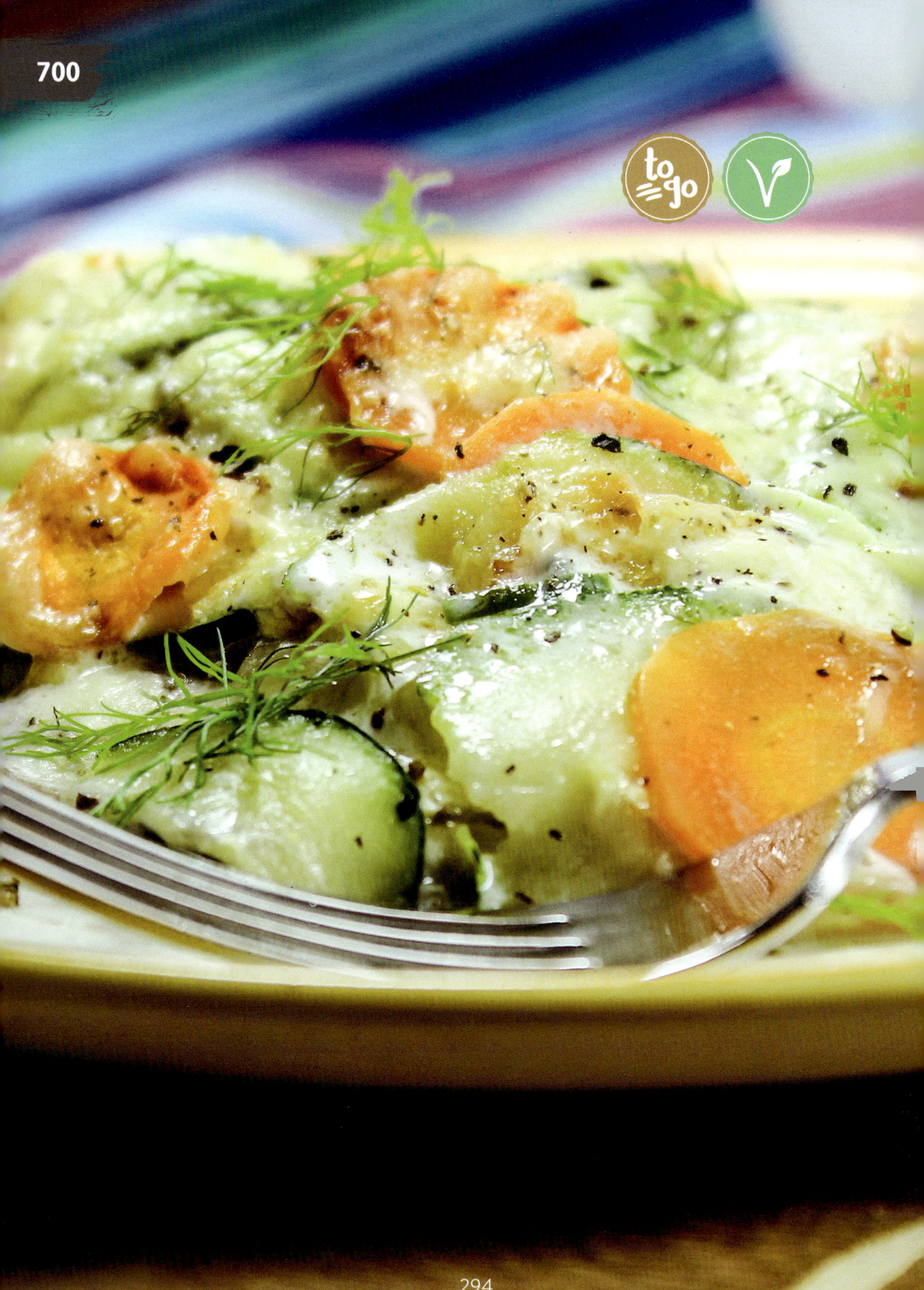
to go

Gemüsegratin mit Bergkäse

18,5g	38g	54g	723	30
Kohlenhydrate	Eiweiß	Fett	Kalorien	Minuten

Zutaten

60g Aubergine
100g Zucchini
80g Karotte
50g Fenchel
80ml Kochsahne (15%)
2 EL Crème Fraîche
80g Gruyere
30g Appenzeller
etwas Thymian, getrocknet
etwas Rosmarin, getrocknet
etwas Salz & Pfeffer

Zubereitung

Ofen auf 180 Grad vorheizen. Gratinform mit etwas Öl einfetten.

Zucchini und Aubergine waschen und Karotte schälen. Alles mit einer Reibe in dünne Scheiben hobeln. Fenchel in Dünne Streifen schneiden. Käse reiben.

Gemüse abwechseln mit dem Gruyere in die Gratinform schichten.

Sahne und Crème Fraîche miteinander verrühren. Thymian und Rosmarin hinzufügen und mit Salz und Pfeffer würzen.
Über das Gemüse gießen und mit dem Appenzeller bestreuen.

Im Ofen für etwa 20-25 Minuten überbacken.

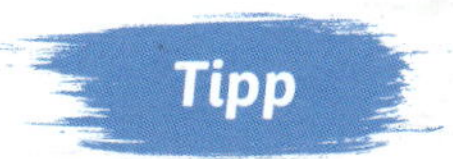

Perfekt dazu macht sich ein leichter gemischter Salat mit einfachem Dressing. Rezepte findest du in der Kategorie **Salate**.

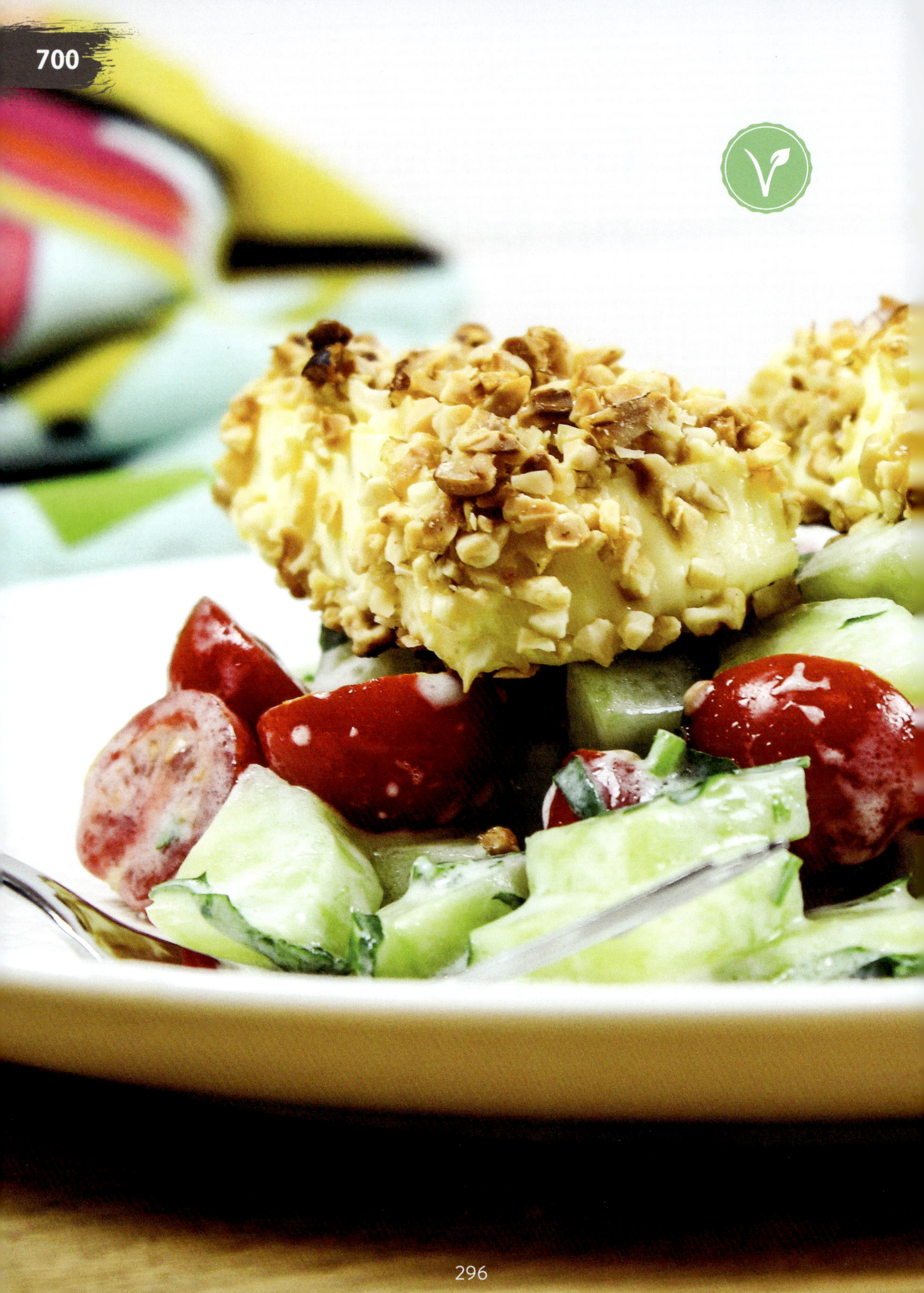

Feta mit Nusskruste

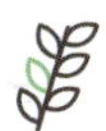

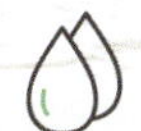

13g	29g	63g	740	25
Kohlenhydrate	Eiweiß	Fett	Kalorien	Minuten

Zutaten

100g Feta
10g gehackte Haselnüsse
10g gehackte Mandeln
10g gehackte Walnüsse
1 Ei
100g Gurke
100g Kirschtomaten
etwas Petersilie
20g Joghurt
1 EL Sonnenblumenöl
1/2 TL Honig
etwas Salz & Pfeffer

Zubereitung

Ofen auf 200 Grad vorheizen. Backblech mit Backpapier auslegen.

Ei verquirlen und auf einen Teller geben. Die gehackten Nüsse miteinander vermengen und auf einen weiteren Teller geben. Feta in Stücke schneiden und erst im Ei, dann in den Nüssen wenden. Feta mit Nusspanade auf das Backblech legen und für etwa 12 bis 15 Minuten backen.

In der Zwischenzeit die Gurke schälen und würfeln. Die Tomaten halbieren und die Petersilie hacken. Alles in eine Schüssel geben und vermengen.

Für das Dressing, Joghurt mit Öl und Honig verrühren und mit Salz und Pfeffer würzen. Über den Salat geben und alles gut vermischen.

Salat auf einem Teller anrichten. Feta aus dem Ofen nehmen und auf den Salat legen. Sofort heiß servieren.

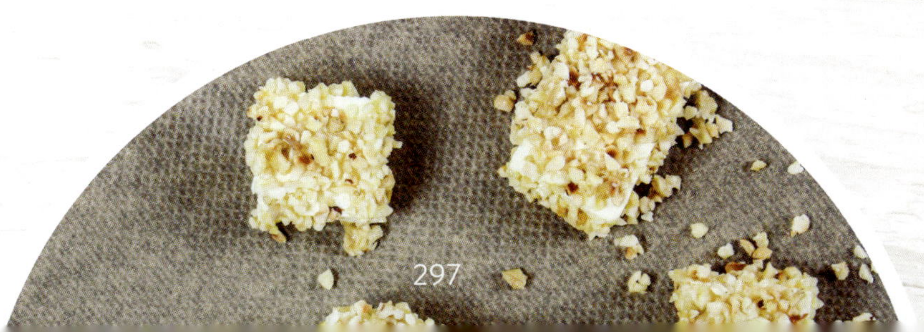

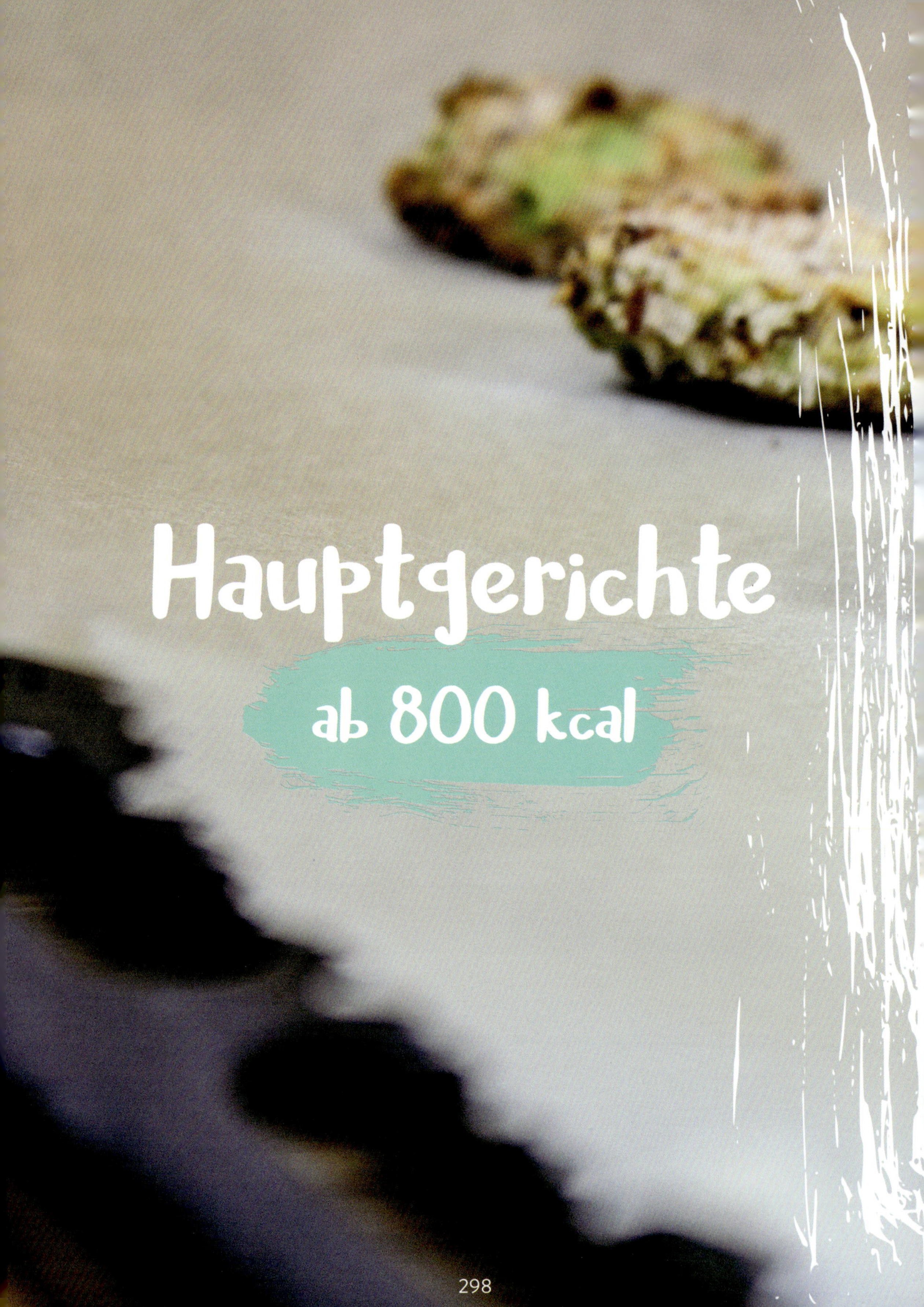

Hauptgerichte

ab 800 kcal

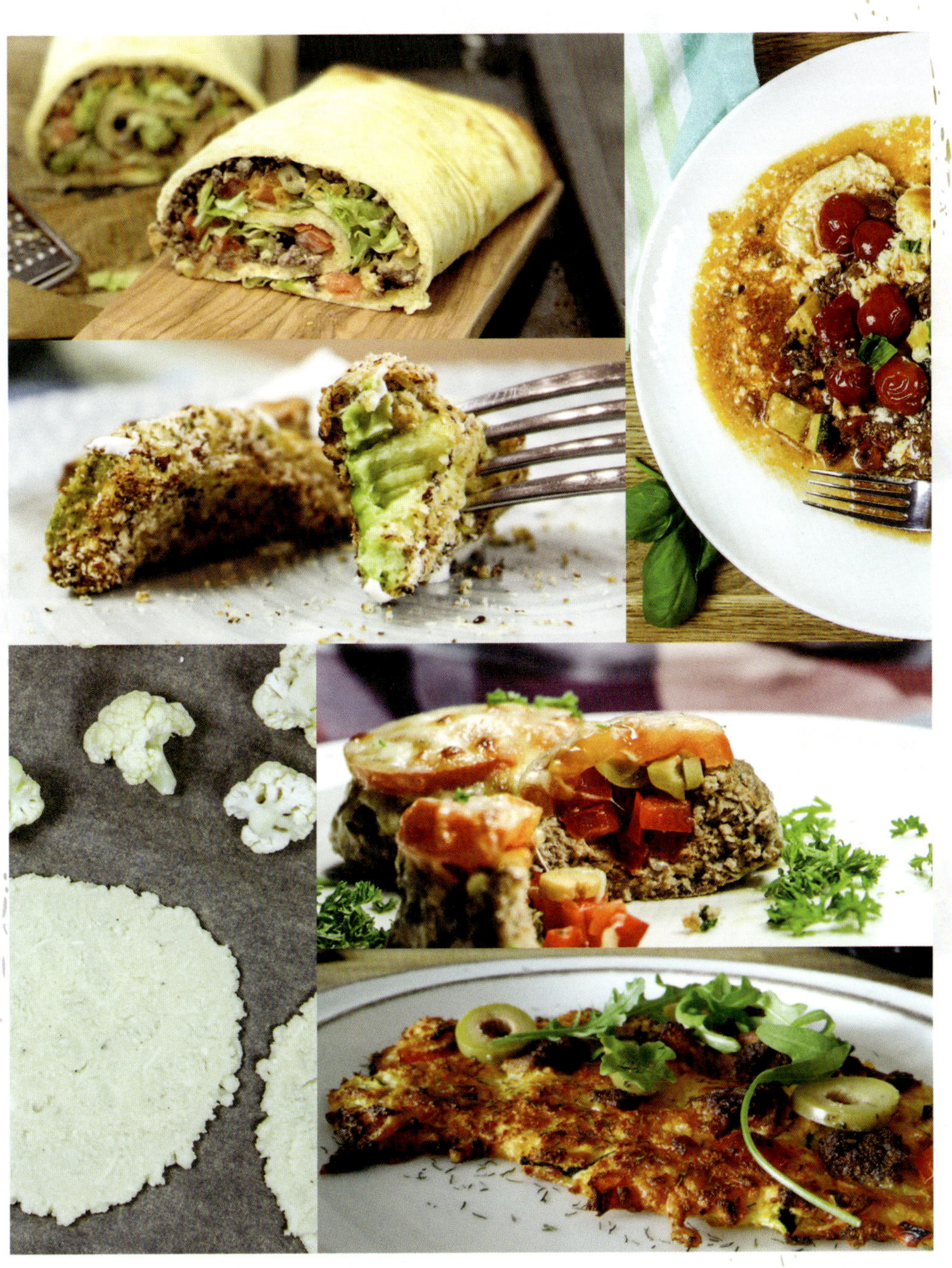

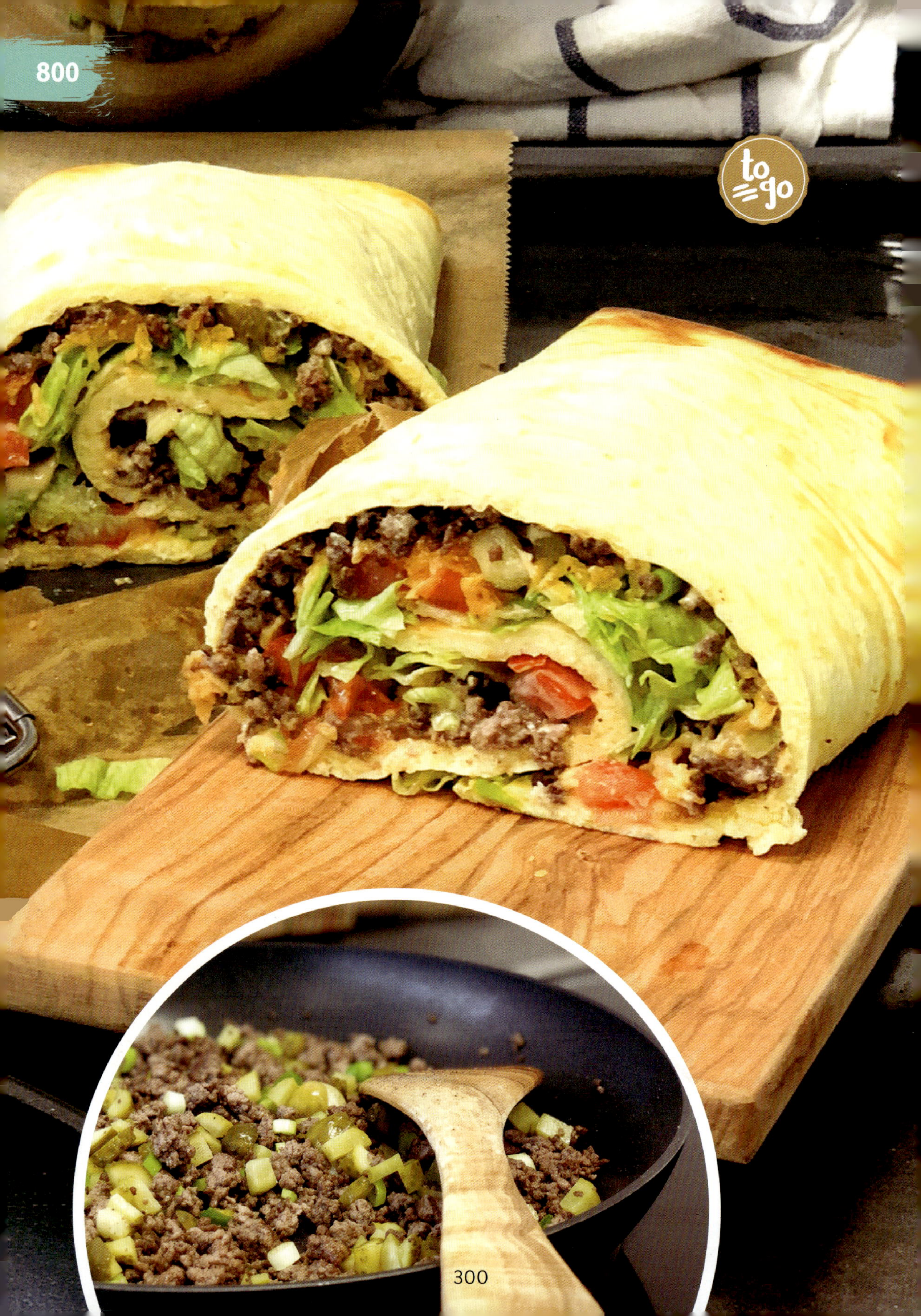
800
to go

Big Mac Rolle

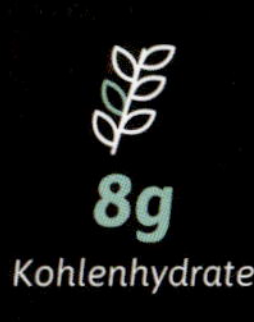

8g
Kohlenhydrate

68g
Eiweiß

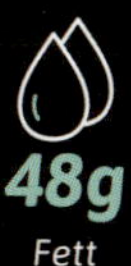

48g
Fett

789
Kalorien

30
Minuten

Zutaten

125g Magerquark
2 mittelgroße Eier
50g Käse, gerieben
50g Cheddar, gerieben
1 EL Olivenöl
125g Rinderhackfleisch
1 Stange Frühlingszwiebel
2 Blätter Eisbergsalat
1 große Essiggurken
1 kleine Tomate
2 EL Joghurt
1 TL Ketchup
1 TL Senf
etwas Salz & Pfeffer

Zubereitung

Backofen auf 200 °C mit Ober- und Unterhitze vorheizen. Ein Backblech mit Backpapier bereitstellen.

Reibekäse, die Eier und den Magerquark zu einer glatten Masse verrühren. Auf das Backblech geben und ca. die Hälfte des Backblechs mit der Masse ausstreichen. Die Menge soll für eine Portion sein und eignet sich nicht für das ganze Backblech. Den Teig auch nicht zu dünn ausstreichen, sonst reißt er später, wenn man versucht alles einzurollen. Für 15-20 Minuten im Ofen backen.

In der Zwischenzeit den Salat und die Tomaten waschen. Gurke, Frühlingszwiebel, Tomate und den Salat kleinschneiden und separat zur Seite stellen. Cheddar reiben (alternativ in Scheiben).

Joghurt, Ketchup und Senf in einer kleinen Schale verrühren und mit Salz abschmecken. Olivenöl in einer Pfanne erhitzen und das Hackfleisch darin anbraten. Mit Salz und Pfeffer würzen.

Den Teig aus dem Ofen nehmen und zur Seite stellen. Ein paar Minuten auskühlen lassen. Frühlingszwiebeln und Gurken mit dem Fleisch in die Pfanne geben und nochmal kurz scharf anbraten. Dann abstellen.

Soße gleichmäßig auf dem Teig verstreichen. Anschließend das Hackfleisch darüber geben. Mit dem geriebenen Cheddar bestreuen. Anschließend Salat und Tomaten ebenfalls verteilen. Zum Rand auf jeder Seite Platz lassen damit man alles besser einrollen kann. Mit Hilfe des Backpapiers vorsichtig einrollen.

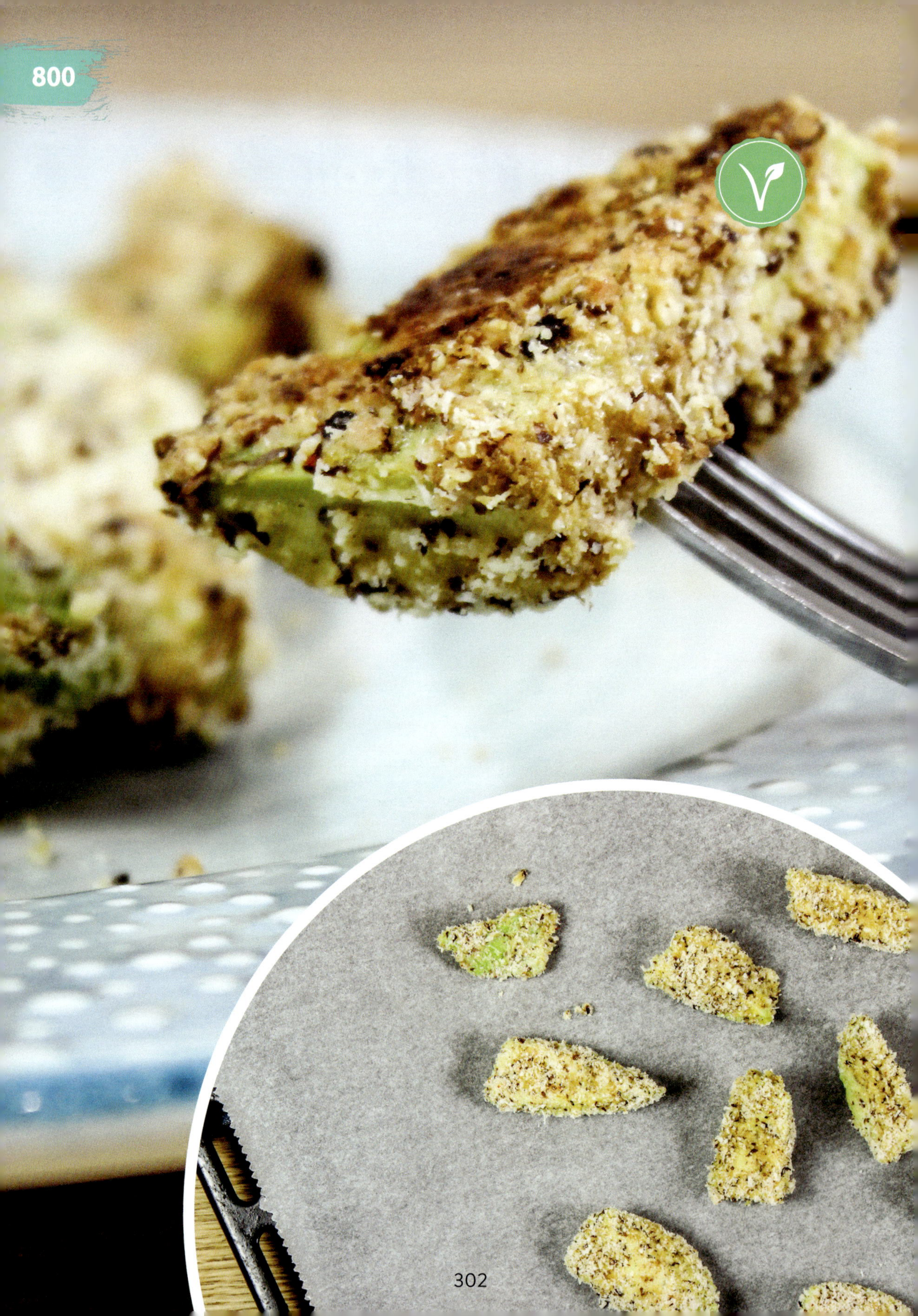

Panierte Avocado-Ecken

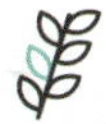	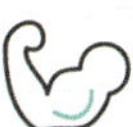		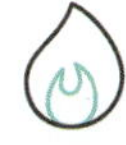	
14g	24g	74g	880	25
Kohlenhydrate	Eiweiß	Fett	Kalorien	Minuten

Zutaten

1 Avocado
1Ei
30g Parmesan, gerieben
30g gemahlene Haselnüsse
50g Schmand
etwas Schnittlauch
etwas Zitronensaft
etwas Salz & Pfeffer
etwas Chiliflocken

Zubereitung

Ofen auf 200 Grad vorheizen. Backblech mit Backpapier auslegen.

Avocado halbieren, entkernen, schälen und in Stücke schneiden. Sofort mit Zitronensaft beträufeln.

Ei in einer Schüssel verquirlen. Parmesan und Haselnüsse in einem Teller vermischen und mit Salz, Pfeffer und Chili würzen.

Avocado stücke erst im Ei und dann in der Parmesan-Haselnuss-Mischung wenden. Auf dem Backblech verteilen und im Ofen für etwa 15 Minuten goldbraun backen.

In der Zwischenzeit den Schmand mit Salz und Pfeffer würzen. Etwas Zitronensaft einrühren. Frischen Schnittlauch hacken und hinzufügen.

Avocado-Ecken sofort heiß mit dem Dip servieren.

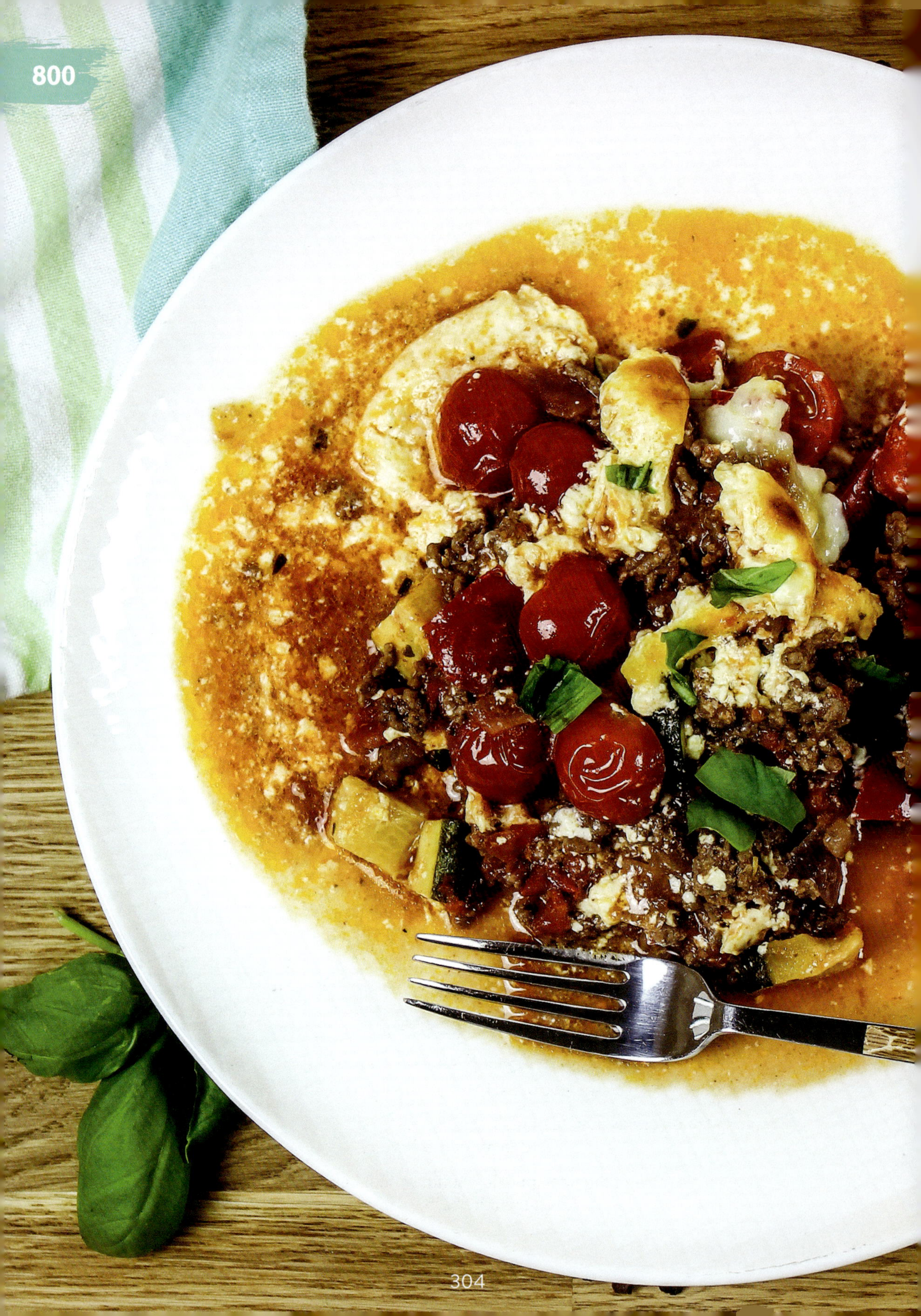
800

Hackauflauf mit Mozzarella

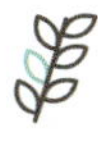				
18g	49g	64g	844	45
Kohlenhydrate	Eiweiß	Fett	Kalorien	Minuten

Zutaten

125g Rinderhackfleisch
80g Zucchini
50g Paprika
80g Kirschtomaten
30g Zwiebel
1 Knoblauchzehe
etwas Basilikum
1,5 EL Olivenöl
1 TL Tomatenmark
50ml passierte Tomaten
1 Ei
50g Schmand
20g Parmesan
70g Mozzarella
1/2 TL Oregano, getrocknet
1/2 TL Paprikapulver
etwas Salz & Pfeffer

Zubereitung

Ofen auf 200 Grad vorheizen.

Zucchini und Paprika waschen und in Stücke schneiden. Tomaten waschen und halbieren. Zwiebel, Knoblauch und Basilikum hacken.

1 EL Öl in einer Pfanne erhitzen. Hackfleisch anbraten. Zwiebel, Knoblauch und Tomatenmark hinzufügen und mitbraten. Mit Salz, Pfeffer und Paprikapulver würzen. Passierte Tomaten unterrühren. Kurz köcheln lassen. Oregano und frischen Basilikum einrühren. Das Hackfleisch in eine Auflaufform füllen.

In einer zweiten Pfanne ebenfalls 1/2 EL Öl erhitzen. Das Gemüse darin kurz andünsten. Auf das Hackfleisch in die Auflaufform geben.

Ei, Schmand und Parmesan miteinander verrühren. Mit Salz und Pfeffer würzen und über den Auflauf geben.

Mozzarella in Scheiben schneiden und den Auflauf damit belegen. Im Ofen für etwa 20-25 Minuten überbacken.

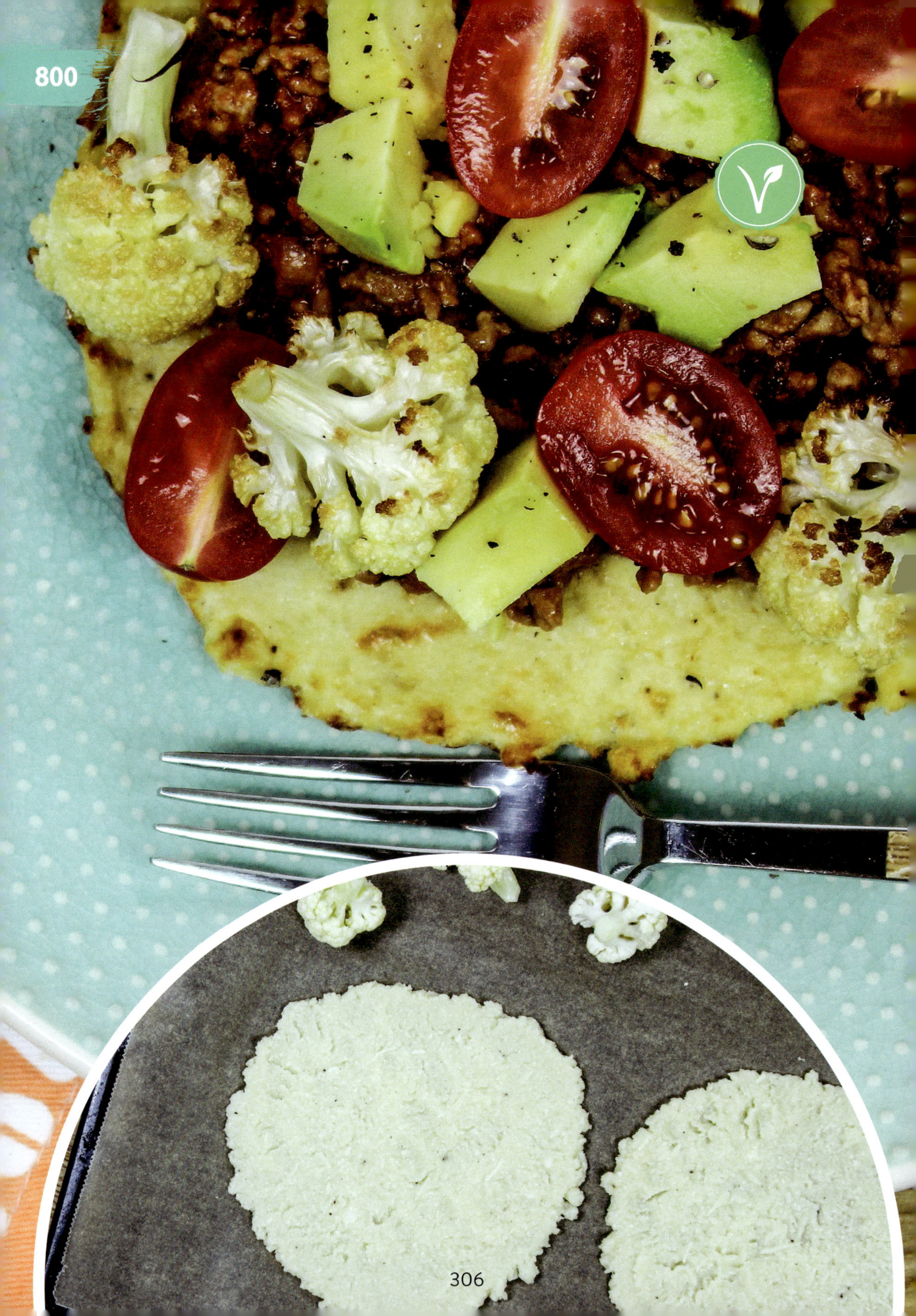

Blumenkohl-Taccos

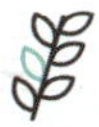	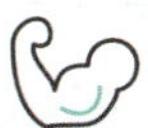	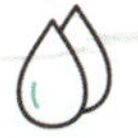		
17g	52,5g	60g	870	35
Kohlenhydrate	Eiweiß	Fett	Kalorien	Minuten

Zutaten

100g Rinderhackfleisch
1/2 Avocado
60g Kirschtomaten
20g Zwiebel
200g Blumenkohl
1 Ei
50g Passierte Tomaten
1 TL Tomatenmark
60g Emmentaler, gerieben
1,5 EL Olivenöl
1 EL Crème Fraîche
1/2 TL Paprikapulver
etwas Chiliflocken
etwas Salz & Pfeffer

Zubereitung

Ofen auf 200 Grad vorheizen.
Ein Backblech mit Backpapier auslegen und mit etwas Öl bestreichen.

Blumenkohl in Röschen zerteilen. 2/3 des Blumenkohls in eine Schüssel geben. Ei und Käse hinzufügen. Salzen und mit dem Stabmixer pürieren. Die restlichen Blumenkohlröschen mit 1 TL Olivenöl vermischen. Salzen und pfeffern.

Die Blumenkohlmasse kreisrund auf dem Backblech verstreichen. Die Blumenkohlröschen danebenlegen. Im Ofen für etwa 25 Minuten backen.

In der Zwischenzeit die Zwiebeln hacken. 1 EL Olivenöl in einer Pfanne erhitzen. Zwiebeln mit dem Hackfleisch zusammen anbraten. Tomatenmark und Paprikapulver hinzufügen und anschwitzen. Mit Salz, Pfeffer und Chiliflocken würzen. Passierte Tomaten einrühren und alles bei schwacher Hitze etwa 10 Minuten köcheln lassen.

Tomaten waschen und halbieren. Avocado halbieren, entkernen und würfeln.

Taccos aus dem Ofen nehmen. Das Hackfleisch auf die Taccos geben. Tomaten, Avocado und Blumenkohlröschen darauf verteilen. Mit etwas Crème Fraîche garnieren.

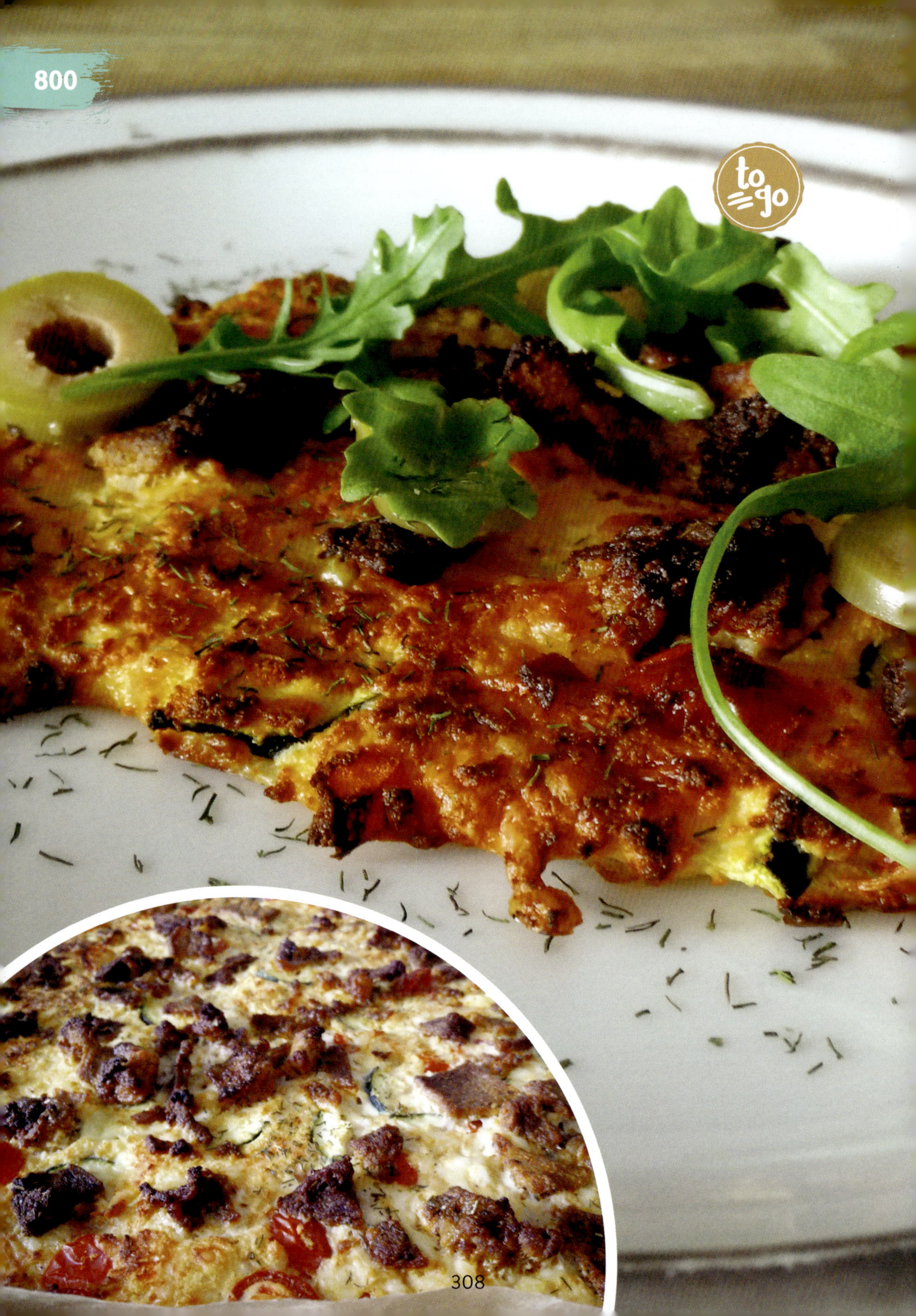
to go

Gyros-Schüttelpizza

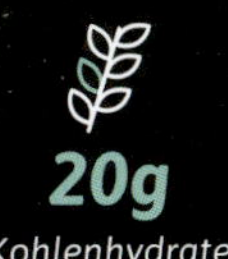

20g
Kohlenhydrate

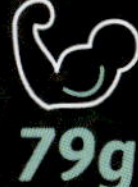

79g
Eiweiß

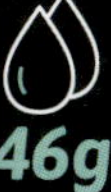

46g
Fett

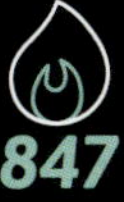

847
Kalorien

50
Minuten

Zutaten

2 Eier
75g Käse, gerieben
150g körniger Frischkäse Light
30g Kokosmehl (optional)
100g Gyros
60g Zucchini
80g Cherrytomaten
40g Paprika
etwas Rucola
etwas Oliven
etwas Salz & Pfeffer
etwas Dill
etwas Curry
etwas Chili

Zubereitung

Den Backofen auf 200 °C mit Umluft vorheizen. Backblech mit etwas Olivenöl und einem Zewa einfetten, damit sich die Pizza später besser vom Blech löst.

Zuerst die Eier in eine Schüssel geben und ordentlich vermengen. Zucchini, Tomaten und Paprika sehr fein klein schneiden und in die Schüssel geben. Käse (Reibekäse und Frischkäse) und Kokos-/ Mandelmehl dazu geben, mit Salz, Pfeffer, etwas Curry- und Chili würzen und alles nochmals vermischen.

Die Masse auf das Backblech geben und verteilen. Gyros gleichmäßig darüber verteilen und noch etwas Dill darüber geben.

Ca. 30 Minuten im Ofen backen. Je nach Optik auch etwas länger/ kürzer.

Oliven in feine Scheiben schneiden und eine Handvoll Rucola waschen und Auf der fertigen Pizza verteilen.

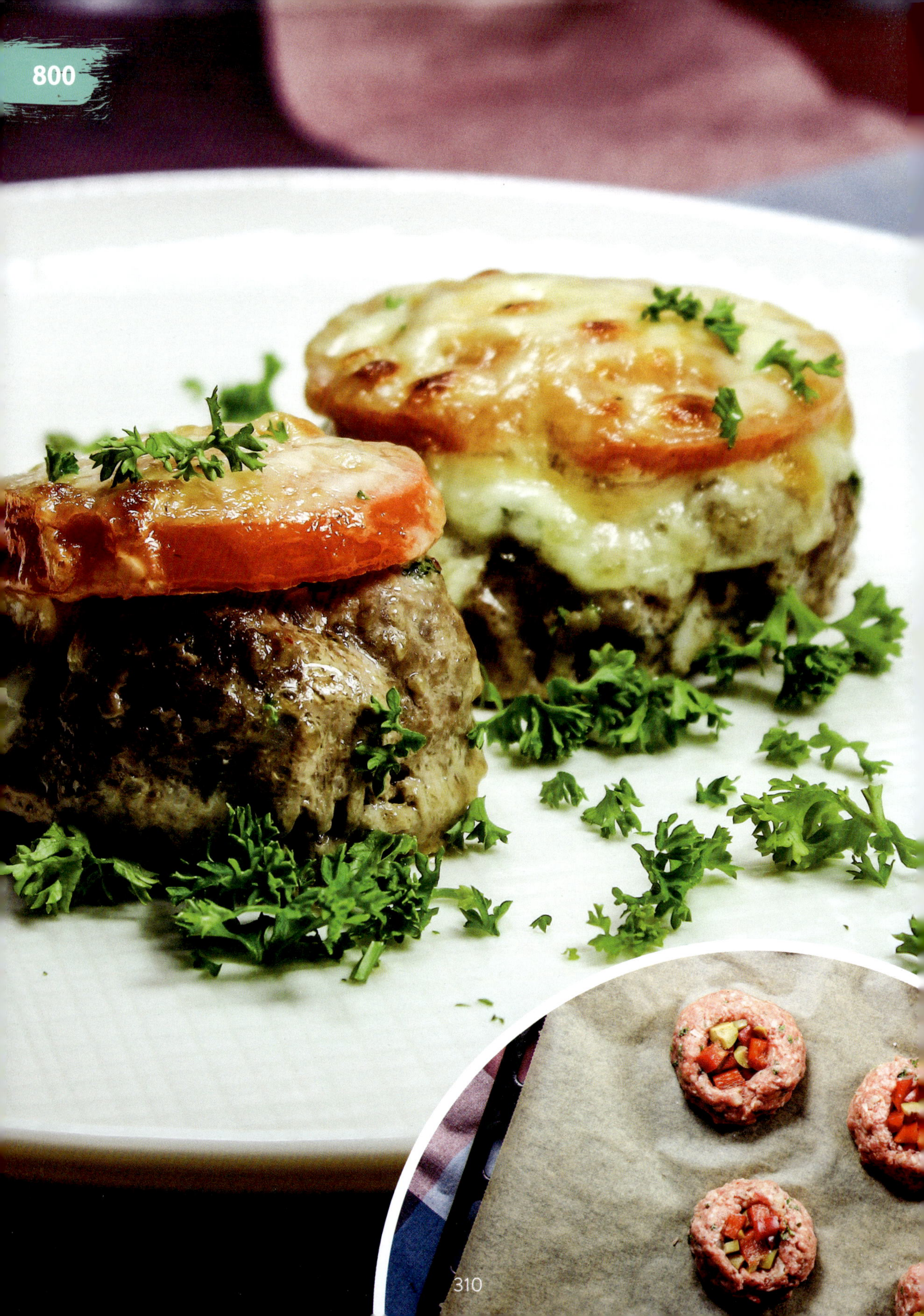
800

Gefüllte Hackfleischnester

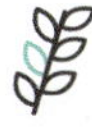	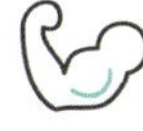	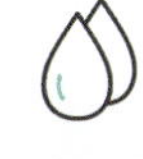		
9g	70g	53,5g	809	30
Kohlenhydrate	*Eiweiß*	*Fett*	*Kalorien*	*Minuten*

Zutaten

250g Rinderhackfleisch
1 Ei
30g Zwiebel
1 Knoblauchzehe
etwas Petersilie
50g Paprika
20g Oliven
1 Tomate
60g Mozzarella
1 TL Paprikapulver
etwas Majoran
etwas Salz & Pfeffer

Zubereitung

Ofen auf 180 Grad vorheizen und ein Backblech mit Backpapier auslegen.

Zwiebel, Knoblauch und Petersilie fein hacken. Mit dem Hackfleisch und dem Ei in eine Schüssel geben, Majoran, Salz, Pfeffer und Paprikapulver hinzufügen und alles gut miteinander verkneten. Aus der Masse vier Kugeln formen, auf das Backblech legen und etwas flach drücken. In die Mitte jeder Kugel eine Mulde drücken.

Paprika waschen und hacken. Oliven ebenfalls hacken. Vermischen und gleichmäßig in die Hackfleischnester verteilen.

Tomate waschen und in 4 Scheiben schneiden. Die Scheiben auf die Hackfleischnester legen. Mozzarella ebenfalls in Scheiben schneiden und auf die Tomatenscheiben legen. Im Ofen für etwa 15-20 Minuten backen.

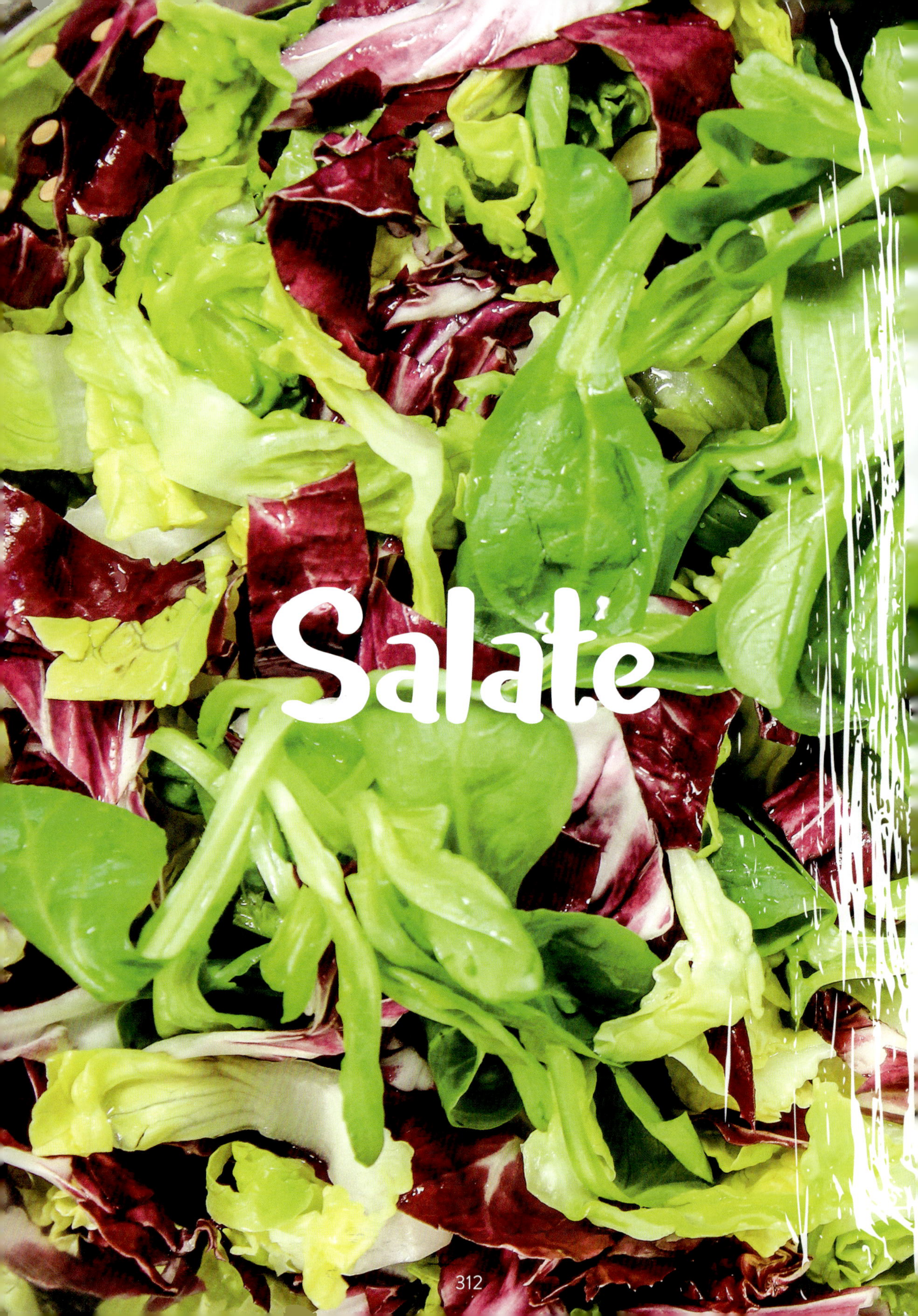

Salate

Das Dressing

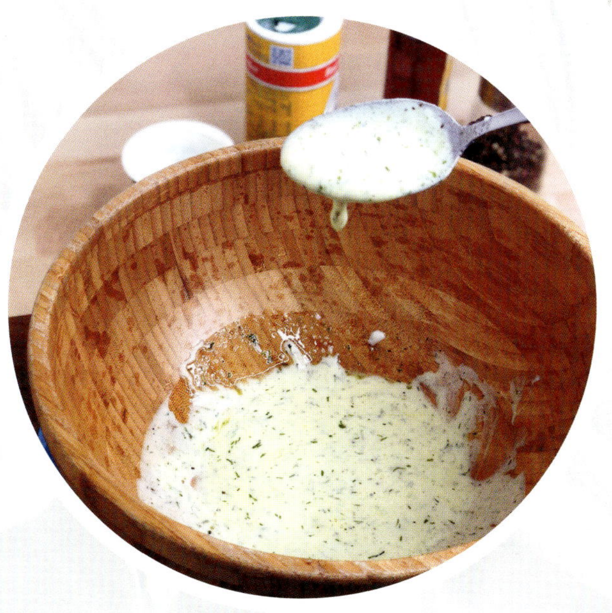

Mein **Allround-Dressing** passend für jeden Salat.
Je nach Art werden die Kräuter einfach angepasst.
Als Beispiel gibt es hier einen Gurkensalat mit Dill.

Zutaten

2 EL Joghurt
2 EL Olivenöl
1 TL Senf
1 TL Erythrit
1 Schuss Milch
Dill oder andere Kräuter
Salz & Pfeffer

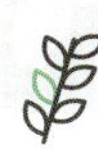

8g

Kohlenhydrate

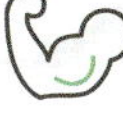

6g

Eiweiß

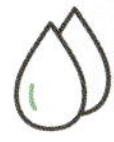

13g

Fett

180

Kalorien

2-3

Minuten

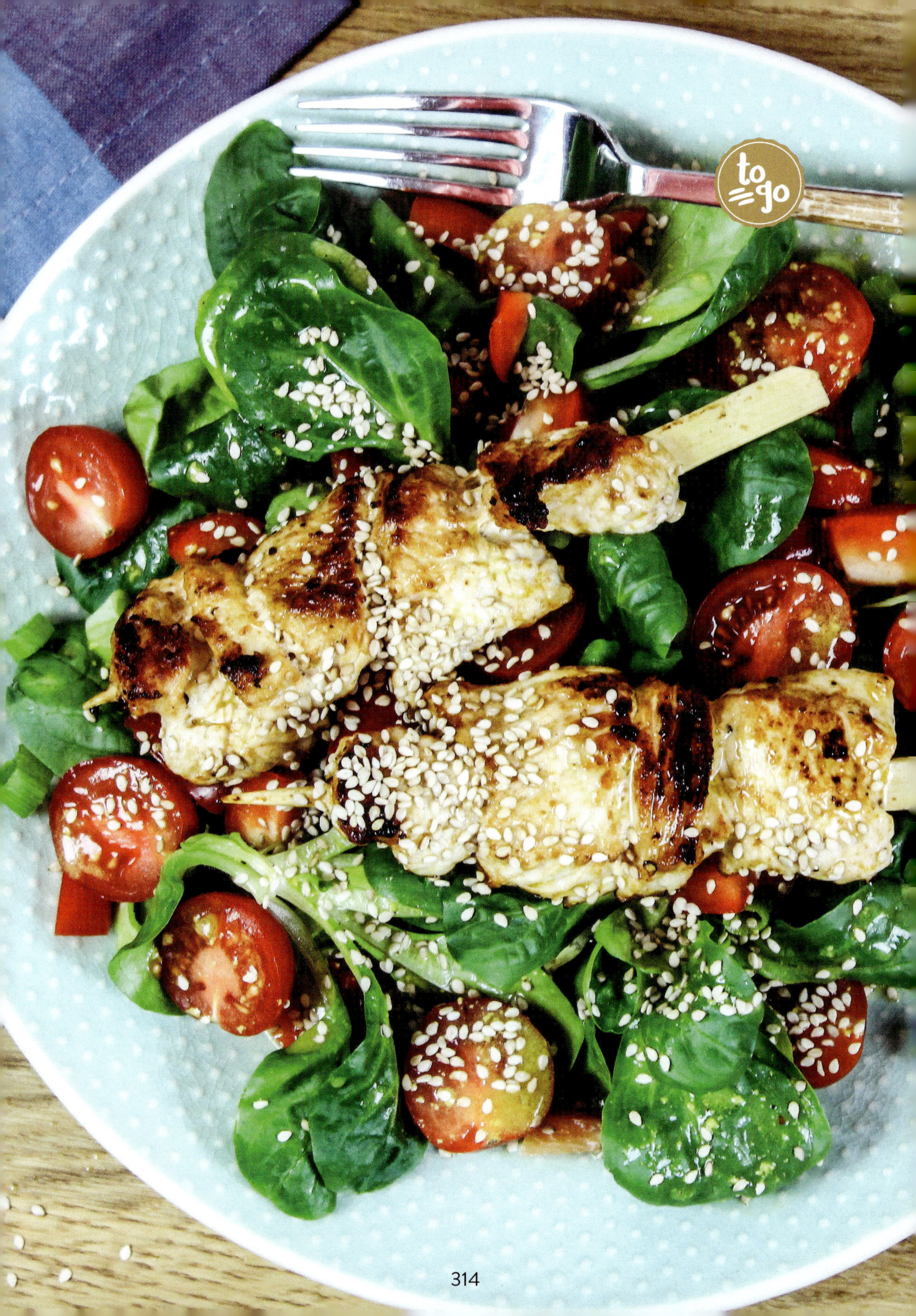
to go

Salat mit Putenspießen

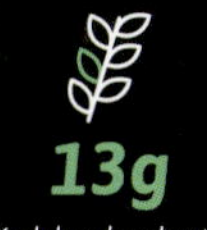

13g
Kohlenhydrate

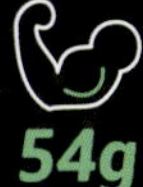

54g
Eiweiß

36g
Fett

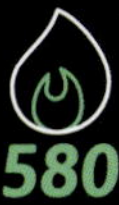

580
Kalorien

20
Minuten

Zutaten

150g Feldsalat
50g Paprika
30g Frühlingszwiebel
80g Kirschtomaten
200gPutenbrustfilet
3 EL Olivenöl
1 TL Honig
1 TL Senf
2 EL Zitronensaft
1 EL Sesam

Zubereitung

Salat waschen und gut trocken schleudern. Paprika waschen und in kleine Würfel schneiden. Frühlingszwiebel hacken. Tomaten waschen und halbieren. Alles auf einem Teller anrichten.

Für das Dressing, Senf, 1 EL Öl, Honig und etwas Zitronensaft miteinander verrühren. Mit Salz und Pfeffer würzen und über den Salat gießen.

Pute in gleichmäßige Stücke schneiden. Mit 1 EL Öl, Salz, Pfeffer und Paprikapulver in einer Schüssel vermengen. Die Putenstücke auf einem Holzspieß aufspießen.

1 EL Öl in einer Pfanne erhitzen und die Putenspieße darin rundherum knusprig anbraten.

Die Putenspieße auf den Salat legen und mit etwas Sesam bestreuen.

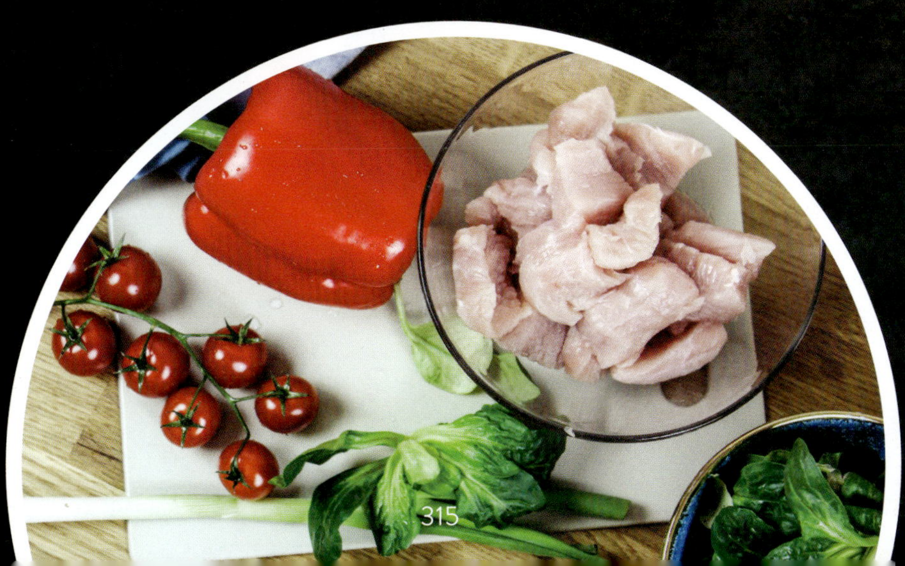

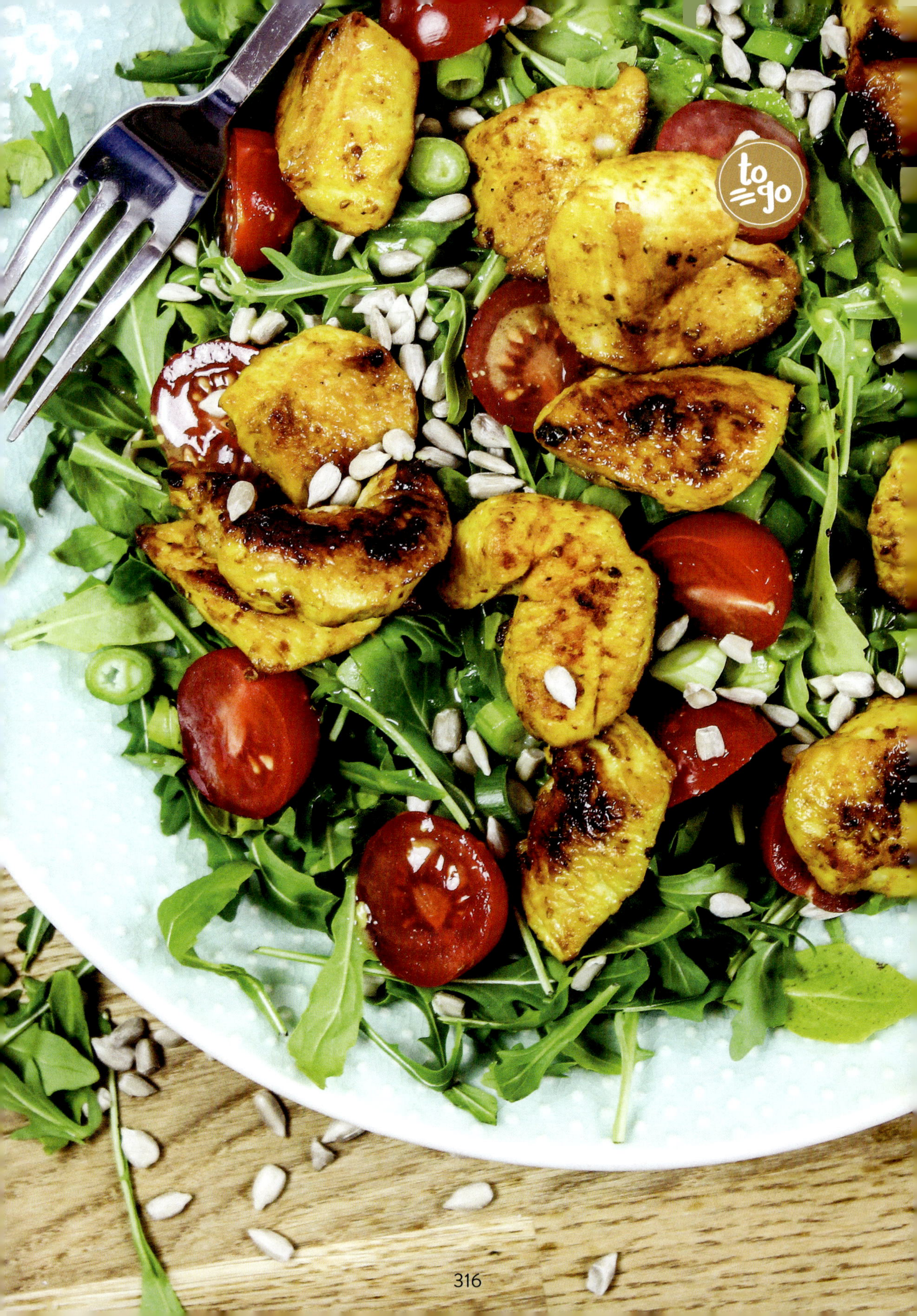
to go

Rucola-Hähnchen-Salat

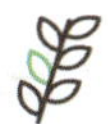	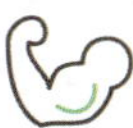	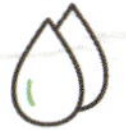		
16g	54g	24g	518	15
Kohlenhydrate	*Eiweiß*	*Fett*	*Kalorien*	*Minuten*

Zutaten

200g Hähnchenbrustfilet
100g Rucola
100g Kirschtomaten
20g Lauchzwiebel
10g Sonnenblumenkerne
2 EL Olivenöl
etwas Limettensaft
1 EL Sojasoße
1 TL Senf
1 TL Honig
etwas Kurkuma
etwas Salz & Pfeffer

Zubereitung

Rucola waschen und gut trocken schütteln. Tomaten waschen und halbieren. Lauchzwiebel hacken. Hähnchenbrust in Stücke schneiden.

1 EL Olivenöl in einer Pfanne erhitzen. Hähnchen rundherum goldbraun anbraten. Etwas Sojasoße und Kurkuma unterrühren und mit Salz und Pfeffer würzen.

Für das Dressing, 1 EL Olivenöl, Senf, Honig und Limettensaft miteinander verrühren und mit Pfeffer würzen.

Rucola, Tomaten und Lauchzwiebel auf einem Teller anrichten und mit dem Dressing beträufeln. Mit dem Hähnchen garnieren und einige Sonnenblumenkerne darüber streuen.

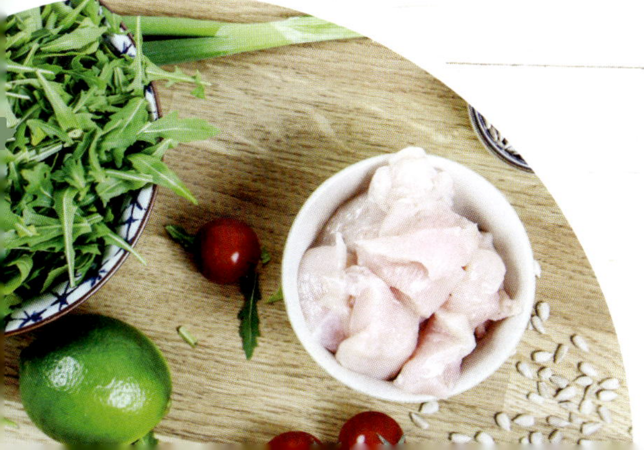

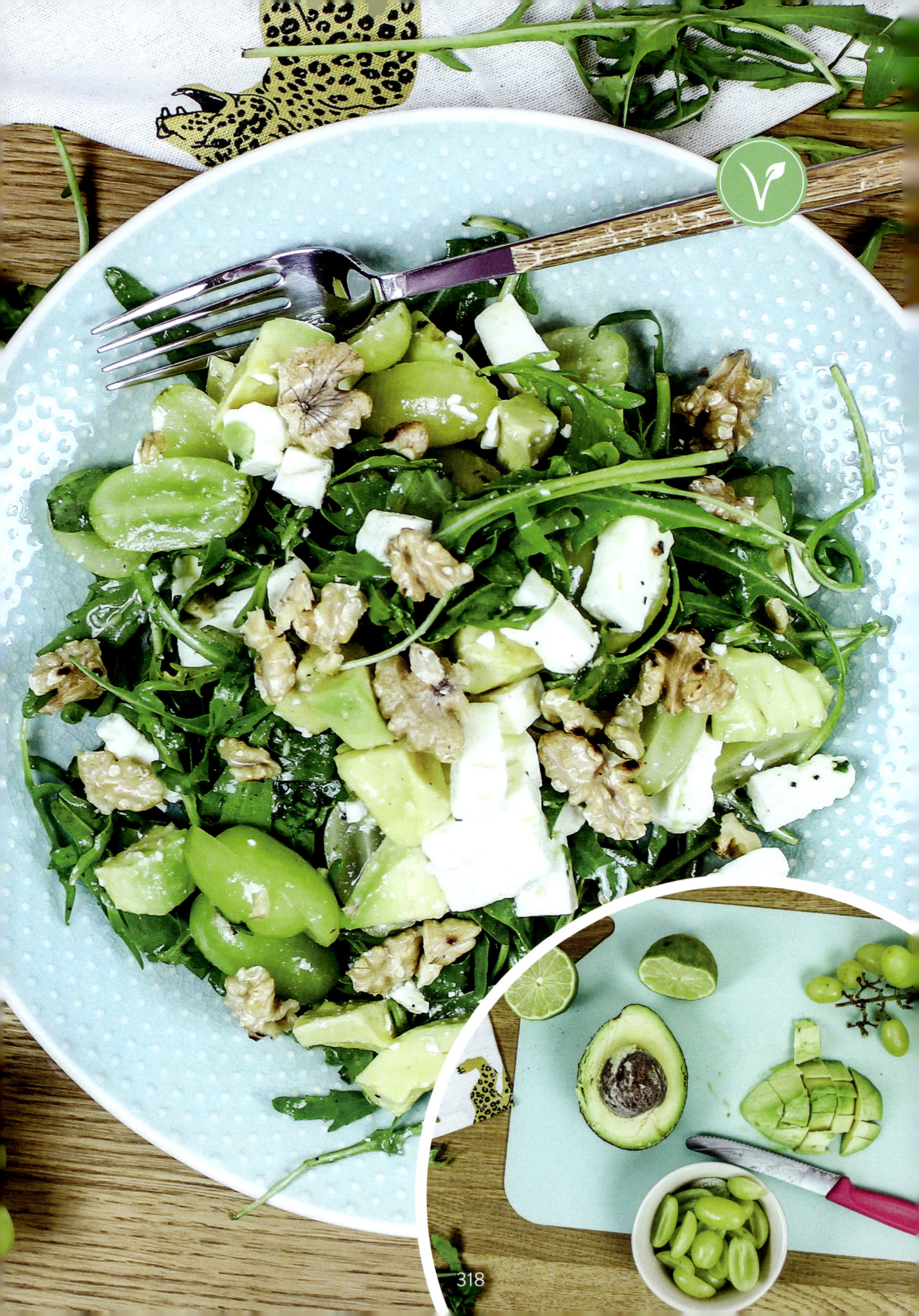

Avocado-Rucola-Salat

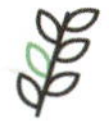

20g

Kohlenhydrate

14g

Eiweiß

44g

Fett

592

Kalorien

10

Minuten

Zutaten

100g Rucola
1/2 Avocado
30g Weintrauben
50g Feta
etwas Limettensaft
20g Walnüsse
1 EL Orangensaft
1 EL Olivenöl
1 TL Honig
etwas Salz & Pfeffer

Zubereitung

Rucola waschen und trocken schütteln. Trauben waschen und halbieren.

Avocado halbieren, entkernen, schälen und in Würfel schneiden. Sofort mit etwas Limettensaft beträufeln.

Feta würfeln und zusammen mit der Avocado, den Trauben und dem Rucola in eine Schüssel geben.

Für das Dressing Olivenöl, Honig und etwas frisch gepressten Orangensaft verrühren. Mit Salz und Pfeffer würzen und über den Salat gießen. Vorsichtig vermengen.

Walnüsse kurz in einer Pfanne ohne Fett anrösten und über den Salat geben.

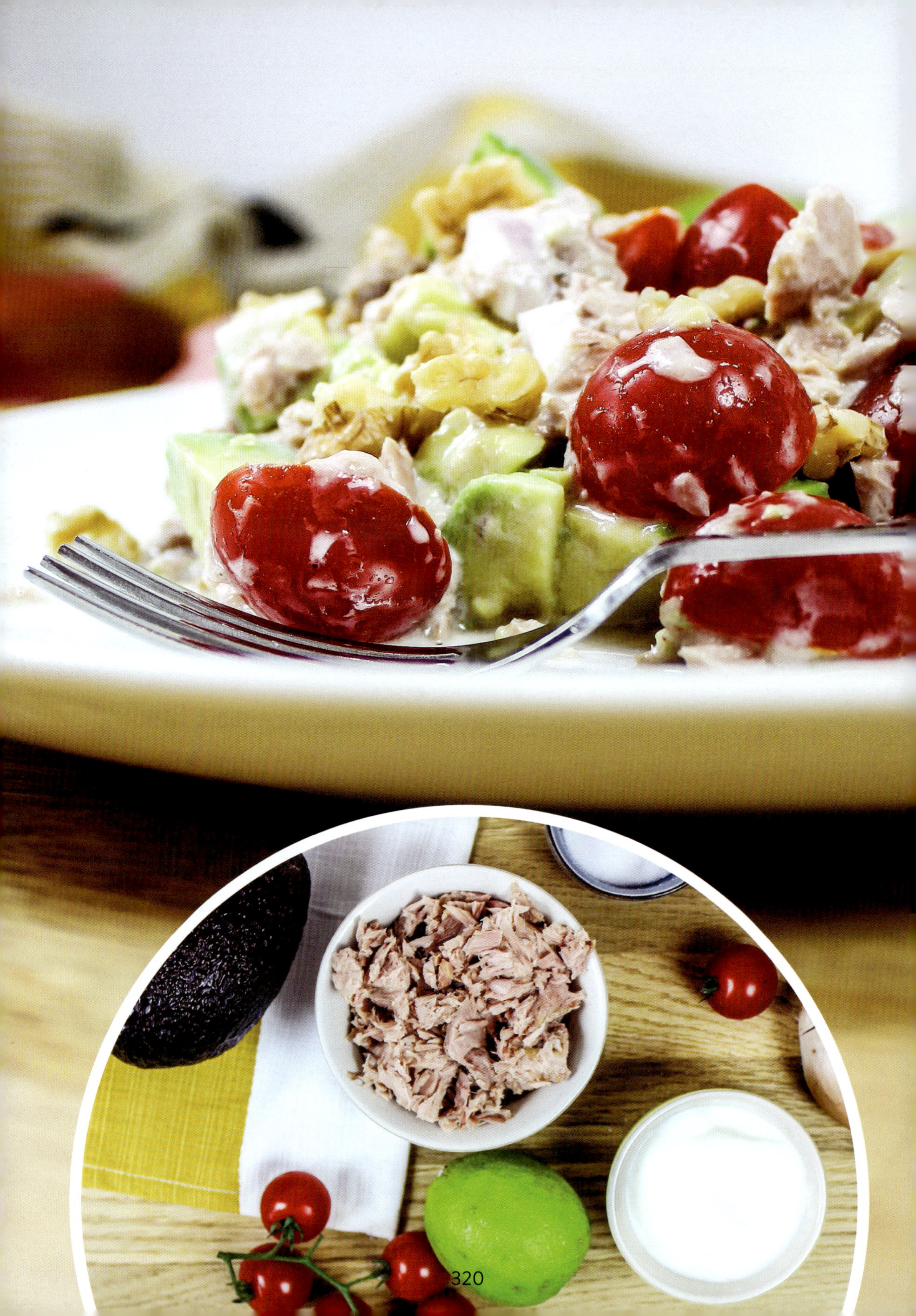

Avocado-Thunfisch-Salat

13g
Kohlenhydrate

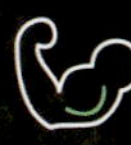

18g
Eiweiß

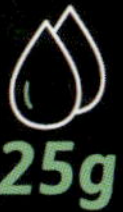

25g
Fett

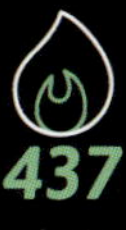

437
Kalorien

10
Minuten

Zutaten für 2 Portionen

1 Avocado
150g Thunfisch
100g Kirschtomaten
1 Zwiebel
3 EL Joghurt
2 EL Limettensaft
1 TL Olivenöl
1 TL Honig
5 Walnüsse
etwas Salz & Pfeffer

Zubereitung

Zwiebel hacken. Tomaten waschen und halbieren. Avocado halbieren, entkernen, schälen und würfeln.

Für das Dressing Joghurt in eine Schüssel geben. Olivenöl, Limettensaft und Honig hinzufügen. Mit Salz und Pfeffer würzen. Alles gut miteinander verrühren.

Zwiebel, Thunfisch und Tomaten in die Schüssel mit dem Dressing füllen. Alles vermengen. Avocado hinzufügen und vorsichtig unterheben.

Walnüsse hacken und über den Salat geben.

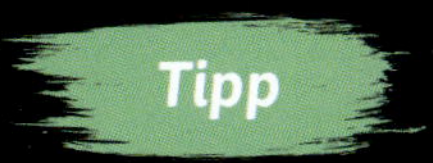

Bezüglich Thunfisch und Avocado empfehlen sich immer mindestens zwei oder mehr Portionen. Die Nährwerte beziehen sich auf eine Portion.

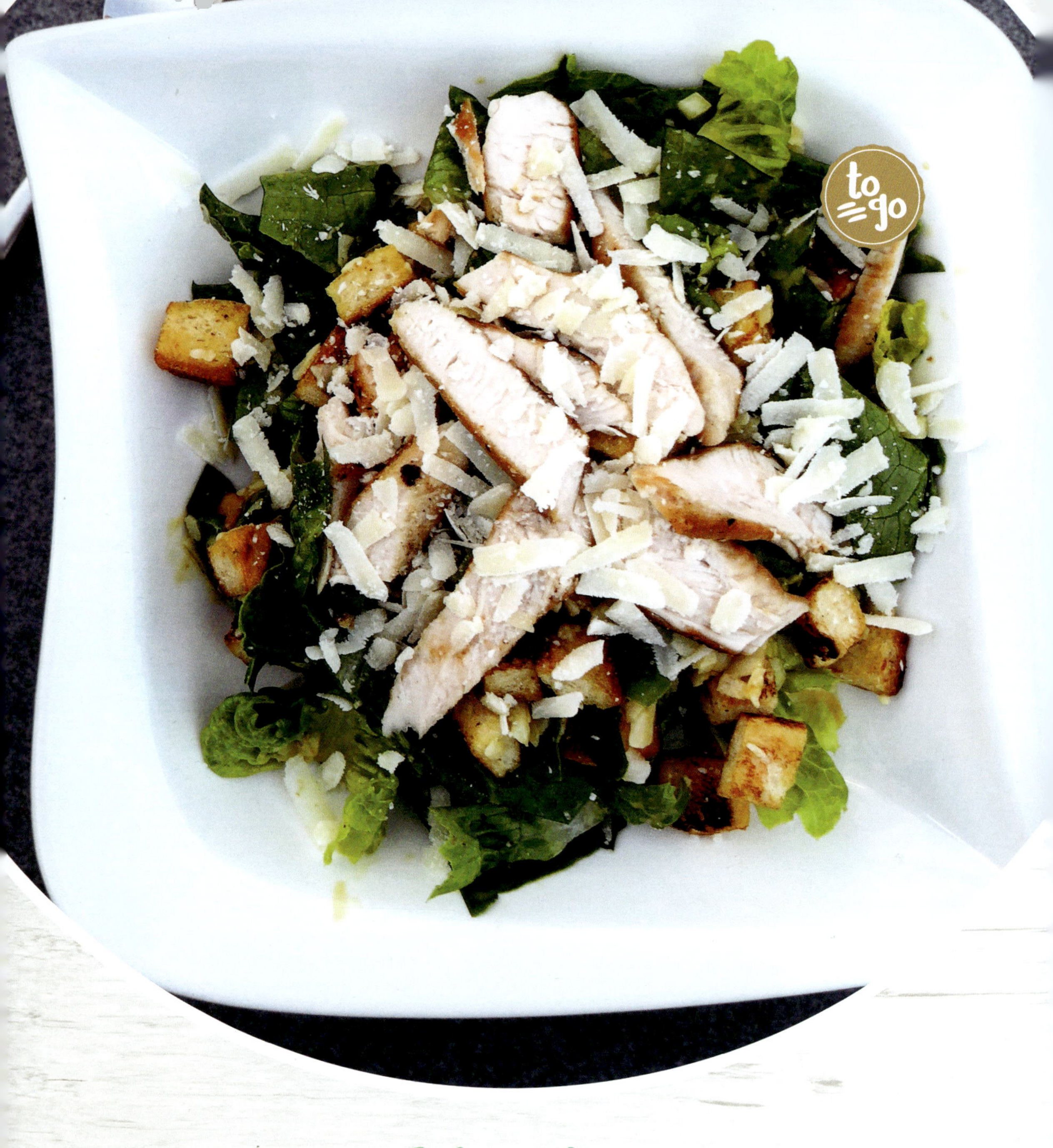

Zubereitung

Einen Esslöffel Olivenöl in einer Pfanne erhitzen. In der Zwischenzeit das Toastbrot in kleine Würfel schneiden und in die Pfanne geben. Knoblauch schälen und in mehere große Stücke schneiden. Ebenfalls mit in die Pfanne geben. Aufpassen: Damit nichts anbrennt die ganze Zeit dabeibleiben und die Toastwürfel in der Pfanne schwenken. Das Ganze darf ruhig etwas rauchen. Wenn die Würfel fester werden aus der Pfanne in eine kleine Schale geben und zur Seite stellen. Knoblauchstücke wieder entfernen. ▶

Caesar Salad

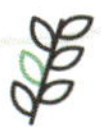			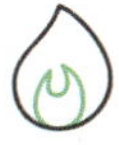	
18g	40g	55g	748	25
Kohlenhydrate	*Eiweiß*	*Fett*	*Kalorien*	*Minuten*

Zutaten

- 1 kleiner Kopf Romanasalat
- 1 Scheibe Toastbrot
- 1 Knoblauchzehe
- 2 EL Olivenöl (zum Rösten und Braten)
- 90g Putenschnitzel
- 1 Eigelb
- 1 kleine Zwiebel
- 1 EL Xylit
- 1/2 TL Senf
- 1 kleines Sardellenfilet (aus dem Glas)
- 25ml Olivenöl (für das Dressing)
- etwas Zitronensaft
- 1 TL Worcestersoße
- 20g Parmesan (gehobelt)
- etwas Salz & Pfeffer

Den nächsten Esslöffel Olivenöl in die Pfanne geben und das Putenschnitzel scharf und mehrere Minuten von beiden Seiten anbraten. Anschließend auf einem Küchentuch abtropfen lassen. Dann in kleine dünne Streifen schneiden und ebenfalls zur Seite stellen.

Romanasalat waschen und trockenschleudern.
Dann per Hand zerzupfen oder grob in Streifen schneiden.

Dressing: Zwiebel schälen und kleinwürfeln. Sardellenfilet aus dem Glas nehmen und kurz abwaschen und trocknen. Dann ebenfalls fein kleinschneiden.

Eigelb in eine Schale (sollte sich gut zum Rühren eignen) geben. Senf, Zitronensaft, Worcestersauce und 1 EL Xylit dazu geben und alles ordentlich vermischen. Dann die Zwiebeln und die Sardellenstücke dazu geben. Wieder vermischen.

Jetzt holt ihr euch am besten eine helfende Hand dazu. Das Olivenöl sollte unter langsamem regelmäßigem Einfließen in das Dressing eingerührt werden bis alles leicht schaumig wirkt.

Salat mit den gerösteten Toast-Würfeln in die Salatschale geben. Das Dressing darüber geben und alles vermischen.

Alles in einen Teller füllen.
Putenstreifen oben auf dem Salat platzieren und alles mit frisch gehobeltem Parmesan bestreuen.

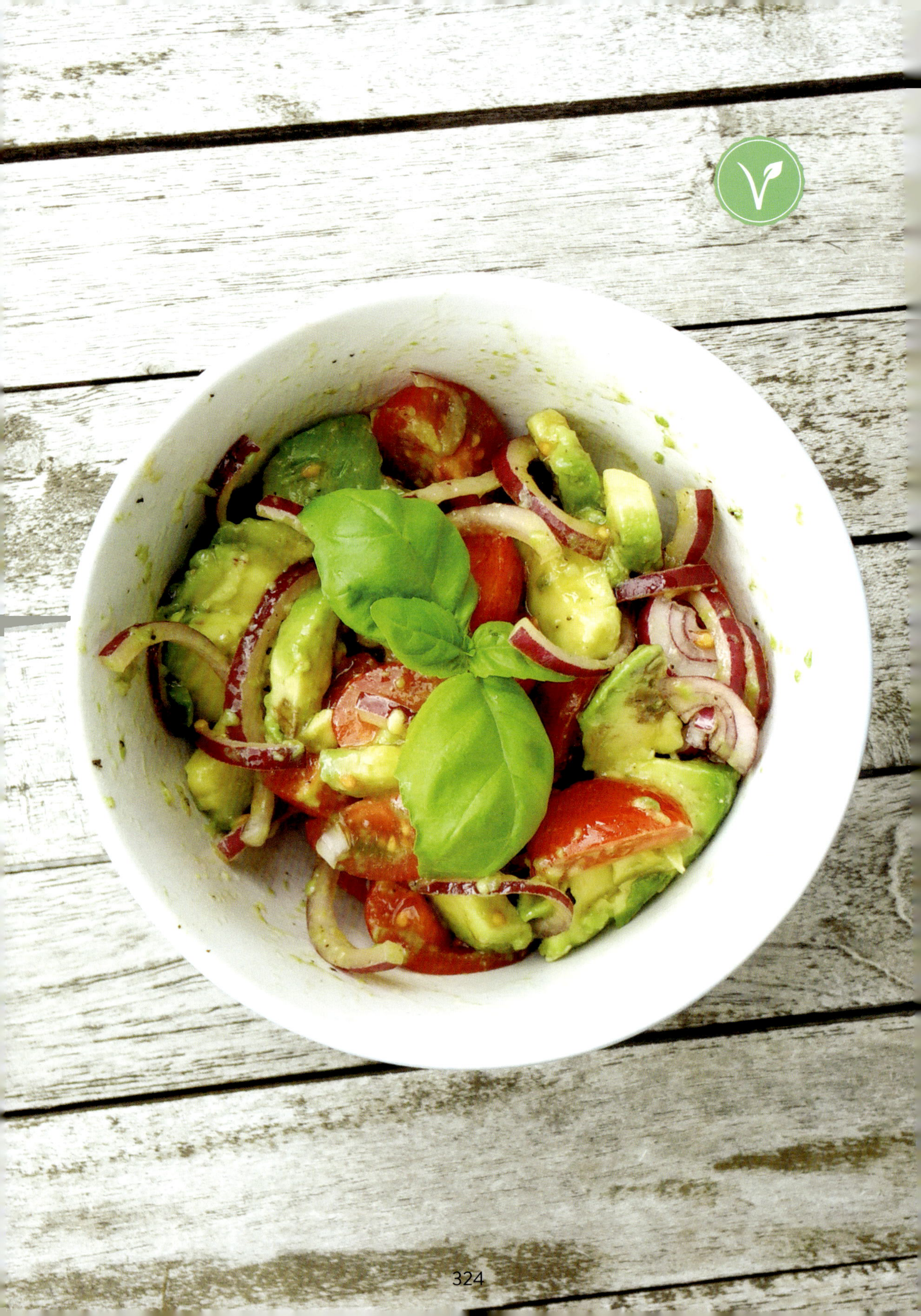

Avocado-Tomatensalat

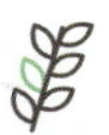	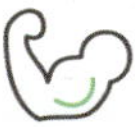	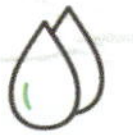		
11g	3,5g	29g	333	5
Kohlenhydrate	Eiweiß	Fett	Kalorien	Minuten

Zutaten

1/2 Avocado
1 Handvoll Cherrytomaten
1 rote Zwiebel
10ml Olivenöl
etwas Salz & Pfeffer
1 Spritzer Limetten- oder Zitronensaft

Zubereitung

Die Avocado rundherum mit einem Messer bis zum Kern einschneiden und dann durch entgegengesetztes Drehen der beiden Hälfte teilen. Den Kern mit einem Esslöffel entfernen. Dann eine der Hälften mit dem Löffel am Stück aus der Schale entfernen und mit einem Messer in kleine Stückchen zerschneiden und in eine Schüssel geben.

Die Zwiebel schälen und in feine Würfel hacken. Ebenfalls in die Schale geben.

Die Tomaten kurz abwaschen und dann halbieren oder vierteln und ebenfalls dazu geben.

Alles mit einem kleinen Schuss Olivenöl, gut Salz und Pfeffer und einem Spritzer Limetten- oder Zitronensaft würzen.

Mit zwei Löffeln ordentlich vermengen. Lecker!

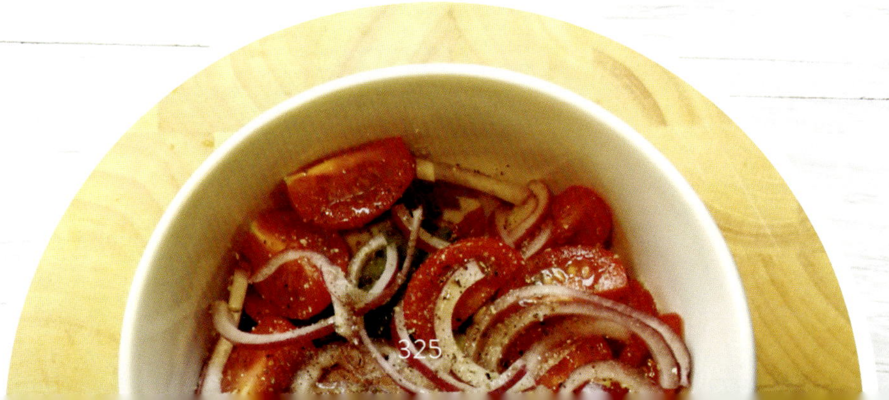

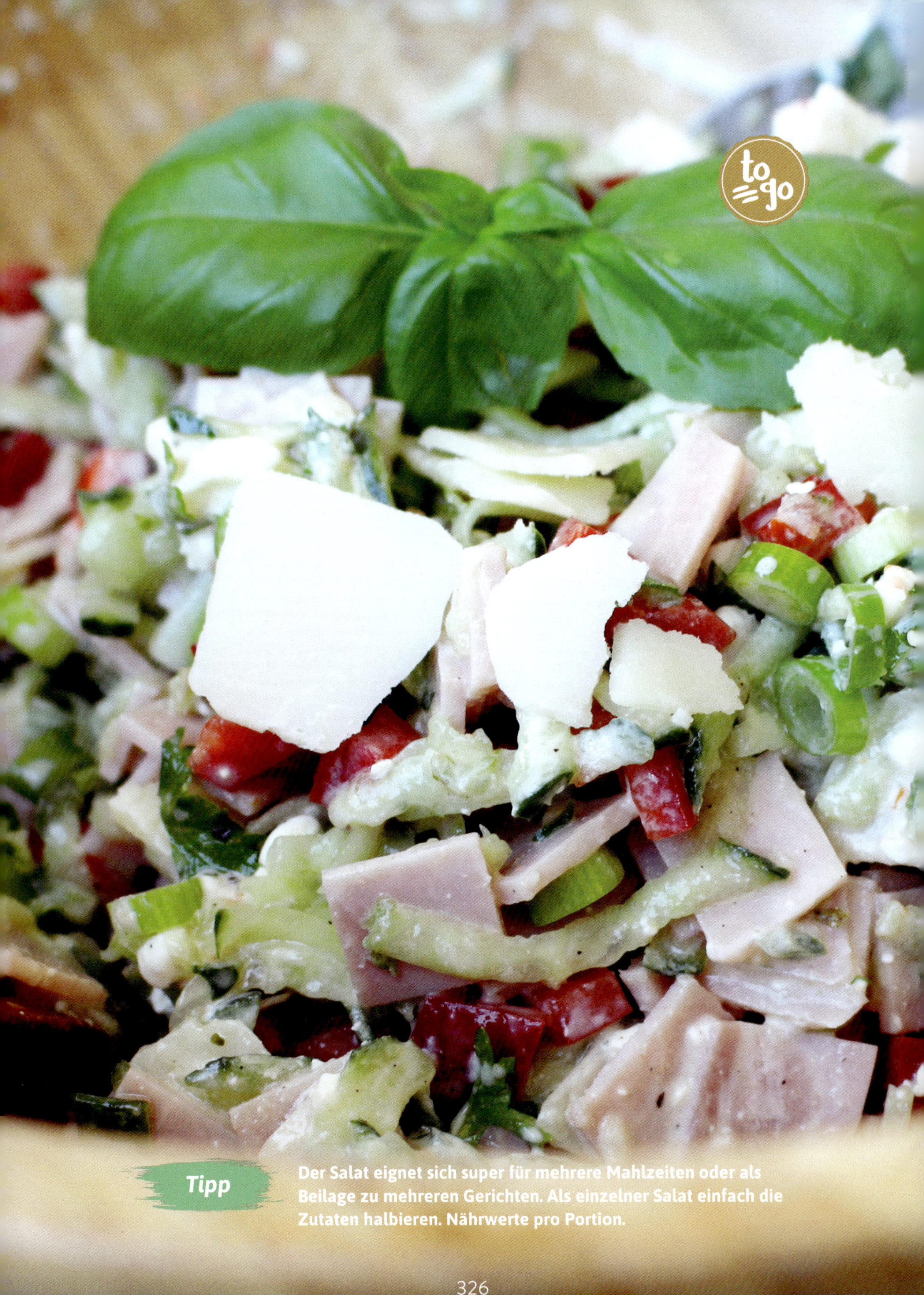

Tipp

Der Salat eignet sich super für mehrere Mahlzeiten oder als Beilage zu mehreren Gerichten. Als einzelner Salat einfach die Zutaten halbieren. Nährwerte pro Portion.

Fitness-Salat mit Schinken

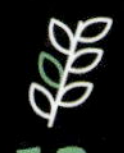

12g
Kohlenhydrate

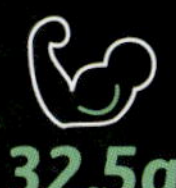

32,5g
Eiweiß

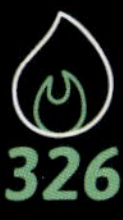

16g
Fett

326
Kalorien

10
Minuten

Zutaten für 2 Portionen

200g Kochschinken
1/2 Salatgurke
2 Stangen Frühlingszwiebeln
40g Parmesan, geraspelt
1 große rote Paprika
1 Handvoll Petersilie
1 TLOregano
1 EL Joghurt
1 EL körniger Frischkäse
2 EL Olivenöl
1 TL Senf
1 Schuss Milch
etwas Salz & Pfeffer

Zubereitung

Alle Zutaten klein schneiden und würfeln oder ggfs. reiben. Alles in eine Schüssel geben.

Joghurt, Frischkäse, Senf, Öl und Gewürze dazu geben und alles vermischen.

Als eigenständige Mahlzeit für 2 Personen oder als Beilage zu fast jedem Gericht servieren.

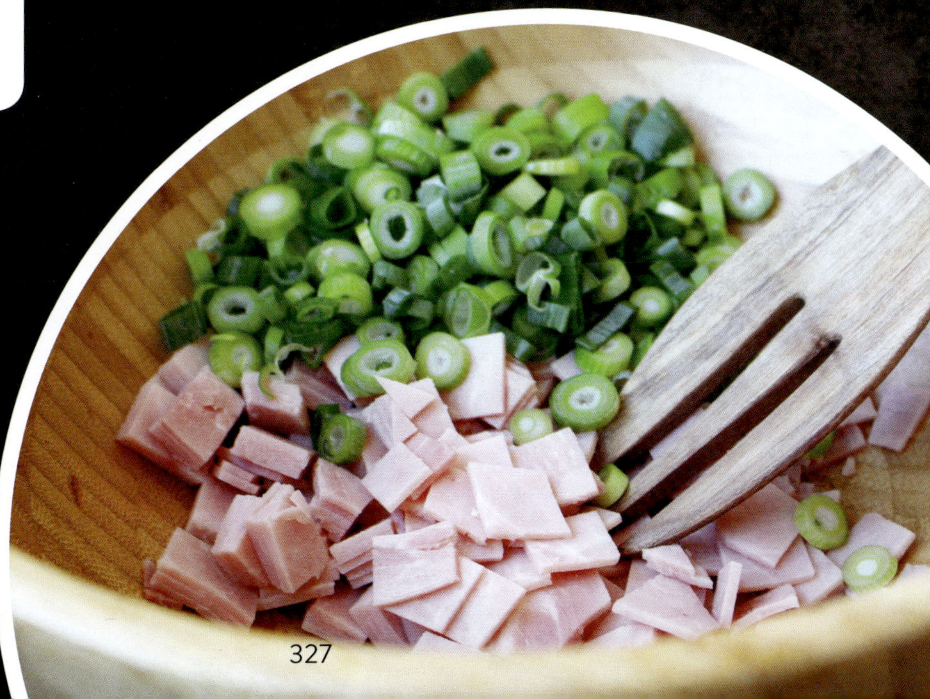

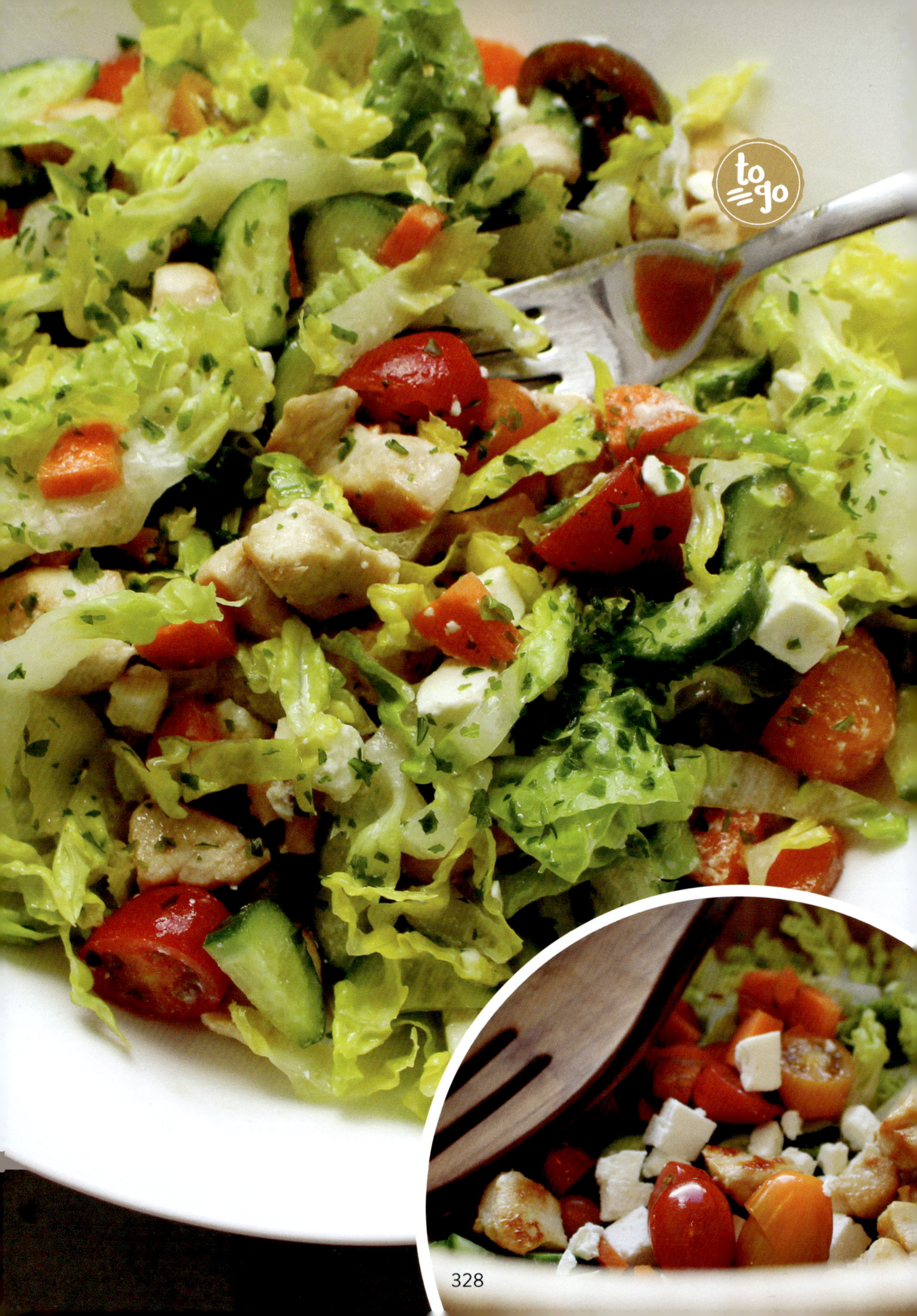
to go

Salat mit Hähnchenbrust

		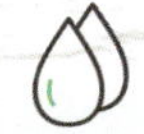		
9,5g	50g	33,5g	554	15
Kohlenhydrate	*Eiweiß*	*Fett*	*Kalorien*	*Minuten*

Zutaten

130g Hähnchenbrust
1 kleinen Kopf Römersalat
3 Cherrytomaten
1 kleine Karotte
1/2 Salatgurke
2 EL Olivenöl
1/2 Feta-Käse
etwas Salz & Pfeffer
etwas Petersilie

Zubereitung

Hähnchenbrust kurz unter kaltem Wasser abwaschen und dann trockentupfen. In kleine Stücke schneiden.

15ml Olivenöl in einer Pfanne erhitzen und das Fleisch in der Pfanne scharf anbraten. Pfanne abdecken. Immer wieder umrühren.

In der Zwischenzeit: Salat waschen und anschließend in kleine Streifen schneiden. Cherrytomaten waschen und halbieren. Gurke waschen, vierteln und in kleine Scheiben schneiden. Karotte schälen und halbieren, ebenfalls in kleine Stücke schneiden. Feta würfeln. Alles in eine passende Schüssel geben.

Das fertige Fleisch zum Salat geben. Alles mit Salz und Pfeffer würzen und mit 15ml Olivenöl anmachen. Alles gut durchmischen. Zum Garnieren noch etwas geschnittene Petersilie über den Salat geben. Lecker!

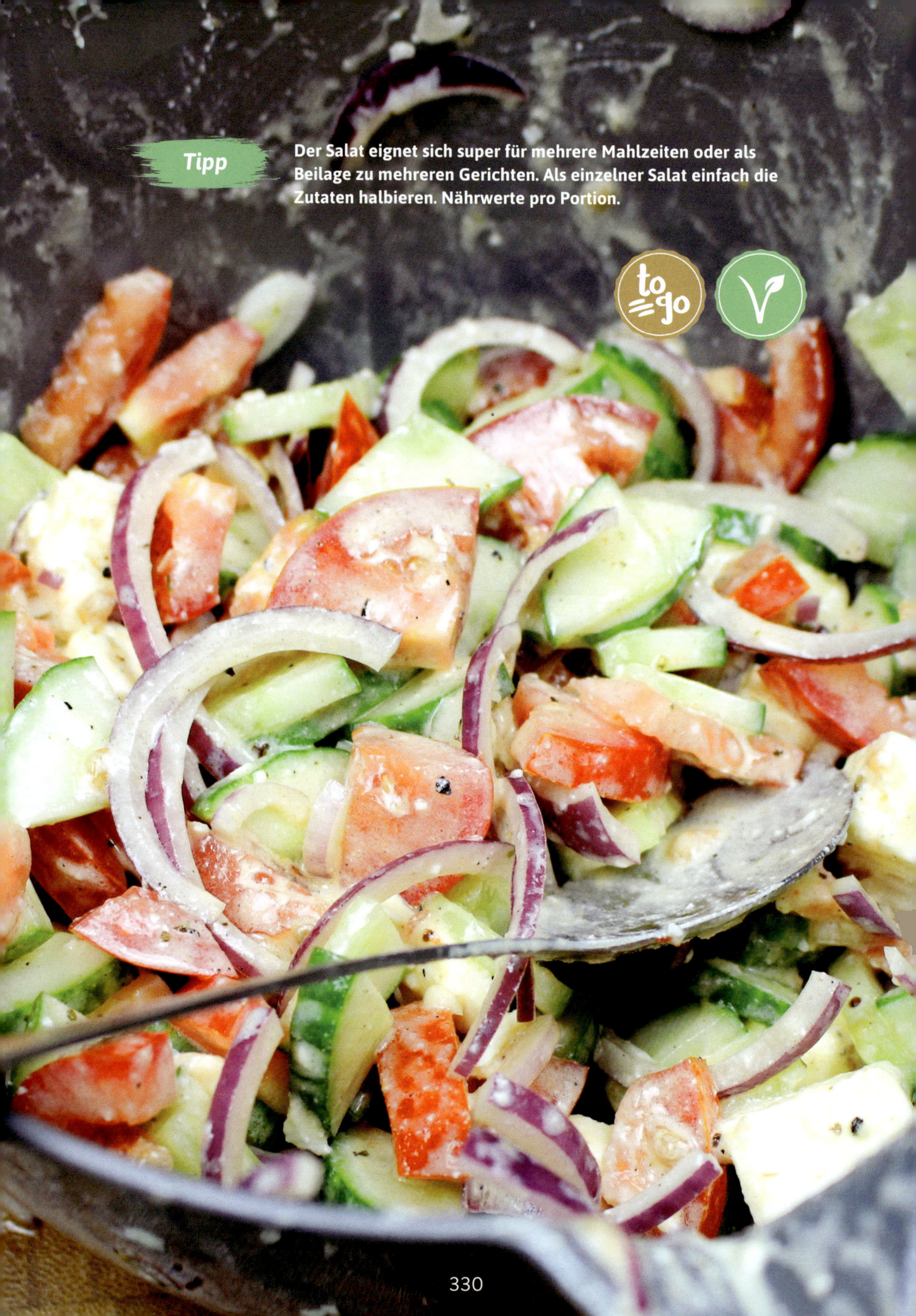

Tipp

Der Salat eignet sich super für mehrere Mahlzeiten oder als Beilage zu mehreren Gerichten. Als einzelner Salat einfach die Zutaten halbieren. Nährwerte pro Portion.

Leichter Sommersalat

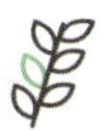		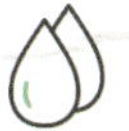		
13,5g	21g	32g	435	10
Kohlenhydrate	Eiweiß	Fett	Kalorien	Minuten

Zutaten für 2 Portionen

1 Salatgurke
1 Feta (ca. 200g)
3 Romatomaten
1 rote Zwiebel
2 EL Olivenöl
1 EL Balsamico-Essig (weiß)
3 EL Joghurt
1 TL Senf
etwas Salz & Pfeffer
etwas italienische Kräuter

Zubereitung

Das Salatdressing: Joghurt mit Senf, Olivenöl und Essig in die Salatschüssel geben und mit den Gewürzen vermischen.

Alle Zutaten (falls nötig) abwaschen und in kleine Würfel/Stücke schneiden. In die Salatschüssel geben. Alles vermischen.

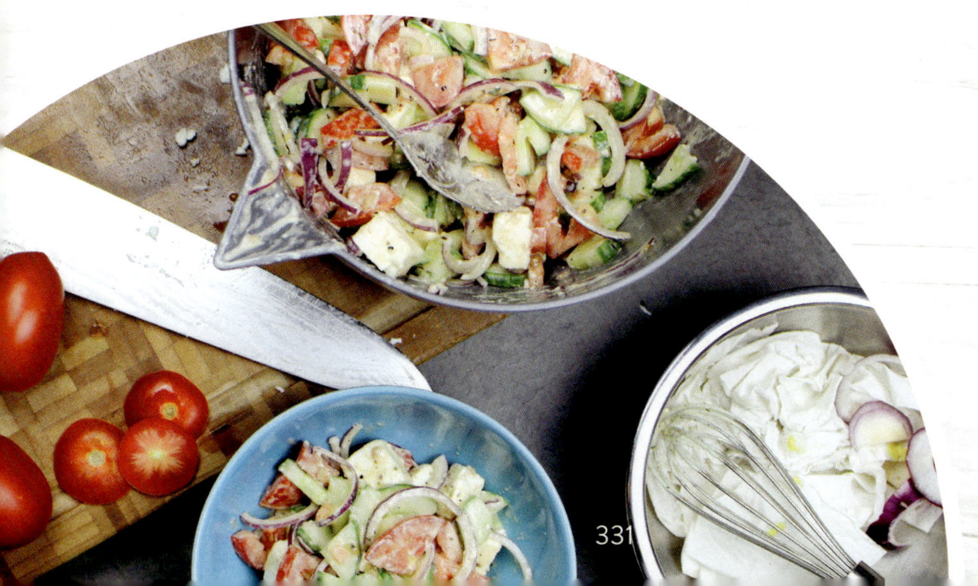

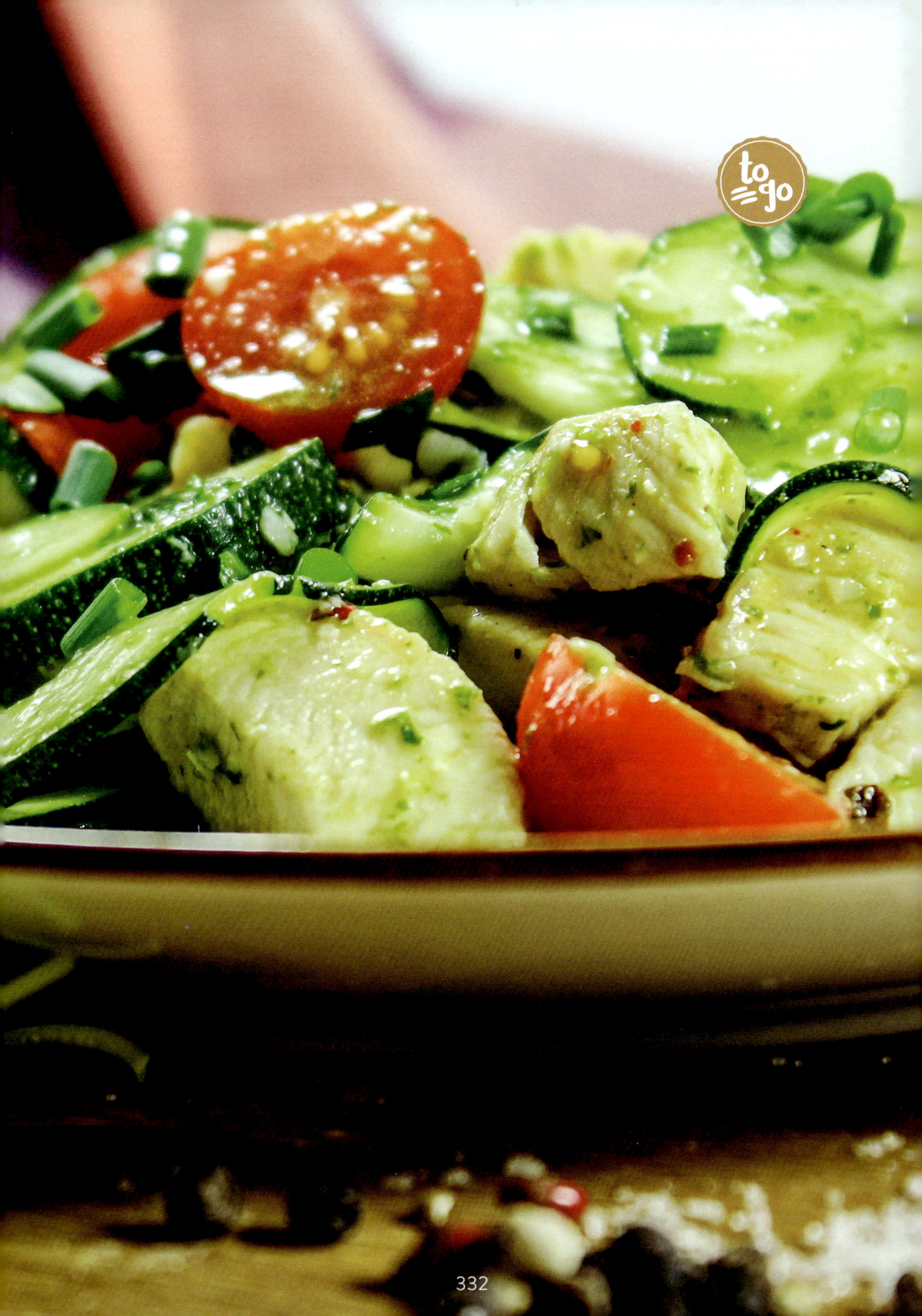
to go

Zucchinisalat mit Hähnchen

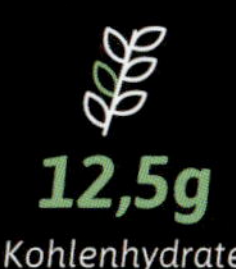

12,5g
Kohlenhydrate

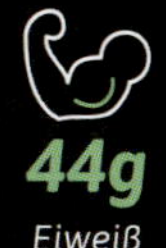

44g
Eiweiß

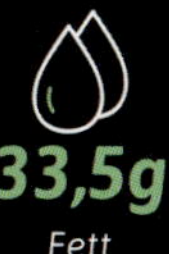

33,5g
Fett

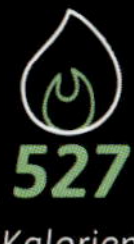

527
Kalorien

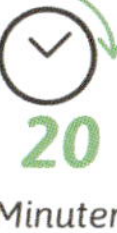

20
Minuten

Zutaten

150g Hähnchenbrustfilet
150g Zucchini
70g Kirschtomaten
etwas Schnittlauch
1 Knoblauchzehe
etwas Basilikum
1 EL Zitronensaft
1 TL Honig
15g Parmesan
3 EL Olivenöl
etwas Salz & Pfeffer

Zubereitung

Zucchini waschen und in feine Scheiben schneiden. Schnittlauch waschen und hacken. Beides in eine Schüssel geben.

Hähnchen waschen, trocken tupfen und in Stücke schneiden. 1 EL Öl in der Pfanne erhitzen und das Hähnchen rundherum gut anbraten. Mit Salz und Pfeffer würzen. Mit der Zucchini vermengen.

Für das Dressing das restliche Öl, Honig und den Zitronensaft verrühren. Mit Salz und Pfeffer würzen. Knoblauch, Parmesan und Basilikum hinzufügen und alles mit dem Stabmixer pürieren. Über den Salat geben und alles gut miteinander vermengen.

Tomaten waschen, halbieren und vorsichtig unterheben. Salat nochmals mit etwas Salz und Pfeffer abschmecken und servieren.

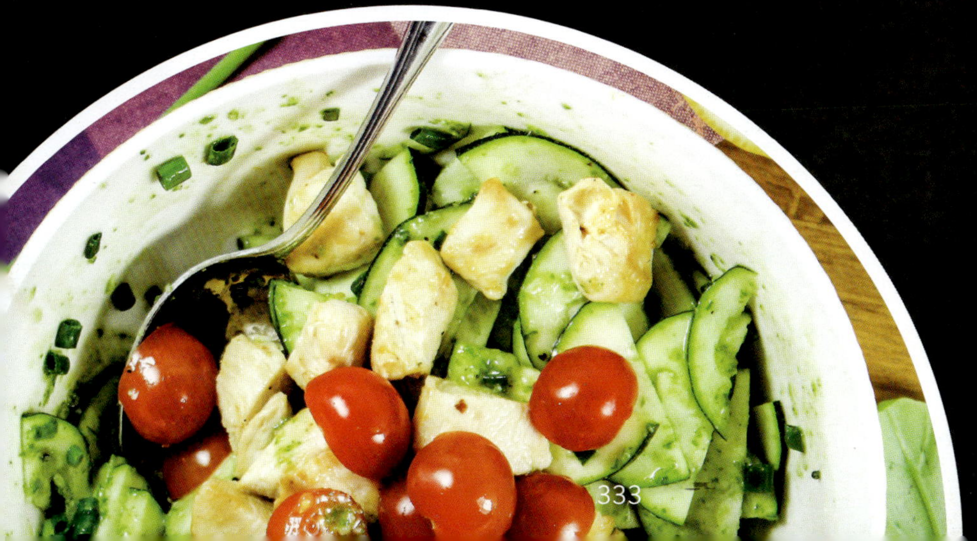

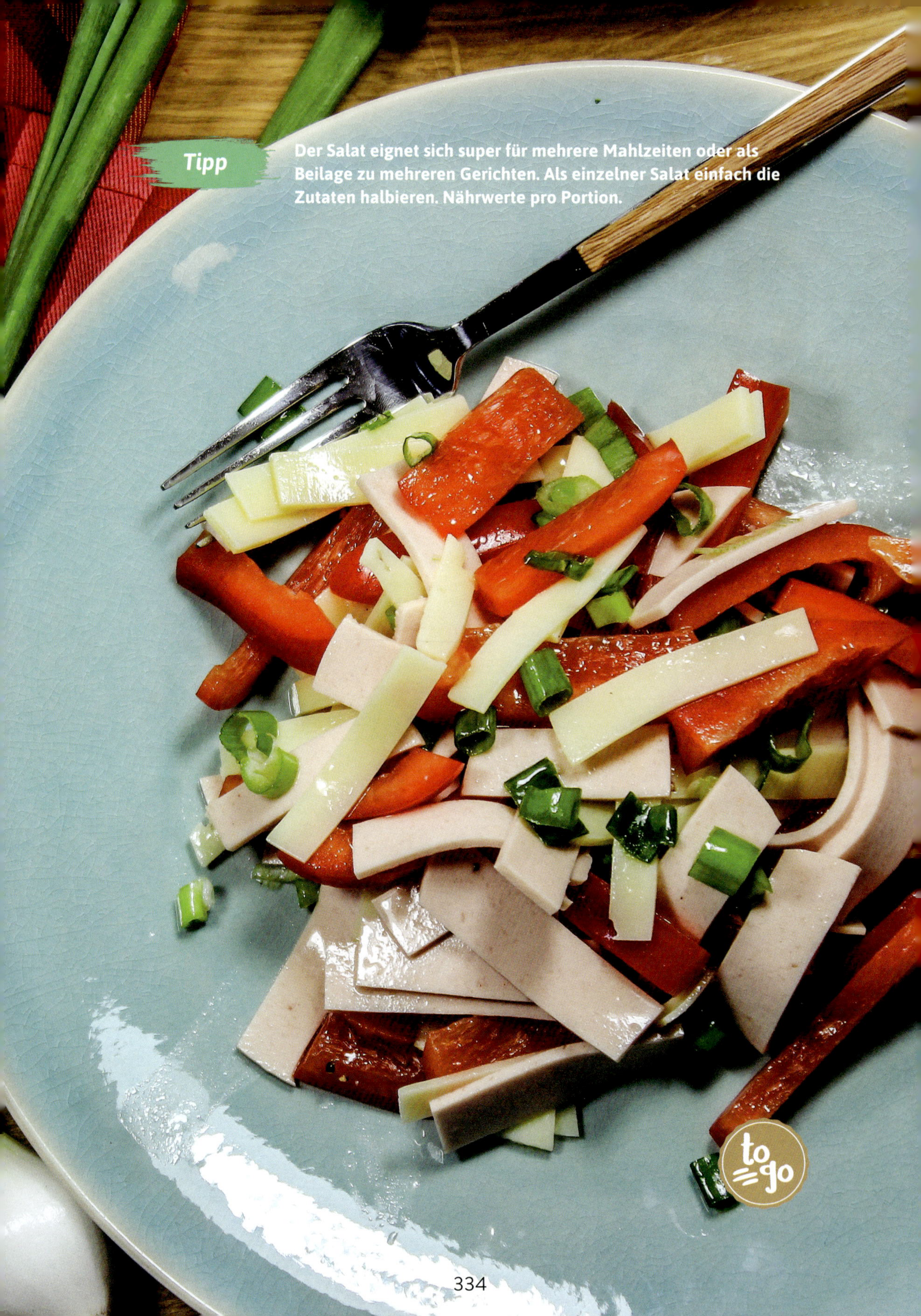

Tipp Der Salat eignet sich super für mehrere Mahlzeiten oder als Beilage zu mehreren Gerichten. Als einzelner Salat einfach die Zutaten halbieren. Nährwerte pro Portion.

Paprika-Wurstsalat

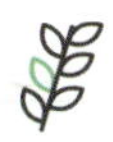	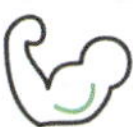	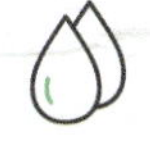		
10g	39g	45,5g	600	10
Kohlenhydrate	Eiweiß	Fett	Kalorien	Minuten

Zutaten für 2 Portionen

200g Geflügel-Mortadella
200g Scheibenkäse (z.B. Edamer)
1 Paprika
3 Stangen Frühlingszwiebeln
1 EL Rapsöl
3 EL Weißweinessig
1 EL Erythrit
3 EL Gewürzgurkenwasser
etwas Salz & Pfeffer

Zubereitung

Paprika und Frühlingszwiebeln waschen und abtrocknen. In Streifen schneiden. Frühlingszwiebeln hacken.

Wurst und Käse in mundgerechte Streifen schneiden.

Für das Dressing Essig, Öl, Gewürzgurkenwasser und Erythrit gut verrühren. Mit Salz und Pfeffer würzen.

Das Dressing in einer großen Schüssel mit den restlichen Zutaten vermengen und servieren.

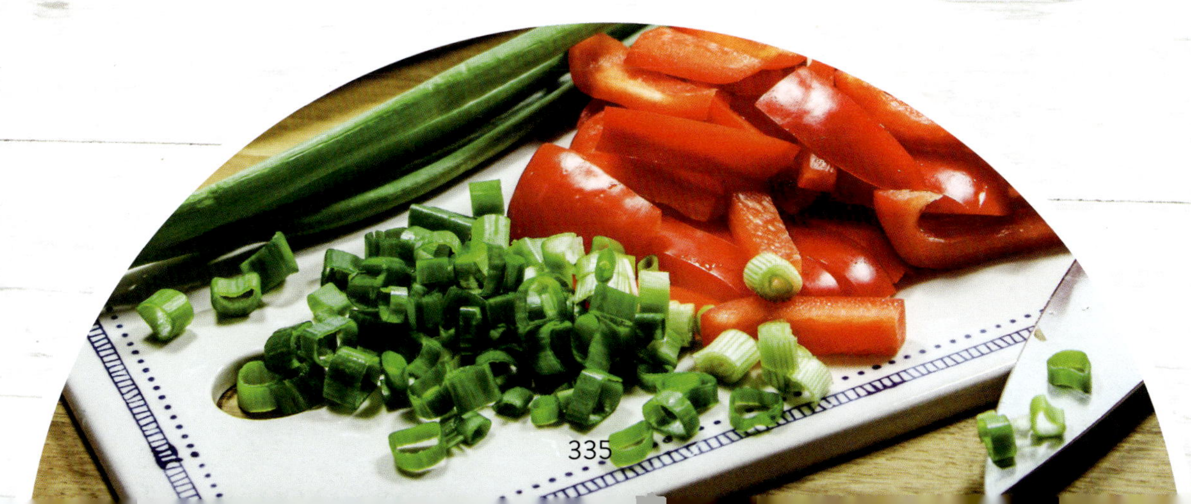

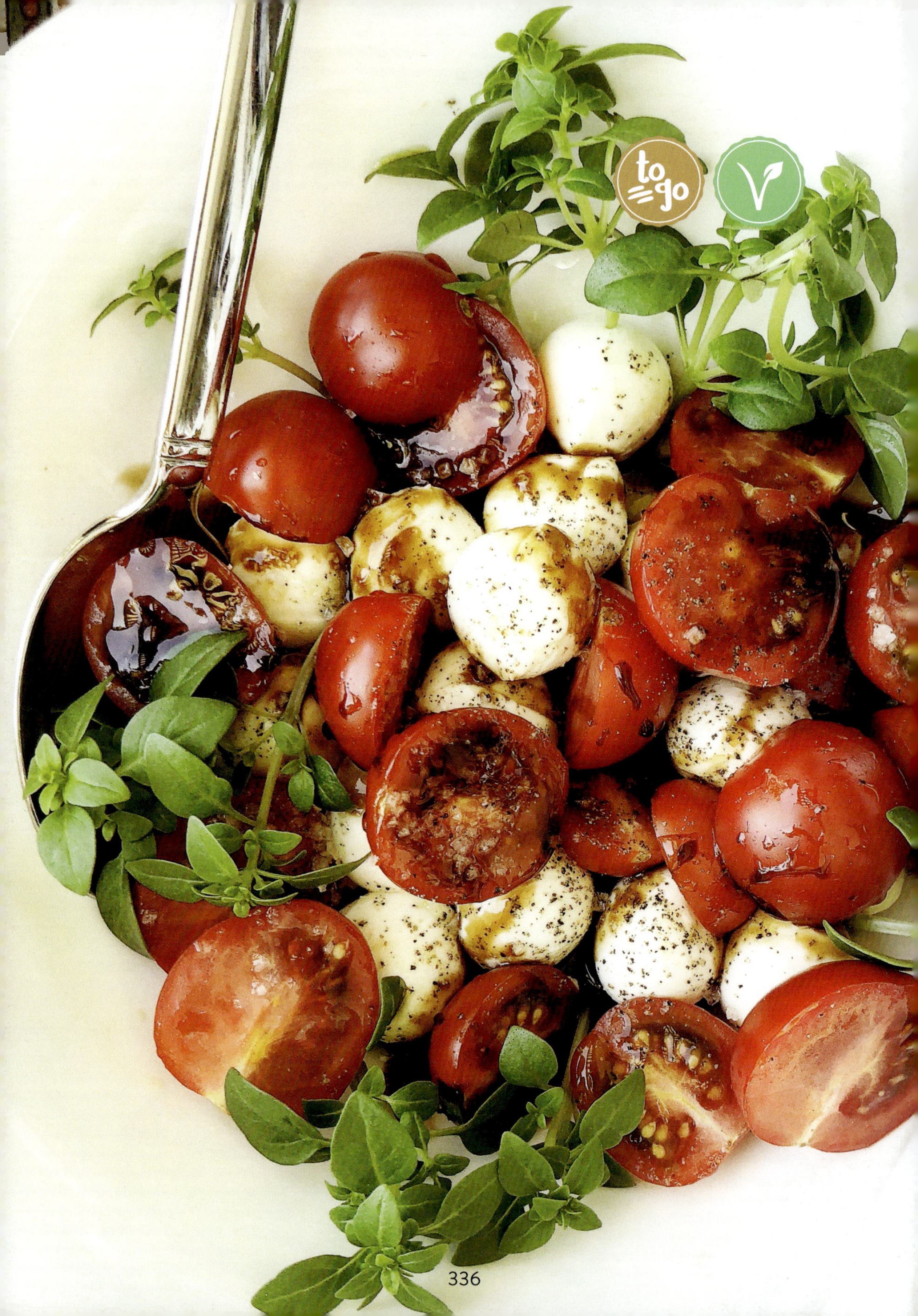
to go

Tomate-Mozzarella

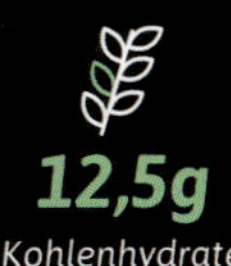
12,5g
Kohlenhydrate

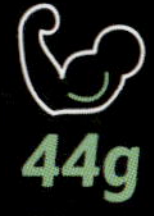
44g
Eiweiß

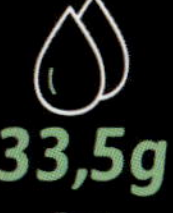
33,5g
Fett

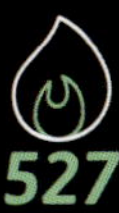
527
Kalorien

20
Minuten

Zutaten

12 Cherrytomaten
1 Packung Mozzarella-Kugeln
2 EL Olivenöl
1 EL Balsamico
etwas Salz & Pfeffer
viel Basilikum
etwas Oregano

Zubereitung

Die Tomaten waschen und anschließend halbieren oder vierteln. Mozzarella abtropfen lassen und ggfs. kurz mit kaltem Wasser abwaschen und nochmal ableeren.

Die Mozzarella-Kugeln bei Wunsch auch halbieren oder aber ganz am Stück lassen. Alles in einen tiefen Teller geben.

Mit etwas Olivenöl und Balsamico übergießen mit frischem gemahlenem Pfeffer, etwas Salz, jeder Menge Basilikum und Oregano würzen. Mit zwei Löffeln oder Salatbesteck gut vermischen und ein paar Minuten ziehen lassen.

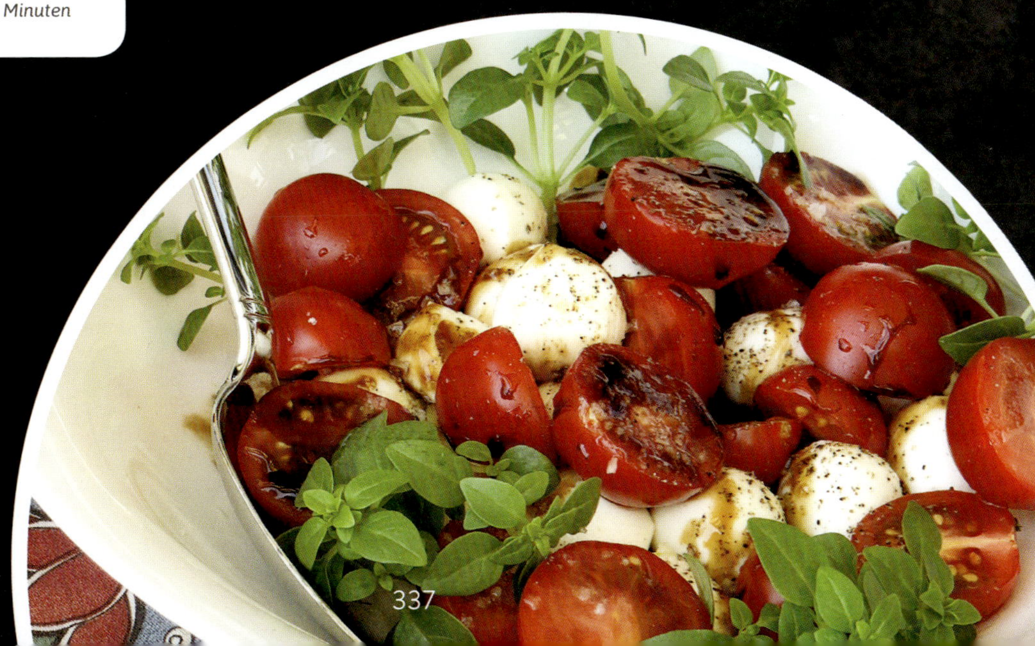

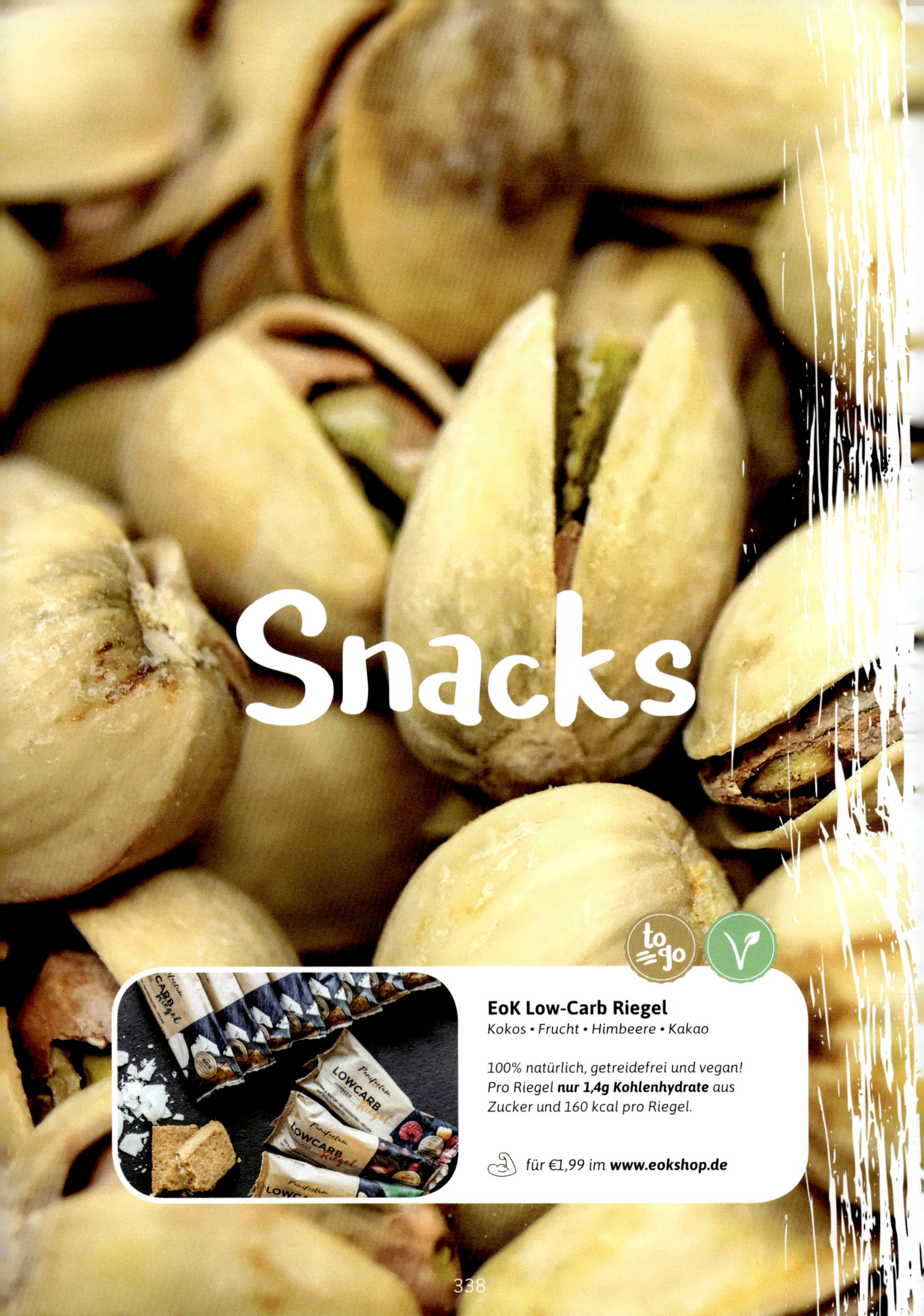

Snacks

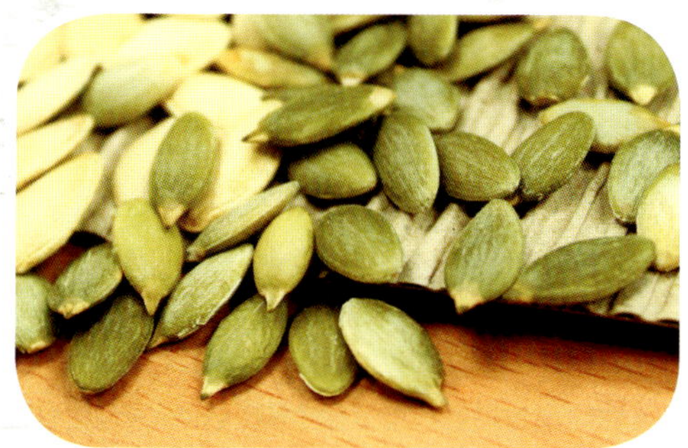

1 Portion Kürbiskerne (30g)

Eiweiß- und Vitmainbombe mit vielen Mineral- und Ballaststoffen. Allerdings auch nur in kleinen Mengen empfehlenswert wegen dem hohen Fett- und Kalorienanteil. Dafür sind die Fettsäuren aber super gesund.

 *0,8g Kohlenhydrate* ***174 kcal***

1 Portion Pistazien roh (30g)

Gesundes Fett, Kalium und Vitamine als Knabberstoff mit positiver Auswirkung auf den Blutfettwert. Sättigender Low-Carb Snack welcher in Maßen zum Abnehmen beitragen kann.

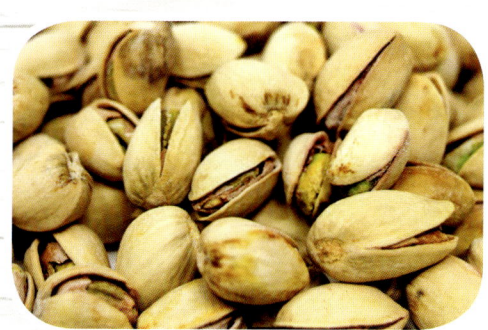 *3,5g Kohlenhydrate* ***182 kcal***

1 Portion Mandeln (30g)

Unsere Snack-Quelle für Ballaststoffe, Vitamin E, Vitamin B2 und Magnesium. Zudem gut für Stoffwechsel und Immunsystem. Auch bei diesem Snack eignet sich eine kleine Menge. Ihnen wird auch eine Appetit-zügelnde Wirkung nachgesagt.

 *1,4g Kohlenhydrate* ***184 kcal***

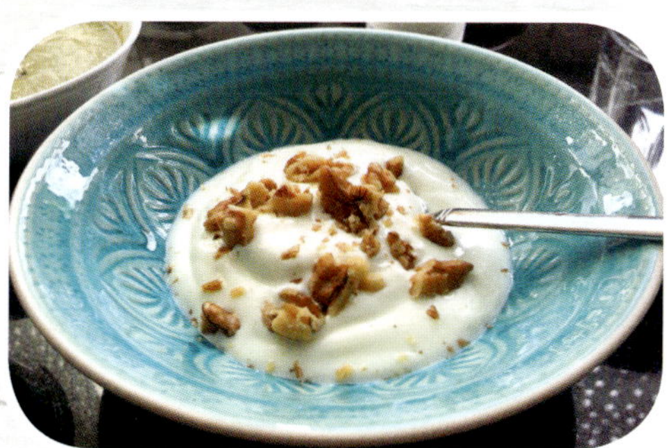

Joghurt-Snack mit Walnüssen

75g Natur-Joghurt mit 1,5% Fett
4 Walnusshälften

Gutes Fett und Vitamine. Walnüsse besitzen einen sehr hohen Gehalt an einfach und mehrfach ungesättigten Fettsäuren.

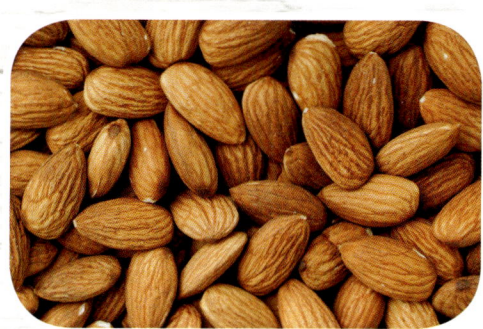 *5g Kohlenhydrate* ***197 kcal***

Sport zu Hause

Eine Mitgliedschaft im Fitnessstudio ist nicht zwingend erforderlich. Genauso wie du nicht zwingend Sport treiben musst. Warum es aber trotzdem sehr gut und überaus förderlich für deine Ziele ist, habe ich in den Kapiteln zuvor schon deutlich beschrieben. Auf den folgenden Seiten möchte ich dir ein paar **einfache Übungen** empfehlen. **Vor der Durchführung von Übungen jeder Art solltest du dich von einem Personal Trainer aus einem Fitnessstudio deiner Wahl beraten lassen.** Die Übungen welche ich dir empfehlen werde, eignen sich neben deiner Ernährung als Unterstützung zum Erhalt deiner Muskelmasse und du wirst dich gesünder, straffer und fitter damit fühlen. **Die folgenden Übungen stellen keinen Trainingsplan dar, sondern sollen zeigen, wie einfach auch ein Training zu Hause sein kann.**

Häufigkeit und Intensität

Zur Unterstützung deiner Ernährung reichen dir **pro Woche 3 Trainingseinheiten** von **mindestens 30 Minuten**. Diese kannst du zum Beispiel Montag, Mittwoch und Freitag durchführen. Die restlichen Tage und vor allem zwischen den Trainingstagen solltest du einen **Ruhetag** einbauen. Die Ruhetage sind sehr wichtig, damit sich dein Körper von den Übungen erholt. Alle Übungen sind für den „Heimgebrauch" erprobt und durch unsere Workout-Experten geprüft.

Ablauf

Eine Trainingseinheit wird dabei in **3 Abschnitte** eingeteilt: Dem Warm-Up, dem eigentlichen Workout und dem Cool-Down. Die Reihenfolge der einzelnen Übungen kannst du einfach nach Anweisung befolgen oder auch selbst festlegen. Wichtig ist nur, dass du alle Übungen **in Ruhe und sauber** ausführst. Nimm dir ausreichend Zeit für dein Workout und halte die Pausen zwischen den Sätzen ein.

Was brauchst du?

Die meisten Übungen sind ganz ohne Geräte möglich. Falls es dir aber möglich ist, sind kleine Hanteln (mit leichtem Gewicht) und eine Yoga- oder Fitness-Matte sinnvolle Investitionen welche dir das Training erleichtern.

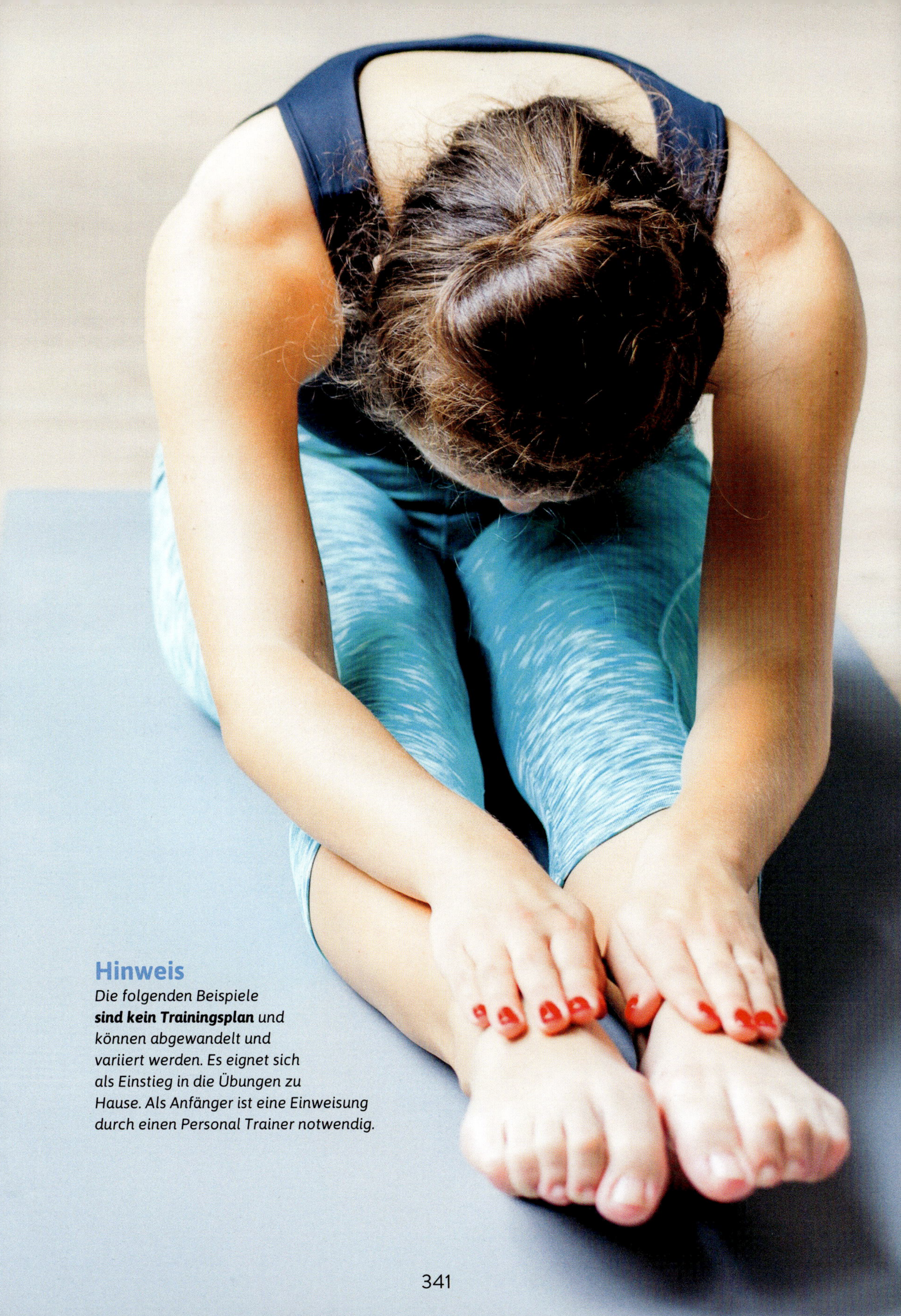

Hinweis

*Die folgenden Beispiele **sind kein Trainingsplan** und können abgewandelt und variiert werden. Es eignet sich als Einstieg in die Übungen zu Hause. Als Anfänger ist eine Einweisung durch einen Personal Trainer notwendig.*

Anweisungen

Egal ob du ein erfahrener Fitness-Junkie oder Anfänger bist: Lese dir die folgenden Tipps und Anweisungen aufmerksam durch und halte dich daran:

- **Dein Fokus:** Konzentriere und freue dich auf den Beginn der Übung und nicht darauf wie anstrengend und lange die Übung sein kann oder wird. Lege deine Matte aus, wähle dir passende und motivierende Musik auf die du gerne hörst.
- **Dein Zeitpunkt:** Wähle einen für dich passenden Zeitpunkt für dein Training. Für mich ist das der Morgen, für andere der Abend. Wichtig für deine Wahl: trainiere nicht nach einer großen Mahlzeit. Außerdem solltest du zwischen 7 und 9 Stunden pro Tag schlafen. Deinen gewählten Zeitpunkt solltest du nach Möglichkeit als Routine beibehalten.
- **Deine Routine:** Reserviere dir feste Tage und Zeiten für dein Training. Das erleichtert dir deine Routine zu festigen und stärkt deine Konstanz.
- **Dein Programm:** Folge deinem Programm und versuche nicht Ausreden für bestimmte Übungen zu finden. Lasse keine Übungen aus.
- **Deine Ruhetage:** Verwende deine trainingsfreien Tage mit bedacht und sitze nicht nur die ganze Zeit herum. Trainingsfrei heißt nicht, dass du nicht zum Beispiel spazieren gehen kannst.
- **Deine Durchführung und dein Fortschritt:** Befolge die Anweisungen zu den Übungen genau und deine Erfolge zu erreichen und Verletzungen zu vermeiden. Schreibe dir zu den verschiedenen Übungen deine Wiederholungen auf um einen besseren Überblick über deine Fortschritte zu haben.

Warm-Up

Das Aufwärmen ist wichtig um Verletzungen vorzubeugen & den Körper & die Muskeln auf die bevorstehende Belastung vorzubereiten. Dein Blutdruck & deine Atmung wird gesteigert, deine Körpertemperatur erhöht sich und du kannst dich mental auf deine physischen Aufgaben vorbereiten. Lasse das Warm-Up nie ausfallen. Mache **zwischen Warm-Up Übungen 30 Sekunden Pause**.

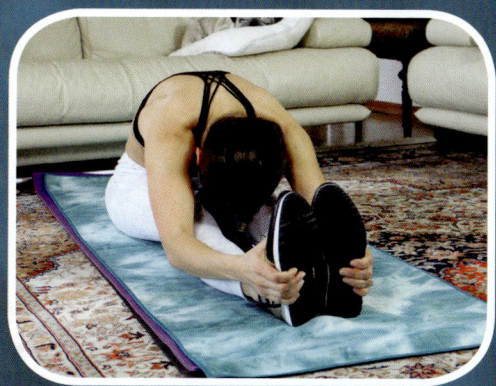

Dehnübung Oberschenkel
Setze dich auf den Boden und strecke deine Beine nach vorne aus. Greife nun mit deinen Händen die Fußspitzen. Um eine Dehnung zu erzeugen ziehe die Fußspitzen zu dir heran. Solltest du die Fußspitzen nicht erreichen, versuche die Arme so weit wie möglich in Richtung Fußspitzen zu bewegen.

3 Mal je 10 Sekunden

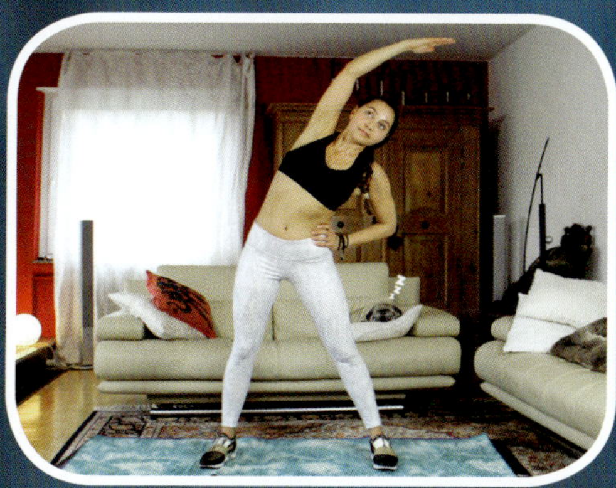

Dehnübung Rumpf
Stelle dich mit schulterbreitem Stand aufrecht hin. Stütze mit deiner rechten Hand die Hüfte und führe deine linke Hand über deinen Kopf bis du den Dehnreiz spürst. Wiederhole die Übung und tausche die Seiten.

3 Mal jede Seite je 10 Sekunden

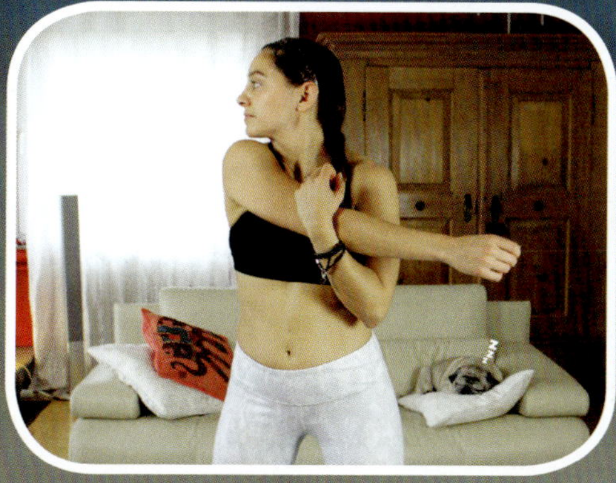

Dehnübung Schulter
Halten den Arm der zu dehnenden Seite waagerecht vor die Brust und greife mit der Hand des anderen Arms auf Höhe des Ellenbogen darüber. Drücken den Arm am Ellenbogen an die Brust.

2 Mal jede Seite je 20 Sekunden

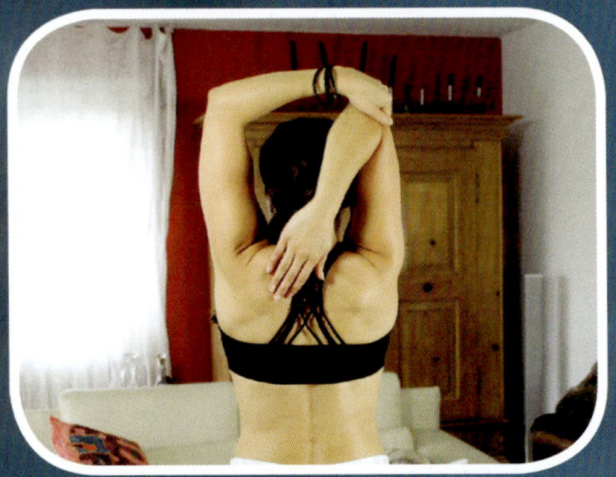

Dehnübung Trizeps
Bewege deinen rechten Arm hinter deinen Kopf und ziehe mit deiner linken Hand den rechten Ellenbogen Richtung Kopf bis du den Dehnreiz spürst. Anschließend wechselst du die Seiten.

2 Mal jeder Seite je 10 Sekunden

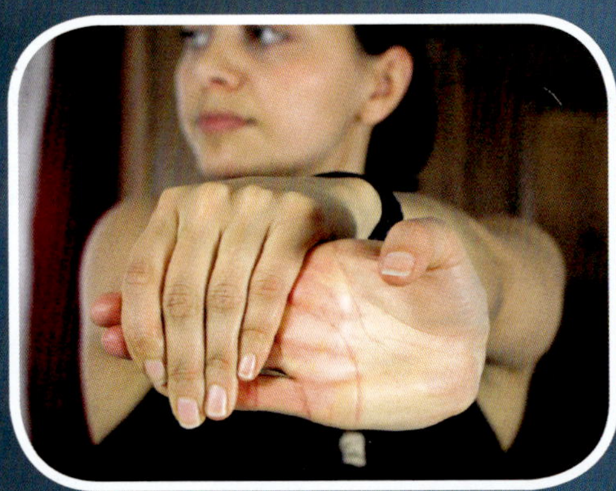

Dehnübung Unterarme/Gelenk
Fasse mit der rechten Hand die Innenseite der linken Hand und strecke diese aus. Ziehe nun die Innenseite der Hand zu dir heran. Anschließend wechselst du die Seiten.

2 Mal jede Seite je 10 Sekunden

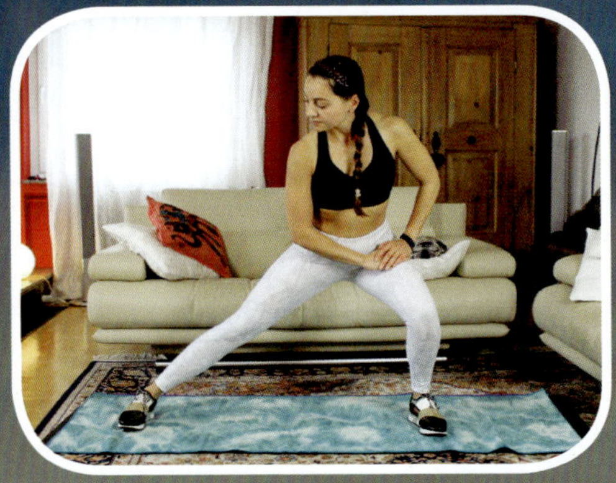

Dehnübung Beininnenseite
Ein Bein angewinkelt zur Seite setzten und dann versuchen möglichst tief mit dem Körper zum Boden zu kommen. Anschließend die Seite wechseln.

2 Mal jede Seite je 20 Sekunden

Workout

Mach nach den Dehnübungen zwei Minuten Pause und trinke etwas. Dein Körper ist jetzt „auf Temperatur“ und es kann mit dem Haupt-Workout losgehen. Wenn bei den Hauptübungen keine Wiederholungszahlen angegeben sind, führe die Übungen einfach so lange durch bis du nicht mehr kannst. **Die Pausen zwischen den Sätzen sollten etwa 30 Sekunden bis eine Minute lang sein**.

Bird-Dog-Übung

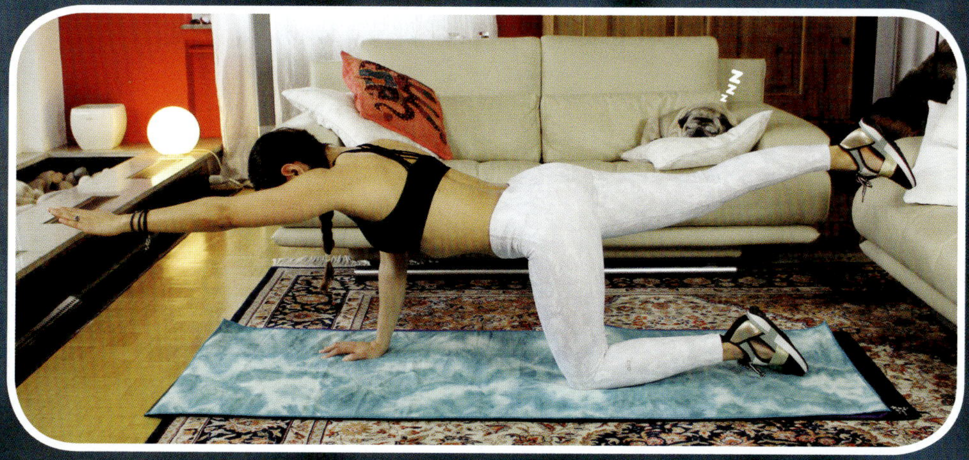

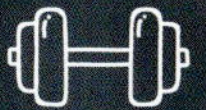 20 Wiederholungen links und rechts abwechselnd, 3 Sätze

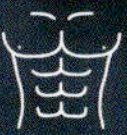 Rückenstrecker, Bauchmuskeln, Po

Knie dich auf den Boden und stütze dich mit den Armen nach vorne ab („auf alle Viere“). Achte auf einen geraden Rücken und halte deinen Kopf in Verlängerung der Wirbelsäule. Die Arme und Beine sollten senkrecht zum Boden stehen. Dein Blick sollte Richtung Boden gerichtet sein. Spanne deinen Bauch an. Strecke jeweils diagonal den rechten Arm und das linke Bein sowie den linken Arm und das rechte Bein abwechselnd aus.

Squat (Kniebeuge)

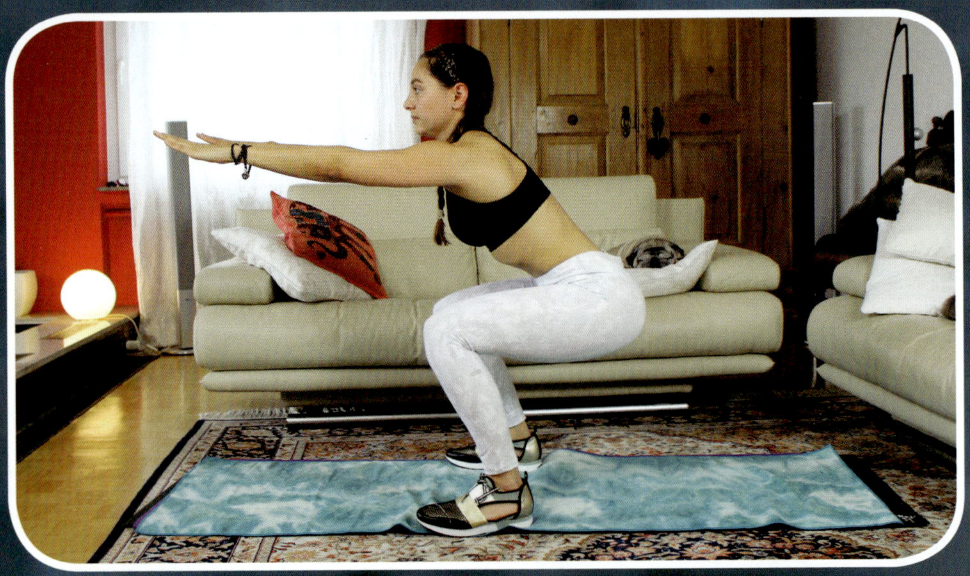

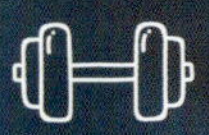 8 bis 12 Wiederholungen, 2 bis 3 Sätze

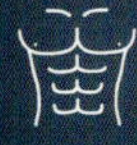 Oberschenkel (vorne/hinten), Po

Stelle dich etwas mehr als schulterbreit und mit leicht nach außen gedrehten Füßen auf. Deine Knie und die Zehenspitzen zeigen dabei immer in eine Richtung (das sollten sie auch während der Übung immer tun). Die Arme werden waagerecht und ausgestreckt vom Körper gehalten und dein Oberkörper ist leicht nach vorne gebeugt.

Die Körperspannung während der Übung ist sehr wichtig. Konzentriere dich also vor der Durchführung darauf. Beuge nun langsam die Knie bis deine Oberschenkel parallel zum Boden stehen. Deine Kniespitzen sollten nicht deine Zehen hinausragen. Schiebe deinen Körper über deine Fersen in die Ausgangslage.

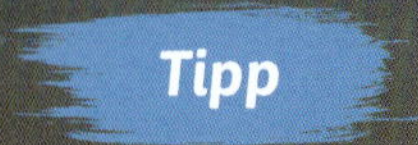

Erhöhe die Anzahl der Wiederholungen um dich zu verbessern. Zusätzlich kannst du dir auch einen Rucksack mit leichter Füllung aufsetzen um dich zu verbessern.

Crunch (Bauchpresse)

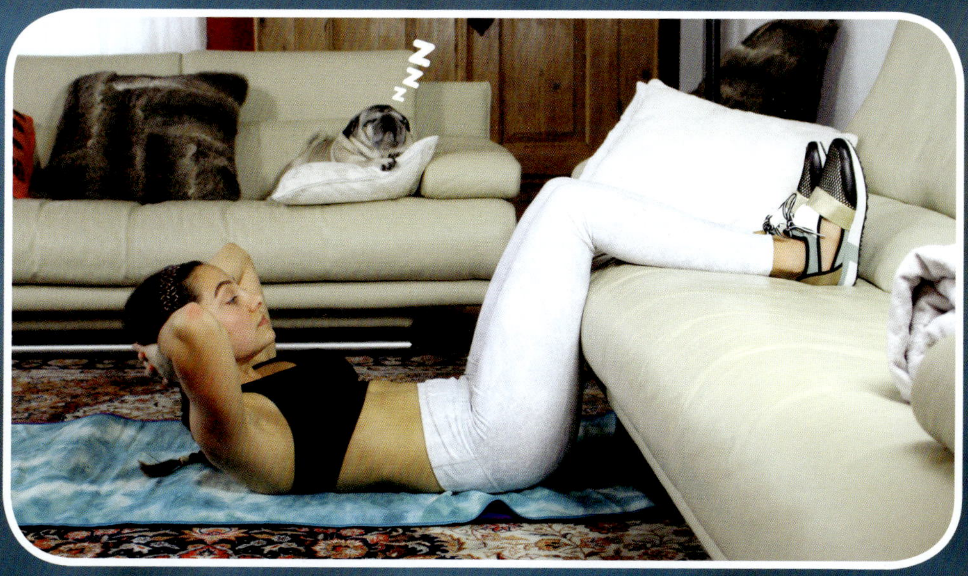

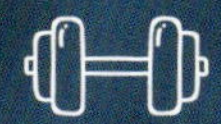 15 bis 25 Wiederholungen, 2 bis 3 Sätze

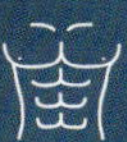 Bauchmuskeln

Lege dich flach auf deine Fitnessmatte. Falte deine Hände im Genick hinter deinem Kopf. Winkle deine Knie etwa 90° an und stelle deine Füße flach auf den Boden. Alternativ kannst du die Beine auch ausgetreckt leicht anheben oder deine Füße auf einen Stuhl oder ein Sofa legen (auch mit 90° angewinkelten Beinen).

Hebe deine Schultern an, so dass dein unterer Rücken auf dem Boden verbleibt. Rolle deinen oberen Rücken etwas ein während du deine Brust in Richtung deiner Knie bewegst. Halte die höchste Position kurz und wiederhole die Bewegung mehrfach.

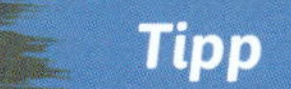

Tipp Die Pausen zwischen deinen Sätzen solltest du bei dieser Übung sehr kurz ansetzen. Wenn du kannst, machst du bereits nach wenigen Sekunden weiter. So wird die Belastung für deine Bauchmuskeln deutlich effektiver.

Hip Extension (Hüftstrecken)

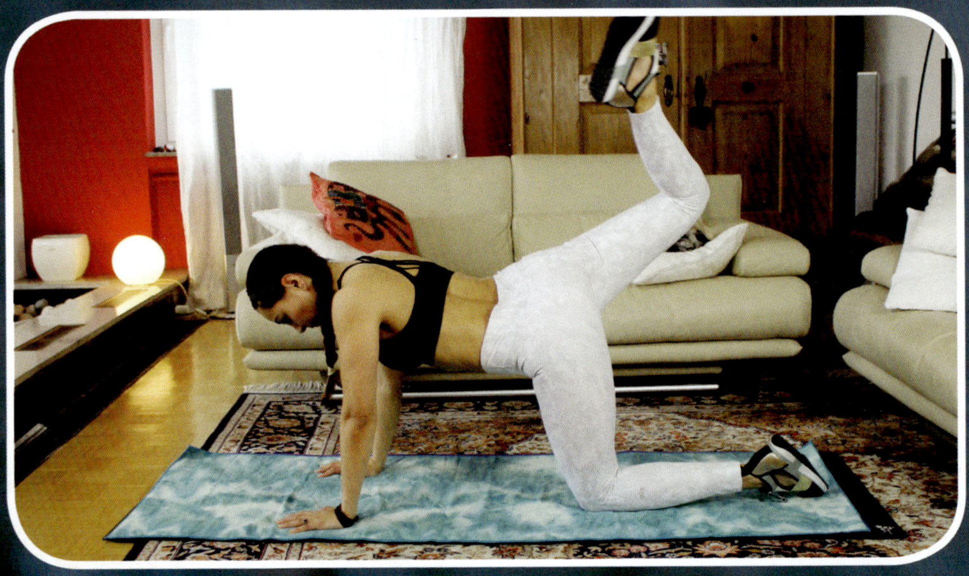

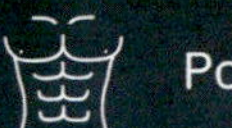

8 bis 12 Wiederholungen, 2 bis 4 Sätze

Po

Knie dich auf den Boden und stütze dich mit den Armen nach vorne ab („auf alle Viere"). Achte auf einen geraden Rücken und halte deinen Kopf in Verlängerung der Wirbelsäule. Die Arme und Beine sollten senkrecht zum Boden stehen. Dein Blick sollte Richtung Boden gerichtet sein. Führe ein Bein entweder angewinkelt (leicht) oder fast gerade (schwerer) nach oben bis dein Oberschenkel waagerecht zum Boden steht. Halte diese Position kurz und bringe das Bein dann langsam zurück in die Ausgangsposition. Wiederhole die Übung mit deinem anderen Bein.

Tipp

Lass dir vor der Übung etwas auf den Rück legen und versuche den Gegenstand während der Übung dort zu balancieren.

Push Ups (Liegestütz)

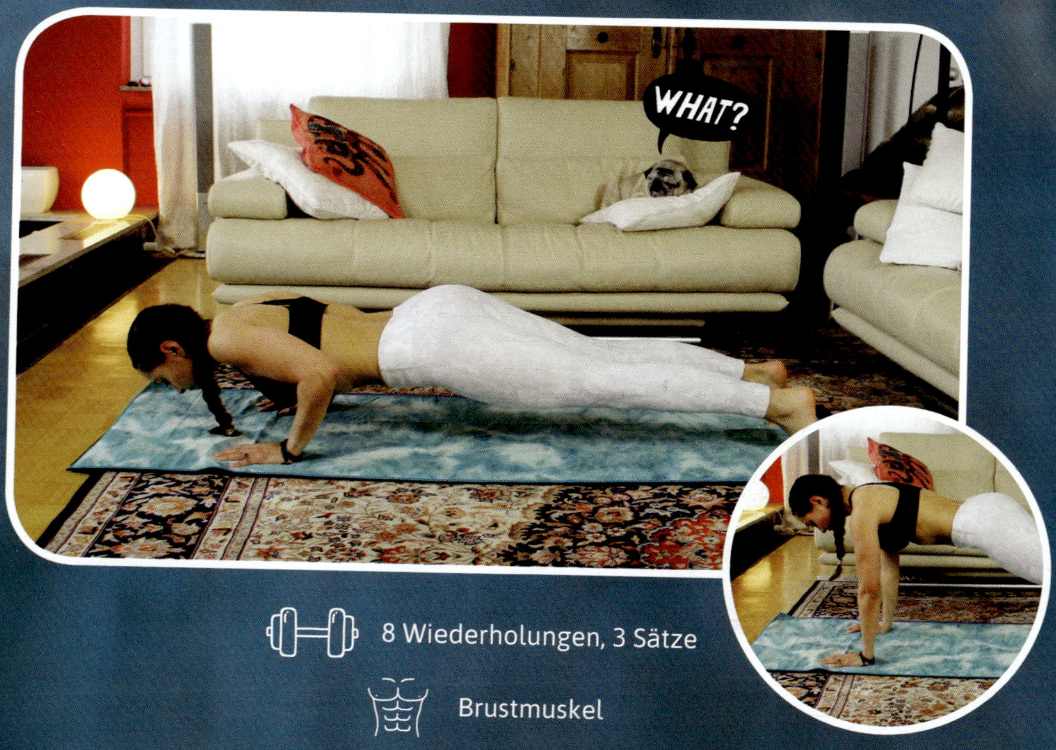

8 Wiederholungen, 3 Sätze

Brustmuskel

Knie dich auf den Boden. Beuge dich nach vorne und stütze dich mit deinen Händen auf dem Boden ab. Deine Hände platzierst du senkrecht unter deinen Schultern - sie stützen deinen Oberkörper. Die Finger bleiben zusammen und zeigen dabei nach vorne. Rücken gerade lassen und die Beine nach hinten ausstrecken und mit den Zehen auf dem Boden abstützen (zusammen oder auf Breite der Schultern). Beuge langsam deine Arme. Die Ellenbogen bewegen sich dabei nach außen und leicht schräg nach hinten. Lasse deinen Oberkörper absinken bis du mit der Nase den Boden bzw. deine Matte berührst. Drücke deinen Körper wieder nach oben. Arme leicht gebeugt lassen und ein Hohlkreuz vermeiden.

Tipp Einfacher: auf Knien. Schwerer: mit Rucksack. Kreise und bewege deine Handgelenke vor der Übung.

Side Plank (seitl. Unterarmstütz)

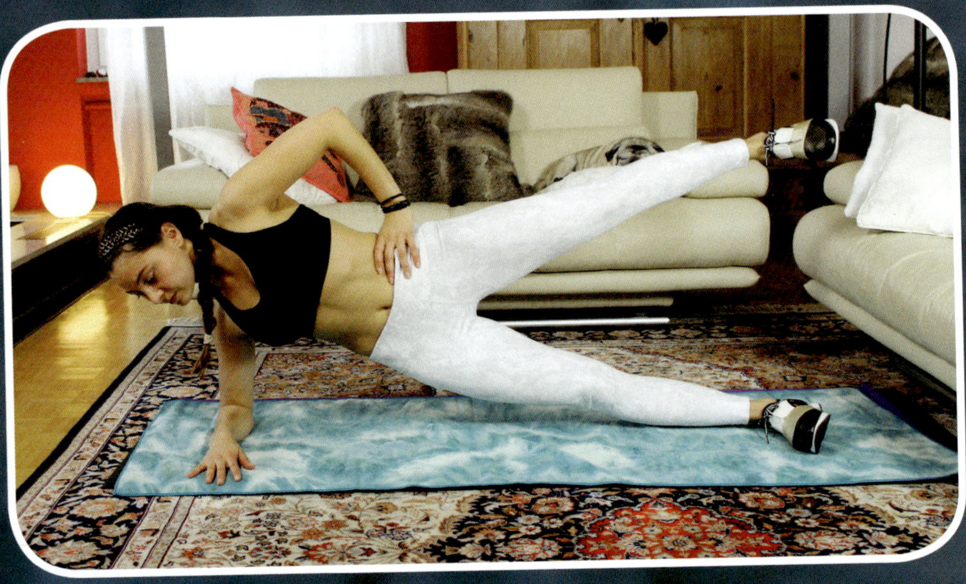

20 bis 30 Sekunden halten, 2 bis 4 Sätze je Seite

seitliche Bauchmuskeln, Adduktoren

Lege deinen Körper auf dem Boden auf die Seite und stütze dich mit einem Unterarm ab. Dein Oberarm (des abstützenden Armes) befindet sich dabei senkrecht unter deiner Schulter. Dein unteres Bein liegt auf dem Boden, das andere liegt darauf. Dein freier Arm liegt auf dem Oberschenkel. Dein Kopf bleibt gerade und in Verlängerung der Wirbelsäule. Spanne deinen Körper an und hebe dein Becken an. Gleichzeitig führst du deinen freien Arm und dein oberes Bein nach oben. Halte diese Position (wenn möglich) für bis zu 30 Sekunden. Arme und Beine bleiben dabei senkrecht zum Boden. Übung auf der anderen Seite wiederholen.

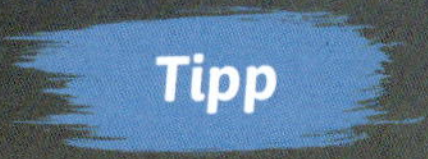

Du kannst dir die Übung während des „Haltens" etwas erleichtern, indem du das am Boden liegende Knie leicht anwinkelst.

Latziehen (mit Handtuch)

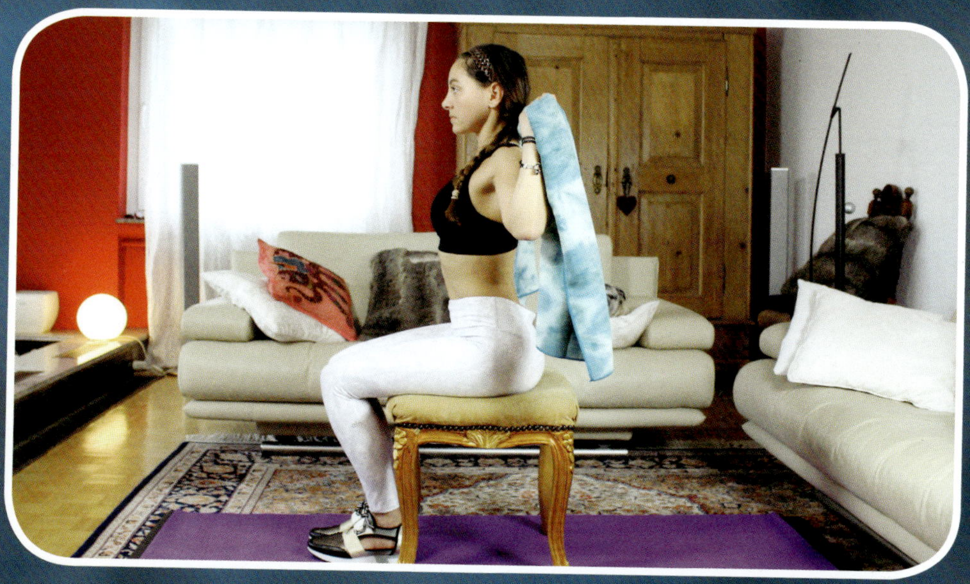

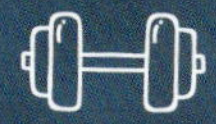 12 Wiederholungen, 3 Sätze

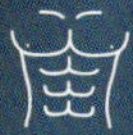 Schulter/Rücken (Deltamuskel/Trapezmuskel)

Rolle ein kleines Handtuch ein und greife es so, dass deine Hände etwa schulterweit voneinander entfernt sind. Führe das Handtuch über deinen Kopf. Dein Blick geht geradeaus und deine Position ist aufrecht sitzend. Ziehe das Handtuch mit deinen Händen kräftig auseinander. Gleichzeitig führst du das Handtuch hinter deinen Kopf in den Nacken. Bei korrekter Ausführung spürst du die Spannung in Schulter und im oberen Rücken (Schulterblätter). Halte die Spannung im Handtuch und führe das Handtuch wieder nach oben über deinen Kopf. Wiederhole die Durchführung.

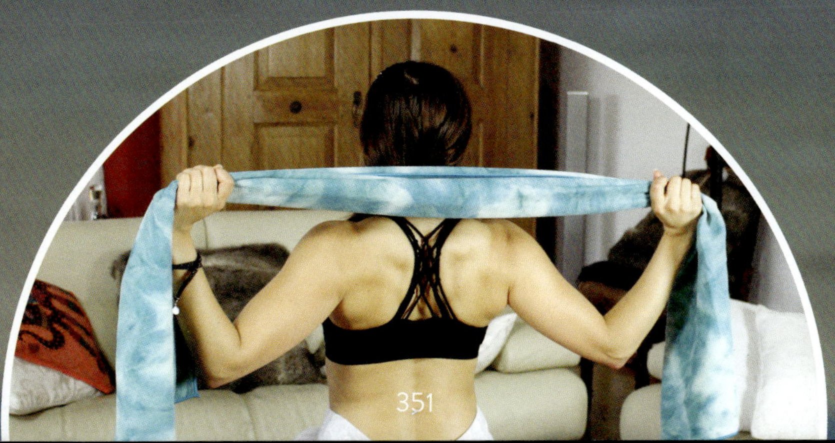

Superman (Rückenstrecker)

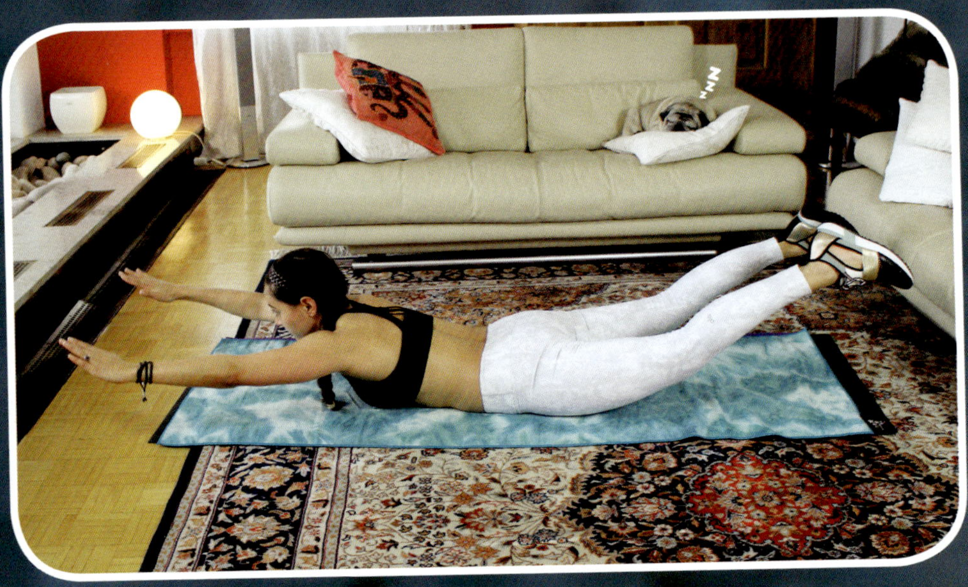

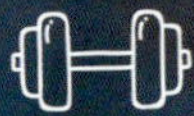 20 bis 30 Sekunden halten, 2 bis 4 Sätze

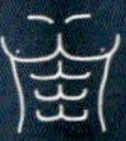 Rückenstrecker, Po

Lege dich auf deinen Bauch flach auf deine Fitnessmatte. Strecke deine Arme und Beine nach vorne/hinten gerade aus. Hebe gleichzeitig deine Beine und deine Arme (immer möglichst gestreckt) an und halte die Position über dem Boden für mehrere Sekunden. Du kannst die Arme und Beine während dem „Halten" auch leicht auf und ab bewegen oder mit den Armen die Schwimmbewegung machen.

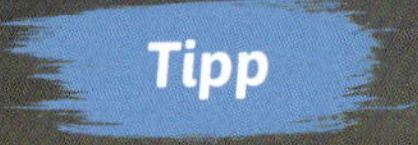

Variation: Statt die Arme auszustrecken, kannst du die Arme auch im Genick verschränken oder an die Schläfen halten.

Kickback (Trizeps)

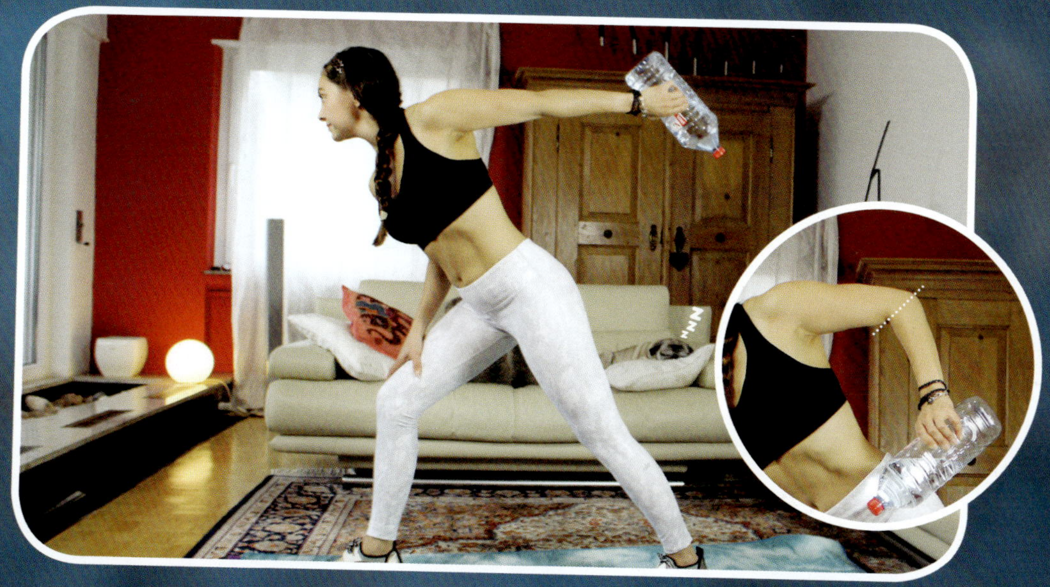

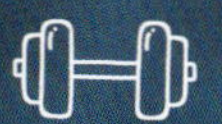 12 Wiederholungen je Seite, 2 bis 4 Sätze

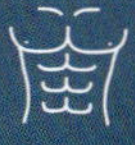 Trizeps

Zur Durchführung benötigst du eine Kurzhantel (als Alternative eignet sind auch eine volle Sprudelflasche). Deine Füße sind etwa hüftbreit voneinander entfernt und im Stemmschritt versetzt. Das hintere Bein befindet sich auf der gleichen Seite wie die Kurzhantel oder die Wasserflasche. Die Knie werden leicht gebeugt. Beuge dich nach vorne und stütze dich mit der freien Hand auf deinem Oberschenkel ab. Der Oberarm mit dem Gewicht hältst du in etwa parallel zum Boden und nach an deinem Körper. Der Unterarm hängt vertikal nach unten. Strecke deinen Arm jetzt bis nach hinten aus und wiederhole die Übung direkt wieder.

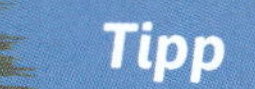

Falls du keine Kurzhantel mit etwas mehr Gewicht hast, kannst du deine Wasserflasche zum Beispiel auch mit Sand füllen. Kurzhanteln mit kleinen Gewichten gibt es aber auch günstig. Siehe **nächste Seite ▸**

Cool-Down

Wiederhole nach deinem Workout noch mal ein paar der Warm-Up Dehnübungen und genieße die **Ruhe**. Lege dich auf deine Matte, lausche der Musik und schließe einfach ein paar Minuten die Augen. Spüre wie sich dein Puls wieder verlangsamt und sei stolz auf deine absolvierte Einheit. Jetzt kannst du zum Beispiel auch über deine anstehende nächste Mahlzeit nachdenken.

Empfehlungen

Folgende Produkte machen zum Trainieren zu Hause durchaus Sinn und erleichtern dir das Workout. Schaue dich einfach mal im Laden oder auch online um oder frage deine Freunde und Bekannten nach Empfehlungen.

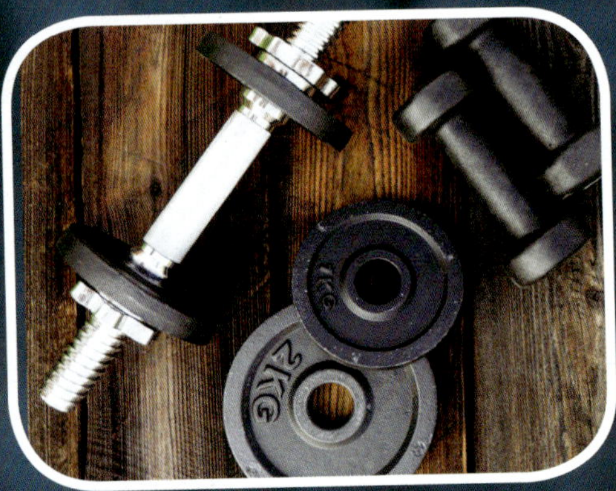

Kurzhantel-Set

Ein Kurzhantel-Set mit kleinen auswechselbaren Gewichten bekommst du schon für kleines Geld und allemal billiger als ein Monatsbeitrag im Fitness-Center.

 ***Preis:*** *ca. 15-30 Euro*

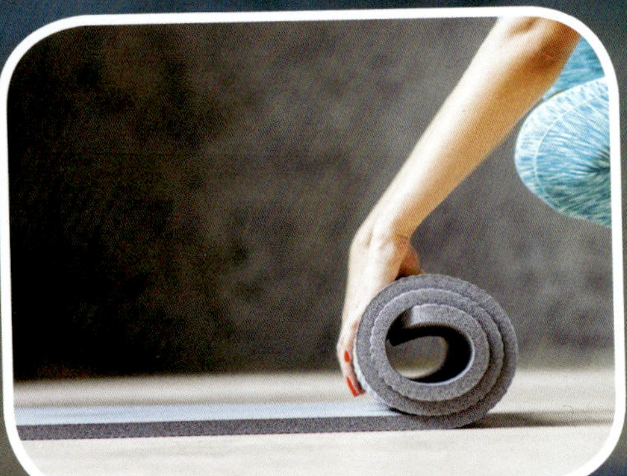

Fitness-/Yoga-Matte

Komfortabler als jeder Boden oder Teppich und schonen für deinen Rücken während deiner Übungen. Eine Matte für dein Home-Training gibt super günstig.

 ***Preis:*** *ab ca. 15 Euro*

Training vor oder nach dem Essen?

Eine wichtige Frage mit einer klaren Antwort: Eine große Mahlzeit gibt es **NACH** dem Workout. **Grundsätzlich empfehle ich dir immer nach dem Training zu essen.** Mit vollem Magen trainiert es sich nicht gut - außerdem verwendet dein Körper Energie für die Verdauung, welche du aber für dein Training benötigst. Der Vorteil an der Mahlzeit nach dem Sport: Jetzt sind sogar ein paar Kohlenhydrate erlaubt um deine Glucosespeicher wieder zu füllen. Das ist gleichzeitig der beste Zeitpunkt für Kohlenhydrate in deiner Ernährung. Am besten setzt du hier auf gesunde und langkettige Carbs wie Vollkorn oder Dinkel. Zusammen mit einer ordentlichen Portion Eiweiß sorgst du für die perfekte Voraussetzung zum Schutz deiner Muskelmasse.

Training früh am Morgen und vor dem Frühstück: Wenn du als Frühaufsteher gerne vor dem Frühstück (oder ohne Frühstück vor dem Mittagessen) auf nüchternen Magen trainierst, empfehle ich dir zum Beispiel ein Whey-Shake (eine Portion = ca. 30g Whey) zum Muskelschutz kurz **VOR** deinem Training. Das Whey-Protein wird super schnell vom Körper aufgenommen und versorgt so deine Muskeln bei einem frühen und nüchternen Workout.

Haftungshinweis

Haftungshinweis: Die hier beschriebenen Übungsbeispiele sind mit größter Sorgfalt und bestem Wissen erarbeitet worden. Dennoch erfolgen alle Angaben ohne Gewähr. Der Buchautor und Mitarbeiter können für eventuelle Nachteile oder Schäden, die sich aus den praktischen Übungs-Hinweisen ergeben, keine Haftung übernehmen. Auf eine Einweisung durch einen Fitness-Experten wurde hingewiesen.

Rezepteverzeichnis

Low-Carb Rezepte ab 300 Kalorien 58

Blumenkohl-Gratin 64
Blumenkohlsuppe 110
Brokkoli-Cheese-Nuggets 82
Cheese-Nuggets mit Sesamkruste 84
Einfache Gemüsesuppe 68
Feta aus dem Ofen 108
Gebratener Kohlrabi (falsche Bratkartoffeln) 80
Gefüllte Paprika mit Thunfisch 96
Gemüse-Muffins 92
Hähnchen in Tomatensoße mit Rucola 70
Hähnchen-Gemüse mit Joghurt 62
Kohlrabi-Schnitzel 90
Lauch-Schinken-Auflauf 104
Ofengemüse mit Ei 114
Ofenhähnchen mit Mozzarella 98
Ofentomaten mit Mozzarella 118
Pfannkuchenrolle mit Schinken 86
Pizza (ohne Mehl) 60
Quark-Protein-Bombe 66
Riesengarnelen mit Gemüse vom Blech 116
Rosenkohl aus dem Ofen 94
Rosenkohl-Linsen-Pfanne 78
Salsiccia mit Ofengemüse 112
Selleriesuppe mir Räucherlachs 76
Spinatgratin 102
Tomaten-Garnelen-Pfanne mit Zoodles 72
Überbackener Lauch 100
Zaziki-Feta Spitzpaprika 88
Zoodles Carbonara 106
Zucchini-Kürbis-Auflauf 74

Low-Carb Rezepte ab 400 Kalorien 120

Apfel-Quark-Auflauf 140
Blumenkohl-Curry mit Kichererbsen 172
Blumenkohl-Hackfleisch-Auflauf 162
Blumenkohl-Pizza 122
Champignon-Gratin mit Feta 128
Chicken-Brokkoli Bowl 164
Chili con Carne mit Paprika 152
Fächer-Pesto-Hühnchen mit Ofengemüse 136
Gefüllte Tomaten mit Feta 166
Gemüse-Curry 124
Hähnchen-Bruschetta 174
Hähnchen-Gyros an Gurkensalat 144
Hähnchen-Zoodle-Pfanne in Parmesansoße 138
Hühnchen-Caprese-Salat 158
Lauchsuppe mit Hack 148
Low-Carb Flammkuchen 132
Low-Carb Pizza mit Garnelen 142
Low-Carb Pizzarolle 130
Low-Carb Schüttelpizza 134
Magerquark-Pizza 146
Ofen-Brokkoli 156
Paprikagemüse mit Feta 154
Paprika-Pizza 160
Pesto-Parmesan-Hähnchen 126
Puten-Zucchini-Meatballs in Tomatensoße 170
Tomaten-Champignon-Gratin 150
Zucchini-Schiffchen 168

Low-Carb Rezepte ab 500 Kalorien 176

Big Mac Salat 212
Bunte Gemüsepfanne mit Hack 208
Cheeseburger Rolle 192
Fenchel mit Ziegenkäse 216
Gefüllte Hähnchenbrust im Speckmantel 194
Gefüllter Hackbraten 186
Hackbällchen auf Blechgemüse 230
Hackpfanne mit Paprika 224

Hähnchen-Pilz-Geschnetzeltes 206
Kräuterpuffer mit Zucchini 214
Kräuter-Quarkauflauf 226
Lachs mit Frischkäse 228
Low Carb Taco 232
Mozzarella-Putengratin 196
Omelette mit Ziegenkäse 218
Pizzasuppe 190
Protein-Kaiserschmarrn 180
Puten-Champignon-Pfanne 198
Ricotta-Gemüse-Auflauf 220
Scharfer Hackeintopf 178
Spinat-Avocado-Suppe 182
Spinatgratin mit Feta 222
Spitzkohl-Hack-Pfanne 188
Suppe mit Hackbällchen 210
Thunfischpizza 184
Thunfisch-Spinat-Auflauf 204
Überbackenes Putenschnitzel 202
Zucchini-Hähnchen-Pfanne 200

Low-Carb Rezepte ab 600 Kalorien 234
Antipasti-Salat 240
Asiatisches Hähnchen mit Gemüse und Ei 250
Brokkoli-Lachs-Gratin 270
Burrata mit Ofengemüse 256
Chicken Korma Curry 236
Gefüllte Zucchini mit Ei 262
Gemüse-Pancakes mit Lachs 238
Hähnchen-Avocado-Bowl 248
Hähnchen-Bacon-Rolle 252
Kürbis mit Hackfüllung 244
Lachs auf Chinakohl 264
Lachs im Speckmantel 266
Lachs mit Paprikagemüse vom Blech 258
Ofenkürbis mit Hähnchen 242
Romanasalat mit Hackfleisch 254
Schweinemedaillons in Champignon-Rahmsoße 246

Überbackene Schweinefilets 268
Zucchini-Lasagne 260

Low-Carb Rezepte ab 700 Kalorien 272
Champignonauflauf mit Feta und Hähnchen 278
Curry mit Halloumi 280
Feta mit Nusskruste 296
Gefüllte Avocado mit Hack 288
Gemüsegratin mit Bergkäse 294
Grünes Hähnchen-Curry 286
Leinsamen-Pizza 274
Mozzarella-Hackbällchen 292
Pizzaauflauf 290
Ricotta-Hackauflauf 276
Schnelles Lachsfilet mit Blattspinat 282
Thunfisch-Proteinbombe 284

Low-Carb Rezepte ab 800 Kalorien 298
Big Mac Rolle 300
Blumenkohl-Taccos 306
Gefüllte Hackfleischnester 310
Gyros-Schüttelpizza 308
Hackauflauf mit Mozzarella 304
Panierte Avocado-Ecken 302

Salate 312
Avocado-Rucola-Salat 318
Avocado-Thunfisch-Salat 320
Avocado-Tomatensalat 324
Bunter Paprika-Wurstsalat 334
Caesar Salad 322
Fitness-Salat mit Schinken 326
Leichter Sommersalat 330
Rucola-Hähnchen-Salat 316
Salat mit Hähnchenbrust 328
Salat mit Putenspießen 314
Tomate-Mozzarella 336
Zucchinisalat mit Hähnchen 332

Generelle Informationen und Hinweise

Nährwerte der Rezepte

Die von uns berechneten Nährwerte für ein Rezept beziehen sich auf die speziellen und für dieses Rezept verwendeten Marken-Lebensmitteln. Beim Nachkochen und Nachrechnen der Gerichte kann es mit verwendeten Lebensmitteln weiterer Hersteller zu Abweichungen kommen. Des Weiteren kann es vorkommen, dass dir beim Kochen Kleinigkeiten übrig bleiben. Zusätzlich können wegen der passenden Nährwerte der Rezepte nicht immer volle Lebensmittel (zum Beispiel ein halber Mozzarella) verwendet werden. Versuche mit der Tausch-Regel (siehe ▸ Seite 38) die Reste sinnvoll in weiteren Rezepten zu verwenden und **vermeide so das Entsorgen von wertvollen Lebensmitteln**:

Sinnvolles Ersetzen ▸ weniger Müll

Es muss nicht jedes Gericht 1:1 wie im Rezept beschrieben umgesetzt werden. Du darfst jedes Gericht **nach deinen Vorlieben variieren** oder auch nicht so beliebte Zutaten weglassen. Bitte schaue vor einem Einkauf gründlich in deinen Kühlschrank und nimm dir etwas Zeit und **plane deinen Einkauf sorgfältig**. Du kannst auch bereits hier anfangen sinnvoll Reste zu verwerten. Gemüse kann meistens querbeet ersetzt werden. In den Rezepten stehen zum Beispiel oft verschiedene Käsesorten. Diese kannst du zum „Sparen" auch gerne gegenseitig kombinieren und ersetzen. Nur weil im einen Rezept „geriebener Gouda" und im nächsten „geriebener Emmentaler" steht, musst du nicht gleich 2 Packungen kaufen. Du kannst auch einfach Emmentaler anstatt Gouda im anderen Rezept verwenden und/oder umgekehrt. So werden Lebensmittel gespart und nicht sinnlos weggeworfen.

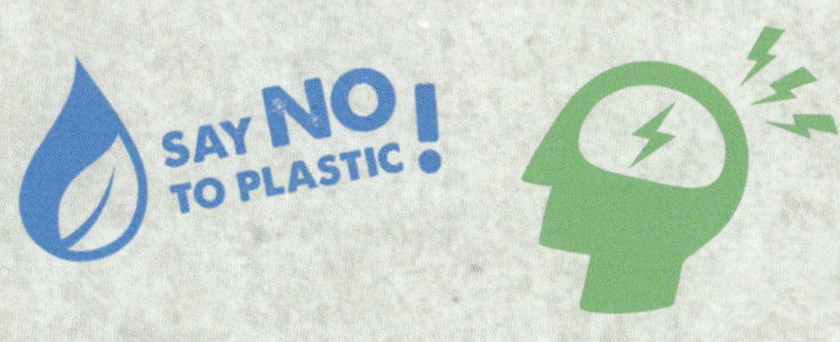

Schwanger, Allergie & Unverträglichkeit

Bitte aufmerksam lesen: Im Falle einer Schwangerschaft, chronischen Krankheiten und/oder Allergien sowie Lebensmittelunverträglichkeiten solltest du unbedingt einen Arzt konsultieren und dich beraten lassen. Dieses Buch ersetzt keine ärztliche Beratung. Erkundige dich bevor du mit deiner Umstellung beginnst. In Schwangerschaften ist ein Kaloriendefizit nicht zu empfehlen.

Haftung & rechtliche Hinweise

Die Inhalte dieses Ernährungsplanes wurden vom Autor nach bestem Wissen und Gewissen erstellt und mit größtmöglicher Sorgfalt zusammengetragen. Dieses Buch ist kein Anstoß eine Ernährung komplett frei von Kohlenhydraten zu führen. Der Autor kann für eventuelle Nachteile oder Schäden, welche aus den in diesem Plan zur Verfügung gestellten Rezepten und Informationen resultieren, keine Haftung übernehmen. Der Autor übernimmt des Weiteren keinerlei Gewähr für die Aktualität, Korrektheit, Vollständigkeit oder Qualität der bereitgestellten Informationen. Haftungsansprüche gegen den Autor, welche sich auf Schäden materieller oder ideeller Art beziehen, die durch die Nutzung oder Nichtnutzung der dargebotenen Informationen bzw. durch die Nutzung fehlerhafter und unvollständiger Informationen verursacht wurden, sind grundsätzlich ausgeschlossen, sofern seitens des Autors kein nachweislich vorsätzliches oder grob fahrlässiges Verschulden vorliegt. Alle Angebote sind freibleibend und unverbindlich. Der Autor behält es sich ausdrücklich vor, Teile oder Seiten oder das gesamte Angebot ohne gesonderte Ankündigung zu verändern, zu ergänzen, zu löschen oder die Veröffentlichung zeitweise oder endgültig einzustellen. Des Weiteren übernehmen der Autor und die EoK GmbH keine Haftung für etwaige Schäden, die sich aus dem Gebrauch der von uns veröffentlichten Informationen ergeben könnten. Die Inhalte, Ratschläge und Rezepte dienen nicht als medizinische Beratung. Sie ersetzen nicht eine ärztliche Untersuchung, Behandlung oder die Anweisung eines Arztes oder Therapeuten und sind nicht Teil einer Ernährungsberatung oder eines Ernährungsplanes. Reines Nachkochen unserer Low-Carb Rezepte führt nicht zwangsläufig zur Gewichtsabnahme.

BIO nach EG-Öko-Verordnung
DE-ÖKO-007
IN HANDARBEIT
FÜR DICH HERGESTELLT
LOW-CARB
VEGETARISCH
GLUTENFREI
10%
EXTRA RABATT
DEIN PERSÖNLICHER
GUTSCHEINCODE
RMC10EOKTTC
EOK-SPÄTZLE
PANCAKES
SÜSSE WAFFELN
Xukkolade
Xucker
light
100 % Erythrit
kalorienfreies Süßungsmittel
ERDBEERE
LowCarb Shop
www.eokshop.de

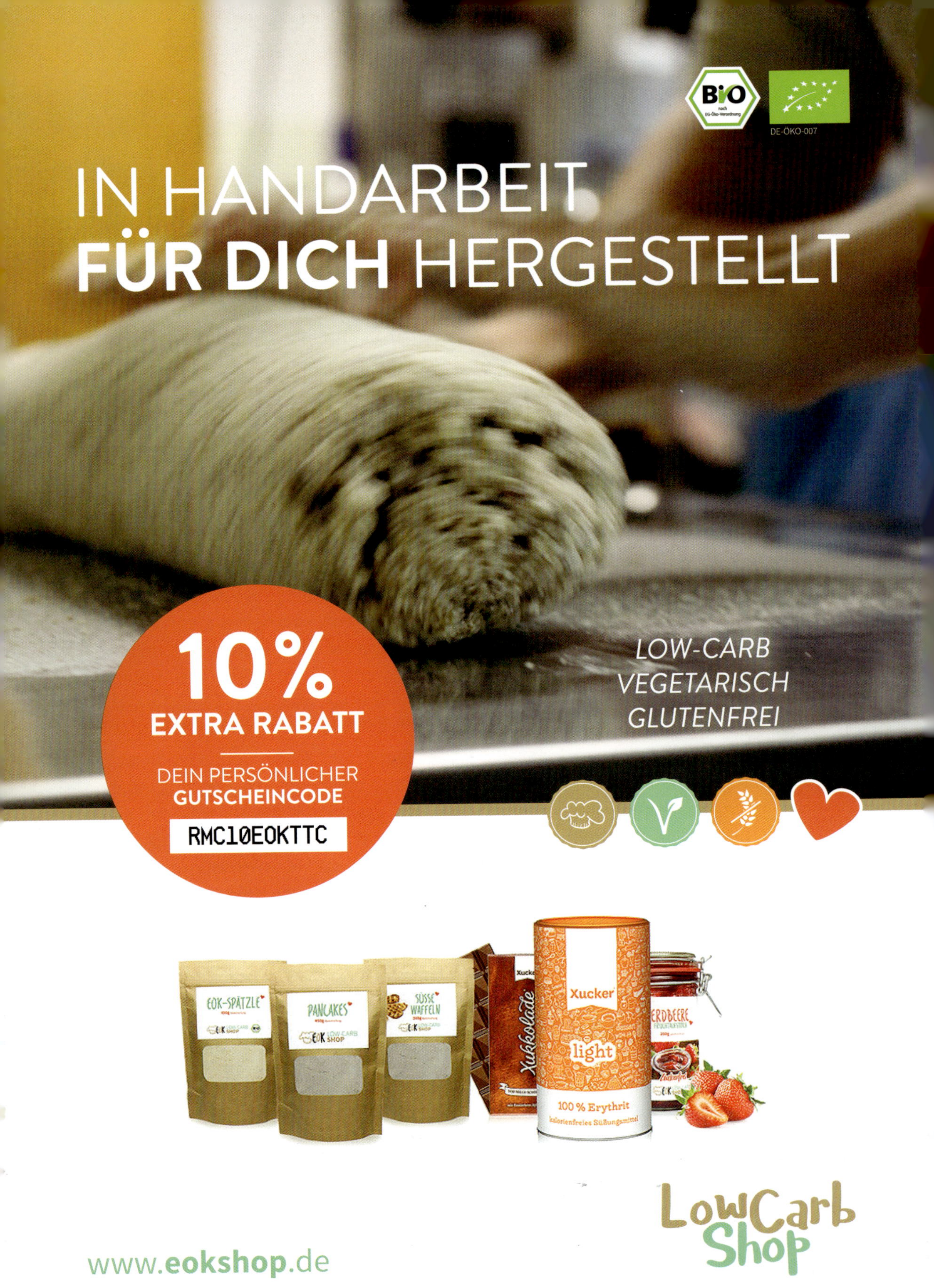

Weitere Kochbücher

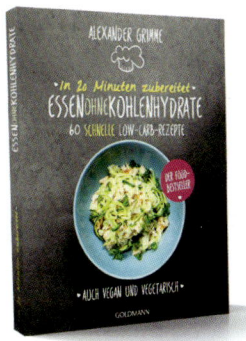

In 20 Minuten zubereitet – Auch vegan und vegetarisch

60 Rezepte, 144 Seiten
Größe: 19,8 x 1,7 x 24 cm
Verlag: Goldmann Verlag
ISBN-13: 978-3-442-17761-5
Preis: €12,99

23. Juli 2018

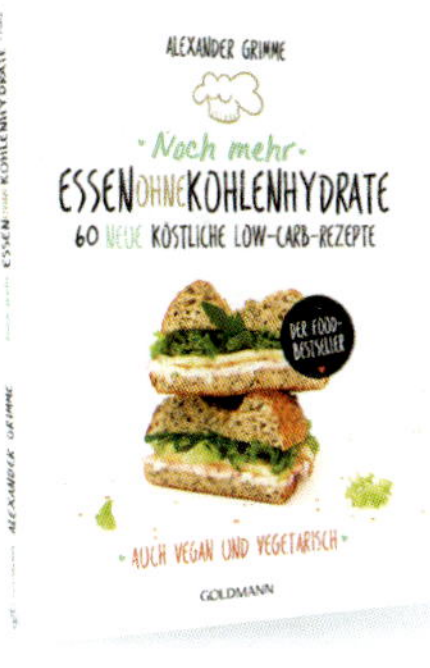

60 neue köstliche Low-Carb-Rezepte – Der Food-Bestseller

60 Rezepte, 160 Seiten
Größe: 19,8 x 1,7 x 24 cm
Verlag: Goldmann Verlag
ISBN-13: 978-3-442-17668-7
ISBN-13: €12,99

20. März 2017

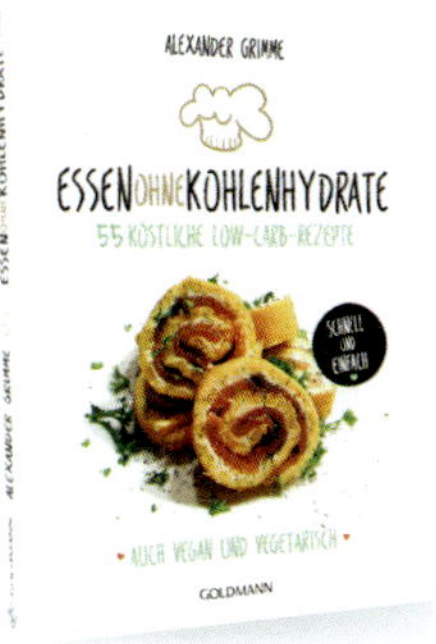

55 köstliche Low-Carb-Rezepte – Schnell und einfach

55 Rezepte, 128 Seiten
Größe: 19,8 x 1,7 x 24 cm
Verlag: Goldmann Verlag
ISBN-13: 978-3-442-17660-1
ISBN-13: €12,99

18. Juli 2016

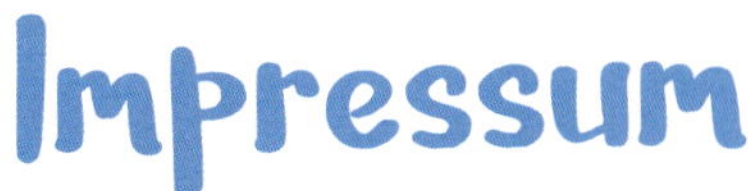

Ein Angebot von ESSEN OHNE KOHLENHYDRATE
EoK GmbH, Leitzstraße 4c, 70469 Stuttgart, Telefon +49 (0)711 896659360,
E-Mail: buch@essen-ohne-kohlenhydrate.info

Gesetzlich vertreten durch den Geschäftsführer Alexander Grimme,
USt-ID: DE 222612983, Registernummer: HRB 225692 / Amtsgericht Stuttgart
Verantwortlich für den Inhalt i.S.d. § 55 Abs. 2 RStV:
Alexander Grimme, EoK GmbH, Leitzstraße 4c, 70469 Stuttgart, Telefon +49 (0)711 896659360, E-Mail: buch@essen-ohne-kohlenhydrate.info

Redaktion Alexander Grimme
Layout Alexander Grimme
Fotografen Alexander Grimme, Lina Weymann
Fitness-Modell Anne-Christin Grimme

2. Auflage (April 2019) • **ISBN** 978-3-9820793-0-1

Haftungshinweis Das vorliegende Buch ist mit größter Sorgfalt und bestem Wissen erarbeitet worden. Dennoch erfolgen alle Angaben ohne Gewähr. Der Autor und Mitarbeiter können für eventuelle Nachteile oder Schäden, die sich aus den Inhalten ergeben, keine Haftung übernehmen.

Bildnachweise Green photo created by freepik, Woman photo created by freepik, People photo created by freepik, Food photo created by freepik, Logo vector created by freepik, House photo created by freepik, Background photo created by freepik, Background photo created by onlyyouqj, Food photo created by valeria_aksakova, Frame photo created by valeria_aksakova, Background photo created by valeria_aksakova, Background photo created by jannoon028, Watercolor vector created by 0melapics, Background vector created by dooder, Background photo created by asier_relampagoestudio, Background vector created by vectorpouch, Background photo created by yanalya, Music photo created by katemangostar, People photo created by jcomp, Food photo created by freepic.diller, People photo created by freepic.diller - **www.freepik.com**